经皮给药纳米技术

主　编　刘　卫　冯年平

副主编　卢　懿　张永太　白　虹

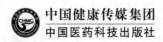

中国健康传媒集团

中国医药科技出版社

内 容 提 要

本书是在较为全面地总结国内外经皮给药纳米技术研究基础上，结合编撰人员自身在相关领域多年的研究和开发工作实践撰写而成。全书共分九章，系统介绍了微乳、纳米乳、脂质体、脂质纳米粒、脂质液晶、纳米结晶、聚合物纳米载体、无机纳米载体等经皮给药纳米载体以及纳米载体与物理促渗联用技术的特性、制备与质量评价、促进药物经皮渗透机制及其在皮肤局部作用、经皮全身作用以及功效性化妆品中的应用进展。本书立足药学学科前沿，多学科跨领域，介绍经皮给药领域发展的最新成果，通过案例引导，体现经皮给药纳米技术理论与实际的结合。

本书可供从事经皮给药、功效性化妆品以及纳米医药等领域科研单位和生产企业的研究人员、工程技术人员参考阅读，也可作为本科生、研究生的教学参考用书。

图书在版编目（CIP）数据

经皮给药纳米技术 / 刘卫，冯年平主编 . — 北京：中国医药科技出版社，2020.11
ISBN 978-7-5214-1969-6

Ⅰ.①经…　Ⅱ.①刘…②冯…　Ⅲ.①中药制剂学—帖剂　Ⅳ.① R283.69

中国版本图书馆 CIP 数据核字（2020）第 155949 号

美术编辑　陈君杞
版式设计　也　在

出版　**中国健康传媒集团**｜中国医药科技出版社
地址　北京市海淀区文慧园北路甲 22 号
邮编　100082
电话　发行：010-62227427　邮购：010-62236938
网址　www.cmstp.com
规格　787×1092mm $^1/_{16}$
印张　22 $^1/_2$
字数　464 千字
版次　2020 年 11 月第 1 版
印次　2024 年 7 月第 2 次印刷
印刷　河北环京美印刷有限公司
经销　全国各地新华书店
书号　ISBN 978-7-5214-1969-6
定价　**88.00 元**

获取新书信息、投稿、为图书纠错，请扫码联系我们。

编 委 会

主　编　刘　卫　冯年平

副主编　卢　懿　张永太　白　虹

编　者（按姓氏笔画排序）

卢　懿（复旦大学）

白　虹（华中科技大学）

冯年平（上海中医药大学）

刘　卫（华中科技大学）

李　璐（复旦大学）

何远志（上海中医药大学）

何泽慧（上海中医药大学）

张永太（上海中医药大学）

陈　丹（华中科技大学）

武　彤（上海中医药大学）

罗　丹（华中科技大学）

周　洪（华中科技大学）

郑贤子（复旦大学）

荆　倩（上海中医药大学）

胡洪梅（上海中医药大学）

郭　腾（上海中医药大学）

黄味子（复旦大学）

序 一

皮肤是人体最大的器官，具有激活代谢和参与免疫等作用，同时还是生物治疗等重要的靶器官。皮肤病为多发病，如湿疹和银屑病等。通过皮肤给药不仅能够治疗局部疾病，也能经由皮肤渗透进入血液循环发挥全身治疗作用。相比于其他给药途径，经皮给药有明显的特点和优势，如没有肝脏的"首过效应"和胃肠道的破坏，给药方便、不良反应小，适用于某些不便于采用口服、注射等方式的药物或患者等。

自1979年美国FDA批准世界首个经皮给药制剂东莨菪碱贴剂上市以来，经皮给药制剂发展迅速，硝酸甘油贴膜、芬太尼贴剂、尼古丁贴剂、卡巴拉汀贴剂、阿塞那平贴剂等重要制剂先后上市，市场规模亦快速增长。日本年消耗水凝胶贴膏和油溶性高分子药物贴剂达60亿片左右，我国的中药外用贴膏剂形成了特色，市场空间达50亿片以上。近年来，以纳米技术为代表的药物制剂新技术发展迅速，经皮给药不再局限于小分子药物，蛋白和多肽类大分子药物也可以通过经皮给药发挥疗效。另外，在蓬勃发展的化妆品行业，纳米技术也得到了广泛应用。经皮给药纳米技术及相关产业的发展将产生越来越大的经济与社会效益。

当前，我国社会经济正处于由大变强的重要机遇期、由中国"制造"向中国"智造"的重要转折期，机遇与挑战并存，唯有创新，才能发展。经皮给药制剂领域应积极借鉴现代科技的新成果，加强应用基础研究，为产业化发展提供技术支撑。

华中科技大学国家纳米药物工程技术研究中心刘卫教授和上海中医药大学冯年平教授针对经皮给药制剂发展的需求与学科发展的要求，组织编写了《经皮给药纳米技术》这部著作，实属行业之幸！可喜可贺！全书从经皮给药的生理学基础到纳米载体技术基础，从脂质体等纳米载体技术到纳米结晶技术以及微针等其他技术，从各种纳米技术在皮肤局部作用及经皮给药全身作用到化妆品方面应用，内容全面系统深入，反映了本领域最新成果和发展全貌，填补了国内相关著作的空白。

对从事经皮给药研究和应用的同行和专家学者来说，《经皮给药纳米技术》是一本非常有价值的参考书。

特以为序！

世界中医药学会联合会经皮给药专业委员会会长
世界中医药学会联合会中药养颜产业分会名誉理事长

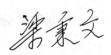

序 二

近 20 年来，以纳米载药系统为代表的纳米制剂技术正在成为一项对人类健康产生重要影响的变革性技术，由于纳米药物制剂展现出许多新的药效学、药物动力学等特征，为肿瘤等重大疾病的治疗带来新的解决方案。据不完全统计，截至 2019 年，全球已批准上市约 110 个纳米药物，超过 2000 个纳米药物正在进行临床试验，纳米技术与生物技术已成为医药市场增长的双引擎。纳米药物研发已被纳入我国中长期科技发展规划，纳米科技为我国医药产业跨越式发展提供了难得的机遇。

将纳米制剂技术应用于经皮给药，可显著增加药理活性成分的皮肤靶向输送，延长其作用时间，并实现缓释、控释、长效等功能。通过纳米制剂技术对现有经皮给药药物进行二次开发，研制新型高性能的经皮给药药物，将极大地提升我国相关产业的技术水平和竞争能力，为患者提供高质量的经皮给药制剂。

华中科技大学国家纳米药物工程技术研究中心在国内较早将纳米载体技术应用于经皮给药的研究和开发，并率先提出纳米药物皮肤靶向概念。十余年来，刘卫教授带领团队，在开展经皮给药纳米载药系统研究的同时，将纳米载体技术应用于功效性化妆品活性成分输送等，研究成果得到国内外同行高度认可，并成功应用于功效性化妆品产品中。

我认识上海中医药大学冯年平教授多年，他长期从事纳米药物研究，特别是将纳米制剂技术应用于传统中药和天然药物的现代制剂研究开发方面，取得了许多令人惊喜的成果。

现在由刘卫教授和冯年平教授领衔编撰本书，结合学科前沿，选题新颖，引入自身科研成果，实用性强，填补了国内相关著作的空白，为从事经皮给药、功效性化妆品以及其他纳米医药领域的研究人员、工程技术人员和教师、研究生提供了一本有价值的参考书。期待本书的问世为经皮给药纳米技术的发展与应用发挥积极的推动作用。

国家纳米药物工程技术研究中心主任

国家重大科学研究计划项目　首席科学家

国家重点研发计划"纳米科技"重点专项总体专家组成员

前　言

随着近年来国内外经皮给药研究的快速发展，特别是以纳米载体为核心的纳米制剂技术越来越多地应用于皮肤局部给药、经皮给药全身作用以及功效性化妆品产品中，我们深感有必要针对不同纳米载体技术的特点和在经皮给药中的应用前景，编写一本阐述纳米载体经皮给药基本科学问题和研究方法，反映经皮给药纳米技术研究开发最新进展的专著，使读者更好地了解该领域国内外的研究开发现状和发展趋势。

本书共分为九章。在绪论中对经皮给药系统、经皮给药生理学基础和纳米载体技术及其在经皮给药中的应用作了概要介绍。第二章至第八章分别系统介绍了微乳、纳米乳、脂质体、脂质纳米粒、脂质液晶、纳米结晶、聚合物纳米载体、无机纳米载体等的概念、特性、制备方法与质量评价和促进药物经皮渗透作用机制，及其在皮肤局部作用、经皮给药全身作用以及功效性化妆品中的应用进展。纳米载体与其他皮肤促渗技术联用也展现出很好的临床应用前景。第九章介绍了纳米纤维和微针技术，重点介绍了纳米载体与微针、离子导入、电致孔、超声导入、无针注射等物理促渗技术联用的特点和在经皮给药中的应用情况。

本书编写人员既有在该领域有深厚工作经验积累的研究人员，也有在读硕士、博士研究生，各章均根据国内外研究的最新进展，结合自己的科研工作编写而成。在编写时，尽量保持各位作者的学术观点和写作风格。希望本书的出版能够为从事经皮给药和功效性化妆品领域研究开发的同仁们提供参考，同时也对我国经皮给药制剂和功效性化妆品的研究开发起到一定的推动作用。

特别感谢梁秉文教授和杨祥良教授为本书作序，本书的出版得到了世界中医药学会联合会经皮给药专业委员会、华中科技大学国家纳米药物工程技术研究中心、上海中医药大学、复旦大学等单位的大力支持与帮助，在此一并表示衷心感谢！由于经皮给药和纳米技术涉及众多学科领域，发展又极为迅速，各位编者虽已尽了最大努力，但难免有疏漏及不妥之处，恳请广大读者批评指正。

在本书编撰期间，正值新型冠状病毒肺炎暴发流行，面对突如其来的疫情，编写组的老师和同学们通过网络及时沟通，相互关心、相互鼓励，按时保质保量完成了书稿的编撰工作。我们衷心感谢白衣天使们无私无畏的奉献，致敬逆行者，敬畏自然，守护生命。

编　者

2020 年 6 月

目 录

contents

第一章　绪论

第一节　经皮给药概述

经皮给药系统又称经皮给药制剂，是指将药物通过皮肤吸收递送至作用部位，进行疾病治疗或预防的一类给药系统或制剂形式。广义的经皮给药系统包括皮肤局部药物递送系统（dermal drug delivery systems）和透皮药物递送系统（transdermal drug delivery systems），前者作用于皮肤或皮下组织，后者是药物通过皮肤吸收进入循环系统发挥全身治疗作用。经皮给药可避免口服给药的肝脏首过效应、胃肠道对药物的破坏以及药物对胃肠道的刺激，还可避免注射给药带来的创伤和疼痛感，提高了给药顺应性。同时，经皮给药为不宜口服或注射的药物提供了新的全身给药方式。

通过皮肤给药治疗疾病的方法可以追溯到远古。公元前约3000年，在古埃及和巴比伦，已有植物用于涂抹皮肤或包扎的医学记录[1]。在中国最早的中医典籍《黄帝内经》中，也有关于经皮给药的记载，如"桂心渍酒，以熨寒痹""马膏膏法缓筋急"。1979年，美国食品药品管理局（FDA）批准了世界首个经皮给药制剂东莨菪碱透皮贴剂（Transderm-Scop®）。1981年，美国又上市了治疗心绞痛的经皮给药制剂硝酸甘油透皮贴剂（Nitroglycerin plaster，Deponit®）。据不完全统计，截止2017年底，FDA已经批准了95个包括仿制药在内的经皮给药制剂，日本批准了155个。经过四十多年的发展，经皮给药领域取得了重大进展，新技术、新材料、新剂型在该领域的应用也越来越多。经皮给药的药物分子量范围和适应证也逐渐扩大，药物由小分子扩展到抗体、DNA等大分子药物，适应证由皮肤病治疗发展到关节炎、冠心病、肿瘤等各类疾病的治疗。

经皮给药正逐渐受到了广大医药工作者和患者的青睐，国际上各大制药企业竞相研发新的经皮给药制剂，其销售额逐年增加。有专家预测，未来药品市场中将有三分之一的已上市药物可重新开发为经皮给药制剂，显示出经皮给药制剂的良好发展势头。

目前，经皮给药研究主要集中在新型经皮制剂开发、适宜的药物载体开发、促进药物经皮渗透方法及其促渗机制研究等方面。随着经皮给药理论和技术的不断发展，经皮给药在疾病治疗、预防以及健康美容领域将发挥越来越重要的作用。近年来，我国实施了"重大新药创制"科技专项，海外高端医药人才的引进也得到了加强，包括经皮给药制剂在内的创新药物研发迎来了新的发展契机[2]。国内制药行业正在努力提高创新意识和产品研发水平，转变过去以仿制药为主的研发模式，抓住当前生物技术、生物制药、生物信息、新材料、微电子、机械自动化等领域高速发展的机遇，将新技术、新理念引入经皮给药的研究与产品开发中。

第二节　经皮给药生理学基础

一、皮肤的结构及功能

皮肤（skin）与人体所处的外界环境直接接触，被覆于体表，维持人体内环境的稳定。皮肤是人体最大的器官，成人皮肤总面积约为 1.5 m²。人体皮肤的厚度存在较大的个体、年龄和部位差异，一般为 0.5~4 mm，眼皮部位的皮肤较薄，足底皮肤较厚。皮肤的正常功能对机体健康非常重要，皮肤可以保护机体免受外界环境中有害因素的侵害，感知刺激，产生应激反应，防止体内水分、电解质和其他物质损失，通过皮脂与汗腺排泄代谢产物，并通过周期性更新表皮，有效保持机体的内环境稳定和皮肤的动态平衡。同时，机体的异常生理情况也可以通过皮肤反映出来[3]。

（一）皮肤的结构

皮肤由表皮、真皮和皮下组织构成，表皮与真皮之间由基底膜带相连接。皮肤中除各种皮肤附属器（如毛囊、皮脂腺、汗腺和指甲趾甲等）外，还含有丰富的血管、淋巴管以及神经和肌肉。皮肤的基本结构见图 1-1[4]。

1.表皮　在组织学上属于复层鳞状上皮，主要由角质形成细胞、黑素细胞、朗格汉斯细胞和麦克尔细胞等构成。

（1）角质形成细胞　由外胚层分化而来，是表皮的主要构成细胞，数量占表皮细胞的 80% 以上，其特征为在分化过程中可产生角蛋白。角蛋白是角质形成细胞的主要结构蛋白之一，构成细胞骨架中间丝，参与表皮分化、角化等生理病理过程。

角质形成细胞之间及与下层结构之间存在一些特殊的连接结构（如桥粒和半桥粒）。根据角质形成细胞分化阶段和特点将表皮由深至浅分为基底层、棘层、颗粒层、透明层和角质层。角质层提供最重要的皮肤屏障功能，由无生命活性的角质形成细胞和细胞间脂质构成。透明层位于颗粒层的浅面，由2~3层无核的扁平细胞组成，胞质中含有嗜酸性透明角质。颗粒层位于棘层的浅面，由2~3层梭形细胞组成，胞核较小，胞质中有大小不等的透明角质颗粒。棘层由4~10层多边形细胞组成，胞核呈圆形，细胞中有大量棘状突起。基底层位于表皮的最深层，基膜与真皮相连，由一层排列整齐的矮柱状上皮细胞组成，其间有黑素细胞夹杂分布。透明层、颗粒层、棘层和基底层的细胞有生命活性，因此又被称为活性表皮。

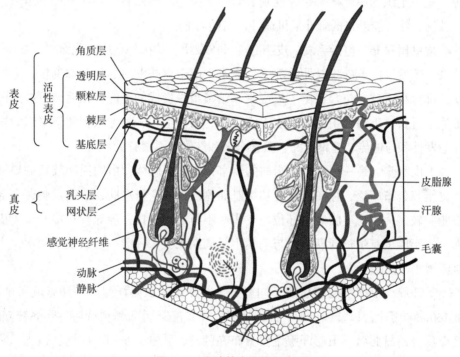

图 1-1　皮肤基本结构示意图

（2）黑素细胞　起源于外胚层的神经嵴，位于基底层，约占基底层细胞总数的10%。黑素能折射和反射紫外线，从而保护真皮及深部组织。

（3）朗格汉斯细胞　由起源于骨髓单核-巨噬细胞通过一定循环通路进入表皮的免疫活性细胞，多分布于基底层以上的表皮和毛囊上皮中，占表皮细胞总数的3%~5%。朗格汉斯细胞密度因部位、年龄和性别而异，一般面颈部较多。

（4）麦克尔细胞　分布于基底层细胞之间的神经细胞，有短指状突起，细胞内含有许多直径80~100 nm的神经内分泌颗粒，在感觉敏感部位（如指尖和鼻尖）密度较大。

2. 真皮　真皮在组织学上属于不规则的致密结缔组织，由纤维、基质和细胞组成，其中纤维有胶原纤维、弹力纤维和网状纤维三种，为真皮的主要成分，占真皮的 95% 以上，除赋予皮肤弹性外，也构成皮肤及其附属器的支架。真皮细胞主要包括成纤维细胞、组织细胞和肥大细胞，其中成纤维细胞又称纤维母细胞，能合成胶原纤维，弹力纤维和基质；组织细胞是网状内皮系统的组成部分，吞噬并清除微生物、代谢产物、色素颗粒和异物等；肥大细胞胞浆内的颗粒，能贮存和释放组胺及肝素等。基质是一种无定形的、均匀的胶样物质，充塞于纤维束间及细胞间。

3. 皮下组织　位于真皮下方，其下与肌膜等组织相连，由疏松结缔组织及脂肪小叶组成，又称皮下脂肪层。皮下组织含有血管、淋巴管、神经、小汗腺和顶泌汗腺等。皮下组织的厚度随部位、性别及营养状况的不同而有所差异。皮下组织具有防止散热、储备能量和抵御外来机械性冲击的功能。

4. 皮肤附属器　包括毛发、皮脂腺、汗腺及甲，均由外胚层分化而来。

（1）毛发　位于皮肤以外的部分称毛干，位于皮肤以内的部分称毛根，毛根末端膨大部分称毛球，包含在由上皮细胞和结缔组织形成的毛囊内，毛球下端的凹凸部分称毛乳头。毛囊位于真皮和皮下组织中，由内毛根、外毛根鞘和结缔组织鞘组成。毛发性状与遗传、健康状况、激素水平和气候等因素有关。

（2）皮脂腺　是一种可产生脂质的器官，属泡状腺体，由腺泡和较短的导管构成。皮脂腺分布广泛，存在于掌趾和指趾屈侧以外的全身皮肤，头面及胸背上部等处皮脂腺较多，称为皮脂溢出部位。皮脂腺不与毛囊连接，腺导管直接开口于皮肤表面。皮脂腺也有生长周期，但与毛囊生长周期无关，一般一生只发生两次，主要受雄激素水平控制。

（3）汗腺　根据结构与功能不同可分为小汗腺和顶泌汗腺。小汗腺遍布全身，总数 160~400 万个，以掌趾、腋、额部较多，背部较少。小汗腺受交感神经系统支配，神经介质为乙酰胆碱。顶泌汗腺主要分布在腋窝、乳晕、脐周、肛周、包皮、阴阜和小阴唇，偶见于面部、头部和躯干。顶泌汗腺的分泌主要受性激素影响，青春期分泌旺盛。顶泌汗腺也受交感神经系统支配，介质为去甲肾上腺素。

（4）甲　是覆盖在指（趾）末端伸面的坚硬角质，由多层紧密的角化细胞构成。指甲生长速度约每 3 个月 1 cm，趾甲生长速度约为每 9 个月 1 cm。疾病、营养状况、环境和生活习惯的改变可影响甲的性状和生长速度。

（二）皮肤的功能

1. 皮肤的屏障功能　皮肤可以保护体内各种器官和组织免受外界有害因素的损伤，也可以防止体内水分、电解质及营养物质的流失。

（1）防护物理性损伤　皮肤对光线的防护主要通过吸收作用实现，皮肤各层对光线的吸收有选择性。角质层主要吸收短波紫外线（波长 180~280 nm），而棘层和基底层主要吸收长波紫外线（波长 320~400 nm）。黑素细胞在紫外线照射后可产生更多的黑素，使皮肤对紫外线的屏障作用显著增强。

（2）防护化学性刺激　角质层是皮肤防护化学刺激的最主要结构。角质层细胞具有完整的脂质膜，丰富的胞质角蛋白及细胞间的酸性胺聚糖，有抗弱酸和抗弱碱的作用。

（3）防御微生物侵入　角质层细胞排列紧密，角质形成细胞间也通过桥粒结构相互镶嵌排列，能机械性防御微生物的侵入。角质层含水量较少以及皮肤表面弱酸性环境，均不利于某些微生物生长繁殖。角质层生理性脱落，可清除一些寄居于体表的微生物。

（4）防止营养物质流失　正常皮肤的角质层具有半透膜性质，可以防止体内营养物质、电解质的丢失，皮肤表面的皮脂腺也可大大减少水分丢失。正常情况下，成人经皮丢失的水分每天为 240~480 ml，但如果角质层全部丧失，每天经皮丢失的水分将增加 10 倍以上。

2. 皮肤的吸收功能　皮肤具有吸收功能，经皮吸收是皮肤外用药物的理论基础。角质层是经皮吸收的主要途径，其次是毛囊、皮脂腺、汗腺。皮肤的吸收功能受多种因素影响。

（1）皮肤的结构和部位　皮肤的吸收能力与角质层的薄厚、完整性及通透性有关，不同部位角质层的薄厚不同，吸收能力也存在差异，一般而言，阴囊＞前额＞大腿屈侧＞上臂屈侧＞前臂＞掌趾。

（2）角质层的水合程度　角质层的水合程度越高，皮肤的吸收能力就越强。

（3）被吸收物质的理化性质　完整皮肤只能吸收少量水分和微量气体，水溶性物质不易被吸收，而脂溶性物质和油脂类物质吸收良好，主要吸收途径为毛囊和皮脂腺，吸收强弱顺序为羊毛脂＞凡士林＞植物油＞液体石蜡。

（4）外界环境因素　环境温度升高可使皮肤血管扩张、血流速度增加，加快已透入组织内的物质弥散，从而使皮肤吸收能力提高。环境湿度也可影响皮肤对水分的吸收，当环境湿度增大时，角质层水合程度增加，皮肤吸收能力增强。

（5）病理情况　皮肤充血、理化损伤及皮肤疾患均会影响经皮吸收。

3. 皮肤的其他功能　皮肤还有感觉、分泌和排泄、体温调节、物质代谢、免疫等多种功能。

二、药物经皮吸收的过程

药物的经皮吸收能力是药物在角质层中的扩散，角质层和活性表皮之间的药物分配，活性表皮和真皮之间的药物扩散以及药物通过皮肤毛细血管或毛细淋巴管吸收进入体循环的综合函数。

（一）药物在皮肤中的扩散

药物从制剂或介质中进入皮肤，直至被毛细血管吸收进入体循环是一个复杂的过程。药物分子首先从制剂中游离出来，皮肤表面溶解的药物分配进入角质层，角质层是亲脂的，脂溶性药物可以穿过角质层到达活性表皮的界面，药物从角质层分配进入水性的活性表皮，继续扩散通过活性表皮到达真皮，被毛细血管吸收进入体循环[5]。药物必须有足够的亲水性，才能顺利地穿过含水活性表皮到达深层的真皮。因此，药物在皮肤中的扩散能力取决于药物油水分配系数，药物有适宜的油水分配系数，才能有效地扩散进入皮肤深层。

（二）药物经皮吸收的途径

药物经过皮肤吸收进入体循环的途径有两条，即：表皮途径（包括细胞内途径和细胞间途径）和皮肤附属器（毛囊、皮脂腺、汗腺）途径，如图1-2所示[6]。

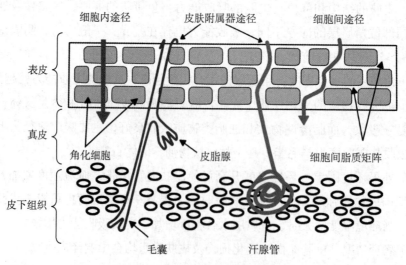

图1-2　药物经皮吸收途径

1. 表皮途径　是指药物通过表皮角质层进入活性表皮，扩散至真皮，被毛细血管吸收进入体循环的途径，是药物经皮吸收的主要途径。表皮途径又分为细胞内途径和细胞间途径，前者药物透过角质层细胞到达活性表皮，后者药物通过角质层细胞间类脂双分子层到达活性表皮。由于角质层细胞渗透性低，且药物通过跨细胞途径时需经多次亲水／亲脂环境的分配过程，所以细胞内途径在表皮途径中仅占极小部分。药物主要通过细胞间途径进入活性表皮和真皮，继而被吸收进入体循环。

2. 皮肤附属器途径　毛囊、皮脂腺和汗腺嵌入真皮内，直接通向皮肤表面的外部环境，提供了皮肤附属器渗透途径，药物可因此吸收进入皮肤深层[7]。药物通过皮肤附属器的渗透速度比表皮途径快，但皮肤附属器在皮肤表面所占的面积只有0.1% 左右。有研究表明，大于 10 μm 的颗粒可以残留在皮肤表面，3~10 μm 的颗粒积聚在毛囊中，小于 3 μm 时它们可以渗入毛囊[8]。对于部分离子型药物及水溶性的大分子药物，由于难以通过富含类脂的角质层，表皮途径的渗透速率很慢，因此皮肤附属器途径是重要的吸收途径。在离子导入过程中，皮肤附属器是离子型药物通过皮肤的主要通道。

（三）皮肤的代谢和贮存作用

1. 代谢作用　皮肤中存在着一些代谢酶，这些酶主要在表皮、皮脂腺和毛囊中，能代谢渗透通过皮肤的药物。雌二醇、睾酮等激素类药物在经皮吸收过程中可被转化为雌酮、二氢睾酮，从而显著影响它们的临床疗效。蛋白质、多肽药物在经皮转运过程中亦能被皮肤表面的微生物和皮肤中的氨基肽酶等代谢，从而使借助离子导入、电致孔等方法透过角质层的蛋白质、多肽药物的功效大为降低。

皮肤的代谢作用可用来设计前体药物，以促进药物的经皮吸收。当药物的经皮渗透速率小，不能达到治疗要求时，可合成渗透速率大的前体药物。前体药物通过皮肤时被代谢成具有治疗活性的母体药物，继而被机体吸收。

2. 贮存作用　药物在经皮吸收过程中可能会在皮肤内产生累积，形成贮库，其主要积累部位是角质层。贮库的形成是由溶解于角质层中的游离药物与结合于角质层中的药物所引起，而后者起主要作用。此外，有些药物也可能积蓄在真皮而形成贮库。

三、影响药物经皮吸收的因素

（一）皮肤因素

1. 年龄和性别　年龄不同引起皮肤生理条件的不同。在出生前，皮肤的主要结构已基本形成。出生后至成年期间，主要是表皮与真皮增厚和表面积增大。新生儿皮肤很薄，表皮角化层的细胞层数少，真皮结缔组织的纤维较细并较稀疏，毛细血管网丰富。随着年龄的增大，表皮细胞层数增多，角化层变厚，真皮纤维增多，由细弱变为致密。大约在 30 岁以后，皮肤外观和机械性逐渐出现自然衰老的变化，到老年时或处于不利的环境时，这些变化更为显著。自然衰老显而易见的是表皮和真皮萎缩，以致出现皱纹，弹性消失。人的表皮 20 岁时最厚，以后逐渐变薄。真皮在 30 岁时最厚，以后逐渐变薄并伴有萎缩。此外，药物的经皮吸收可能存在个体差异，女性的角质形成细胞比男性的大，药物在男性和女性的相同部位皮肤渗透性存在差异[9]。

2. 种族和解剖部位 身体不同解剖部位的皮肤存在渗透性差异，这种差异主要是由于角质层细胞层数、真皮厚度、皮肤附属器密度不同引起，还可能与不同部位皮肤的生化成分差异有关，例如角质层中蛋白与类脂的组成百分比。一般认为，皮肤不同部位渗透性大小为：阴囊＞腋窝＞耳后＞前额＞下巴＞头皮＞腹部＞手臂＞腿部＞胸部＞脚底。

各种动物之间以及动物与人之间皮肤的解剖差异很大，表 1-1 列举了人和部分动物不同解剖部位的皮肤厚度差异[9]。

表 1-1　人与动物不同部位的皮肤厚度差异

皮肤种类	皮肤部位	角质层（μm）	活性表皮（μm）	全皮（mm）
人	腹部	16.8	46.9	2.97
人	前臂	17	36	1.5
猪	背部	26.4	65.8	3.43
猪	耳部	10	50	1.3
小鼠	背部	5	13	0.8
无毛小鼠	背部	8.8	18	0.41
大鼠	背部	18	32	2.09
无毛大鼠	背部	15.4	28.3	0.86

不同动物的角质层厚度、单位面积汗腺与毛孔数量等都不一样，另外皮肤的血流灌注情况也不同，因此皮肤渗透性有显著性差异。角质层厚度是决定皮肤渗透速率和渗透系数的重要因素。在各种动物皮肤中，以猪皮肤与人皮肤组织结构最相似，2~3月龄小猪皮肤解剖生理特点最接近于人皮肤。但在体外经皮渗透试验中，无毛小鼠、无毛大鼠的皮肤最易获得，因而更常用。人类种族和基因因素在个体皮肤渗透性的差别方面起着主要作用，但目前有关不同种族人皮肤渗透性方面的研究还比较少。

3. 病理因素 机械、物理、化学、创伤等损伤会破坏皮肤结构，不同程度地损伤角质层的屏障作用，致使吸收的途径敞开，药物的透皮速率明显增加。皮肤烫伤时角质层被破坏，药物更易吸收。皮肤有炎症时，尤其是急性渗出、糜烂性皮损等，皮肤血流加快，经表皮到真皮的药物被很快转移，使表皮与深层组织间的药物浓度差加大，促使药物更易渗透。

4. 其他因素 一些其他的生理因素，如角质层的水合程度、皮肤温度等，在一定程度上也会影响药物的经皮渗透。皮肤的角质层能吸收水分使皮肤水化，即皮肤的水合作用。水合作用能增加亲脂性分子的通透性，对亲水性分子影响不大。药物在角质层中的扩散属于被动扩散，温度的改变能影响药物的渗透系数。皮肤温度适量升高对亲脂性和亲水性药物的渗透均有促进作用。

（二）药物因素

经皮吸收理想的药物应具备以下理化性质和药理特征：①分子量小于 500 Da；②熔点小于 200℃；③亲水亲油性适中，油水分配系数对数值为 1~3；④无皮肤刺激性，不发生皮肤过敏反应；⑤口服生物利用度低，生物半衰期短；⑥有较强的药理活性，注射给药日剂量 < 20 mg。

1. 油水分配系数与溶解度 药物的油水分配系数是影响药物经皮吸收最主要因素之一。角质层似类脂膜，脂溶性强的药物易通过角质层。药物通过角质层后，需分配进入活性表皮，但是活性表皮是水性组织，脂溶性太强的药物难以分配进入活性表皮。因此，药物穿过皮肤的渗透系数与油水分配系数往往呈抛物线关系，即渗透系数开始随油水分配系数的增大而增大，但油水分配系数大到一定程度渗透系数反而下降。

2. 药物分子大小和结构 药物分子大小对药物通过皮肤角质层扩散的影响，与药物在聚合物膜内的扩散相似，近似地遵循 Stokes–Einstein 定律：

$$D = \frac{K_B T}{6\pi\eta r}$$

（1-1）

式中，K_B 为玻尔兹曼常数；T 为绝对温度；π 为圆周率；η 为扩散介质黏度；r 为分子半径。从式（1-1）可见，扩散系数 D 与药物分子半径呈反比。由于分子半径与分子体积是立方根关系，分子体积小时对扩散系数的影响不大。而分子量与分子体积有线性关系，所以当分子量大时，对扩散系数的负效应较明显。

有机弱酸或有机弱碱类药物以分子形式存在时容易透过皮肤，而以离子型存在时难以透过皮肤。由于皮肤表皮和真皮的 pH 不同，可根据药物的解离常数 pK_a 值调节经皮给药制剂的 pH，使药物分子型和离子型的比例发生改变，提高药物渗透性。另外，选用与离子型药物电荷相反的物质作为基质或载体形成电中性的离子对也利于药物在角质层中的渗透。

（三）制剂的影响

药物制剂的组成不仅影响药物的释放速率，而且对角质层的水化程度、药物与皮肤类脂的混合及皮肤的渗透性均有影响。

剂型能影响药物的释放性能，进而能够影响药物的透皮速率。药物释放越快，则越有利于药物的经皮吸收。在软膏剂、乳膏剂、洗剂、凝胶剂等传统外用剂型中，一般凝胶剂、乳膏剂药物释放较快。

制剂中部分基质成分在经皮给药过程中与皮肤相互作用改变皮肤的屏障功能，从而影响药物的透过性。如表面活性剂、制剂 pH 等都会影响药物的经皮吸收。此外，基质影响药物的溶解状态，通常药物在基质中完全溶解比存在未溶固体颗粒释放更快。

第三节　纳米载体技术基础

近年来，纳米医药技术正在成为一项对人类健康产生重要影响的革命性技术。据不完全统计，截至 2019 年 7 月，全球共批准上市 110 余个纳米药物，其中美国 51 个、欧盟 31 个、日本 16 个、加拿大 10 个，还有超过 2000 个纳米药物正在进行临床试验[10]。目前，纳米药物研发已列入国家中长期科技规划，纳米科技为我国生物医药产业的跨越式发展提供了难得机遇，纳米药物临床转化及产业化进入了高速发展时期。

纳米药物的核心技术是纳米给药系统（nano drug delivery systems），又称纳米载体（nanocarriers），纳米药物是运用纳米载体技术 / 纳米化制备技术研究开发的一类新的药物制剂。将药物载负于粒径为 10~1000 nm 的纳米载体中进行体内输送，可有效增加药物透过生物膜的能力，改变药物的体内分布，调节药物的释放速度，显著提高药物的生物利用度。与传统药物制剂比较，纳米药物呈现出许多新的药效学、代谢动力学特征，如血液长循环、靶向性、缓控释性、高生物黏附、特殊入胞机制以及可多成分共输送等特性。作为纳米科技中最接近产业化、最具发展前景的领域之一，纳米药物的研究和开发，已成为当前国际医药学界的前沿和热点。

一、纳米载体的分类和特性

药物纳米载体的具体形式包括微乳 / 纳米乳、脂质体、脂质纳米粒（固体脂质纳米粒、纳米结构脂质载体）、脂质液晶、纳米结晶、聚合物纳米载体（聚合物纳米粒/纳米囊、聚合物胶束、纳米凝胶和树枝状聚合物等）以及无机纳米载体（磁性纳米粒、介孔硅纳米粒和碳纳米材料等）等。药物以溶解、分散、包裹、吸附、偶联等不同方式载负于纳米载体中。纳米载体的尺寸是其首要特征，也是纳米载体呈现出生物纳米效应的重要基础。在材料学领域，纳米材料的尺寸界定为 0.1~100 nm，在此范围内，纳米粒子由于量子尺寸效应、体积效应、表面效应及量子隧道效应和介电限域等，呈现出与宏观块体材料不同的物理化学性质。目前对于药物纳米载体的尺寸范围存在不同看法。大量研究表明，当纳米载体的粒径在 10~1000 nm 时，药物在理化性质、药代动力学和药效动力学的特征方面已呈现出与常规制剂明显的差异，这些构成了纳米载体特殊生物效应的物质基础[11]。

药物载负于纳米载体后，其物理化学性质如饱和溶解度、溶出速度、晶型、亲水疏水性，物理响应性如光、电、磁场响应性，pH 敏感性，温度敏感性，以及生物学特性如特定分子亲和力、细胞亲和性、生物降解性等均发生改变，影响药物的吸收、分布、代谢和排泄，即药物的生物药剂学和药代动力学行为，如透皮肤/透黏膜/透血脑屏障特性、生物黏附性、体内稳定性、血液长循环特性、靶向性、缓释/控释特性以及入胞行为等，从而实现提高生物利用度、增强药物疗效、降低药物不良反应、改善给药顺应性等目的[12, 13]。

二、纳米载体的质量评价

（一）理化性质

1. **粒径及粒径分布、Zeta 电位**　纳米载体的粒径及粒径分布、Zeta 电位是评价纳米载体的质量、稳定性、均匀性和分散性的重要指标，同时，也与纳米载体在机体组织内的行为密切相关。粒径分布采用多分散指数（polydispersity index，PDI）表征。一般认为，PDI 低于 0.30 表明纳米载体分散良好，黏附和聚集情况较少；PDI 接近零表示为纳米载体具有单分散性，PDI 接近 1 时表示纳米载体粒径分布较宽[14]。Zeta 电位值可以反映纳米载体的物理稳定性，Zeta 电位绝对值越大，纳米载体之间的排斥作用越强，絮凝或沉积的可能性越小，纳米载体在溶液中越稳定。有文献认为纳米载体的 Zeta 电位绝对值在 0~5 mV 会导致快速聚集，5~20 mV 具有短期稳定性，绝对值高于 30 mV 表明纳米载体稳定性良好，稳定性优异的纳米载体 Zeta 电位一般高于 60 mV 或低于 –60 mV[15]。

纳米载体的粒径及粒径分布的检测有多种方法，主要包括光子相关光谱（photon correlation spectroscopy，PCS）法、激光衍射（laserdiffraction，LD）法、库尔特计数法、气体吸附法以及各类电子显微镜技术。目前最常用的方法是 PCS 法，PCS 法又称动态光散射（dynamic light scattering，DLS），具有样品需要量少、自动化程度高、快速、重复性好以及可在线检测等优点。DLS 通过对纳米粒波动的强度分析，可以确定其扩散系数，并根据纳米粒在溶液中的运动情况，计算其动力学粒径分布。采用 DLS 测定粒径时，一般会提供三种粒径分布模式，即强度分布、体积分布和数量分布，以强度分布值表征纳米载体的粒径分布最为常见。由于 DLS 所测粒径为理论模拟所得结果，受纳米粒形状及运动行为干扰，所表征的粒径为流体力学直径，在某些情况下与纳米粒的真实粒径有一定差异。电子显微镜技术可在更精确的角度测定纳米载体的大小，所观察到的粒径分布信息更为准确，但是测量成本较高且费时。近年来，还出现了纳米颗粒跟踪分析（nanoparticle tracking analysis，NTA）技术，可对每个纳米粒的布朗运动进行追踪和分析，然后根据 Stockes-Einstein 方程计算其流体力学直径和浓度[16]。

Zeta 电位的检测方法有电泳光散射（electrophoretic light scattering，ELS）法、电渗法、流动电位法以及超声波法等。其中 ELS 法最为常用，其基本原理是纳米颗粒在施加的电场作用下做电泳运动，其运动速率与 Zeta 电位直接相关，采用相位分析光散射技术可以检测电泳迁移率，进而计算得到 Zeta 电位。

2. 微观结构与形貌 纳米载体微观结构与形貌影响其载药性能、载药稳定性以及与细胞的相互作用、体内吸收和器官分布行为。例如，有研究表明，球状、棒状和特殊形貌（如内部完全中空或内部部分空穴）的介孔二氧化硅纳米粒被细胞摄取的数量、在小肠的吸收程度以及在肝脏中的分布均不相同[17]。

纳米载体微观结构与形貌的表征手段包括透射电子显微镜（transmission electron microscopyd，TEM）、冷冻透射电子显微镜（cryo-transmission electron microscopy，Cryo-TEM）、扫描电子显微镜（scanning electron microscopy，SEM）、原子力显微镜（atomic force microscope，AFM）以及核磁共振（nuclear magnetic resonance，NMR）、傅里叶变换红外光谱（fourier transform infrared spectroscopy，FTIR）等。TEM 方法是通过获取穿透物质的直射电子或弹性电子成像，或利用衍射图样进行微细组织和结构的研究。检测样品常以磷钨酸或醋酸铀等负染以增加对比度，且需将样品干燥后再行观察，不宜用于在染色液中不稳定的纳米载体的测定。Cryo-TEM 可直接观察分散介质中的纳米载体，其对纳米载体结构和形貌的表征更为真实。SEM 所测样品需经干燥和喷金处理，且在检测时电子束形成的高温易使低熔点材料制备的纳米载体熔化，因此不宜用于观察脂质体和脂质纳米粒。AFM 是利用微悬臂感受和放大悬臂上尖细探针与受测样品原子之间的作用力，可获得纳米载体表面形貌结构信息及表面粗糙度信息。不同于 TEM 和 SEM 只能提供二维图像，AFM 提供的是纳米载体三维形貌图。NMR 和 FTIR 可以作为辅助方法研究纳米载体的结构及所载药物与载体间的相互作用。另外，偏振光显微镜（polarized light microscopy，PLM）可以观察具有双折射物质的结构，被用于研究微乳和脂质液晶的微观结构。

3. 药物的物理状态　药物在纳米载体中的物理状态和药物与载体材料之间的相互作用，与纳米载体的载药量 / 包封率、载药稳定性、药物在介质中的溶出 / 释放以及药物在体内的药效学和药代动力学特性密切相关。研究表明，药物以无定形态或分子状态分散在纳米载体中有利于药物的溶出，进而提高口服生物利用度。固体脂质纳米粒中的药物在制备和存贮过程中会发生药物和脂质晶型的转变，生成大量更趋于稳定的晶型，晶型结构趋向单一化，体系黏度增大，粒子表面积增大，诱使粒子发生聚集，从而影响其载药稳定性和药物释放行为[18]。

研究药物在纳米载体中的物理状态的方法包括多晶 X 射线衍射（powder X-ray diffraction，PXRD）法、小角 X 射线散射（small angle X-ray scattering，SAXS）法、小角中子散射（small angle neutron scattering，SANS）法以及差示扫描量热（differential scanning calovimltry，DSC）法等。研究药物与载体材料之间的相互作用除上述方法外，还可采用 NMR、FTIR、表面增强拉曼光谱以及荧光光谱等方法。

（二）载药行为

纳米载体载药行为的主要评价指标是载药量（loading efficiency，LE）和包封率（encapsulation efficiency，EE）。纳米载体的载药量和包封率可按照以下公式计算：

$$LE = \frac{W_e}{W_m} \times 100\% \qquad （1-2）$$

$$EE = \frac{W_e}{W_e + W_f} \times 100\% \qquad （1-3）$$

式中，W_e 为包载于纳米载体内的药物质量；W_m 为纳米载体的总质量；W_f 为未包载于纳米载体内的游离药物质量。

测定载药量和包封率首先需要将包载于纳米载体内的药物与未包载于纳米载体内的游离药物分离，分离的方法有透析法、膜分离技术（膜滤、超滤等）、低温超速离心法、凝胶柱色谱法等。然后采用高效液相色谱法（HPLC）分别测定游离药物量及包载于纳米载体中的药物量，再通过公式计算出载药量和包封率。包封率是评价纳米载体制备工艺、载药方法和质量稳定性的重要参数，《中国药典》（2020 年版）规定脂质体产品的包封率不得低于 80%。载药量的批间稳定性也是评价纳米载体工艺成熟度的重要指标。

（三）稳定性

纳米载体从制备、存储到药物递送的全过程都需要考虑其稳定性问题，需要从物理、化学、生物等各方面对纳米载体的稳定性进行评价。纳米载体稳定性评价的指标包括制剂性状、微观结构和形态、粒径/粒径分布、Zeta电位以及载药量、包封率的变化等。纳米载体稳定性考察通常检测其在温度、湿度、光照影响下上述指标随时间的变化规律，主要包括高温试验、高湿度试验、强光照射试验等加速试验和正常存储条件下的长期稳定性考察。对于磷脂类脂质体，由于磷脂的化学稳定性（氧化、水解等）直接影响脂质体的稳定性，因此《中国药典》增加有"脂质体氧化程度"的检查项，需要采用HPLC等方法对其分解产物进行监测。

（四）体外药物释放行为

纳米载体的体外药物释放行为是评价其质量、药物吸收行为以及不良反应的重要指标。药典对于缓释制剂、控释制剂、肠溶制剂以及透皮贴剂的质量标准均提出了溶出度和（或）释放度的要求，但是对于非口服吸收以及缓控释的纳米药物，尚未对其体外释放行为规定具体评价方法。参照现有文献报道，总结出纳米载体的体外药物释放行为主要评价方法为透析法、扩散池法和流通池法。

1. 透析法

（1）正向透析法　借助能截留一定分子量的透析袋，将纳米载体密封于透析袋置于释放介质中，定时取出一定量释放介质，测定药物累积释放量。该方法有利于透析膜外介质的交换，可避免处理过程中纳米载体的损失和释放介质pH的改变。但是注意要满足漏槽条件以保证释放介质能够充分溶解释放出来的药物，因此样品与释放介质之间的体积比一般不得小于1:6。有研究报道了将透析法结合转篮法、桨法测定纳米药物体外释放的新方法[19]。在此方法中用密封的透析膜替代转篮法中的"篮"，或者将透析袋系在桨或篮上，将样品置于透析袋中，每隔一定时间于溶出杯中取出药物释放溶液测定药物释放量。

（2）反向透析法　是指将纳米载体置于透析袋外的释放介质中，使药物充分处于漏槽条件并在透析袋外释放，然后扩散到透析袋中，再从透析袋内取出一定体积溶液测定药物释放度。纳米载体在供给室得到最大限度的稀释，但同样不能自动调节释放介质的pH，即使能通过人工方法来替换释放介质，操作复杂易造成试验误差。因此，反向透析法不适于模拟体液（如胃液、肠液）释放行为的检测。另外，研究发现反向透析法也不适合研究释放速率过快（释放时间小于1小时）的纳米载体。

2. 扩散池法 扩散池可模拟皮肤或肠壁等生理屏障的释放行为，适用于需要模拟体内屏障扩散的条件下纳米载体释放行为的测定。可采用 Franz 扩散池或 Valia-Chien 水平扩散池，扩散池的药物渗透膜可采用人工合成膜、细胞以及人或动物的皮肤。

3. 流通池法 采用的仪器一般由溶剂存储瓶、恒流活塞泵、温控流通池、滤过系统、取样系统和样品收集器组成，恒定流速的释放介质长时间持续循环，可与样品充分接触，动态进行药物释放的测定。该方法可以自动调节释放介质，因此能较好地模拟体内胃肠道环境，并满足释放漏槽条件。缺点是设备较为复杂，操作繁琐，所需的释放介质较多，成本较高。

三、纳米载体的药物动力学特征

纳米载体吸收进入体内后存在非常复杂的过程，与机体生理屏障（皮肤、胃 / 肠道壁、细胞膜等）、血液系统以及细胞、组织、器官发生相互作用，在机体内具有不同于常规游离药物的转运、分布、代谢、清除和免疫应答行为。因此，有必要借助药物动力学的原理和研究方法研究纳米载体的体内过程，阐明纳米载体的体内作用机制，为预测、评价纳米载体的药效，实现纳米载体的临床应用提供依据[13, 20]。

（一）吸收

吸收和转运是指纳米载体载负的药物自给药部位经过机体生理屏障进入血液循环，并通过血液循环到达作用靶部位、靶细胞的过程。非血管内给药的纳米载体都有通过生理屏障吸收的过程。纳米载体口服给药需经胃肠道吸收进入血液循环，其吸收途径主要有三种：细胞旁路通道转运；肠道上皮细胞跨胞摄取；经肠内集合淋巴结（Peyer's patches）的微皱褶细胞（M 细胞）吞噬进入淋巴系统。其中，M 细胞吞噬可以使纳米载体以完整的结构进入循环系统，是纳米载体非受体转运的主要生理途径。纳米载体经静脉注射或吸收进入血液循环后会受到血液内血浆调理素蛋白（plasma opsonin）和网状内皮系统（reticuloendothelial system，RES）的影响，纳米载体首先被血浆调理素蛋白吸附，使 RES 的巨噬细胞能够特异识别并吞噬纳米载体，运送至肝脏、脾脏、肺和淋巴等富含吞噬细胞的组织和器官。通过在纳米载体表面采用亲水性聚合物（如 PEG、Poloxamer、Tween 80 等）进行修饰，引入空间位阻，可防止被调理素吸附而达到"隐身"的效果，从而延长纳米载体的血液循环时间，称其为"长循环（long circulation）"效应[21]。

（二）转运与分布

纳米载体的转运与分布是指进入体循环的纳米载体从血液向组织、细胞间液和细胞内液转运的药物动力学过程。纳米载体在体内的转运和分布与其组成、粒径/粒径分布、Zeta 电位、表面亲疏水性以及靶向性修饰等特性密切相关[22]。因此，可以利用纳米载体的组成、粒径、电荷等物理化学特性，结合人体生理学特性，如 pH 梯度（如人体不同组织具有不同 pH）、毛细血管直径差异、免疫防卫系统、特殊酶降解、受体反应、病变部位的特殊生理环境（如肿瘤部位的特殊 pH、酶等）以及一些物理手段（磁场、光、热等），将药物递送到病变器官、组织或细胞。纳米载体的体内转运可分为被动靶向转运和主动靶向转运。被动靶向转运主要是利用机体自身的生理特性实现，例如，机体在疾病状态下，炎症或肿瘤组织中毛细血管丰富，血管壁间隙较大，血管结构完整性较差，粒径适宜的纳米载体能够穿透毛细血管间隙进入肿瘤病变组织。同时，由于肿瘤病灶毛细淋巴管回流性差造成纳米载体在肿瘤组织蓄积，这种纳米载体转运进入特定组织的现象被称之为增强渗透滞留（enhanced penetration retention，EPR）效应。主动靶向转运是利用抗体 – 抗原反应、配体与受体的特异性结合等，将连有（物理吸附或共价结合）抗体或配体的纳米载体靶向递送至具有与所连抗体、配体（如转铁蛋白、乳铁蛋白、半乳糖、叶酸等）特异性结合抗原、受体的器官、组织和细胞[23]。

纳米载体由血液循环转运至病变组织后，主要存在于组织细胞外基质中，还需将药物通过细胞膜转运进入靶细胞，以及细胞内的靶细胞器（如细胞核、线粒体、高尔基体等），才能有效发挥治疗作用。纳米载体细胞层次的转运主要通过以下几种途径。①吞噬作用：巨噬细胞、单核细胞以及中性粒细胞等对纳米颗粒具有较强的吞噬作用；②受体介导的内吞作用：包括网格蛋白介导的内吞、小窝蛋白介导的内吞、脂筏介导的内吞等；③巨胞饮：非选择性地摄取胞外物质。细胞的内吞作用受到纳米载体的形态、粒径、表面电荷、亲疏水性以及表面靶向修饰的影响。研究发现，粒径较大的纳米载体具有较慢的细胞内化速率[24]。带正电荷的纳米载体更易入胞，其入胞途径主要是通过网格蛋白介导的内吞[25]。例如，聚合物胶束亲水、疏水链段的比例和长短以及主动靶向分子 RGDF 肽的修饰，影响肿瘤细胞对胶束的摄取及胞内药物释放行为，通过调节亲水链的链长可以调控胶束与肿瘤细胞之间的亲和作用及胶束的入胞行为[26, 27]。

（三）代谢与排泄

药物被纳米载体载负后，可减少机体内环境如酸、碱、酶及体液对药物的破坏，防止药物在进入靶器官、组织或细胞前被代谢或破坏。纳米载体具有高生物黏附性和药物缓释、控释特性，可以延长药物在体内的滞留时间。如纳米载体对肠道黏膜具有较高的附着力，可延长药物在肠道的吸收时间，减少被直接排出体外的药物量。多药耐药（multidrug resistance，MDR）是指肿瘤细胞对一种抗肿瘤药物产生抗药性的同时，对结构和作用机制不同的抗肿瘤药物产生交叉耐药性，MDR 是肿瘤化疗失败的主要原因，是困扰肿瘤治疗的一大难题。经特定材料修饰的纳米载体可有效抑制肿瘤细胞膜药物外排泵的活性，减少抗肿瘤药物外排，显著改善了肿瘤治疗效果。如采用两亲性共聚物 Pluronic 修饰的多西他赛胶束能够有效抑制 P-gp 蛋白导致的口腔表皮癌细胞药物外排[20]。基于维生素 E 聚乙二醇琥珀酸酯（D-α-tocopherol polyethylene glycol succinate，TPGS）构建的阳离子脂质体向肝癌耐药细胞 Bel7402/5-FU 细胞共输送 siRNA 和阿霉素，同时抑制 P-gp 药物外排和下调抗凋亡蛋白 Bcl-2 表达，显著提高了对耐药肿瘤细胞的 MDR 抑制效果[28]。

从总体上看，纳米载体中药物在机体内的药物动力学行为比游离药物要复杂得多，受到的影响因素也多种多样。目前，相关领域的研究报道还非常有限，主要是在研究思路和研究方法上仍存在诸多局限性。在研究思路上，还主要沿用传统的药物动力学研究模式，难以对纳米载体的药物动力学机制和作用规律做深入探讨；在研究方法上，缺乏有效的纳米载体体内标记与检测手段，缺乏对生物样本预处理及对其中不同形式药物的区别检测方法。同时，缺乏对纳米载体特性如粒径、电荷、表面亲疏水性、表面修饰等多因素以及它们的协同效应对药物动力学行为和参数的影响研究。

四、纳米载体的安全性

目前的研究和临床应用表明，纳米载体技术可显著增强药物疗效，降低药物不良反应，提高药物治疗指数，提高给药顺应性，在肿瘤化疗、基因治疗、疾病诊断、治疗一体化以及个体化给药等领域显示出广泛的应用和发展前景。但是，毋庸讳言，纳米载体在带来疾病治疗和诊断正效应的同时，也不同程度存在潜在的安全性或不良反应问题。如，纳米载体的高生物黏附性、高渗透性等是否会对人体血液循环系统、消化系统和各类屏障系统（血脑屏障、血胎屏障等）造成损伤；纳米药物与细胞和机体生物分子相互作用的细胞毒理学、分子毒理学问题；不同类型纳米载体的理化特性和生物学特性对其生物药剂学行为和药物动力学行为的影响规律等。因此，开展纳米载体的安全性研究非常迫切和必要，通过对上述问题的深入系统研究，可阐明纳米载体的纳米效应作用机制，正确认识纳米药物的优势和应用局限性。同时，为国家药品监督管理部门制定纳米药物研究开发指导原则，建立规范的纳米药物有效性和安全性评价体系，为促进纳米药物研究和开发健康发展提供科学依据。

另外，值得注意的一点是不同类型的纳米载体与纳米材料的区分问题。欧盟法规（EC）1223/2009第二条（1）（k）指出：纳米材料是指不溶性或具有生物持久性和具有一个或多个外部尺寸或者多个内部结构特定制作的材料，尺寸为1~100 nm，该类材料可能存在潜在的生物安全性隐患。基于这个定义，目前应用的纳米载体可以分为两类，一类为可溶性、可降解和非生物持久性的纳米载体，如微乳/纳米乳、脂质体、脂质纳米粒（固体脂质纳米粒、纳米结构脂质载体）、脂质液晶以及采用可生物降解聚合物材料制备的聚合物纳米载体（如聚合物纳米粒/纳米囊、聚合物胶束和纳米凝胶等）；另一类为不溶性或具有生物持久性的无机纳米载体和纳米材料，如磁性纳米粒、介孔硅纳米粒、碳纳米材料（石墨烯、富勒烯、碳纳米管等）以及量子点、纳米金、纳米银和纳米二氧化钛、纳米二氧化锌等金属无机纳米材料。前者不属于上述定义的纳米材料的范畴，这类纳米载体采用FDA批准的具有良好生物相容性和生物可降解性的药用原辅料制备，可以按照FDA相关药物审批规范建立其安全性评价体系；而对于后者，由于其不溶及生物持久性，需要建立更为严格的毒理学评价体系。对于无机纳米材料在食品、消费品领域应用的安全性评价问题，德国化学工业协会、欧盟消费品科学委员会以及新出现和新鉴定健康风险科学委员会等国际组织已着手制定相关指导原则[29]。

第四节　经皮给药纳米技术特性及促渗机制

经皮给药纳米技术的核心是药物纳米载体，基于纳米载体的被动经皮给药，不会改变皮肤角质层结构，可避免破坏皮肤屏障功能，是理想的经皮给药方式[30-32]。利用纳米载体可有效促进药物的经皮吸收，显著增加药物在皮肤病灶部位的富集，实现药物的皮肤靶向递送。纳米载体还具有良好的缓释、控释性能，可在皮肤组织发挥储库作用，持续释放药物，更好地发挥其疗效；同时，避免有毒药物高剂量下对皮肤的毒副作用。纳米载体能够有效改善难溶药物的溶解性和水分散性，避免高结晶性药物在放置过程结晶析出。纳米载体的保护作用还能够有效提高光敏感、热敏感药物的稳定性。

一、经皮给药纳米技术特性

（一）微乳、纳米乳

微乳是由水相、油相、表面活性剂/助表面活性剂自发形成的热力学稳定的胶体分散体系，纳米乳是热力学不稳定、动力学稳定的胶体分散体系[33]。微乳、纳米乳作为经皮给药纳米载体，具有以下特性：①粒径小，可透过角质层迅速吸收，皮肤渗透性强；②载药量大，既可包载亲脂性药物，也可包载亲水性药物；③在皮肤表面具有良好的润湿性和铺展性，可与凝胶基质复配为凝胶剂，制剂成型性好；④稳定性好，便于储存；⑤制备简单，易工业化，可用滤过法灭菌[34, 35]。

（二）脂质体

脂质体又称脂质囊泡，根据脂质双分子层组成不同，可分为磷脂脂质体（磷脂囊泡）、传递体（柔性脂质体）、醇质体（乙醇脂质体）、类脂囊泡（非离子表面活性剂囊泡）等。

1.磷脂脂质体 是最早发现的脂质体，被称为传统脂质体，其脂质双分子层由磷脂（天然磷脂或合成磷脂）和胆固醇组成。粒径小于 100 nm 的小单层脂质体或小单室脂质体，又被称为纳米脂质体。天然磷脂如大豆卵磷脂和蛋黄卵磷脂具有优异的生物相容性，对皮肤无毒、无刺激。但是，由于磷脂脂质膜刚性较强，磷脂脂质体自身皮肤透过能力有限，主要通过改变角质层脂质的流动性增加药物皮肤局部吸收[36]。

2.传递体 是在磷脂脂质体基础上加入胆酸盐、脱氧胆酸盐等边缘活化剂制备而成。胆酸盐引起膜质双层结构的紊乱，使其类脂膜具有高度的变形性，从而有效提高传递体的皮肤渗透能力，传递体可穿越角质层的细胞间隙，将药物递送入皮肤深层组织。传递体还可以促进角质细胞间隙增宽，通过渗透压的驱动作用（水化力）促进药物经皮渗透[37]。

3.醇质体 是由磷脂、低链醇和水构成的具有类脂双分子层结构的囊泡。醇质体结构中由于含有较高浓度（20%~50%）的乙醇或二元低链醇（如丙二醇等），其脂质双分子层排列较疏松，具有良好的变形性和流动性。乙醇和丙二醇作为促渗剂可改变角质层的脂质结构，相对于其他脂质囊泡，醇质体具有更强的皮肤促渗功能。研究显示，醇质体能够在皮肤深层蓄积，显著增强药物透皮深度和皮肤滞留量[38]。添加丙二醇制备的二元醇质体可克服单一乙醇制备的醇质体易挥发、药物易泄露的缺点，载药稳定性好，皮肤促渗能力更强。

4. 类脂囊泡 用非离子表面活性剂代替了部分磷脂形成的脂质双分子层结构的囊泡。非离子表面活性剂亲水基一般为聚氧乙烯类、聚甘油类或多羟基类以及糖、氨基酸类等，疏水基一般为 1~3 条 C_{12}~C_{18} 烷基链，或具有甾体基团。亲水基和疏水基之间以酯键、醚键或酰胺键相连接。相对于传统脂质体，非离子表面活性剂囊泡成本低，稳定性好，具有较高的载药量和包封率。非离子表面活性剂可减小皮肤张力，促进药物经皮吸收并增加药物在角质层和活性表皮的滞留量，延长药物作用时间。

（三）脂质纳米粒

脂质纳米粒（lipid nanoparticles）包括固体脂质纳米粒和纳米结构脂质载体两种类型，是由固体脂质或固体脂质与液体脂质的混合物为基质制备的胶体分散体系。

1. 固体脂质纳米粒 固体脂质纳米粒（solid lipid nanoparticles，SLN）是第一代脂质纳米粒，是采用长链饱和脂肪酸、脂肪酸甘油酯（单酯、双酯、三酯及其混合酯）、甾体（如胆固醇）或蜡质（如蜂蜡、鲸蜡）等生理相容的高熔点固态脂质为骨架材料制成。SLN 综合了纳米粒和脂质体的优势，既有纳米粒的物理稳定性良好，缓释、控释性强；又具有脂质体皮肤亲和性好，易于通过高压匀质、高速微射流等方法实现大工业生产等优势。SLN 促进药物经皮吸收与其在皮肤表面滞留和与皮肤角质层脂质的相互作用有关。SLN 具有良好的皮肤黏附性，可在皮肤表面形成连续的薄膜产生闭合效应，提高了皮肤水合作用，使角质层疏松降低了屏障作用。SLN 还可以与角质层中的脂质发生融合，促进药物分配进入皮肤[39]。

2. 纳米结构脂质载体 纳米结构脂质载体（nanostructured lipid carriers，NLC）在 SLN 基础上发展的新一代脂质纳米粒。由于 SLN 采用单一的固体脂质制备，固体脂质结晶度高，导致 SLN 载药量较低，且在贮存期间由于固体脂质转变为更稳定的晶型导致药物从载体中泄漏。NLC 通过加入液体脂质，扰乱了固体脂质的晶格形成，使之形成晶格缺陷，或形成液体脂质/固体脂质的多相结构，从而显著提高了载药量和载药稳定性。同时，固体脂质骨架使其与 SLN 一样具有良好的控制药物释放的性能[40]。载药量和载药稳定性的改善使 NLC 不仅应用于经皮给药领域，在功效性化妆品领域也显示了很好的应用潜力[41]。

（四）脂质液晶

脂质液晶是高浓度的两亲性脂质分子在溶液中自组装形成的具有各向异性又具有连续性与流动性的闭合脂质双层结构载体，具有层状、立方状和六角状等不同的液晶结构。不同的液晶结构具有不同的光学特性，可通过偏光显微镜予以鉴定。液晶结构可增强乳状液的稳定性，可同时负载亲水性和亲脂性药物，实现药物的缓释和控释。脂质液晶与皮肤结构类似，其独特的原位生物黏附特性和皮肤亲和性，可增强药物的皮肤渗透性和皮肤滞留量，保护受损皮肤及易感部位[42]。脂质液晶应用于化妆品，保湿效果和肤感良好，还可反射紫外线，具有物理防晒效果。

（五）纳米结晶

纳米结晶是指通过控制粒径得到的纯药物纳米颗粒的胶体分散体系，又称为纳米混悬液。在胶体分散体系中依靠稳定剂的电荷和（或）立体空间效应增加药物纳米颗粒的稳定性。常用的稳定剂有表面活性剂十二烷基硫酸钠（sodium dodecyl sulfate，SDS）、Poloxamer、Tween 等以及亲水性聚合物羟丙甲纤维素（hydroxypropyl methylcellulose，HPMC）、聚维酮（polyvinyl pyrrolidone，PVP）和聚乙二醇（polyethylene glycol，PEG）等。纳米结晶可显著改善水难溶且脂难溶药物的溶解度和溶出速度，载药量高（接近100%），生物黏附性强，药物口服生物利用度高，辅料简单、生物安全性好，易于工业化生产。纳米结晶技术对于经皮给药也非常有价值，纳米结晶粒径小、比表面积大，具有较强的皮肤黏附性，适合于给药剂量较高情况下难溶性药物的经皮给药[43]。

（六）聚合物纳米载体

聚合物纳米载体是指采用具有良好的生物相容性聚合物材料制备的一类纳米载体，根据不同的结构特征可以进一步划分为聚合物纳米粒、聚合物胶束、纳米凝胶以及树枝状聚合物等。总体而言，聚合物纳米载体目前用于经皮给药的研究报道还较少。但是，由于聚合物材料性能的多样性和载体微观结构的可控性等，这类纳米载体在经皮给药领域已逐步显示出潜在的应用前景。

聚合物纳米粒（polymeric nanoparticles）由于具有刚性结构，变形能力差，完整的聚合物纳米粒难以渗透穿过角质层。但是有研究表明，聚合物纳米粒可以通过毛囊和皮脂腺等附属器途径进入皮肤深层，并作为储库释放药物，药物分子经扩散进入皮肤[44]。

聚合物胶束（polymeric micelles）的疏水核作为难溶性药物的储库，可提高难溶性药物在皮肤外侧的浓度梯度，促进药物在角质层的扩散。研究发现，皮肤局部施用的聚合物胶束和聚合物纳米粒具有类似的效果，主要通过毛囊等皮肤附属器途径进入皮肤，无法以整体形式穿透角质层[45]。

纳米水凝胶（nano hydrogels）同时具备水凝胶和纳米材料两方面的特性，具有载药性能好、含水率高、比表面积大、保湿效果好等特点[46]。纳米凝胶具有一定的促进药物经皮吸收的能力，其促渗机制主要是增加皮肤的水合作用和角质层脂质双分子层的流动性。纳米凝胶具有较强的毛囊聚集作用，小粒径的纳米凝胶可以渗透至毛囊深处。环境响应型纳米凝胶（如温敏纳米凝胶、pH 敏感纳米凝胶、光敏纳米凝胶、压敏纳米凝胶以及氧化 – 还原响应纳米凝胶等），可以感知到外部环境细微的变化从而产生结构和性质的变化，在经皮给药领域有独特的应用价值[47]。

树枝状聚合物（dendrimer）是一类具有单分散、有序和高度分枝化特性的三维聚合物纳米载体，能够通过调节表面基团性质来控制药物的递送。不同于其他类型聚合物纳米载体，较小代数的树枝状聚合物可以完整地穿过角质层进入表皮中，其表面性质（极性、电荷等）影响其角质层穿透途径及进入皮肤的深度。较大代数的树枝状聚合物不能穿透角质层，但可在皮肤表面作为药物储库，提高药物的经皮渗透浓度梯度[48]。

（七）无机纳米载体

无机纳米载体是一类不溶性或具有生物持久性的纳米材料，其组成、结构及性能多种多样，主要包括磁性纳米粒、介孔硅纳米粒、碳纳米材料（石墨烯、富勒烯、碳纳米管等）、金纳米粒以及量子点等。

磁性纳米粒（magnetic nanoparticles，MNPs）具有磁导向性，在外加磁场作用下，可实现定向移动。MNPs 表面采用表面活性剂或聚合物材料进行修饰，增强其稳定性、水溶液分散性以及生物相容性。修饰后的 MNPs 经皮给药可用于皮肤热疗、皮肤靶向治疗和诊断[49]。

介孔硅纳米粒（mesoporous silica nanoparticles，MSNs）具有比表面积大、介孔结构高度有序、表面易修饰及可生物降解、可体内代谢等特性。MSNs 可以作为药物载体在皮肤表面控制和持续释放药物，增强药物被动扩散进入皮肤，MSNs 自身也可以携带药物渗透进入表皮深层并增加药物在皮肤中的滞留量[50]。MSNs 也被应用于防晒、抗衰等功效性化妆品产品。

碳纳米材料包括碳纳米管（carbon nanotubes）、富勒烯（fullerenes）和石墨烯（graphene）等，表面修饰后的碳纳米材料具有优异的机械、电学、磁学等性能以及水分散性和生物相容性，在生物医学领域具有广泛的应用前景[51]。富勒烯和石墨烯具有良好的抗病毒、抗菌、抗氧化功能，可用于皮肤局部疾病的治疗。目前研究报道较多的是将碳纳米材料制成薄膜、凝胶、微针等经皮给药器件。

金纳米粒（gold nanoparticles，GNPs）又称胶体金或金溶胶。GNPs 粒径小、化学惰性、低毒且表面修饰性好，非常适合应用于经皮给药。研究发现，聚乙二醇 – 油酰胺共聚物修饰的 GNPs 皮肤渗透性与其形状有关，与尺寸无关；金纳米棒在表皮层和脂肪组织中的蓄积量分别是金纳米球的 1.9 倍和 1.7 倍[52]。

量子点（quantum dots，QDs）是一种新型生物荧光探针，已在活细胞示踪及检测、组织光学成像、荧光免疫分析以及高通量编码等生物医学领域得到成功应用。有报道将 QDs 载负于脂质体作为荧光探针，示踪脂质体的细胞摄取及经皮渗透途径，实现了纳米载体经皮渗透作用机制研究的量化及可视化[53]。还有报道将 QDs 用于聚合物纳米粒经皮药物递送及皮肤免疫治疗的荧光检测[54]。

（八）其他经皮给药纳米技术

1. 纳米纤维 一般采用静电纺丝法制备，利用葡糖醋杆菌等微生物合成得到的纳米纤维又称为细菌纤维素（bacterial cellulose）。制备纳米纤维的材料有天然高分子材料（如天然纤维素、壳聚糖、透明质酸、海藻酸钠、胶原蛋白及其衍生物等）、改性及合成高分子材料（如改性纤维素、改性壳聚糖以及 PLA、PLGA、PCL 等）、无机材料（无机氧化物、碳化硅、金属等）以及无机/有机复合材料。纳米纤维的结构包括随机共混结构（有机/有机或有机/无机、无机/无机共混）、核-壳结构以及多级结构。纳米纤维具有良好的生物相容性、湿态高机械强度、可选择性渗透以及抑制皮肤感染、促进伤口愈合和皮肤再生等独特功能，作为创伤敷料在临床已得到很好的应用[55]。纳米纤维载药方式多样，纳米纤维可以将药物以无定形或固溶形式载入纤维网络中，还可以与其他纳米载体复合。纳米纤维具有高的表面积，以及其相互连接的多孔结构具有的高渗透性，可精确控制药物释放，促进药物经皮吸收，提高药物经皮给药的生物利用度[56]。

2. 微针 可以视为一类新型经皮给药系统，给药时微针穿刺皮肤角质层，形成短暂可逆的微通道，药物沿微通道进入皮肤活性表皮，扩散进入真皮，进而被吸收进入体循环。微针结合了透皮贴剂与皮下注射的优点，既可显著增加药物的经皮吸收，又克服了皮下注射疼痛和无法缓控释给药的缺点。微针对于多肽、蛋白质、核酸和疫苗等生物大分子经皮给药具有特别重要的价值。根据不同适应证递送药物的需要，可制成各类不同结构的微针，如固体微针、中空微针、涂层微针、可溶性/可生物降解微针、相转化/水凝胶微针、刺激响应型微针、多层聚合物微针、针头-针体分离型微针等，还可以根据临床需要，制成不同组合的微针阵列[57]。目前已有多款微针经皮给药系统被 FDA 批准，包括用于皮肤预处理和疫苗接种的金属实心微针、涂层微针和空心微针，还有用于美容的透明质酸可溶性微针，以及用于面部痤疮疤痕治疗的微针等[58]。

二、经皮给药纳米载体促渗机制

阐明纳米载体的促渗作用机制为设计理想的经皮给药纳米载体、有效提高药物经皮渗透效率提供理论支持。然而，精确评价纳米载体在皮肤中的行为及促进药物穿透皮肤屏障的确切过程目前仍然是经皮研究的难点。综合现有文献报道，较为认同的纳米载体促进药物经皮吸收机制主要集中于以下几个途径：①纳米载体通过与皮肤角质层间相互作用提高药物渗透性；②可变形的纳米载体通过角质细胞间隙以完整形态进入皮肤深层；③通过毛囊、皮脂腺等皮肤附属器途径进入并向周围组织递送药物。

Zhai 等综述了脂质基纳米载体（微乳、脂质体、固体脂质纳米粒、纳米结构脂质载体和纳米囊）的促渗机制，这类纳米载体的共同特点是以脂质为基质材料制备。图1-3展示了脂质基纳米载体几种不同作用机制的药物促渗模式[8]。

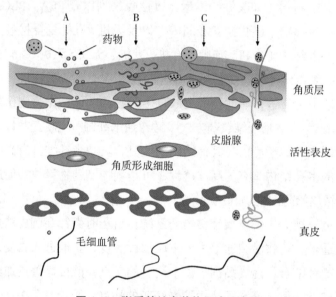

图1-3　脂质基纳米载体促渗示意图

注：A为游离药物渗透途径；B为脂质诱导促进药物渗透；C为纳米载体整体穿越角质层；D为皮肤附属器渗透途径。

第一种模式是游离药物独立渗透，主要为少量未包封的游离药物及从纳米载体中释放出来的药物。由于皮肤具有亲脂亲水双重特性，脂溶性的药物易于扩散进入亲脂性的角质层；同时，药物必须具有足够的水溶性，才能穿过亲水性的活性表皮进入真皮。因此，游离药物的皮肤渗透能力取决于油水分配系数和分子量等自身理化特性，其经皮吸收过程是药物在角质层间扩散、角质层与活性表皮间药物分配、表皮与真皮间药物扩散以及药物通过皮肤微血管化进入体循环的综合作用[59]。

第二种模式是脂质诱导促进药物渗透，通过脂质基纳米载体与角质层的融合，改变角质层脂质结构，增加药物的皮肤转运。具体作用机制如图1-4所示[60]。

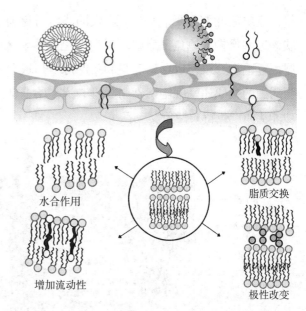

脂质基纳米载体与角质层的相互作用方式，包括：黏附在皮肤表面，增加皮肤水合作用；与角质细胞间脂质发生脂质交换；增加角质细胞脂质双分子层的流动性；改变角质细胞脂质双分子层的极性等。通过纳米载体与角质层脂质的相互作用，改变脂质的组成和双分子层紧密排列结构，使角质层脂质结构紊乱，增加皮肤脂质的流动性和通透性，减弱

水合作用　脂质交换　增加流动性　极性改变

图 1-4　脂质基纳米载体与角质层相互作用示意图

角质层的屏障作用，从而增加药物的渗透量。另外，脂质基纳米载体对皮肤角质层脂质双层结构的影响是温和的、可逆性的，不会对角质层结构产生永久性破坏。

第三种模式是纳米载体整体穿越角质层，携带药物进入皮肤深层组织。纳米载体的组成、结构及粒径、表面电荷等不同，其在皮肤中穿透行为和进入皮肤的深度也不同。固体脂质纳米粒和纳米结构脂质载体由于较强的亲脂性主要滞留在角质层；传统磷脂脂质体的膜流动性及弹性差，难以以完整的形态穿越角质层；而传递体、醇质体以及萜烯化脂质体等改性脂质体具有较强的变形能力，同时改性剂如胆酸盐、乙醇、萜烯等对角质层的排列结构具有更强的扰动性，研究表明适宜粒径的这类纳米载体可以穿透完整的皮肤[61]。研究显示，小代数的树枝状聚合物可以完整地穿过角质层进入活性表皮中，其表面性质（极性、电荷等）影响其角质层穿透途径及进入皮肤的深度[62]。另外，粒径适宜、经表面修饰的介孔硅纳米粒、金纳米粒、量子点等无机纳米载体也可以整体穿越角质层进入皮肤。

第四种模式是纳米载体经毛囊、皮脂腺和汗腺等皮肤附属器渗透。纳米载体可渗透进入毛囊深部蓄积，作为药物储库缓慢释放药物，毛囊可深入至皮肤组织2000 μm以下，与皮肤形成立体接触面，为药物提供了充分的吸收面积。研究表明，纳米载体毛囊渗透行为与其粒径密切相关，小于640 nm的脂质基纳米载体即可渗透进入毛囊，小粒径纳米载体能深入毛囊底部，表现出更多的蓄积以及更强的渗透能力。研究还发现，40 nm聚合物纳米粒可以到达毛囊周围的真皮，300 nm的聚合物纳米粒在毛囊中的穿透深度可达300 μm，3~10 μm的微粒只能在毛囊的孔口聚集[63]。

经皮免疫是简便、安全、有效的非注射免疫途径，纳米载体可通过促进抗原皮肤渗透和保护抗原免于降解增强经皮免疫效果。如图1-5所示，纳米载体将疫苗抗原通过毛囊开口，运送到毛囊和皮脂腺中形成贮库，释放的疫苗抗原被毛囊和皮脂腺周围的抗原递呈细胞识别与处理，递呈给局部淋巴结的淋巴细胞，行使抗原递呈功能从而产生特异性免疫应答[64]。

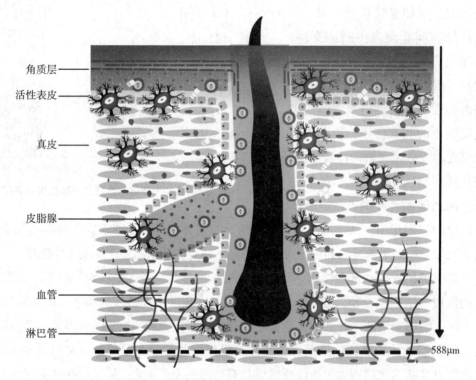

图1-5　纳米载体经毛囊递送疫苗抗原示意图

不同类型的纳米载体组成、结构及表面特性不同，其促渗作用机制也不尽相同，后续章节将对各类纳米载体促进药物经皮渗透作用机制分别进行介绍。

第五节　经皮给药纳米技术应用进展

一、经皮给药应用

20世纪80年代，第一个应用纳米载体技术的皮肤病治疗药物——益康唑脂质体在瑞士注册上市。近年来，随着纳米载体制备技术和质量控制技术的发展，以及纳米载体经皮给药作用机制研究的逐步深入，纳米载体在经皮给药中的应用日益广泛。表1-2列举了部分已上市或处于临床研究阶段的经皮给药纳米药物。

表1-2 部分上市或临床研究的经皮给药纳米药物

药物	纳米技术	商品名/研发代码	适应证	开发状态	公司
益康唑	脂质体	Pevaryl®	皮肤真菌感染	1988年瑞士上市	Cilag
维甲酸	聚合物微球	Retin-A Micro®	痤疮	1997年美国上市 2001年加拿大上市	Ortho Neutrogena
雌二醇	聚合物胶束	Estrasorb®	缓解绝经妇女中度至重度血管舒缩症	2004年美国上市	Novavax King
吲哚美辛	纳米乳	Flexogan Ultra®	关节炎、痛风	2006年香港上市	Alpha AP
银	纳米结晶	Altrazeal®	急慢性损伤创面恢复	2011年中国上市	ULURU
5-氨基乙酰丙酸	纳米乳	Ameluz®	光化性角化病	2012年德国上市	Biofrontera AG
包膜糖蛋白gp160	树枝状聚合物	VivaGel®	细菌、病毒性阴道感染	2019年美国上市	Starpharma
阿达帕林、克林霉素	纳米乳	Adalene Nanogel®	痤疮	印度上市	Cadila Healthcare
酮洛芬	传递体	Diractin	关节炎	Ⅲ期临床	IDEA AG
佐米曲坦	微针	M207-ADAM	偏头痛	Ⅲ期临床	Zosano
甲状旁腺激素	微针	MicroCor PTH	骨质疏松症	Ⅱ期临床	Corium
抗病毒药	纳米乳	NB-00X	单纯疱疹病毒感染	Ⅰ期临床	BlueWillow Biologics
紫杉醇	脂质体	Dermos	与艾滋病相关卡波济肉瘤及其他皮肤癌	临床前试验	Aphios
他克莫司	脂质体	LP-10	皮肤病	临床前研究	Lipella

2004年，美国Novavax公司和King公司采用胶束纳米粒（micellenanoparticles，MNP）专利释药技术开发的处方药雌二醇外用乳剂Estrasorb®获FDA批准在美国上市，该外用制剂用于短期缓解绝经妇女中度至重度血管舒缩症状（热潮红），是第一个雌激素替代疗法的经皮给药制剂。MNP专利技术还可用于制备其他药物的经皮给药制剂，如镇痛药、中枢神经系统药和消炎药。强生子公司Ortho Neutrogena公司上市的维甲酸微球凝胶（Retin-A Micro®），采用A.P.制药公司的甲基丙烯酸甲酯/乙二醇甲基丙烯酸酯交联聚合物微球（微型海绵）专利技术制备，用于痤疮治疗，是首个以微型海绵释药系统专利技术制成的处方药。该制剂有0.04%和0.1%两种规格，临床对照试验中，Retin-A Micro® 0.04%治疗12周后，痤疮损伤数较对照组凝胶基

质显著降低（$P < 0.05$）。2006 年，Alpha AP 公司采用生物黏附胶体分散（bioadhesive colloidal dipersion，BCD）纳米释药专利技术开发的 1% 吲哚美辛外用制剂 Flexogan Ultra® 在香港获准上市。BCD 由载有天然薄荷醇和樟脑等活性成分的纳米乳组成，粒径小于 1 μm，可将药物直接释放至疼痛处。该制剂用于关节炎及痛风的镇痛、抗感染治疗，疗效较其他市售局部镇痛乳膏显著提高。采用纳米结晶开发的纳米银乳剂 Altrazeal® 用于治疗急慢性损伤创面恢复，2011 年在中国上市，目前已在全球 20 余个国家和地区销售。采用纳米乳技术开发的 Ameluz 用于脸和头皮等处轻度到中度光化性角化病治疗，解决了 5- 氨基戊酸不稳定和皮肤渗透性低等问题。澳大利亚 Starpharma 公司以树枝状聚合物为载体开发的凝胶剂 VivaGel® 于 2019 年在美国上市，用于预防 HIV 病毒、单纯疱疹病毒和人乳头状瘤病毒的感染[65]。

Aveva 释药公司开发了经皮给药结晶储库（crystal reservoir）技术，使药物在黏附性聚合物中呈过饱和状态形成药物微晶，通过调节结晶与溶质的比例，可以获得缓释、突释和择时控释等不同的释药行为。采用该技术开发的妥洛特罗透皮贴片，用于治疗哮喘取得了很好的效果。Nuvo 公司开发了透细胞载体（transcellular carrier）专利技术，可以通过载体将药物直接释放于皮肤作用部位，实现皮肤定位释药治疗，避免药物被吸收进入循环系统。采用该技术研制了双氯芬酸钠外用制剂（Pennsaid®），用于治疗骨关节炎疼痛和僵硬，生物等效性试验验证，该制剂的效果等同于每日口服最大剂量的双氯芬酸钠，且无严重的不良反应。以色列 Transdemics 采用纳米乳专利技术用于生物大分子药物（激素、蛋白质等）透皮给药，已完成胰岛素透皮贴片的 I 期临床研究，该技术可显著降低胰岛素用药后的低血糖发生率。醇质体目前正在用于大麻素、睾酮和米诺地尔等高亲脂性药物和普萘洛尔、苯海索等阳离子药物的经皮给药制剂研发，研制的炔雌醇醇质体凝胶的透皮渗透速率是其水溶液的 9.97 倍，30% 乙醇溶液的 1.69 倍，普通凝胶剂的 1.45 倍，药物的皮肤滞留量显著提高。

此外，还有部分采用纳米载体技术的药物处于临床或临床前研究阶段，如 NanoStat 公司采用纳米乳技术研制的外用抗病毒药物，用于治疗由单纯疱疹病毒 I 引起的唇部疱疹；德国 IDEA AG 公司采用传递体技术制备的酮洛芬镇痛制剂 Diractin 已经完成 III 期临床试验，即将在瑞士获准上市；采用脂质体技术制备的用于皮肤癌治疗的紫杉醇经皮给药制剂以及用于银屑病治疗的他克莫司外用制剂等。

二、化妆品应用

1986 年，Christian Dior 上市了全世界第一个应用脂质体技术化妆品（Capture®），继而纳米载体技术在功效化妆品中的研究得到了快速发展，运用纳米载体技术的功效化妆品产品相继上市，显示了纳米载体技术在化妆品领域的广阔应用前景。研究表明，将纳米载体技术应用于功效化妆品，可实现化妆品功效成分的皮肤靶向输送，使功效成分进入靶部位、靶细胞，并实现缓释、控释、长效等功能。同时，能够有效提高光/热敏感功效成分的稳定性，改善功效成分的配伍性[66]。表1-3列举了部分应用纳米载体技术的市售功效化妆品。

表1-3 应用纳米载体技术的部分市售功效化妆品

功效成分	纳米载体	产品	品牌
维生素A	脂质体	复颜抗皱紧致滋润晚霜	欧莱雅
维生素A、维生素C、维生素E	脂质体	复合式维生素焕肤美白精华素	ROVI
人参精华	脂质体	滋盈生人参焕颜精华露	雪花秀
米诺地尔	脂质体	生发液	Sinere
辅酶Q10	脂质纳米粒	Q10纳米修护精华	Dr. Rimpler
—	脂质纳米粒	艾诺碧肌活系列	AmorePacific
银杏提取物、积雪草提取物	脂质纳米粒	美白活肤焕采眼部精华	La Prairie
维生素E	微囊	雪晶灵焕亮微珠美容液	迪奥
山茶花精华	微囊	山茶花润泽微精华水	香奈儿
活性精粹 Miracle Broth™	微囊	海蓝之谜精华乳液	雅诗兰黛
红葡萄多酚	纳米乳	护发素	Korres
苯乙基间苯二酚	纳米金	美白淡斑精华液	城野医生
表皮生长因子	富勒烯	抗衰霜	Bella pelle

近年来，含有天然植物活性成分的化妆品被消费者所青睐，植物活性成分应用于功效化妆品，常存在溶解性和稳定性差、皮肤渗透率低以及皮肤刺激等问题，限制了植物活性成分在功效化妆品中的应用。纳米载体技术很好地解决了上述问题，极大拓展了植物活性成分在功效化妆品中的应用。表1-4列举了部分纳米载体在植物活性成分的应用情况[67-69]。

表1-4 纳米载体应用于植物活性成分

植物活性成分	纳米载体	功效
米糠油+覆盆子油	脂质纳米粒	防晒
米糠油	纳米乳	保湿、抗衰
芦荟提取物	脂质体	保湿、抗氧化
光甘草定	纳米结晶、纳米乳	美白
丹皮酚	脂质液晶	美白
姜黄素	纳米囊	抗氧化

植物活性成分	纳米载体	功效
白藜芦醇	脂质体、固体脂质纳米粒、纳米结构脂质载体	抗氧化
原花青素	脂质体	抗氧化
石榴皮多酚	纳米乳	抗氧化
迷迭香提取物	固体脂质纳米粒 纳米结构脂质载体	抗氧化
薰衣草提取物	PLGA 纳米粒	抗衰
番茄红素	脂质体	抗衰
槲皮素	纳米结构脂质载体	抗氧化、抗炎
灵芝三萜	纳米乳凝胶	抗氧化、抗炎
柚皮素	纳米乳	抗菌、抗炎
右旋柠檬烯	纳米乳	抗菌、抗炎
黄芩苷	纳米乳	抗菌、抗炎
红花提取物	纳米结构脂质载体	头发护理
叶黄素	纳米乳、纳米结构脂质载体	免受光损伤
积雪草苷	纳米乳、脂质体	伤口愈合及祛疤痕

皮肤的护理需要考虑多方面影响因素，因此功效性化妆品需要多种功效成分的协同作用。但是，目前市售功效性化妆品产品大多存在功效成分单一或添加的不同功效成分理化性质差异大导致配伍性差、透皮吸收困难等问题。特殊设计的纳米载体可以同时负载多种不同理化性质的功效成分，通过护肤功效成分的透皮共输送，实现多效多靶点护肤功效成分的协同增效。

如将修复皮肤屏障、天然保湿因子、水替代应激因子和锁水润肤等不同保湿作用机制的功效成分同时载负于纳米载体，纳米载体进行功效成分的透皮共输送，通过多效多靶点保湿功效成分的协同作用显著提高了化妆品的保湿功效[70]。

根据皮肤美白祛斑机制，将抑制酪氨酸酶活性、抑制黑色迁移以及抗氧化、抗糖化等不同功效成分通过共输送纳米载体透皮共吸收，促进功效成分富集美白护肤靶部位（活性表皮）和靶细胞（黑素细胞），显著增强化妆品美白祛斑功效。

近年来活性肽在抗衰化妆品中得到广泛应用，但是活性肽存在稳定性差、难以透皮吸收以及活性肽功效单一、需要多种活性肽协同作用的问题。共输送纳米载体将具有促胶原蛋白合成、抑制 MMP 酶、消除细纹以及抗氧化等多种功效的信号肽、神经递质抑制肽和抗氧化肽透皮共输送，显著提高了活性肽的稳定性和透皮吸收，实现抗衰祛皱活性肽的协同增效[71]。

目前脱发呈年轻化趋势，人们对防脱育发产品需求量与日俱增。但是市售防脱育发产品普遍存在功效成分单一、稳定性差、刺激性强等问题，且游离的功效成分难以渗透进入毛囊富集于作用靶部位，影响了功效发挥。柔性脂质体变形强、渗透效率高，可渗透并滞留于毛囊，达到功效成分的缓释、长效。采用柔性脂质体载负具有抑制 5α- 还原酶、促进毛发生长和固发等不同作用机制的功效成分，可实现多效多靶点防脱育发功效成分的协同作用，同时，纳米载体缓释、长效，显著提高功效成分的稳定性、降低刺激性[72]。

表 1-5　功效成分纳米载体共输送应用实例

功效	功效成分组合	纳米载体	协同作用
保湿	神经酰胺 3、聚谷氨酸钠、海藻糖曲霉发酵产物、霍霍巴油	纳米乳	修复皮肤屏障、天然保湿因子、水替代应激因子、锁水润肤
美白祛斑	苯乙基间苯二酚、烟酰胺、肌肽	纳米乳	抑制酪氨酸酶活性、抑制黑素迁移、促进角质细胞更新、抗氧化、抗糖基化
美白祛斑	α- 熊果苷、烟酰胺、维生素 C 乙基醚、维生素 E、甘草次酸	脂质纳米粒	抑制酪氨酸酶活性、抑制黑素迁移、促进角质细胞更新、抗氧化、调节皮肤免疫力
延衰祛皱	棕榈酰三肽 –5、乙酰基四肽 –5、乙酰基六肽 –8、肌肽	醇质体	促进胶原蛋白合成，抑制 MMP 酶、消除细纹、抗糖化
祛眼袋	2 肽 –2、乙酰基四肽 –5、乙酰基六肽 –8、肌肽	醇质体	改善微循环、消肿、抗氧化
祛痘控油	水杨酸、山奈酚、厚朴酚、甘草次酸、烟酰胺	纳米乳	软化角质、抑制病原菌、抗炎、抑制雄激素、淡化痘印
抗过敏	丹皮酚、红没药醇、甘草次酸、肝素钠	纳米乳	抗过敏、抗菌止痒、增强皮肤免疫力、改善微循环
防脱育发	肉豆蔻酰五肽 –17、生物素三肽 –1、二氨基嘧啶氧化物	柔性脂质体	促进毛发生长、加固毛发根部、抑制 5α- 还原酶活性

近年来，世界知名化妆品品牌已将纳米载体技术应用到高端功效化妆品中，国内知名化妆品公司也开始将纳米载体的应用作为化妆品产品升级的优选。2014 年，国家食品药品监督管理总局药品化妆品注册管理司起草的《化妆品标签管理办法（征求意见稿）》中，对化妆品"纳米"概念使用的要求为："用于化妆品标签标识时，应当在产品注册或备案时，提供充分的证明材料以证明其真实性。"目前国内以"纳米"命名的护肤品产品备案过程中需上传粒径数据分布报告，用以证明"纳米"概念使用的真实性，并在包装上注释"纳米"字样。将纳米载体技术应用于化妆品产业，研制新型的功效化妆品，并对现有功效化妆品进行二次开发，将极大地提升我国化妆品产业的技术水平和竞争能力，实现我国化妆品产业的跨越式发展，为人民生活提供高质量的功效化妆品。

三、总结与展望

纳米技术应用于经皮给药，可克服皮肤角质层的屏障作用，使得生物大分子药物经皮给药成为可能。如纳米载体可显著提高胰岛素透皮吸收效率，实现胰岛素经皮给药[73]。基因药物通过纳米载体经皮递送，比病毒载体更加安全有效，如醇质体可显著提高 siRNA 的皮肤渗透量和滞留量，酪氨酸酶质粒 Pmel34 阳离子脂质体经皮递送在黑色素细胞瘤中具有更高的基因表达水平[74]。

经皮免疫可替代肌肉或皮下疫苗注射，通过皮肤局部给药，将抗原递送至皮下组织再递呈给局部淋巴细胞，产生特异性免疫应答[75]。柔性脂质体可有效递送恶性疟原虫分离株裂殖子表面蛋白 –1 片段（PfMSP–119）至具有免疫活性的皮肤组织朗格汉斯细胞和淋巴细胞，产生比肌内注射更持久的免疫效果[76]。通过纳米载体的优化可增强经皮免疫的效果，对比破伤风毒素传递体、类脂体和脂质体经皮免疫后体内产生的抗体滴度，显示传递体免疫效果优于类脂体和脂质体[74]。

肿瘤转移主要经淋巴系统转移至身体其他部位，经皮给药能提高药物的淋巴靶向递送，对肿瘤转移的控制和治疗具有重要意义。长春新碱传递体作用于荷 Burkitt's 淋巴瘤裸鼠，与静脉注射组相比，传递体使长春新碱在裸鼠血液中滞留时间延长，淋巴中靶向指数增加，结果显示传递体经皮给药具有更好的抑瘤效果[77, 78]。采用经皮给药治疗肿瘤，可兼顾原发部位与淋巴继发部位肿瘤的控制。

纳米载体技术与物理促渗技术联用可产生协同作用，提高药物经皮渗透速率和渗透量。如微针为纳米载体提供穿透角质层的微通道，纳米载体促使药物通过微通道递送至皮肤的深层部位[79]。以微针与纳米载体联用的经皮递送策略，已在疫苗经皮免疫中展现巨大潜力。研究表明，离子导入通过外加电场产生的驱动力可有效促进纳米载体的经皮渗透，药物经皮渗透量与纳米载体的理化特性以及电场条件密切相关[80]。

相对于传统的经皮给药制剂，纳米载体的处方和制备工艺更为复杂，处方中各组分的性质、用量和比例以及制备工艺影响纳米载体的表面电荷、内部结构、与药物的相互作用、稳定性以及皮肤渗透能力。部分纳米载体的规模化生产和产品应用仍然面临许多问题需要解决，如纳米乳和纳米结晶制备中的 Ostward 熟化现象，脂质体的药物渗漏和材料易降解问题，脂质纳米粒中脂质结晶和多晶型转变诱使粒子发生聚集等。另外，纳米载体并非药物最终剂型，还需要进一步加工成临床适宜的经皮给药剂型，如贴剂、乳剂、软膏剂、凝胶剂等。这些剂型所需辅料的加入，增加了质量控制的难度，也可能带来纳米载体粒径改变、药物泄漏等方面的问题，进而影响其临床疗效。因此，纳米载体处方优化、质量研究、制备工艺研究以及专用制备设备的研制等是实现经皮给药纳米技术临床应用的重要研究和开发方向。

纳米技术应用于经皮给药呈现出巨大的应用前景，但同时也面临诸多挑战。首先，纳米技术应用于经皮给药的生物安全性、皮肤毒理性问题需要加以重视。如：制备纳米载体的聚合物材料是否具有免疫原性值得关注；富含氨基的树枝状聚合物带有大量表面正电荷，具有潜在的细胞毒性；微乳的形成需要高浓度表面活性剂，长期应用可能会导致皮肤刺激性问题。随着纳米二氧化钛、纳米银、硅纳米材料以及富勒烯、石墨烯等无机纳米材料在创面修复、功效化妆品等领域的应用，其皮肤吸收、皮肤及毛囊蓄积、体内代谢以及毒理学问题值得关注[81]。其次，纳米载体进入皮肤后的分布、缓释/控释行为、代谢途径及产物、代谢动力学等问题，目前相关研究报道还比较少。因此，有必要对经皮给药纳米载体的皮肤毒理学、皮肤代谢动力学等问题开展系统、深入的研究工作，弄清其影响因素和作用机制，为纳米技术在经皮给药领域的全面应用提供坚实的理论和试验依据。

经皮给药纳米技术是一个方兴未艾、充满生机的研究领域，该领域的发展为经皮给药制剂技术的变革和创新提供了前所未有的机遇。在发展经皮给药纳米技术的同时，必须完善法规制度建设，建立规范的有效性和安全性评价体系，促进经皮给药纳米技术的健康发展。

参考文献

[1] Pastore MN, Kalia YN, Horstmann M, et al. Transdermal patches: History, development and pharmacology [J]. Br J Pharmacol, 2015, 172 : 2179-2209.

[2] 罗华菲, 林国钡, 朱壮志, 等. 经皮给药系统产业化开发的关键问题探讨 [J]. 药学进展, 2016, 7 : 490-497.

[3] 张学军. 皮肤性病学 [M]. 北京: 人民卫生出版社, 2013.

[4] Ventrelli L, Marsilio Strambini L, Barillaro G. Microneedles for transdermal biosensing: Current picture and future direction [J]. Adv Healthc Mater, 2015, 4 : 2606-2640.

[5] 梁秉文, 刘淑芝, 梁文权. 中药经皮给药制剂技术 [M]. 北京: 化学工业出版社, 2017.

[6] Erdő F, Hashimoto N, Karvaly G, et al. Critical evaluation and methodological positioning of the transdermal microdialysis technique. A review [J]. J Control Release, 2016, 233 : 147-161.

[7] Lin CH, Aljuffali IA, Fang JY. Lasers as an approach for promoting drug delivery via skin [J]. Expert Opin Drug Deliv, 2014, 11 : 599-614.

[8] Zhai Y, Zhai G. Advances in lipid-based colloid systems as drug carrier for topic delivery [J]. J Control Release, 2014, 193 : 90-99.

［9］冯年平，朱全刚. 中药经皮给药与功效性化妆品［M］. 北京：中国医药科技出版社，2019.

［10］Ozturk-Atar K, Eroglu H, Gursoy RN, et al. Current advances in nanopharmaceuticals［J］. J Nanosci Nanotechnol, 2019,19:3686-3705.

［11］杨祥良. 纳米药物［M］. 北京：清华大学出版社，2007.

［12］许海燕，等. 纳米生物医药载体［M］. 北京：科学出版社，2012.

［13］杨祥良，徐辉碧，廖明阳. 纳米药物安全性［M］. 北京：科学出版社，2010.

［14］Kumar M, Pathak K, Misra A. Formulation and characterization of nanoemulsion-based drug delivery system of risperidone［J］. Drug Dev Ind Pharm, 2008, 35 : 387-395.

［15］Scholz P, Keckcm. Nanoemulsions produced by rotor-stator high speed stirring［J］. Int J Pharm, 2015, 482 : 110-117.

［16］Zhao N, Yan L, Zhao X, et al. Versatile types of organic/inorganic nanohybrids: From strategic design to biomedical applications［J］. Chem Rev, 2019, 119 : 1666-1762.

［17］Slowing II, Trewyn BG, Giri S, et al. mesoporous silica nanoparticles for drug delivery and biosensing applications［J］. Adv Funct Mater, 2007, 17 : 1225-1236.

［18］Dong YD, Ben JB. Applications of X-ray scattering in pharmaceutical science［J］. Int J Pharm, 2011, 417 : 101-111.

［19］谢元彪，岳鹏飞，但济修，等. 纳米制剂体外释放度评价方法的研究进展［J］. 中国药学杂志，2016, 51 : 861-866.

［20］王兴，王瑶琪，张强，等. 纳米药物递送系统的细胞药代动力学研究进展［J］. 药学学报，2018, 53 : 42-51.

［21］Mu CF, Balakrishnan P, Cui FD, et al. The effects of mixed MPEG-PLA/Pluronic® copolymer micelles on the bioavailability and multidrug resistance of docetaxel［J］. Biomaterials, 2011, 31 : 2371-2379.

［22］Alexis F, Pridgen E, Molnar LK, et al. Factors affecting the clearance and biodistribution of polymeric nanoparticles［J］. Mol Pharm, 2008, 5 : 505-515.

［23］Petrak K. Essential properties of drug-targeting delivery system［J］. Drug Discov Today, 2006, 10 : 1667-1673.

［24］Gratton SEA, Ropp PA, Pohlhaus PD, et al. The effect of particle design on cellular internalization pathways［J］. Proc Natl Acad Sci USA, 2008, 105 : 11613-11618.

［25］Harush-Frenkel O, Debotton N, Benita S, et al. Targeting of nanoparticles to the clathrin-mediated endocytic pathway［J］. Biochem Biophys Res Commun, 2007, 353 : 26-32.

［26］Liu X, Tan X, Rao R, et al. Self-assembled PAEEP-PLLA micelles with varied hydrophilic block lengths for tumor cell targeting［J］. ACS Appl Mater Interfaces, 2016, 8 : 23450-23462.

［27］Liu X, Li Y, Tan X, et al. Multifunctional hybrid micelles with tunable active targeting and acid/ phosphatase-stimulated drug release for enhanced tumor suppression［J］. Biomaterials, 2017, 157：136-148.

［28］Tan X, Fang Y, Ren Y, et al. TPGS-modified liposomes with an siRNA corona confer enhanced cellular uptake and targeted delivery of doxorubicin via tumor priming［J］. Int J Nanomedicine, 2019, 14：1255-1268.

［29］姜宜凡，常雪灵，赵宇亮. 纳米材料毒理学及安全性评价［J］. 口腔护理用品工业，2013, 23：9-31.

［30］Prow TW, Grice JE, Lin LL, et al. Nanoparticles and microparticles for skin drug delivery［J］. Adv Drug Deliv Rev, 2011, 63：470-491.

［31］Abla M J , Singh ND, Banga AK. Role of nanotechnology in skin delivery of drugs［M］// Percutaneous Penetration Enhancers Chemical Methods in Penetration Enhancement. Berlin Heidelberg: Springer, 2016.

［32］Zhou X, Hao Y, Yuan L, et al. Nano-formulations for transdermal drug delivery：A review［J］. Chin Chem Lett, 2018, 29：25-36.

［33］Mcclements DJ. Nanoemulsions versus microemulsions: Terminology, differences, and similarities ［J］. Soft Matter, 2012, 8：1719-1729.

［34］Kreilgaard M. Influence of microemulsions on cutaneous drug delivery［J］. Adv Drug Deliv Rev, 2002, 54：S77-S98.

［35］Singh Y, Meher JG, Raval K, et al. Nanoemulsion: Concepts, development and applications in drug delivery［J］. J Control Release, 2017, 252：28-49.

［36］El Maghraby GM, Williams AC, Barry BW. Skin delivery of oestradiol from lipid vesicles: Importance of liposome structure［J］. Int J Pharm, 2000, 204：159-169.

［37］Abd ES, Kassem AA, Basha M, et al. Comparative study of liposomes, ethosomes and transfersomes as carriers for enhancing the transdermal delivery of diflunisal: In vitro and in vivo evaluation［J］. Int J Pharm, 2019, 563：293-303.

［38］Shen LN, Zhang YT, Wang Q, et al. Enhanced in vitro and in vivo skin deposition of apigenin delivered using ethosomes［J］. Int J Pharm, 2014, 460：280-288.

［39］Schäfer-Korting M, Mehnert W, Korting HC. Lipid nanoparticles for improved topical application of drugs for skin diseases［J］. Adv Drug Deliv Rev, 2007, 59：427-443.

［40］Müller RH, Radtke M, Wissing SA. Nanostructured lipid matrices for improved microencapsulation of drugs［J］. Int J Pharm, 2002, 242：121-128.

［41］Müller RH, Petersen RD, Hommoss A, et al. Nanostructured lipid carriers（NLC）in cosmetic dermal products [J]. Adv Drug Deliv Rev, 2007, 59：522–530.

[42] Rajabalaya R, Musa MN, Kifli N, et al. Oral and transdermal drug delivery systems: Role of lipid-based lyotropic liquid crystals [J]. Drug Des Devel Ther, 2017, 11：393–406.

[43] Zhai X, Lademann J, Keckcm, et al. Nanocrystals of medium soluble actives–novel concept for improved dermal delivery and production strategy [J]. Int J Pharm, 2018, 15：351–368.

[44] Kahraman EGS, Ozsoy Y. Potential enhancement and targeting strategies of polymeric and lipid-based nanocarriers in dermal drug delivery [J]. Ther Deliv, 2017, 8：967–985.

[45] Yotsumoto K, Ishii K, Kokubo M, et al. Improvement of the skin penetration of hydrophobic drugs by polymeric micelles [J]. Int J Pharm, 2018, 553：132–140.

[46] Giulbudagian M, Rancan F, Klossek A, et al. Correlation between the chemical composition of thermoresponsive nanogels and their interaction with the skin barrier [J]. J Control Release, 2016, 243：323–332.

[47] Mavuso S, Marimuthu T, Choonara Y, et al. A review of polymeric colloidal nanogels in transdermal drug delivery [J]. Curr Pharm Des, 2015, 21：2801–2813.

[48] Pentek T, Newenhouse E, O' brien B, et al. Development of a topical resveratrol formulation for commercial applications using dendrimer nanotechnology [J]. Molecules, 2017, 22：137–152.

[49] Reddy LH, Arias JL, Nicolas J, et al. Magnetic nanoparticles: Design and characterization, toxicity and biocompatibility, pharmaceutical and biomedical applications [J]. Chem Rev, 2012, 112：5818–5878.

[50] Maibach HI. Perspectives on percutaneous penetration: Silica nanoparticles [J]. Nanotoxicology, 2015, 9：634–657.

[51] Li Z, Liu Z, Sun H, et al. Superstructured assembly of nanocarbons: Fullerenes, nanotubes, and graphene [J]. Chem Rev, 2015, 115：7046–7117.

[52] Hsiao PF, Tsai HC, Peng S, et al. Transdermal delivery of poly（ethylene glycol）–co–oleylamine modified gold nanoparticles: Effect of size and shape [J]. Mater Chem Phys, 2019, 224：22–28.

[53] Ravichandran S, Mortensen LJ, Delouise LA. Quantification of human skin barrier function and susceptibility to quantum dot skin penetration [J]. Nanotoxicology, 2011, 5：675–686.

[54] Lee PW, Hsu SH, Tsai JS, et al. Multifunctional core–shell polymeric nanoparticles for transdermal DNA delivery and epidermal langerhans cells tracking [J]. Biomaterials, 2010, 31：2425–2434.

[55] Hu X, Liu S, Zhou G, et al. Electrospinning of polymeric nanofibers for drug delivery applications [J]. J Control Release, 2014, 185：12–21.

[56] Ariamoghaddam AR, Ebrahimi-Hosseinzadeh B, Hatamian-Zarmi A, et al. In vivo anti–obesity efficacy of curcumin loaded nanofibers transdermal patches in high–fat diet induced obese rats [J].

Mater Sci Eng C Mater Biol Appl, 2018, 92：161-171.

［57］Sabri AH, Ogilvie J, Abdulhamid K, et al. Expanding the applications of microneedles in dermatology ［J］. Eur J Pharm Biopharm, 2019, 140：121-140.

［58］Lee KJ, Jeong SS, Roh DH, et al. A practical guide to the development of microneedle systems – In clinical trials or on the market ［J］. Int J Pharm, 2020, 573：118778.

［59］Jain S, Patel N, Shah MK, et al. Recent advances in lipid-based vesicles and particulate carriers for topical and transdermal application ［J］. J Pharm Sci, 2016, 106：423-445.

［60］Pardeike J, Hommoss A, Müller RH. Lipid nanoparticles（SLN, NLC）in cosmetic and pharmaceutical dermal products ［J］. Int J Pharm, 2009, 366：170-184.

［61］Marianecci C, Marzio LD, Rinaldi F, et al. Niosomes from 80s to present: The state of the art ［J］. Adv Colloid Interface Sci, 2014, 205：187-206.

［62］Sun MJ, Fan A P, Wang Z, et al. Dendrimer-mediated drug delivery to the skin ［J］. Soft Matter, 2012, 8：4301-4306.

［63］Lauterbach A, Müller-Goymann CC. Applications and limitations of lipid nanoparticles in dermal and transdermal drug delivery via the follicular route ［J］. Eur J Pharm Biopharm, 2015, 97：152-163.

［64］Su R, Fan W, Yu Q, et al. Size-dependent penetration of nanoemulsions into epidermis and hair follicles: implications for transdermal delivery and immunization ［J］. Oncotarget, 2017, 8：38214-38226.

［65］Nandy B, Saurabh S, Sahoo A, et al. The SPL7013 dendrimer destabilizes the HIV-1 gp120-CD4 complex.［J］. Nanoscale Res Lett, 2015, 7：18628-18641.

［66］Santos AC, Morais F, Simões A, et al. Nanotechnology for the development of new cosmetic formulations ［J］. Expert Opin Drug Deliv, 2019, 16：313-330.

［67］Palanivel G, Kuk CD. Current application of phytocompound-based nanocosmeceuticals for beauty and skin therapy ［J］. Int J Nanomedicine, 2016, 11：1987-2007.

［68］Marzuki NHC, Wahab RA, Hamid MA. An overview of nanoemulsion: Concepts of development and cosmeceutical applications ［J］. Biotechnol Biotechnol Equip, 2019, 33：779-797.

［69］陈丹，石丛姣，许琦，等. 皮肤功效成分纳米载体研究进展［J］. 医药导报, 2018, 37：40-45.

［70］沈慧慧，闻庆，郭赛红，等. 多效保湿共输送纳米乳的研制及其功效评价［J］. 日用化学品科学, 2019, 42：41-45.

［71］Han F, Luo D, Qu W, et al. Nanoliposomes codelivering bioactive peptides produce enhanced anti-aging effect in human skin ［J］. J. Drug Deliv Sci Technol, 2020, 57：101693.

［72］王志鹏，沈慧慧，罗丹，等. 防脱生发活性物共输送纳米脂质体的制备及功效评价［J］. 日用化学工业，2020, 50：396-401.

［73］Zhang Y, Yu J, Kahkoska AR, et al. Advances in transdermal insulin delivery［J］. Adv Drug Deliv Rev, 2019, 139：51-70.

［74］Iqbal B, Ali J, Baboota S. Recent advances and development in epidermal and dermal drug deposition enhancement technology［J］. Int J Dermatol, 2018, 57：646-660.

［75］Li N, Peng LH, Chen X, et al. Effective transcutaneous immunization by antigen-loaded flexible liposome in vivo［J］. Int J Nanomedicine, 2011, 6：3241-3250.

［76］Tyagi RK, Garg NK, Jadon R, et al. Elastic liposome-mediated transdermal immunization enhanced the immunogenicity of P. falciparum surface antigen, MSP-119［J］. Vaccine, 2015, 33：4630-4638.

［77］卢懿，侯世祥，张良珂，等. 透皮淋巴靶向长春新碱传递体［J］. 药学学报，2007, 10：1097-1101.

［78］卢懿，侯世祥，李晔，等. 长春新碱传递体对荷 Burkitt's 淋巴瘤裸鼠的抑瘤活性评价［J］. 中国药学杂志，2008, 12：910-913.

［79］Guo T, Cheng N, Zhao J, et al. Novel nanostructured lipid carriers-loaded dissolving microneedles for controlled local administration of aconitine［J］. Int J Pharm, 2019, 572：118741.

［80］Liu W, Hu M, Liu W, et al. Investigation of the carbopol gel of solid lipid nanoparticles for the transdermal iontophoretic delivery of triamcinolone acetonide acetate［J］. Int J Pharm, 2008, 364：135-141.

［81］Rabiei M, Kashanian S, Samavati SS, et al. Nanomaterial and advanced technologies in transdermal drug delivery［J］. J Drug Target, 2020, 28：356-367.

第二章 微乳、纳米乳技术

第一节 概述

一、微乳、纳米乳的概念

1928 年，美国化学工程师 Rodawald 在研制皮革光亮剂时意外地得到了一种"透明乳状液"，1943 年 Hoar 和 Schulman 证实了这种乳状液是由大小为 8~80 nm 的球形或圆柱形液滴构成的分散体系，并首次进行了报道。在很长一段时间里，这种体系被称为亲水的油胶团和亲油的水胶团，亦称为溶胀的胶团或增溶的胶团。直到 1959 年，Schulman 等将这类热力学稳定的乳液体系定义为"微乳"（microemulsion）或"微乳状液"。

"纳米乳（nanoemulsion）"术语的出现较晚，现在称之为"纳米乳"的胶体分散体系过去被人们称之为"超细乳（ultrafine emulsions）"、"亚微乳（submicron emulsions）"或者"微型乳（mini-emulsions）"等。实际上，在"微乳"和"纳米乳"这两种不同性质的胶体分散体系被人们准确定义和区分之前，它们已在不同的领域得到普遍应用[1]。

（一）微乳的定义

微乳是由油、水、表面活性剂及助表面活性剂自发形成的热力学稳定的各向同性的分散体系。微乳具有三种类型：水包油（O/W）型、油包水（W/O）型和双连续相型。O/W 型微乳由油核、水连续相及表面活性剂与助表面活性剂组成的界面膜构成。W/O 型微乳由油连续相、水核及表面活性剂与助表面活性剂组成的界面膜构成。双连续相微乳是油和水同时作为连续相，具有 W/O 和 O/W 两种结构特性，其结构是由水相和油相相互融合形成的管状网络[2]。

（二）纳米乳的定义

纳米乳被认为是一种包含极小液滴的普通乳状液，同样可以分为 O/W 型和 W/O

型。纳米乳是一种热力学不稳定的胶体分散体系，由两种互不相溶的液体组成，其中一种液体以球状小液滴的形式分散于另一种液体中。纳米乳的形成需加入表面活性剂，有助于纳米乳液的形成并保证其动力学稳定性。

二、微乳与纳米乳的区别

微乳是热力学稳定体系，可以自发形成或通过简单加热、搅拌形成。纳米乳是动力学稳定体系，制备需要能量输入，微乳和纳米乳的主要性能差异见表 2-1[3]。

表 2-1　微乳与纳米乳的主要性能差异

性质	微乳	纳米乳
稳定性	热力学稳定	动力学稳定
界面能	极低	高
乳化剂比率	高	适中
制备方法	自发形成	需要能量输入
乳滴形态	球形、棒状、层状相等	球形

（一）稳定性

微乳是热力学稳定体系，自由能低于相分离态；纳米乳是动力学稳定体系，自由能高于相分离态。因此，微乳发生相分离，需有一定的活化能，微乳和纳米乳的自由能与相分离状态差异见图 2-1[1]。

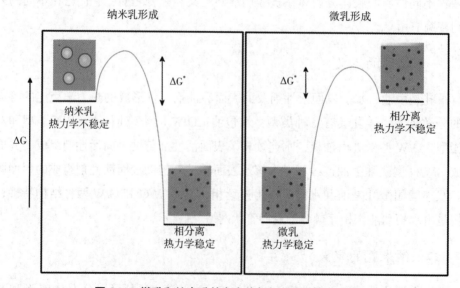

图 2-1　微乳和纳米乳的自由能与相分离状态示意图

微乳在储存过程中结构不易发生变化。纳米乳因奥斯瓦尔德熟化（Ostwald ripening）、絮凝、聚结和分层等，使体系的界面面积降低，导致乳液发生相分离。但是，微乳也可因化学降解或微生物污染而发生变化，因此，微乳和纳米乳都存在稳定性问题。

（二）乳滴形态

结构相似是微乳和纳米乳易混淆的原因之一。纳米乳因具有相对较高的界面张力和较小的粒径，乳滴形态通常是球状。微乳因表面活性剂的最优弯曲率及其增溶的油量，乳滴形态为球状或非球状（如圆柱状、平板状或海绵状等）。微乳中表面活性剂界面层的界面张力较小，形成非球状乳滴所需的能量也较小。利用显微或散射技术来观察乳滴的形态可区分微乳和纳米乳[2]。

（三）制备方法

微乳和纳米乳的制备方法有一定的相似性，自发乳化法和相转变温度法均可用于制备微乳和纳米乳。微乳可自发形成，但在形成过程中需克服动力学自由能或质量传递的限制，也需外加能量加速其形成；纳米乳的形成则需要一定的能量输入。微乳的制备需要更高的表面活性剂与油的比例，因此，当表面活性剂与油的比例较高时形成微乳，当表面活性剂与油的比例较低时形成纳米乳。

第二节 微乳、纳米乳的制备与质量评价

一、组成成分

（一）水相

水相一般采用去离子水或双蒸水，必要时需调节适合生理环境的 pH 和渗透压，采用缓冲液或等渗、等张调节剂等成分。根据制备微乳或纳米乳的性质，选择性添加增稠剂、促渗剂和防腐剂等成分。

（二）油相

油相的选择对药物的增溶及乳液的结构有着重要影响。对于水溶性差的药物需

选择对其溶解性高的油相，以满足载药量的要求。在通常情况下，油相的碳氢链长度越短，穿入界面膜就会越深，乳液越稳定。油相在配方筛选中常选择短链或中长链的植物油，如橄榄油、花生油和大豆油等作为油相，也有用油酸乙酯、肉豆蔻酸异丙酯（isopropyl myristate，IPM）、棕榈酸异丙酯（isopropyl palmitate，IPP）、油酸或中链脂肪酸混合甘油酯等作为油相。

（三）表面活性剂

表面活性剂能够降低界面张力，促使微乳或纳米乳的形成，并防止乳滴聚集，保持乳液稳定。离子型表面活性剂对皮肤具有刺激性，其中阳离子型比阴离子型更具细胞毒性。非离子表面活性剂的溶血作用小，与离子型表面活性剂比较生物相容性好，还具有稳定性高、不易受强电解质影响等优点，例如聚乙二醇类、Poloxamer系列、Span 系列和 Tween 系列表面活性剂等应用较多。近年来，聚氧乙烯氢化蓖麻油（RH40）、聚乙二醇十二羟基硬脂酸酯、聚氧乙烯蓖麻油（Cremopher EL）等常用来提高难溶性药物的溶解度和增加药物的生物利用度。

纳米乳中表面活性剂的含量可达 10% 以上，微乳中含量更高，因此表面活性剂的潜在毒性备受关注。卵磷脂是一种天然无毒的两亲性表面活性剂，与其他表面活性剂相比，即使配方中使用高浓度也没有表现出皮肤刺激性。磷脂可与皮肤角质层脂质融合，扰乱其结构，促进药物经皮吸收。因此，卵磷脂是经皮给药纳米乳比较理想的表面活性剂，表 2-2 列举了纳米乳中卵磷脂应用的实例[4]。

表 2-2　纳米乳处方中卵磷脂应用实例

药物	油相	表面活性剂	助表面活性剂	评价模型
吲哚美辛 双氯芬酸	IPP	卵磷脂	–	人体皮肤
酮洛芬	三醋酸甘油酯	卵磷脂	正丁醇	人体皮肤
双氯芬酸二乙胺	–	大豆卵磷脂	–	硅胶膜 人体皮肤
维甲酸	IPM	卵磷脂	乙醇	硅胶膜 猪皮
普萘洛尔	异辛烷	大豆卵磷脂	–	人体皮肤

（四）助表面活性剂

助表面活性剂可插入表面活性剂的界面膜，可使界面膜足够柔韧，达到所需的曲率，有利于纳米乳的形成和稳定。常用的助表面活性剂通常是小分子的醇类，包括含 2~10 个碳原子的脂肪醇和脂肪二醇类，也可以是有机氨类、中短链醇类、低分子量的聚乙二醇类等，具有不饱和双键的表面活性剂也有类似的作用。常用的助表面活性剂有乙醇、乙二醇、丙二醇、丙三醇和聚甘油酯等。

二、形成机制

关于微乳和纳米乳的形成理论有多种，目前较为成熟的有三种：界面张力理论、胶束增溶理论和热力学理论。

（一）界面张力理论

界面张力理论由 Shulman 和 Prince 于 1959 年提出，该理论认为界面张力在微乳或纳米乳的形成过程中起着重要作用，在表面活性剂的作用下，微乳或纳米乳中油、水间的界面张力降低甚至达到负值，从而使油水界面自发扩张而形成了微乳或纳米乳。由于这种界面张力难以测定，该理论对微乳或纳米乳的自动乳化等现象难以进行合理解释。

（二）胶束增溶理论

胶束增溶理论认为，微乳或纳米乳类似于胶束乳，微乳或纳米乳是油相和水相增溶于胶束或反胶束中，当胶束溶胀到一定粒径范围内即形成，自发形成微乳或纳米乳的主要原因之一是增溶作用。该理论难以解释为何只要当表面活性剂的浓度大于临界胶束浓度即可产生增溶作用，而此时并不一定形成纳米乳这一现象。

（三）热力学理论

热力学理论是从热力学角度研究微乳或纳米乳形成的条件。该理论则认为微乳或纳米乳形成的自由能是由表面活性剂降低的油水界面张力的程度和体系的熵变化所决定的，当熵变化使自由能降至负值时，就能导致微乳或纳米乳形成。

微乳、纳米乳的形成是一个非常复杂的过程，上述三个理论均从某一个方面对微乳、纳米乳的形成机理进行了阐述，但都存在一定的局限性，因此关于微乳、纳米乳形成的机理仍需进行深入、系统的研究。

三、处方设计

微乳、纳米乳处方设计的重点是选择合适的组分和比例，通过绘制相图来进行直观地选择。采用的相图是用 Gibbs 相律来分析平衡体系随压力、温度、组分等参数的改变而变化的关系图。在等温等压条件下，三组分体系的相行为的表示采用平面三角形，成为三元相图（ternary phase diagrams）。图 2-2 为油 / 水 / 表面活性剂组成的三元相图中各种结构示意图[5]。根据所使用的表面活性剂，油和水的比例不同可形成各种堆积形式下的结构，如胶束状、棒状、层状和海绵状结构。

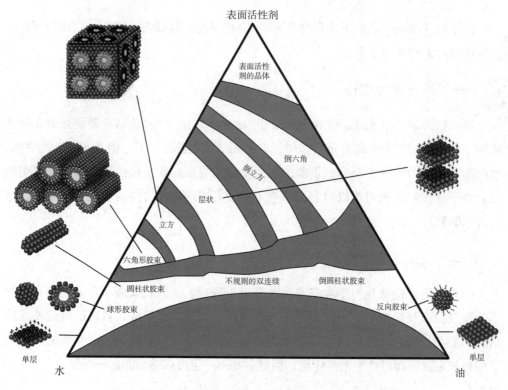

图 2-2　油 / 水 / 表面活性剂三元相图中不同结构示意图

由于微乳、纳米乳中往往含有助表面活性剂，为四元体系。处方设计中可先固定两组分的配比，使独立变量为三个，仍然采用三元相图的方法来绘制，称为拟三元相图或伪三元相图（pseudo-ternary phasediagrams）。

四、制备方法

（一）微乳的制备方法

微乳能够自发形成，其制备的主要工作是进行处方设计，选择合适的组分并确定其比例。处方设计的主要研究方法是绘制相图（伪三元相图），根据各成分加入顺序的不同，可将伪三元相图的绘制方法分为四种，分别为加水滴定法、加油滴定法、加乳化剂滴定法和交替加入法。

1. 加水滴定法 在一定温度下，将表面活性剂和助表面活性剂按一定比值（K_m）混合，搅拌均匀后，再与油相按一定比例混合均匀，磁力搅拌混合后，在旋涡振荡条件下，逐滴加入水相，观察体系的状态。以澄清、透明、黏度低状态为微乳，不透明、浑浊呈乳白色状态为普通乳剂，记录临界点百分比并绘制相图。

2. 加油滴定法 在一定温度下，将表面活性剂和助表面活性剂按 K_m 充分混合，再与水分别按一定比例混合均匀，在旋涡振荡条件下，逐滴加入油相，观察记录体系状态由浊至清或由清至浊得临界点百分比并绘制相图。

3. 加乳化剂滴定法 在一定温度下，将水相和油相按 K_m 充分混合，形成乳白色浑浊液再滴加一定 K_m 的混合表面活性剂溶液，观察记录体系状态由浊至清及临界点百分比并绘制相图。

4. 交替加入法 在一定温度下，逐滴交替将油相和混合表面活性剂加入到一定量的水中，观察记录体系浑浊和澄清的相变点并绘制相图。

（二）纳米乳的制备方法

根据输入能量高低的不同，纳米乳的制备方法可分为高能制备法（high energy method）和低能制备法（low energy method）。高能制备法包括高压均质法（high pressure homogenization method）、高剪切法（high-shear stirring method）和超声法（ultrasonic method）。目前，高压均质法和高剪切法可以实现工业规模制备，而超声法主要应用于实验室研究。尽管高压均质法在降低液滴尺寸方面非常有效，但不适用于稳定性差的活性成分，如蛋白质和多肽等生物大分子，因此低能制备法在制备不稳定活性成分纳米乳时更常用[6]。低能制备法包括相转变组分法（phase transition composition method，PTC）、相转变温度法（phase inversion temperature method，PIT）和自乳化法（spontaneous emulsification method）。图 2-3 为纳米乳两种不同制备方法的示意图。表 2-3 对高能制备法和低能制备法中不同方法的乳化机制以及优、缺点进行了比较[7]。

1. 高能制备法 一般需要机械设备提供能量，将普通乳液的大液滴进行拉伸破碎，使大液滴分散为数个小液滴，从而制得粒径在纳米级别的纳米乳。液滴的粒径越小，所需更大的压力，导致输入的能量越多；同时，体系的界面张力越小，所需的压力越小，导致需要的能量越小。

高能乳化法制备纳米乳需要能量输入，但表面活性剂使用比率降低。以三醋酸甘油酯为分散相，Tween 80 和 Tween 85 为表面活性剂，利用高能制备法制备液滴粒径约为 50 nm 的纳米乳只需加入 5%（W/W）的表面活性剂。而利用低能量制备方法时制备滴粒径约 50 nm 的纳米乳需要表面活性剂高达 20%（W/W）[14]。因此，高能乳化法制备纳米乳时能够有效地减少表面活性剂用量。

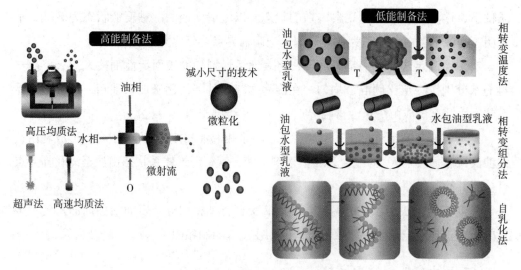

图 2-3 纳米乳制备方法示意图

表 2-3 高能制备法和低能制备法比较

制备方法	乳化机制	优点	缺点	参考文献
高能制备法				
高剪切法	能量集中传递产生高剪应力	允许大规模生产，搅拌速度高达 36000 r/min	功率消耗高	[8]
高压均质法	剪切、碰撞和空穴作用	表面活性剂的选择更加灵活，加工时间更短	不适合热敏或剪切敏感药物，设备昂贵	[9]
超声法	空穴作用	表面活性剂的选择较多，设备成本较低	处理量小	[10]
低能制备法				
PTC	稀释分散相改变界面膜曲率	允许规模化生产，成本低，不需加热	需缓慢从一个相转到另一个相	[11]
PIT	温度变化改变界面膜的曲率	允许规模化生产，成本低，需加热	需要热能，仅限非离子型表面活性剂	[12]
自乳化法	溶剂扩散被表面活性剂分子覆盖	方法简单，自发形成	需去除有机溶剂	[13]

（1）高剪切法 利用高剪切均质乳化机定子和转子，在电机的高速驱动下，产生的高线速度和高频机械效应，生成纳米乳。高剪切应力使液滴变形、破碎，从而增加它们的比表面积，新的界面由表面活性剂稳定。可通过控制剪切力大小、表面活性剂浓度及添加顺序调整纳米乳粒径大小。

（2）高压均质法 粗乳液经过工作阀，通过在高压条件下产生强烈的剪切、撞击和空穴作用得到纳米乳，该法制备的纳米乳具有很好的均一性，因此在工业生产中广泛应用。均质压力和循环次数可影响乳滴粒径和粒径分布。高压均质法主要适用于制备油相少于 20% 的 O/W 液体纳米乳，不适用于制备粒径低于 200 nm 的高黏度或乳脂状纳米乳液[7]。

（3）超声法　采用探头超声仪，主要通过控制超声的频率和时间来制备不同粒径的纳米乳，该法高效、简便，在制备少量样品的试验研究中应用较多。超声会产生强大的能量，产生空化泡，这些空化泡持续累积会发生内爆，这种内爆会产生冲击波，进而产生周围液体的喷射流，加压分散液滴。研究表明，液滴粒径随超声处理时间和输入功率的增加而降低。

2. 低能制备法　特点是消耗的能量小，冷却过程短，可提高乳化的效率，适用于不稳定活性成分的微乳或纳米乳的制备。

（1）PTC 法　是在恒温条件下，逐渐增加体系分散相的含量，诱导体系发生相转变形成纳米乳的方法。由于体系增加了液滴聚结速率，破坏了液滴聚结和各相之间的平衡导致相转变而形成纳米乳。若向水与表面活性剂的混合物中滴加油相，在逐步滴加过程中无法形成双连续结构，最终形成的只是粒径很大的 O/W 型乳液。若将水逐步滴加到油与表面活性剂中，随着水相的滴加，首先形成 W/O 型乳液，之后形成双连续结构，最后随着水相增加，体系会突发相转变，变为 O/W 型乳液。

（2）PIT 法　是利用温度的变化诱导体系发生相转变形成纳米乳的方法。PIT 法适用于非离子表面活性剂体系，非离子表面活性剂的疏水性随着温度的升高而增强，当温度高于体系相转变温度时，乳液发生相反转，变成 W/O 型乳液。当低于体系的相转变温度时，非离子型表面活性剂亲水，形成 O/W 型乳液，在 PIT 法中，温度是最重要的影响因素，储存温度应该保持在体系相转变温度以上。

（3）自乳化法　是制备纳米乳最简单的一种方法。该技术涉及三个阶段的纳米乳的制备。首先将亲脂性表面活性剂溶于有机相，其次在磁力搅拌下将该有机相注入水相中来形成 O/W 乳液，最后通过蒸发除去有机相。

自乳化法可能需要少量的外部能量（如搅拌），但实际的乳化过程是自发发生的。温和力搅拌有助于建立微小的对流，这种对流能够分散油滴，使溶剂扩散产生新的表面立即被周围的表面活性剂分子覆盖。

五、质量评价

对微乳和纳米乳的质量评价主要包括：基本理化性质（乳液类型、黏度、折光率、电导率等），粒径相关性质（粒径及粒径分布、Zeta 电位、乳滴形态），载药行为（包封率、载药量及药物释放行为）和稳定性评价（物理稳定性、热力学稳定性、光照稳定性、含量稳定性）等。其中粒径、载药行为检测方法参阅第一章相关内容，基本理化性质和稳定性评价以纳米乳为例来进行阐述。

（一）基本理化性质

1. 乳液类型鉴别　纳米乳乳液类型的鉴别常采用染色法、稀释法和电导法等。染色法是由水溶性的染料亚甲蓝和油溶性的染料苏丹红在纳米乳中扩散速度的不同判断纳米乳的类型，若蓝色染料小于红色染料扩散速度，则为 W/O 型纳米乳；若蓝色染料扩散较快则为 O/W 型纳米乳。稀释法是加入蒸馏水稀释适量纳米乳，若纳米乳能与蒸馏水混合均匀，且能被蒸馏水无限稀释，则判断为 O/W 型；若蒸馏水稀释后不能均匀混合，则为 W/O 型。由于水和油不同的导电性，采用电导法可判断纳米乳的连续相，或判断外相是油相还是水相。

2. 黏度　是测量稳定性液体和半固体制剂的关键参数，乳液需有一定的流动性，乳液的黏度与表面活性剂类型、浓度及各相组成密切相关。在配制过程中增加水的含量通常会降低黏度；相反，减少表面活性剂和助表面活性剂比率可使水和油之间的界面张力增加，导致纳米乳界面张力增加。

3. 折光率　纳米乳的折光率一般使用阿贝折光仪检测。在（25±0.5）℃温度下测量乳液折光率，并与水进行比较。如果乳液的折光率与水相同，则认为具有透明性。

4. 电导率　也是鉴别纳米乳结构类型的重要方法。如果是 W/O 型，外相是油，则纳米乳的导电率接近或微大于油的电导，接近电中性；如果是 O/W 型，外相是水相，纳米乳的导电率较高。

（二）稳定性评价

纳米乳从制备、存储到药物递送的全过程中都需要考虑其稳定性问题，需要从物理、化学、生物等各方面对纳米载体的稳定性进行评价。纳米乳稳定性的评价指标包括制剂性状、微观形态结构、粒径和 Zeta 电位、包封率及载药量等。纳米乳的不稳定现象多表现为聚结和 Ostward 熟化，聚结是两个小液滴碰撞并合并成大液滴的现象，一般液滴粒径的不均匀增长是纳米乳聚合的主要因素。Ostward 熟化指随着时间的增加，小液滴逐渐溶于大液滴，小液滴消失而大液滴长大的现象。可通过应用混合型非离子表面活性剂达到防止聚结的目的，也可应用大分子表面活性剂来降低聚结。影响纳米乳不稳定性的因素很多，考察的项目通常为纳米乳在温度、强光照和湿度的影响下随时间的变化，主要包括高温试验、光照试验和高湿度试验等加速试验和正常存储条件下的长期稳定性考察，通过不同条件处理后纳米乳是否仍为澄清、有无药物析出和分层等现象评价其稳定性。

第三节　微乳、纳米乳的经皮吸收特性

一、促渗机制

（一）增加药物的溶解性

微乳、纳米乳的油相与水相之间由于表面活性剂形成了界面，从而产生额外的溶解度区域，提高乳液对药物的负载能力[15]。如，白藜芦醇在微乳体系中的溶解度是水中的 23 倍[16]。黄体酮和雌二醇在微乳中的溶解度比水中高出几个数量级[17]。微乳、纳米乳是一种既亲水又亲油的给药体系，能增大亲脂性和亲水性药物的溶解度，提高制剂载药量，增加制剂与皮肤间药物的浓度梯度，提高药物扩散和分配至皮肤角质层的能力。药物以伪零级动力学模式扩散进入皮肤，透皮速率明显增加[18]。Zhang 等[19]制备吴茱萸碱和吴茱萸次碱共递送微乳，以改善两种活性成分的溶解性。两种活性成分的载药量均为 2%，研究发现其透皮量分别增加了 2.60 倍和 2.59 倍。

微乳、纳米乳中大部分药物的经皮吸收途径是通过细胞间隙。微乳、纳米乳将药物吸附或包载，药物分散程度增加，因此药物经皮吸收的效率显著提高。微乳介导的角质层细胞间隙渗透过程如图 2-4 所示[20]。微乳介导药物经皮递送，微乳载负药物进入皮肤角质层（步骤 a），微乳将药物释放到周围的细胞间隙，药物继续渗透进入皮肤深层组织（步骤 b）。

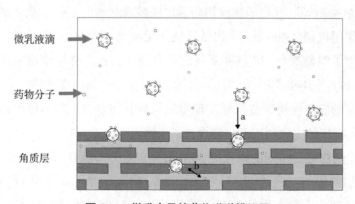

图 2-4　微乳介导的药物递送模拟图

亲脂性药物在水中溶解度低，在普通经皮给药制剂中载药量低，难以达到有效剂量。将亲脂性药物溶于油相中制备成 O/W 型微乳或纳米乳，可以增加亲脂性药物的溶解度。O/W 型微乳、纳米乳经皮吸收过程中，其中水迅速被皮肤摄取，形成过饱和溶液，药物扩散压力增强，透皮速率显著提高[21]。Gannu 等[22] 发现将水溶性差的拉西地平制成经皮给药微乳，油相为 IPM，表面活性剂和助表面活性剂分别为 Tween 80 和辛酸癸酸聚乙二醇甘油酯，微乳载药量高，增大了药物经皮渗透浓度梯度。试验结果表明，微乳的药物渗透速率达 43.7 $\mu g/(cm^2 \cdot h)$，远高于对照组渗透速率 12.2 $\mu g/(cm^2 \cdot h)$。与口服混悬剂相比，微乳经皮给药生物利用度增加了 3.5 倍。Kreilgaard 等[23] 制备了利多卡因和盐酸丙胺卡因微乳，亲脂性药物利多卡因在微乳中溶解度提高了 62%，亲水性药物盐酸丙胺卡因则提高了 40%。药物在载体中的溶解度影响药物分散程度，与皮肤透过量密切相关，盐酸丙胺卡因微乳比水凝胶的透皮量增加 10 倍，利多卡因微乳比普通的 O/W 型乳剂的透皮量增加 4 倍。

（二）增加角质层脂质流动性

微乳、纳米乳中负载的药物一般是通过细胞间隙递送，也有少量的游离药物通过跨膜运输摄取[24]。角质层为表皮的最外层，主要由角质细胞和脂质基质组成，这两者共同形成了致密的"砖墙"结构，而这种高度防水抗渗的致密"砖墙"结构正是药物经皮吸收的主要屏障。制备微乳和纳米乳时所选用的表面活性剂、助表面活性剂和油相通常都有一定的促渗作用，能可逆性短暂破坏皮肤角质层脂质双层结构，增加角质层脂质的流动性，从而增加药物的经皮渗透量。另外，表面活性剂、助表面活性剂和油相作为促渗剂，可以在皮肤中进行"扩散 – 分配 – 溶解"作用，从而促进药物的经皮吸收[25]。

采用激光扫描共聚焦显微镜（confocal laser scanning microscope，CLSM）、TEM、SEM 和荧光显微镜等可直观地观察用药后皮肤微观结构的变化，从而研究微乳、纳米乳的透皮作用机制。Zhu 等[26] 用微乳处理无毛大鼠皮肤 24 小时后，观察到皮肤微观结构发生了明显改变，皮肤角质层变薄且连接松散，外层细胞易脱落，角质层的屏障作用减弱。Faiyaz 等[27] 研究纳米乳的皮肤渗透机制，皮肤样品显微照片显示，脂质双分子层的破坏使得表皮区域出现明显的空洞和空腔。与口服胶囊剂相比，纳米乳和纳米乳凝胶的生物利用度分别提高了 3.03 倍和 2.65 倍。

角质层是药物经皮给药的限速层，DSC、FTIR 和 SAXD 等技术常用于研究药物制剂对角质层的影响。Shakeel 等[28] 采用 DSC 研究纳米乳的皮肤渗透机制，结果表明，未经处理的大鼠表皮的 DSC 温谱图显示了四个吸热峰，分别在 34℃（T1）、

82℃（T2）、105℃（T3）和114℃（T4）处。分析其成因，T1归因于皮脂腺切片或表面污染以及脂质双层的较小的结构重排；T2和T3是由于角质层脂质的熔化而出现的；而T4是由于细胞内角蛋白变性。将纳米乳处理皮肤样品的角质层热分析图与上述未处理样品热分析图进行比较，发现在用纳米乳处理的角质层热分析图中，T2和T3吸热完全消失或转移至较低的熔点，说明纳米乳可通过角质层脂质熔化来增强皮肤的渗透性。T4降低到一个较低的熔点，说明细胞内角蛋白变性也可能导致皮肤渗透性增强。Dreher等[29]也观察到类似结果，将吲哚美辛微乳作用于皮肤角质层，结果显示角质层脂质极性区破坏，细胞间脂质侧链的吸收峰和胆固醇结构振动的吸收峰均显著降低，而胆固醇侧链或角质层皮脂以及细胞内角蛋白变性的吸收峰则未变化。Azeem等[30]制备罗平尼咯纳米乳凝胶，DSC结果显示脂蛋白在79℃和104℃上的吸热峰消失或向低温方向移动，FTIR结果显示用纳米乳凝胶处理后的角质层样品的C—H键的峰高和峰面积响应值降低。研究表明纳米乳凝胶经皮给药的生物利用度是普通水凝胶的3倍。

水合作用可增加角质层的通透性，也是影响药物经皮吸收的一个重要因素。研究表明，水合作用可改变角质层的水性通道，而皮肤处于水合状态时其通透性会增大，从而增加药物的渗透。Hathout等[31]研究发现，微乳中Tween 20、二乙二醇单乙基醚等物质被角质层吸收后，微乳中水相所占比例增加，可进一步促进皮肤角质层水合作用，角质层的水合作用能够产生并加宽角质层中的通道，使脂质层变形，易于药物透过皮肤。

（三）通过皮肤毛囊经皮吸收

人面部皮肤每平方厘米有500~1000个毛囊、皮脂腺单位，毛囊、皮脂腺单位的开口约占头面部皮肤总面积的10%。经皮肤生理学和毛囊渗透试验研究显示，皮肤毛囊与药物经皮渗透的相关性较大，是药物在皮肤中的重要储库，也是微粒经皮渗透的通道[32]。用荧光素标记后的纳米乳在皮肤毛囊和汗腺周围的荧光强度较药物溶液明显增强[33]。Wu等[34]采用Span 80、Tween 80、橄榄油和水制备了多种W/O型纳米乳，测试了不同纳米乳对亲水性药物菊粉在无毛和多毛小鼠皮肤的递送能力。结果表明，W/O型纳米乳中菊粉的皮肤转运量显著高于胶束或水溶液，提高了5~15倍。纳米乳中菊粉的转运与动物皮肤特征角质层厚度和毛囊类型无关，W/O型纳米乳与毛囊的亲脂性皮脂环境相容，促进了亲水性药物菊粉在皮肤内的有效转运。

二、影响因素

（一）粒径和表面电荷

研究表明，乳液的粒径为 10~100 nm 时，易于进入并穿过角质层细胞间的脂质间隙，因此，微乳、纳米乳能够有效提高药物的经皮渗透效率。Friedman 等[35] 制备了粒径约 100 nm 的纳米乳，分别包载了戊酸倍他米松、二丙酸倍他米松、吲哚美辛、双氯芬酸、吡罗昔康和萘普生等不同性质的抗炎药物，试验结果表明，其体外透皮递送效果均优于普通乳膏，且抗炎效果较普通乳膏提高了 3~4 倍。

皮肤角质细胞具有相对较高的渗透屏障，其表面带有负电荷，因其膜外侧和离子泵上存在带负电荷的蛋白质残留物，对吸收带正电的溶质具有高度选择性[36]。带正电荷的微乳、纳米乳用于药物透皮递送，其与皮肤的较强相互作用和更长的滞留时间可能导致药物皮肤渗透性增加[37]。Dominique 等[38] 制备了添加植物鞘氨醇的微乳，Zeta 电位为 5.2 mV，促使紫杉醇的皮肤滞留量与含水比例为 43% 的普通微乳相比增长了 1.8 倍。Allie 等[39] 制备 α- 生育酚纳米乳，添加植物鞘氨醇将 Zeta 电位从 −4.3 mV 增加到 +29.1 mV，使 α- 生育酚渗透到活性表皮的量增加了 2 倍。正电荷纳米乳用于皮肤局部给药，由于其与带负电的皮肤相互作用，从而降低药物进入循环系统带来的不良反应。Peira 等[40] 采用阳离子电荷诱导剂（硬脂胺、1- 丙氨酸苄酯和十六烷基三甲基溴化铵）制备带正电荷的硝酸咪康唑微乳，微乳的 Zeta 电位范围为 +14.2 至 +37.5 mV，经皮渗透试验表明，该纳米乳在猪皮的累积滞留量是带负电纳米乳的 2 倍。

（二）组成成分

1. 油相 经皮给药微乳、纳米乳常用的油相包括脂肪酸、脂肪酸酯、中链脂肪酸甘油三酯等。目前关于饱和脂肪酸、不饱和脂肪酸的研究较多，其自身具有促渗作用，可能是因为脂肪酸可以作用于角质层脂质，破坏其结构组织从而增加其流动性。研究发现，含有 C_{10}~C_{12} 的饱和脂肪酸能够很好地平衡分配系数或溶解度系数与皮肤亲和力之间的关系，从而具有较好的促渗作用。有文献报道，油相辛酸癸酸单 / 双甘油酯的酰基数增加，会导致皮肤渗透性变差，降低亲脂性番茄红素的皮肤递送。不饱和辛酸癸酸单 / 双甘油酯的酰基链长度从 18 个碳减少到 8 个碳时，能够增加番茄红素的皮肤渗透量[41]。

药物在油相中的溶解度并不是越大越好，需要适宜，油相中药物溶解度过大易导致药物难以从油相中释放进入皮肤，降低透皮速率。Rhee 等[42] 制备了酮洛芬微乳用于皮肤给药，将甘油醋酸酯、三醋酸甘油酯（GTA）、油酸和肉豆蔻异丙酯（IPM）作为油相进行比较，酮洛芬在 GTA 中溶解度最高，其次是甘油醋酸酯、油酸、IPM。酮洛芬在 GTA 中的溶解度是油酸的 2 倍，但油酸为油相时酮洛芬纳米乳的药物皮肤渗透量是 GTA 油相纳米乳的 6 倍。

部分油相提高药物溶解度不大，但可作为渗透促进剂，促进药物释放和皮肤渗透。药物溶解度的增加不一定能够提高药物渗透率，但油相组分对皮肤的影响可能比药物溶解度的增加更有意义。Hashem 等[43]研究了油相对药物释放的影响，结果表明，相比于 IPM 和油酸，将柠檬油作为油相的克霉唑纳米乳，其药物体外释放量和皮肤渗透量更高。

2. 水相　微乳、纳米乳的含水量会影响药物释放和皮肤渗透能力，对于水溶性药物影响更大。低含水量的微乳和纳米乳中大多数水已与表面活性剂键合，药物分子处于裸露状态，随着水含量增加，角质层水化作用增强，才能有效促进药物分子透过皮肤。微乳和纳米乳中的含水量影响药物的皮肤透过量及时滞作用，因此，应确保处方中含适量自由状态流动的水。Osborne 等[44]制备了葡萄糖微乳，当微乳中含水量超过 15% 时，葡萄糖才可透过皮肤；含水量分别增至 35% 和 68%，人体皮肤透过量均较相同浓度的葡萄糖水溶液提高了 30 倍。

3. 表面活性剂和助表面活性剂　表面活性剂、助表面活性剂均会影响微乳和纳米乳的形成。微乳和纳米乳的皮肤促渗透作用与其形成的结构有关，与等量表面活性剂相比，形成微乳或纳米乳后可增加角质层对药物的摄取，更有利于药物的经皮吸收[45, 46]。

表面活性剂的种类对药物经皮吸收效率也有影响。O/W 型表面活性剂用量增加可增加药物的表观溶解度，皮肤滞留量增加。W/O 型表面活性剂则主要通过增加药物在皮肤中的分配系数从而提高渗透效率。

由于表面活性剂和助表面活性剂可破坏角质层结构，因此有假设认为通过增加表面活性剂或助表面活性剂的浓度能够增加药物的皮肤渗透。Yuan 等[21]通过制剂 – 皮肤 – 体循环三室系统模型研究了表面活性剂用量对药物透皮性能影响的机制。结果表明，采用磷脂将药物制备为微乳后，表面活性剂的用量可能与改善药物经皮吸收的机制和破坏皮肤表面结构无关，处方中表面活性剂的用量对药物的经皮渗透速率影响较小。Abood 等[47]观察到，随着微乳中复合表面活性剂的百分含量从 15% 增加到 30%，恩丹西酮渗透率增加。Rhee 等[42]以辛酸癸酸聚乙二醇甘油酯（Labrasol P）为表面活性剂、RH40 为助表面活性剂制备了酮洛芬纳米乳，当表面活性剂百分含量从 80% 降至 30% 时，不同处方的酮洛芬纳米乳透皮速率分别增加 12~23 倍。

助表面活性剂选择与微乳和纳米乳渗透增强作用密切相关，常用的助表面活性剂通常是短链脂肪醇。Maghraby 等[48]研究助表面活性剂对氢化可的松家兔皮肤渗透行为的影响，发现乙醇效果最好，其次是丙二醇和异丙醇，但未观察到助表面活性剂与药物释放的相关性。有研究表明，通过增加助表面活性剂的链长，如从乙醇到异丙醇，会降低姜黄素的皮肤渗透量；而助表面活性剂由异丙醇变为丙二醇时，药物的皮肤渗透量增加。由此结果推断，助表面活性剂羟基数量的增加有助于增加药物的皮肤渗透能力[49]。

表面活性剂和助表面活性剂的比例（K_m）也影响药物的透皮速率。Changez 等[33]制备盐酸丁卡因微乳，以卵磷脂为表面活性剂，以正丙醇为助表面活性剂，K_m 为 0.5~0.8 时，药物皮肤透过率明显高于 K_m 为 1~1.5 时。Wu[34] 等采用 Span 80、Tween 80 制备菊粉 W/O 型纳米乳，K_m 从 1 增至 3，相应 HLB 值由 2.95 降至 2.01，而菊粉透过速率则从每小时 0.22% 提高至 0.63%。Tavano 等[50]制备辣椒碱微乳，将 Tween 80 和 Span 80 以不同比例混合后得到 HLB 值为 10、12、14 的混合表面活性剂，离体透皮试验结果显示，当制剂处方中混合表面活性剂的 HLB 值为 12 时，辣椒碱微乳的离体透皮累积渗透量最大。

4. 其他组分

（1）增稠剂　微乳和纳米乳的低黏度通常被认为限制了其在皮肤的应用，因此常通过添加聚合物增稠剂调整微乳和纳米乳的黏度。研究表明，微乳、纳米乳的适当黏度可增加药物的皮肤渗透量，降低给药浓度，从而减少高浓度药物和表面活性剂引起的皮肤刺激性，Chen 等[51, 52]将雷公藤甲素制备成微乳水凝胶，采用不同种类增稠剂制备的雷公藤甲素微乳水凝胶的药物皮肤渗透率是普通水凝胶的 2.2~3.6 倍。具有合适黏度的微乳水凝胶具有增强皮肤促渗的能力，同时，水凝胶基质还显著降低了雷公藤甲素对皮肤的刺激性。

Biruss 等[53]研究发现，延长微乳和纳米乳的皮肤停留时间有利于药物的皮肤渗透，在黄体酮微乳添加二氧化硅和聚合物表面活性剂 Pemulen TR1 后，微乳的黏度提高使其皮肤停留时间延长，黄体酮的皮肤渗透量分别提高了 1.24 倍和 1.63 倍。Claudia 等[54]的研究也证实了这个观点，食品添加剂角叉菜胶对皮肤的黏附性良好，微乳与角叉菜胶混合后，提高了微乳的黏度，荧光素钠通过猪皮的渗透量显著增加。但是，Huang 等[55]报道了相反的结果，加入聚合物后微乳的黏度增加，但壬酸酰胺乙酸钠的皮肤渗透速率却降低。原因可能是微乳黏度过高，药物的扩散和分配变慢，影响了药物在角质层中的转运[56]。Rozman 等[57]研究也发现，与非增稠微乳制剂比较，用卡波姆增稠的微乳中维生素 C 皮肤透过量降低了 5 倍。因此，增稠剂对微乳、纳米乳促渗性能的影响是多方面的，影响结果与所用增稠剂的类型和用量有关。

（2）化学促渗剂 制备微乳、纳米乳时加入的化学促渗剂可显著增加药物的经皮吸收。萜烯类化学促渗剂的促渗作用与其亲脂性相关，可通过破坏角质层脂质双层结构，增加药物在角质层中的扩散进入皮肤深层组织。Rhee 等[42]在酮洛芬微乳中分别加入柠檬烯、薄荷脑、桉叶脑和樟脑等萜烯类化学促渗剂，研究发现 5% 柠檬烯使酮洛芬透皮量增加了 3 倍，而薄荷脑、桉叶脑、樟脑等促渗剂则无明显促渗作用。Gasco 等[58]在壬二酸微乳中加入 2% 的促渗剂二甲亚砜，8 小时后通过裸鼠皮肤的壬二酸量从 35% 增至 64%。Shen 等[59]在微乳处方中添加了 1% 氮酮，天南星总黄酮微乳中 2 个主要有效成分的透皮量分别增加了 3.72 倍和 5.92 倍。

（三）微观结构

微乳、纳米乳的内部结构影响药物在各相中的扩散。不同的组分及不同的混合比例可以形成不同的结构，如普通乳区、液晶区、胶束结构、凝胶、微乳和纳米乳等。尤其是相容性较差的水相、油相和混合表面活性剂更易形成除微乳和纳米乳以外的结构。由于药物在微乳、纳米乳的溶解度较大，因此，应选择合适的组分及混合比例使其形成微乳或纳米乳结构。

微乳、纳米乳的促渗作用与其结构有很大关系。Zhang 等[60]分别制备了利多卡因、咖啡因、酮洛芬的 W/O 型、双连续型、O/W 型微乳。研究显示，亲脂药物和亲水药物的微乳类型影响药物的经皮渗透行为，不同类型微乳的经皮渗透作用大小依次为：W/O 型 < 双连续相型 < O/W 型。原因可能是含水量高的微乳中，药物具有更大的热力学活性。Araujo 等[61]研究了微乳微观结构对其经皮渗透行为的影响，发现 O/W 型微乳可降低 5-δ- 氨基 -γ- 酮戊酸（5-ALA）在制剂中的扩散系数，延迟药物释放。但相对于连续相型微乳和 W/O 型微乳，O/W 型微乳的促渗作用更为明显，O/W 型微乳使 5-ALA 透皮量增加了 17 倍，双连续相微乳的药物扩散系数较 O/W 型微乳降低了 1.5 倍。CLSM 观察显示，无毛大鼠皮肤应用 O/W 型微乳后，显著增加了 5-ALA 在皮肤深层的分布，同时，在毛囊部位也有较多的分布。α- 生育酚微乳也有类似的试验结果，与 W/O 型微乳相比，小鼠皮肤应用 O/W 型微乳后，在活性表皮中检测到的药物更多[39]。

微乳、纳米乳微观结构转变一般是通过改变含水量以及组分之间的比例来实现的。随着处方从 W/O 转换为 O/W，外相中药物溶解度的变化，特别是当外相中药物占纳米乳比例高于其他成分时，药物（主要是亲脂性药物）的热力学活性发生变化，皮肤的水合作用和渗透性也发生了改变[56]。Gupta 等[62]采用衰减全反射 FTIR 研究了微乳含水量对角质层水合作用的影响，观察到随着微乳中水的浓度增加，酰胺 I / II 带的比例逐渐增加，表明角质层的水合作用增加。

除了粒径、表面电荷、处方组成以及微观结构等因素外，制备微乳和纳米乳时药物加入的顺序也会影响其经皮吸收行为。Priyanka 等[63]制备了双氯芬酸钠 W/O 型微乳，将不同量的双氯芬酸钠分别先溶于微乳的油相或水相进行体外透皮试验。结果发现，随着微乳载药量的增加，药物皮肤累积渗透量也增加；先将药物溶于油相所制备的微乳比先将药物溶于水相微乳的皮肤累积渗透量更高。分析其原因，可能是由于溶于油相时解离的药物较少，有利于药物直接渗透进入皮肤；而溶于水相中的双氯芬酸钠解离较多，解离的药物自身难以透过皮肤，需通过微乳的载体作用进入皮肤。

第四节　微乳、纳米乳在经皮给药中的应用

微乳、纳米乳作为经皮给药载体，主要具有以下优点：既可包载亲脂性药物，也可包载亲水性药物，载药量大；粒径小，皮肤渗透性强；在皮肤表面具有良好的润湿性和铺展性；稳定性好，方便过滤灭菌。因此，微乳、纳米乳在经皮给药领域得到广泛的研究和应用。根据治疗病症的不同，微乳和纳米乳可通过调整处方组成、粒径、电荷以及与化学、物理促渗技术结合，根据治疗需要递送药物至皮肤不同层次。如治疗浅表真菌感染性疾病时，使药物富集于皮肤的角质层和活性表皮；治疗风湿病关节炎时，将药物渗透皮肤进入关节腔；治疗心血管类疾病时，将药物经皮渗透进入体循环发挥药效。

一、皮肤局部作用

（一）抗菌药物

皮肤细菌可引起疖、毛囊炎、痤疮等感染性病变，皮肤真菌感染可引起头癣、足癣、股癣等病变，累及皮肤角质层和附属器。皮肤科抗菌药主要作用部位在表皮层，微乳、纳米乳可促进抗菌药在皮肤表皮滞留，在感染部位达到有效抑菌浓度。表 2-4 列举了部分微乳、纳米乳在抗菌药物皮肤局部给药的研究和应用实例。

表 2-4 微乳、纳米乳在抗菌药物皮肤局部给药的应用

药物	类型/粒径	表面活性剂/助表面活性剂	油相	制备方法	优势	参考文献
醋酸氯己定	纳米乳/63 nm	Tween 80/丙二醇	十四烷酸异丙酯	低能乳化法	增强杀菌作用，降低皮肤刺激性	[64]
特比萘芬	微乳/15 nm	蓖麻油聚氧乙烯醚40/丙二醇	霍霍巴油	低能乳化法	提高药物皮肤渗透量和滞留量	[65]
两性霉素 B	纳米乳/67 nm	Tween 80/PEG-400、丙二醇	丙二醇单甲醚	低能乳化法	提高药物皮肤滞留量，减少刺激性	[66]
制霉菌素	纳米乳/771 nm	聚甘油油酸酯	中链脂肪酸甘油三酯	超声法	加快药物释放，增强抗菌作用	[67]
灰黄霉素	微乳/12 nm	Tween 80/乙醇	油酸	滴定法	提高病灶药物滞留量，降低全身性不良反应	[68]
克霉唑	纳米乳/207 nm	Tween 80	柠檬油	—	提高制剂稳定性，增强抗菌作用	[43]

醋酸氯己定是一种阳离子表面活性剂，常被用于外用抗菌剂，高浓度时具有皮肤刺激性，将其制备成纳米乳后，可增加对耐甲氧西林金黄色葡萄球菌的破坏能力，减小给药剂量，从而降低皮肤刺激。两性霉素 B 为多烯类抗真菌药，不溶于水、无水乙醇、醚，可溶于 DMSO，在日光下易失活，临床上用于治疗深部真菌引起的感染。将两性霉素 B 制备成纳米乳可提高载药量，并使药物分散更均匀，与乳膏等基质易于复配。Butani 等[69]采用 IPM、Tween 80 和丙二醇制备两性霉素 B 纳米乳，纳米乳中药物体外经皮渗透量比普通药物溶液提高 2 倍。采用红色毛癣菌进行体外抗真菌试验，纳米乳的抑菌环直径为 5.1 mm，而普通药物溶液的抑菌环直径仅为 1.4 mm，且纳米乳皮肤刺激更小。灰黄霉素是一种能够抑制真菌有丝分裂的药物，其溶解性差，传统口服给药后生物利用度低，需长期口服，易引起全身性不良反应。Aggarwal 等[68]将灰黄霉素制成微乳用于脚癣的治疗，微乳改善了灰黄霉素的溶解性，显著促进其经皮渗透。灰黄霉素微乳皮肤渗透量比其混悬剂提高 7 倍，比油性溶液提高 5 倍，比软膏剂提高 3 倍。且微乳病灶药物滞留量显著提高，避免药物进入体循环，降低了全身性不良反应。

（二）激素药物

皮肤科应用的激素药物主要是糖皮质激素药物，主要用于治疗特应性皮炎、光敏性皮炎、脂溢性皮炎和激素依赖性皮炎等皮肤疾病。该类药物皮肤长期使用可导

致皮肤萎缩变薄、毛细血管扩张、色素异常以及激素依赖及反跳、诱发毛囊炎等不良反应。因此，在有效治疗皮肤疾病的同时降低糖皮质激素药物皮肤毒副作用，是目前亟待解决的问题。近年来，纳米乳被研究应用于糖皮质激素药物经皮给药载体，取得了很好的效果。表 2-5 列举了纳米乳在激素药物皮肤局部给药的研究和应用实例。

表 2-5　纳米乳在激素药物皮肤局部给药的应用

药物	类型 / 粒径	表面活性剂 / 助表面活性剂	油相	制备方法	优势	参考文献
醋酸氟氢可的松	纳米乳 /171 nm	卵磷脂	棕榈已酸乙酯、十四烷酸异丙酯	高压均质法	提高载药量和皮肤渗透量	[70]
氟米龙	纳米乳 /170 nm	Tween 80、卵磷脂	棕榈已酸乙酯、十四烷酸异丙酯	高压均质法	提高药物皮肤渗透量	[71]
泼尼卡酯	纳米乳 /157 nm	Tween 80、卵磷脂	辛基十二烷醇	高压均质法	提高药物皮肤渗透量	[72]

醋酸氟氢可的松在乙醇或三氯甲烷中略溶，在乙醚中微溶，在水中不溶。Klang 等[70]制备氟氢可的松纳米乳，载药量为 1%，24 小时皮肤累积渗透量由普通制剂的 9.98 μg/cm^2 增至 98.62 μg/cm^2。Hoeller 等[71]加入植物鞘氨醇，制备带正电荷的氟米龙纳米乳，药物的皮肤渗透量可提高 1.5 倍。Baspinar 等[72]制备了含有植物鞘氨醇的带正电荷的泼尼卡酯纳米乳和含有肉豆蔻酸的带负电荷的泼尼卡酯纳米乳，体外释放和透皮试验结果显示，24 小时带负电荷的纳米乳中泼尼卡酯的释放量为 181 μg/ml，皮肤渗透量为 11.7 μg/ml，约有 6.5% 的药物渗透到皮肤；带正电荷的纳米乳释放量为 181 μg/ml，渗透量为 18.4 μg/ml，约有 15.5% 的药物渗透到皮肤。说明带正电荷的纳米乳具有更高的生物利用率，降低药物浓度即可达到疗效，减轻药物局部不良反应。

（三）皮肤癌治疗药物

PDT 疗法具有创伤小、选择性好、毒副作用小等优点，临床已广泛用于皮肤肿瘤的治疗。PDT 疗法需要适宜的光敏剂，目前临床常用的光动力（Photodynamics therapy，PDT）光敏剂包括 5-ALA 和替莫泊芬（Foscan$^®$）等。纳米乳在皮肤癌治疗中的部分研究和应用实例见表 2-6。

表 2-6　纳米乳在抗皮肤癌药物的应用

药物	类型 / 粒径	表面活性剂	油相	制备方法	优势	参考文献
巴西莓油	纳米乳 / 118 nm	Tween 80	巴西莓油	低能乳化法	显著增强黑色素瘤细胞杀伤效应	[73]
酞菁锌	纳米乳 / 200 nm	Poloxamer 188	辛酸癸酸甘油三酯	超声法	增加药物皮肤富集，增强 PDT 治疗效果	[74]

药物	类型/粒径	表面活性剂	油相	制备方法	优势	参考文献
达卡巴嗪	纳米乳/ 112 nm	Tween 80	大豆油	高压均质法	提高药物稳定性，增强表皮样癌疗效	[75]
替莫泊芬	纳米乳/-	大豆卵磷脂、Span 80	中链脂肪酸甘油酯	超声法	提高药物稳定性，增强PDT治疗效果	[76]

Monge-Fuentes 等[73]以巴西莓油作为皮肤癌治疗的新型光敏剂并制备成纳米乳，用PDT疗法处理正常细胞NIH/3T3和黑色素瘤细胞B16F10，试验结果显示，黑色素瘤细胞的凋亡率为85%，而对正常细胞损伤较小，细胞有较高的存活率。

Kakumanu 等[75]制备了达卡巴嗪纳米乳用于异种移植小鼠表皮样癌治疗，对照组达卡巴嗪混悬液粒径为6000 nm，Zeta电位为-3.2 mV；纳米乳的粒径减小至111 nm，Zeta电位为-8.2 mV。药物在纳米乳中的稳定性较混悬液明显提高。小鼠表皮样癌模型皮肤局部给药治疗40天后，混悬液组平均肿瘤体积为7.64 mm³，纳米乳组平均肿瘤体积仅为3.33 mm³，纳米乳可显著增强达卡巴嗪的抗肿瘤疗效。

为解决5-ALA不稳定和皮肤渗透性低的问题，Biofrontera AG公司研制了5-ALA纳米乳凝胶剂（BF-200 ALA），2012年在德国上市，通过122例日光性角化病变患者对比了BF-200 ALA与安慰剂治疗效果，结果表明，采用BF-200 ALA进行PDT治疗后，BF-200 ALA组患者病灶完全清除率为81%，安慰剂组仅为22%。Primo 等[76]制备替莫泊芬的O/W纳米乳，替莫泊芬纳米乳可有效保持其光物理特性，替莫泊芬皮肤累积透过量与药物溶液相比有显著增加，纳米乳的促渗作用使替莫泊芬在皮肤中富集并作用于深层皮肤组织，从而增加PDT治疗效果。

（四）麻醉药物

表面麻醉是指将穿透力强的局麻药施用于皮肤/黏膜表面，使其透过皮肤/黏膜而阻滞位于皮肤/黏膜下的神经末梢产生麻醉作用。将表面麻醉药制备成微乳、纳米乳，可快速渗透，快速起效，并通过缓释维持更长的麻醉时间。微乳、纳米乳在麻醉药物经皮给药的部分研究和应用实例见表2-7。

表2-7 微乳、纳米乳在麻醉药物的应用

药物	类型/粒径 （nm）	表面活性剂/助表面活性剂	油相	制备方法	优势	参考文献
利多卡因 丙胺卡因	微乳/-	辛基丙酰基聚乙二醇甘油酯、聚甘油异硬脂酸酯	异硬脂酰异硬脂酸脂	滴定法	提高药物经皮吸收系数	[77]

药物	类型/粒径（nm）	表面活性剂/助表面活性剂	油相	制备方法	优势	参考文献
利多卡因	微乳/9~17 nm	油酸甘油酯、PEG-40	棕榈酸异丙酯	滴定法	控制药物的透皮速率和皮肤滞留量	[78]
利多卡因	微乳/–	卵磷脂、Span 80、辛酸	IPM	滴定法	增加药物经皮吸收	[20]
丁卡因	微乳/7 nm	聚桂醇300	癸烷	滴定法	镇痛起效快	[79]

目前临床常用的皮肤局麻药为 EMLA® 乳膏，其主要成分为利多卡因与丙胺卡因，将其制成微乳可加快药物进入皮肤的透过率。Kreilgaard 等[77]建立了一种分析皮肤微透析数据的药代动力学模型，研究了在活体大鼠皮肤上的利多卡因与盐酸丙胺卡因微乳的经皮吸收系数与滞后时间。结果表明，与 EMLA® 乳膏相比，利多卡因微乳的吸收系数提高 8 倍以上；与水凝胶相比，盐酸丙胺卡因的吸收系数提高了近 2 倍。说明微乳制剂可以提高亲水和亲脂性药物的透皮速率。

利多卡因市售剂型有凝胶和酊剂，但起效慢，经皮渗透效果不理想，有时需注射利多卡因浸润麻醉才能达到较好的效果。Sintov 等[80]制备了用于皮肤局部麻醉的利多卡因微乳，该微乳能提高药物透皮速率，增加药物在表皮和真皮层中的滞留量，且可以通过调节微乳处方中表面活性剂的比例来控制药物的透皮速率和皮肤滞留量。Yuan 等[20]制备了利多卡因微乳，研究表明增加表面活性剂的浓度可提高利多卡因在微乳中溶解度，O/W 型微乳能使利多卡因的经皮吸收系数提高 8 倍，而 W/O 型微乳通过增加表面活性剂的浓度可提高微乳 – 皮肤间的分配系数，两种类型的微乳均可有效增加利多卡因的经皮吸收。

丁卡因也是表面麻醉常用的局麻药，其时效较利多卡因长。微乳可改善丁卡因的皮肤渗透性，从而快速缓解疼痛。Arevalo 等[79]报道微乳可改善丁卡因的皮肤渗透性，从而快速缓解疼痛。在角叉菜胶诱发的大鼠足部异常性疼痛试验中，丁卡因微乳和凝胶分别在 4.2 分钟和 13.8 分钟出现抗痛觉效果。在大鼠的热引起同侧爪痛试验中，丁卡因微乳的镇痛起效也明显加快。

（五）其他药物

阿达帕林在临床上用于皮肤粉刺、丘疹和脓疱等寻常型痤疮的治疗，但其溶解性较差，涂抹于皮肤易呈结晶态，难以经皮吸收发挥疗效。Prasad 等[81]在印度开展了含 0.1% 阿达帕林和 1% 克林霉素的纳米乳凝胶剂的 Ⅳ 期临床试验，评价其治疗痤疮的疗效和安全性。随机、开放、有效对照、多中心的临床试验结果显示，复合纳米乳凝胶剂痤疮治疗效果显著优于对照组普通凝胶，且纳米乳凝胶组不良反应发生率仅为 4.2%，而普通凝胶组高达为 19.8%。

纳米乳还可以用于改善中药外用复方制剂的经皮给药效果。陈光宇等[82]制备了湿疹纳米乳膏，由徐长卿、苦参、黄柏等 5 种中药组成。体外透皮试验显示，湿疹纳米乳膏皮肤滞留量是常规湿疹乳膏的 2.5 倍，而药物透过皮肤量仅为湿疹乳膏的70%。

二、经皮给药全身作用

（一）非甾体抗炎药

非甾体抗炎药（nonsteroidal antiinflammatory drugs）具有抗炎、抗风湿及解热镇痛等功效，在临床上用于缓解骨关节炎、类风湿性关节炎的炎症和疼痛等症状。近年来，非甾体抗炎药经皮给药显示出较好的疗效，关于微乳、纳米乳在非甾体抗炎药经皮给药方面已有较多的研究报道，其中部分研究和应用实例见表 2-8。

表 2-8　微乳、纳米乳在非甾体抗炎药经皮给药的应用

药物	类型 / 粒径	表面活性剂 / 助表面活性剂	油相	制备方法	优势	参考文献
吲哚美辛	纳米乳 / 25 nm	Tween 80、二乙二醇单乙基醚	油酸聚乙二醇甘油酯	低能乳化法	提高药物皮肤渗透量	[83]
美洛昔康	纳米乳 / 125 nm	Tween 80、丙二醇	辛酸	低能乳化法	提高药物皮肤渗透量	[84]
布洛芬	微乳 / 12~17 nm	Tween 80/ 丙二醇	油酸乙酯	滴定法	提高药物皮肤渗透量	[85]
塞来昔布	纳米乳 /–	Tween 80、二乙二醇单乙基醚	丙二醇单辛酸酯、三醋酸甘油酯	低能乳化法	提高药物生物利用度	[27]
氟比洛芬	微乳 / < 200 nm	琥珀酸二异辛酯磺酸钠、Span 80	IPM 油酸乙酯	滴定法	增强抗炎作用，降低皮肤刺激	[86]
双氯芬酸二乙胺	纳米乳 / 60 nm	Tween 20/ 乙醇	油酸	低能乳化法	实现药物缓释，降低皮肤刺激	[87]
萘普生	纳米乳 / 38 nm	聚氧乙烷基醚 / 乙醇	桉叶油	低能乳化法	提高药物皮肤渗透量	[88]
醋氯芬酸	纳米乳 / 39 nm	PEG-400	三醋酸甘油酯	低能乳化法	提高药物皮肤渗透量	[89]

药物	类型/粒径	表面活性剂/助表面活性剂	油相	制备方法	优势	参考文献
醋氯芬酸	纳米乳/181 nm	卵磷脂	蓖麻油	高压均质法	提高药物皮肤渗透量	[90]
氯诺昔康	纳米乳/139 nm	Tween 80、Poloxamer 188	中链脂肪酸甘油三酯	低能乳化法	增强抗炎作用	[91]
酮洛芬	纳米乳/230 nm	Tween 80	棕榈油酯	低能乳化法	提高药物皮肤渗透量	[92]

将塞来昔布制备成纳米乳后可提高药物生物利用度，Shakeel 等[27]制备了塞来昔布纳米乳，研究了其皮肤渗透机制，并与口服给药比较纳米乳经皮给药生物利用度。结果表明，与常规口服胶囊制剂相比，塞来昔布纳米乳和纳米乳凝胶吸收的生物利用度增加了 3.03 倍和 2.65 倍。说明纳米乳可以用于增强难溶性药物的皮肤渗透性和生物利用度。

氟比洛芬由于其中氟原子的独特性能使其在非甾体抗炎药物中具有较强的抗炎功效，治疗剂量小，但对皮肤有一定刺激性。Ambade 等[86]研究发现氟比洛芬纳米乳对皮肤的微观结构没有显著影响。SEM 结果显示，皮肤表面上皮衬里和颗粒状细胞结构完好无损，皮肤形态的超微结构未见重大变化，上皮细胞基本未变。建立大鼠足跖水肿炎症模型，结果表明用氟比洛芬凝胶霜作用肿胀部位 4 小时后，大鼠脚掌水肿体积抑制率约为 24%，而氟比洛芬纳米乳的抑制率约为 43%，说明氟比洛芬纳米乳对大鼠炎症模型的抗炎效果更好。

双氯芬酸二乙胺市售为乳胶剂，长期大范围应用会导致皮疹、过敏等不良反应。将其制备成纳米乳后，药物可缓慢释放，减少局部浓度过大引起的皮肤刺激性。萘普生在甲醇、乙醇或三氯甲烷中溶解，在乙醚中略溶，在水中几乎不溶，将其制备成纳米乳后载药量可达 1.16%（W/W），溶解性试验表明萘普生在 60% 乙醇水溶液中的溶解度最大。体外透皮试验表明，与 60% 乙醇水溶液相比，纳米乳中萘普生的皮肤渗透量约为 130 μg/cm^2，提高了 1.2 倍，说明纳米乳可以增强难溶性药物的皮肤渗透性。

（二）心脑血管类药

外用经皮/经黏膜给药治疗冠心病、心绞痛、脑血栓等心脑血管疾病已在临床应用中显示了很好的效果。中药活性成分川芎嗪具有增加冠脉血流量、降低血小板聚集和血浆黏度等功效，但其经皮给药存在皮肤吸收的障碍。Zhao 等[93]研制了川芎嗪微乳，体外透皮试验显示，与川芎嗪贴剂和其饱和溶液相比，川芎嗪微乳的皮肤透过量分别提高了 26.7 倍和 4.7 倍。药代动力学研究表明，与川芎嗪贴剂比较，川芎嗪微乳贴剂的药时曲线下面积（area under concentration time curve，AUC）的总体均值提高了 2.5 倍，川芎嗪微乳贴剂的相对生物利用度为 350.89%，川芎嗪微乳贴剂的消除速率降低了 3.9 倍。

在此微乳处方基础上加入冰片，可进一步提高川芎嗪经皮吸收后的脑部分布。Hu 等[94]研制了加了冰片的川芎嗪微乳，药代动力学研究表明，川芎嗪微乳中川芎嗪的达峰浓度（C_{max}）为 1196.75 ng/ml，AUC 为 21.27 h·ng/L，川芎嗪冰片微乳的 C_{max} 为 1924.32 ng/ml，AUC 为 29.46 h·ng/L，具有显著性差异（$P < 0.05$）。组织分布研究表明，川芎嗪冰片微乳中川芎嗪在脑组织的 AUC 明显高于川芎嗪微乳的 AUC，说明了冰片促进了川芎嗪在脑内的分布。

三、化妆品应用

微乳、纳米乳可显著增强化妆品功效成分的皮肤渗透，实现功效成分的缓释、控释。同时，微乳是热力学稳定体系，纳米乳是动力学稳定体系，可有效改善化妆品产品的稳定性[95]。近年来，越来越多的功效性化妆品产品采用微乳、纳米乳技术。

（一）保湿化妆品

保湿功效成分经过微乳、纳米乳包载后，可使保湿功效成分快速透过皮肤，缓释延长作用时间，使保湿化妆品具有优异的即时补水与长效保湿功效。纳米乳在保湿化妆品的应用案例见表 2-9。

表 2-9　纳米乳在保湿化妆品的应用

功效成分	类型/粒径	表面活性剂/助表面活性剂	油相	制备方法	优势	参考文献
神经酰胺	纳米乳/-	Tween 80/正丁醇	胆固醇	低能乳化法	改善神经酰胺溶解性	[96]
透明质酸	纳米乳/52 nm	Tween 80、Span 20	二氯甲烷	超声法	提高皮肤渗透能力	[97]
米糠油	纳米乳/69 nm	PEG-30 蓖麻油/山梨醇油酸酯	山梨醇、油酸	低能乳化法	提高皮肤含水量，维持皮肤正常 pH	[98]
神经酰胺Ⅲ、聚谷氨酸钠、海藻糖、曲霉发酵产物、霍霍巴油	纳米乳/47 nm	聚甘油-6 硬脂酸酯/丙二醇	GTCC、霍霍巴籽油	低能乳化法	实现了多效多靶点保湿功效成分的协同增效	[99]

神经酰胺是皮肤角质层细胞间主要的生理性脂质，与细胞表面蛋白质通过酯键

连接起到黏合细胞作用，在表皮形成生理屏障防止水分流失和防护外部刺激。但是，神经酰胺为高结晶性物质，溶解度低、分散性差，在化妆品中易结晶析出。Yilmaz 等[96]制备了一种带正电的神经酰胺纳米乳，对其溶解性进行评价，DSC 热图显示 LE80 对神经酰胺的溶解度具有显著性改善作用，油相中神经酰胺 CⅢ和 CⅢB 的溶解度从 0.25% 增加到大约 1%（W/W），没有任何结晶。

透明质酸是活性表皮和真皮的重要基质成分，具有皮肤保湿和修复功效，但其亲水性强、分子量大，保湿化妆品中的透明质酸难以渗透进入深层皮肤。Ming 等[97]研制了一种包载维生素 E 的无醇透明质酸纳米乳，与维生素 E 乙醇溶液比较，纳米乳皮肤渗透能力更强，24 小时纳米乳中维生素 E 的累计透过量约为 60 μg/cm²，而维生素 E 乙醇溶液未检测到维生素 E 透过大鼠皮肤。用罗丹明标记纳米乳后作用于大鼠皮肤 10 小时，然后在荧光显微镜下观察纳米乳的渗透行为，发现纳米乳能够穿透角质层，通过滤泡和细胞间途径将保湿功效成分透明质酸递送进入真皮组织。

米糠油是富含脂肪酸、维生素 E、甾醇、谷维素等功效物质的植物油，具有优异的保湿功效，能有效防止肌肤干燥、延缓肌肤老化。Bernardi 等[98]采用低能乳化法制备了米糠油纳米乳，并对其物理稳定性、皮肤刺激性和保湿活性等进行评价。结果表明，纳米乳无皮肤刺激性，可显著提高皮肤的水分，使用米糠油纳米乳剂 14 天后，正常对照志愿者的皮肤水分增加了 38%，特应性皮炎或牛皮癣患者的皮肤水分增加了 30%。

目前，常用的保湿化妆品存在作用机制不明确，保湿功效成分单一，皮肤修复功效成分如神经酰胺经皮吸收困难等问题。沈慧慧等[99]研制了保湿功效成分共输送纳米乳，将不同保湿功效成分同时载负于纳米乳中，有效解决了保湿功效成分难以经皮吸收以及水分散性差等问题。同时，实现了多效多靶点保湿功效成分的协同增效。纳米乳对皮肤温和无刺激，保湿功效评价结果表明，纳米乳霜剂的即时保湿效果和长时保湿效果均明显优于同剂量的普通霜剂。持续使用纳米乳霜剂 28 天后，人体经皮水分流失速率显著降低，皮肤含水量明显提高。

（二）美白化妆品

近年来，美白类护肤品的功效关注度和产品销量持续上升，但是，目前市售的美白化妆品普遍存在以下问题：①部分美白功效成分溶解性较差，热稳定性差，遇光、热易分解变色；②美白效率低，由于皮肤屏障，美白功效成分难以渗透入美白靶部位——皮肤基底层，无法作用于靶细胞——黑色素细胞；③部分美白功效成分高剂量下具有较强的皮肤刺激性；④美白功效成分单一，缺乏不同作用机制功效成分的协同作用。纳米载体技术很好地解决了上述问题，研究表明，美白功效成分制成微乳、纳米乳后，稳定性和美白功效均显著提高。表 2-10 列举了部分美白功效化妆品中应用的微乳、纳米乳技术。

表 2-10 微乳、纳米乳在美白化妆品的应用

功效成分	类型／粒径	表面活性剂／助表面活性剂	油相	制备方法	优势	参考文献
光甘草定	纳米乳／30~110 nm	聚甘油 -6 月桂酸酯、Tween 80/ 甘油、丁二醇	辛酸／癸酸甘油三酯	高压均质法	改善光甘草定的水分散性、稳定性、皮肤透过性和滞留性	[100]
苯乙基间苯二酚、烟酰胺、维生素 C、维生素 E、甘草次酸	纳米乳／20~80 nm	聚甘油 -10 硬脂酸酯、卵磷脂／丙二醇、丁二醇	辛酸／癸酸甘油三酯	高压均质法	改善功效成分溶解性、稳定性，减少刺激性，实现多效多靶点美白	[101]
α- 熊果苷、烟酰胺、维生素 C、维生素 E、甘草次酸	纳米乳／20~80 nm	聚甘油 -4- 油酸、卵磷脂／乙氧基二甘醇	PEG-8 辛酸／癸酸甘油酯、IPM	高压均质法	改善功效成分溶解性、稳定性，实现多功效成分协同作用	[102]
维生素 C	微乳／–	癸基葡糖苷／山梨醇单月桂酸酯	二辛基环己烷、矿物油	滴定法	改善维生素 C 稳定性	[103]
橙皮素	微乳／20 nm	Tween 80、Span 20/ 乙醇	IPM	滴定法	提高功效成分皮肤滞留量，改善稳定性	[104]

光甘草定是从光果甘草根中提取得到的黄酮类成分，被誉为"美白黄金"，光甘草定可有效抑制黑色素合成过程中多种酶的活性，是高档美白化妆品的常用功效成分。然而，光甘草定水分散性差，易氧化变色，皮肤透过性和滞留性较差，限制了其使用并降低了其美白功效。采用高压匀质技术将光甘草定制备成纳米乳，改善了其溶解性和稳定性，同时，显著提高了光甘草定的皮肤透过量和皮肤滞留量[100]。

苯乙基间苯二酚、α- 熊果苷目前是美白化妆品常用功效成分，但都存在光、热不稳定以及难以透皮吸收等问题，苯乙基间苯二酚高剂量下还具有较强的皮肤刺激性。将酪氨酸酶抑制剂苯乙基间苯二酚或 α- 熊果苷，与抑制黑色素小体转移、促进皮肤新陈代谢的功效成分烟酰胺，抗氧剂维生素 C、维生素 E，以及抗炎、提高皮肤免疫力的功效成分甘草次酸等配伍，制备美白功效成分共输送纳米载体，有效改善了功效成分的溶解性和稳定性，降低了苯乙基间苯二酚的皮肤刺激性，实现了多种作用机制美白功效成分的协同作用，显著提高了美白功效[101, 102]。

橙皮素属于二氢黄酮中的一种，具有显著的美白抗氧化功效。Tsai 等[104] 采用滴定法以 Tween 80、Span 20 为表面活性剂，乙醇为助表面活性剂，IPM 为油相制备了橙皮素微乳。小鼠离体透皮试验结果显示，橙皮素微乳 8 小时皮肤滞留量可达

59.09 μg/cm², 分别是水混悬液和 IPM 混悬液的 2.0 倍和 2.5 倍。稳定性试验显示，橙皮素微乳室温避光下放置 2 个月，外观澄明度和粒径均无明显变化。

（三）抗衰老化妆品

皮肤的老化是由氧化应激、自由基损伤、蛋白质糖基化、线粒体膜电位水平升高以及皮肤成纤维细胞活性降低等诸多因素造成的。因此，抗衰老功效成分能否有效发挥作用，关键是其能否透过角质层到达活性表皮和真皮，并作用于如皮肤成纤维细胞等靶细胞。目前化妆品常用的抗衰老功效成分如活性肽、多酚及黄酮类活性物等光、热稳定性差，易氧化失活；同时，由于皮肤角质层屏障，抗衰老功效成分大都难以透过角质层作用于抗衰靶部位、靶细胞。因此，促进抗衰老功效成分透皮吸收、提高其稳定性是抗衰老化妆品发挥功效亟待解决的问题。微乳、纳米乳粒径小，渗透能力强，可有效促进抗衰老功效成分进入皮肤深层组织，并改善抗衰老功效成分的稳定性，防止其被氧化失活。表 2-11 列举了部分抗衰抗氧化功效成分应用的纳米乳技术。

表 2-11　纳米乳在抗衰老化妆品中的应用

功效成分	类型 / 粒径	表面活性剂 / 助表面活性剂	油相	制备方法	优势	参考文献
石榴皮多酚	纳米乳 / 169 nm	大豆磷脂	石榴籽油或中链脂肪酸甘油三酯油	超声法	促进功效成分进入皮肤深部	[105]
虾青素	纳米乳 / < 100 nm	聚氧乙烯蓖麻油	油酸聚乙二醇甘油酯	低能乳化法	提高功效成分皮肤渗透量	[106]
叶黄素	纳米乳 / 150 nm	辛基 / 癸基葡糖苷	辛酸癸酸甘油三酯	高压均质法	良好的释放和渗透特性	[107]
人参皂苷	纳米乳 / 39 nm	大豆磷脂、Labrasal/ 丙二醇	IPM	低能乳化法	显著增强皮肤抗衰老功效	[108]

石榴皮和石榴籽中富含抗氧化功效成分石榴皮多酚（没食子酸和鞣花酸等），Baccarin 等[105]研究确认，石榴皮多酚纳米乳中的没食子酸在皮肤角质层的滞留量比游离的没食子酸增加了 2.2 倍，石榴皮多酚纳米乳中没食子酸在皮肤表皮和真皮的含量分别为 1.78 μg/cm² 和 1.36 μg/cm²，而在皮肤表皮和真皮中没有检测到游离的没食子酸。采用 CLSM 观察发现，作用 8 小时后，石榴皮多酚纳米乳的荧光扩散进入到皮肤的活性表皮和真皮中，而溶液中的荧光被阻隔在皮肤表面。

虾青素和叶黄素等都是化妆品常用的抗衰老功效成分，能够有效清除引起皮肤老化的自由基，保护皮肤细胞膜和线粒体免受氧化损伤。虾青素还能够有效抵抗紫外线对皮肤的损伤，阻止皮肤发生光老化。研究表明，纳米乳具有良好的缓释、控释性能，显著促进这些抗衰老功效成分经皮渗透，充分发挥其皮肤抗衰老功效。

人参皂苷不仅可以直接清除自由基，还可增强机体自身抗氧化功能，缓解自由基引起的机体损伤。贾越光等[108]将人参皂苷纳米乳施用于衰老模型大鼠皮肤，皮肤生理切片观察显示，皮肤真皮层增厚，胶原纤维和弹力纤维面积增加，弹力纤维柔顺，与皮肤表面平行。DPPH自由基清除率结果显示，人参皂苷纳米乳清除DPPH自由基的效率与对照水溶液组明显上升。

（四）防晒化妆品

在纳米乳体系保护下，防晒功效成分的光分解、降解反应被阻断，稳定性提高，同时抑制有害物的形成，减少皮肤刺激性。适宜的微乳、纳米乳体系还可以降低防晒成分的皮肤渗透，提高防晒化妆品的安全性。微乳在防晒化妆品的应用案例见表2-12。

表2-12　微乳在防晒化妆品的应用

功效成分	类型/粒径	表面活性剂/助表面活性剂	油相	制备方法	优势	参考文献
对甲氧基肉桂酸异辛酯	微乳/32~77 nm	油醇聚醚-20、油酸甘油酯	辛基十二烷醇、油酸癸酯、IPM、IPP	滴定法	稳定性好，降低防晒成分皮肤渗透	[109]
二苯酮-3	微乳/14~54 nm	Tween 20、Tween 80、IPA	辛基十二烷醇	滴定法	W/O型微乳降低释放和皮肤渗透	[110]

对甲氧基肉桂酸异辛酯（OMC）是UVB区紫外线的良好吸收剂，能有效防止280~330 nm的紫外线。Montenegro等[109]研究了微乳组成对OMC体外释放及皮肤渗透的影响。研究发现，采用油醇聚醚-20、油酸甘油酯作为乳化剂制备的微乳稳定性好，可使OMC滞留于皮肤表面发挥防晒作用，避免进入皮肤导致的刺激性。二苯酮-3可吸收UVB及部分UVA波段，浓度低于5%防晒效果差，但高浓度可诱发光过敏，且会被皮肤吸收导致毒副作用。Songkro等[110]分别制备了W/O型和O/W型二苯酮-3微乳，研究了不同微乳的释放行为和皮肤渗透性。结果显示，O/W微乳释放速率高，皮肤渗透性强；而W/O微乳释放速率低，皮肤渗透性弱，适于载负防晒剂。

（五）祛痘化妆品

祛痘化妆品通过去角质化、抗菌抗炎及祛疤痕等作用，改善痤疮的症状和预后。由于化妆品卫生规范对祛痘化妆品功效成分的限制，具有抗菌、消炎、祛疤作用的植物成分在祛痘化妆品中研究应用逐年增加。微乳、纳米乳有助于祛痘功效成分渗透进入皮脂腺，在病灶部位富集并缓慢释放，使祛痘效果更加显著。植物功效成分微乳、纳米乳在祛痘化妆品中的应用案例见表2-13。

表2-13 微乳、纳米乳在祛痘化妆品中的应用

功效成分	类型/粒径	表面活性剂/助表面活性剂	油相	制备方法	优势	参考文献
黄芩苷	纳米乳/35.3 nm	EL-40/乙醇	IPM、液体石蜡、维生素E油	—	提高黄芩苷的皮肤渗透量	[111]
积雪草苷	纳米乳/132 nm	Cremopher EL、RH40	亚油酸单甘油酯	低能乳化法	提高功效成分皮肤渗透量和滞留量	[112]
氧化苦参碱	微乳/32.4 nm	RH40/PEG-400	IPM	水滴定法	显著增强抗疤痕功效	[113]

黄芩苷抑制痤疮丙酸杆菌功效是甲硝唑的2倍，红霉素的15倍。但是，黄芩苷难溶于水和大多数有机溶剂，且在碱溶液中极不稳定，限制了其在痤疮化妆品中的应用。吴旭锦等[111]制备了黄芩苷纳米乳，显著提高了黄芩苷的溶解度，载药量可达1.3%。积雪草苷具有促进创伤愈合、抑制皮肤疤痕形成、抗纤维化等作用，但是积雪草苷分子量较大，水溶性差，难以透皮吸收。彭倩等[112]制备了积雪草苷纳米乳，皮肤给药12小时后，积雪草苷纳米乳皮肤单位面积累积渗透量是市售软膏的6.57倍，皮肤滞留量是市售软膏的5.93倍。CLSM研究显示，纳米乳中荧光物质6小时即在真皮均匀分布，荧光强度是水溶液对照组的28.81倍。同时，皮肤毛囊和皮脂腺部位也有较强的荧光。Cao等[113]先制备氧化苦参碱磷脂质复合物，再制备成微乳，可显著增加氧化苦参碱亲脂性，增强其透过皮肤的能力，微乳经皮透过速率显著增加，水溶液中氧化苦参碱的保留率在9小时达到最大值17.23%，24小时迅速下降到4.56%，微乳中氧化苦参碱保留率在6小时达到了31.41%的峰值，并在24小时维持在一个相对较高的值的22.37%。氧化苦参碱水溶液和氧化苦参碱微乳同时作用于皮肤疤痕成纤维细胞24小时和96小时后，氧化苦参碱水溶液对皮肤疤痕成纤维细胞增殖的抑制率由15.56%增加至47.69%，而氧化苦参碱微乳对皮肤疤痕成纤维细胞增殖的抑制率由20.63%增加至65.02%。研究表明氧化苦参碱微乳能显著抑制皮肤疤痕成纤维细胞增殖。

四、总结与展望

微乳、纳米乳对亲水性药物和疏水性药物均有良好的载负能力，载药量高，稳定性好，作用于皮肤角质层，可增加角质层脂质双层的流动性，可逆性改变角质层水性通道，减弱皮肤屏障作用，从而有效提高药物的经皮渗透能力。同时，微乳、

纳米乳流动性好，黏度可调，肤感愉悦，给药方便，易于被患者和消费者接受，适用于经皮给药制剂和个人护理用品。

微乳、纳米乳的处方及制备工艺是其稳定性及发挥经皮渗透效果的重要保证。处方中水相主要影响亲水性药物的分散性，同时影响皮肤角质层的水化作用。油相对疏水性药物的增溶有重要作用，也可作用于角质层影响其流动性。表面活性剂是微乳、纳米乳形成的处方关键因素，对微乳和纳米乳的形成、形态、分散系数等有显著影响。助表面活性剂对微乳和纳米乳的界面膜有稳定作用，有利于微乳和纳米乳的形成和稳定。各组分的选择、用量和比例影响微乳和纳米乳的表面电荷、内部结构以及与药物间互相作用，对皮肤渗透能力具有决定性作用。制备工艺影响纳米乳的形成和稳定性。低能量制备法可以节能，缩短工业生产时的冷却过程，乳化效率高。高能量制备法的成本较高，能量利用率低，但生产效率高，易大规模生产，目前是纳米乳生产的主要方法。

微乳和纳米乳经皮渗透评价多采用小鼠和大鼠皮肤作为模型，但是，人体皮肤与动物皮肤的结构功能存在差异，研究发现纳米乳在龋齿动物皮肤模型中的渗透性更高。目前微乳、纳米乳的经皮给药研究主要集中在改善药物皮肤渗透方面，对于药物进入皮肤组织后的药效学、药动学行为研究较少。

微乳可增加角质层脂质的流动性，有助于药物透过皮肤屏障进入皮肤。但是，微乳形成需要高浓度的表面活性剂，高浓度表面活性剂长期应用有可能不可逆改变角质层的结构，引起皮肤损伤。因此，微乳在增加药物皮肤渗透率的同时，其皮肤毒性和刺激性也是不容忽视的问题。目前，表面活性剂对人体皮肤的毒理学研究较少，表面活性剂应用于皮肤安全有效的浓度范围还缺少坚实的试验数据支持。卵磷脂类乳化剂被公认安全系数较高，常用于经皮给药微乳和纳米乳的制备。可通过微乳和纳米乳的处方筛选和工艺优化降低刺激性表面活性剂的用量，同时，积极寻找高效低毒的高生物相容性辅料，有效提高微乳和纳米乳的皮肤安全性，使微乳和纳米乳技术更好应用于经皮给药及功效化妆品领域。

参考文献

［1］Mcclements DJ. Nanoemulsions versus microemulsions: terminology, differences, and similarities［J］. Soft Matter, 2012, 8：1719-1729.

［2］Anton N, Vandamme TF. Nano-emulsions and micro-emulsions: Clarifications of the critical differences［J］. Pharm Res, 2011, 28：978-985.

［3］Christofori N, Thellie P, Eman A, et al. Topical nano and microemulsions for skin delivery［J］.

Pharmaceutics, 2017, 9 : E37.

[4] Wu Y, Li YH, Gao XH, et al. The application of nanoemulsion in dermatology: an overview [J]. J Drug Target, 2013, 21 : 321–327.

[5] Callender SP, Mathews JA, Kobernyk K, et al. Microemulsion utility in pharmaceuticals: Implications for multi–drug delivery [J]. Int J Pharm, 2017, 526 : 425–442.

[6] Anton N, Benoit JP, Saulnier P. Design and production of nanoparticles formulated from nano-emulsion templates–a review [J]. J Control Release, 2008, 128 : 185–199.

[7] Che Marzuki NH, Wahab RA, Abdul Hamid M. An overview of nanoemulsion: Concepts of development and cosmeceutical applications [J]. Biotechnol Biotechnol Equip, 2019, 33 : 779–797.

[8] Scholz P, Keckcm. Nanoemulsions produced by rotor–stator high speed stirring [J]. Int J Pharm, 2015, 482 : 110–117.

[9] Stang M, Schuchmann H, Schubert H, et al. Emulsification in high–pressure homogenizers [J]. Engineering in Life Sci, 2015, 1 : 151–157.

[10] Lee L, Norton IT. Comparing droplet breakup for a high–pressure valve homogeniser and a microfluidizer for the potential production of food–grade nanoemulsions [J]. J Food Eng, 2013, 114 : 158–163.

[11] Luo K, He B, Wu Y, et al. Functional and biodegradable dendritic macromolecules with controlled architectures as nontoxic and efficient nanoscale gene vectors [J]. Biotechnol Adv, 2014, 32 : 818–830.

[12] Fernandez P, André V, Rieger J, et al. Nano–emulsion formation by emulsion phase inversion [J]. Colloids Surf A Physicochem Eng Asp, 2004, 251 : 53–58.

[13] Singh Y, Meher JG, Raval K, et al. Nanoemulsion: Concepts, development and applications in drug delivery [J]. J Control Release, 2017, 252 : 28–49.

[14] Kotta S, Khan AW, Ansari SH, et al. Formulation of nanoemulsion: A comparison between phase inversion composition method and high–pressure homogenization method [J]. Drug Deliv, 2015, 22 : 455–466.

[15] Kreilgaard M. Influence of microemulsions on cutaneous drug delivery [J]. Adv Drug Deliv Rev, 2002, 54 : S77–S98.

[16] Bolko K, Zvonar A, Gašperlin M. Mixed lipid phase SMEDDS as an innovative approach to enhance resveratrol solubility [J]. Drug Dev Ind Pharm, 2014, 40 : 102–109.

[17] Land LM, Li P, Bummer P M. Mass transport properties of progesterone and estradiol in model microemulsion formulations [J]. Pharm Res, 2006, 23 : 2482–2490.

［18］ Elena, Peira, And, et al. Transdermal permeation of apomorphine through hairless mouse skin from microemulsions ［J］. Int J Pharm, 2001, 226：47–51.

［19］ Zhang YT, Li Z, Zhang K, et al. Co–delivery of evodiamine and rutaecarpine in a microemulsion–based hyaluronic acid hydrogel for enhanced analgesic effects on mouse pain models ［J］. Int J Pharm, 2017, 528：100–106.

［20］ Yuan JS, Yip A, Nguyen N, et al. Effect of surfactant concentration on transdermal lidocaine delivery with linker microemulsions ［J］. Int J Pharm, 2010, 392：274–284.

［21］ 王晓红. 微乳的促渗机制及在局部经皮给药中的应用研究［J］. 中国药物与临床, 2011, 11(4)：435–437.

［22］ Gannu R, Palem CR, Yamsani VV, et al. Enhanced bioavailability of lacidipine via microemulsion based transdermal gels: Formulation optimization, ex vivo and in vivo characterization ［J］. Int J Pharm, 2010, 38：231–241.

［23］ Jaroszewski J, Kreilgaard M, Pedersen L E.nmR characterisation and transdermal drug delivery potential of microemulsion systems ［J］. J Control Release, 2000, 69：421–433.

［24］ Zhang YT, Huang ZB, Zhang SJ, et al. In vitro cellular uptake of evodiamine and rutaecarpine using a microemulsion ［J］. Int J Nanomedicine, 2012, 7：2465–2474.

［25］ Lane, E. M. Skin penetration enhancers ［J］. Int J Pharm, 2013, 447：12–21.

［26］ Zhu W, Guo C, Yu A, et al. Microemulsion–based hydrogel formulation of penciclovir for topical delivery ［J］. Int J Pharm, 2009, 378：152–158.

［27］ Shakeel F, Baboota S, Ahuja A, et al. Celecoxib nanoemulsion: skin permeation mechanism and bioavailability assessment ［J］. J Drug Target, 2008, 16：733–740.

［28］ Shakeel F, Baboota S, Ahuja A, et al. Skin permeation mechanism of aceclofenac using novel nanoemulsion formulation ［J］. Die Pharmazie, 2008, 63：580–584.

［29］ Dreher F, Walde P, Walther P, et al. Interaction of a lecithin microemulsion gel with human stratum corneum and its effect on transdermal transport ［J］. J Control Release, 1997, 45：131–140.

［30］ Azeem A, Talegaonkar S, Negi LM, et al. Oil based nanocarrier system for transdermal delivery of ropinirole: A mechanistic, pharmacokinetic and biochemical investigation ［J］. Int J Pharm, 2012, 422：436–444.

［31］ Hathout RM, Woodman TJ, Mansour S, et al. Microemulsion formulations for the transdermal delivery of testosterone ［J］. European J Pharm Sci, 2010, 40：188–196.

［32］ Lademann J, Knorr F, Richter H, et al. Hair follicles –an efficient storage and penetration pathway for topically applied substances ［J］. Skin Pharmacol Physiol, 2008, 21：150–155.

［33］ Changez M, Varshney M, Chander J, et al. Effect of the composition of lecithin/n–propanol/

isopropyl myristate/water microemulsions on barrier properties of mice skin for transdermal permeation of tetracaine hydrochloride: In vitro [J]. Colloids Surf B Biointerfaces, 2006, 50 : 18–25.

[34] Wu H, Ramachandran C, Weiner ND, et al. Topical transport of hydrophilic compounds using water–in–oil nanoemulsions [J]. Int J Pharm, 2001, 220 : 63–75.

[35] Friedman DI, Schwarz JS, Weisspapir M. Submicron emulsion vehicle for enhanced transdermal delivery of steroidal and nonsteroidal antiinflammatory drugs [J]. J Pharm Sci, 2010, 84 : 324–329.

[36] Rojanasakul Y, Wang LI, Bhat M, et al. The transport barrier of epithelia: Acomparative study on membrane permeability and charge selectivity in the rabbit [J]. Pharm Res, 1992, 9 : 1029–1034.

[37] Elmeshad AN, Tadros MI. Transdermal delivery of an anti–cancer drug via w/o emulsions based on alkyl polyglycosides and lecithin: Design, characterization, and in vivo evaluation of the possible irritation potential in rats [J]. Aaps Pharmscitech, 2011, 12 : 1–9.

[38] Pepe D, Mccall M, Zheng H, et al. Protein transduction domain–containing microemulsions as cutaneous delivery systems for an anticancer agent [J]. J Pharm Sci, 2013, 102 : 1476–1487.

[39] Cichewicz A, Pacleb C, Connors A, et al. Cutaneous delivery of α–tocopherol and lipoic acid using microemulsions: Influence of composition and charge [J]. J Pharm Pharmacol, 2013, 65 : 817–826.

[40] Peira E, Carlotti ME, Trotta C, et al. Positively charged microemulsions for topical application [J]. Int J Pharm, 2008, 346 : 119–123.

[41] Lopes LB, VanDeWall H, Li HT, et al. Topical delivery of lycopene using microemulsions: enhanced skin penetration and tissue antioxidant activity [J]. J Pharm Sci, 2010, 99 : 1346–1357.

[42] Rhee YS, Choi JG, Park E S, et al. Transdermal delivery of ketoprofen using microemulsions [J]. Int J Pharm, 2001, 228 : 161–170.

[43] Hashem FM, Shaker DS, Ghorab MK, et al. Formulation, characterization, and clinical evaluation of microemulsion containing clotrimazole for topical delivery [J]. AAPS PharmSciTech, 2011, 12 : 879–886.

[44] Osborne DW, Ward AJ, O'Neill KJ. Microemulsions as topical drug delivery vehicles: In–vitro transdermal studies of a model hydrophilic drug [J]. J Pharm Pharmacol, 2011, 43 : 451–454.

[45] Hathout RM, Mansour S, Mortada ND, et al. Uptake of microemulsion components into the stratum corneum and their molecular effects on skin barrier function [J]. Mol Pharm, 2010, 7 : 1266–1273.

[46] Yukuyama MN, Ghisleni DDM, Pinto TJA, et al. Nanoemulsion: Process selection and application

in cosmetics-a review［J］. Int J Cosmet Sci, 2016, 38：13-24.

［47］Abood RMA, Sushma T, Mohammad T, et al. Microemulsion as a tool for the transdermal delivery of ondansetron for the treatment of chemotherapy induced nausea and vomiting［J］. Colloids Surf B Biointerfaces, 2013, 101：143-151.

［48］Maghraby GME. Transdermal delivery of hydrocortisone from eucalyptus oil microemulsion: Effects of cosurfactants［J］. Int J Pharm, 2008, 355：285-292.

［49］Liu CH, Chang FY, Hung DK. Terpene microemulsions for transdermal curcumin delivery: Effects of terpenes and cosurfactants［J］. Colloids Surf B Biointerfaces, 2011, 82：63-70.

［50］Tavano L, Alfano P, Muzzalupo R, et al. Niosomes vs microemulsions: New carriers for topical delivery of Capsaicin［J］. Colloids Surf B Biointerfaces, 2011, 87：333-339.

［51］Chen H, Mou D, Du D, et al. Hydrogel-thickened microemulsion for topical administration of drug molecule at an extremely low concentration［J］. Int J Pharm, 2007, 341：78-84.

［52］Chen H, Chang X, Weng T, et al. A study of microemulsion systems for transdermal delivery of triptolide［J］. J Control Release, 2004, 98：427-436.

［53］Biruss B, Valenta C. The advantage of polymer addition to a non-ionic oil in water microemulsion for the dermal delivery of progesterone［J］. Int J Pharm, 2008, 349：269-273.

［54］Valenta C, Schultz K. Influence of carrageenan on the rheology and skin permeation of microemulsion formulations［J］. J Control Release, 2004, 95：257-265.

［55］Huang YB, Lin YH, Lu TM, et al. Transdermal delivery of capsaicin derivative-sodium nonivamide acetate using microemulsions as vehicles［J］. Int J Pharm, 2008, 349：206-211.

［56］Luciana L. Overcoming the cutaneous barrier with microemulsions［J］. Pharmaceutics, 2014, 6：52-77.

［57］Rozman B, Zvonar A, Falson F, et al. Temperature-sensitive microemulsion gel: An effective topical delivery system for simultaneous delivery of vitamins C and E［J］. AAPS PharmSciTech, 2009, 10：54-61.

［58］Gasco MR, Gallarate M, Pattarino F. In vitro permeation of azelaic acid from viscosized microemulsions［J］. Int J Pharm, 1991, 69：193-196.

［59］Feng NP, Lina S, Yongtai Z, et al. Preparation and evaluation of microemulsion-based transdermal delivery of total flavone of rhizoma arisaematis［J］. Int J Nanomedicine, 2014,：3453-3464.

［60］Zhang J, Michniak-Kohn B. Investigation of microemulsion microstructures and their relationship to transdermal permeation of model drugs: Ketoprofen, lidocaine, and caffeine［J］. Int J Pharm, 2011, 421：34-44.

［61］Araújo LM, Thomazine JA, Lopez RF. Development of microemulsions to topically deliver

5-aminolevulinic acid in photodynamic therapy [J]. Eur J Pharm Biopharm, 2010, 75 : 48-55.

[62] Gupta RR, Jain SK, Varshney M. AOT water-in-oil microemulsions as a penetration enhancer in transdermal drug delivery of 5-fluorouracil [J]. Colloids Surf B Biointerfaces, 2005, 41 : 25-32.

[63] Thakkar PJ, Madan P, Lin S. Transdermal delivery of diclofenac using water-in-oil microemulsion: Formulation and mechanistic approach of drug skin permeation [J]. Pharm Dev Technol, 2014, 19 : 373-384.

[64] Song Z, Sun H, Yang Y, et al. Enhanced efficacy and anti-biofilm activity of novel nanoemulsions against skin burn wound multi-drug resistant MRSA infections [J]. Nanomedicine, 2016, 12 : 1543-1555.

[65] Zheng Y, Ouyang WQ, Wei YP, et al. Effects of Carbopol® 934 proportion on nanoemulsion gel for topical and transdermal drug delivery: A skin permeation study [J]. Int J Nanomedicine, 2016, 11 : 5971-5987.

[66] Hussain A, Samad A, Nazish I, et al. Nanocarrier-based topical drug delivery for an antifungal drug [J]. Drug Dev Ind Pharm, 2014, 40 : 527-541.

[67] Fernández-Campos F, Clares Naveros B, López Serrano O, et al. Evaluation of novel nystatin nanoemulsion for skin candidosis infections [J]. Mycoses, 2013, 56 : 70-81.

[68] Aggarwal N, Goindi S, Khurana R, et al. Formulation, characterization and evaluation of an optimized microemulsion formulation of griseofulvin for topical application [J]. Colloids Surf B Biointerfaces, 2013, 105 : 158-166.

[69] Butani D, Yewale C, Misra A. Amphotericin B topical microemulsion: Formulation, characterization and evaluation [J]. Colloids Surf B Biointerfaces, 2014, 116 : 351-358.

[70] Klang V, Matsko N, Raupach K, et al. Development of sucrose stearate-based nanoemulsions and optimisation through γ-cyclodextrin [J]. Eur J Pharm Biopharm, 2011, 79 : 58-67.

[71] Hoeller S, Sperger A, Valenta C. Lecithin based nanoemulsions: a comparative study of the influence of non-ionic surfactants and the cationic phytosphingosine on physicochemical behaviour and skin permeation [J]. Int J Pharm, 2009, 370 : 181-186.

[72] Baspinar Y, Keckcm, Borchert HH. Development of a positively charged prednicarbate nanoemulsion [J]. Int J Pharm, 2009, 383 : 201-208.

[73] Monge-Fuentes V, Muehlmann LA, Longo JP, et al. Photodynamic therapy mediated by acai oil (Euterpe oleracea Martius) in nanoemulsion: A potential treatment for melanoma [J]. J Photochem Photobiol B, 2016, 166 : 301-335.

[74] Primo FL, Rodrigues MMA, Simioni AR, et al. In vitro studies of cutaneous retention of magnetic nanoemulsion loaded with zinc phthalocyanine for synergic use in skin cancer treatment [J]. J

Magn Magn Mater,2008, 320：211-214.

［75］Kakumanu S, Tagne JB, Wilson TA, et al. A nanoemulsion formulation of dacarbazine reduces tumor size in a xenograft mouse epidermoid carcinoma model compared to dacarbazine suspension［J］. Nanomedicine, 2011, 7：277-283.

［76］Primo FL, BentleymV, Tedesco AC. Photophysical studies and in vitro skin permeation/retention of Foscan®/Nanoemulsion（NE）applicable to photodynamic therapy skin cancer treatment［J］. J Nanosci Nanotechnol, 2008, 8：340-347.

［77］Kreilgaard M. Dermal pharmacokinetics of microemulsion formulations determined by in vivo microdialysis［J］. Pharm Res, 2001, 18：367-373.

［78］Hong L, Yongjun W, Fei H, et al. Gelatin-stabilised microemulsion-based organogels facilitates percutaneous penetration of Cyclosporin A in vitro and dermal pharmacokinetics in vivo［J］. J Pharm Sci, 2007, 96：3000-3009.

［79］Arévalo MI, Escribano E, Calpena A, et al. Rapid skin anesthesia using a new topical amethocaine formulation: A preclinical study［J］. Anesth Analg, 2004, 98：1407-1412.

［80］Sintov AC, Shapiro L. New microemulsion vehicle facilitates percutaneous penetration in vitro and cutaneous drug bioavailability in vivo［J］. J Control Release, 2004, 95：173-183.

［81］Kubavat A, Modi A, Bajaj B, et al. Efficacy and safety of a nano-emulsion gel formulation of adapalene 0.1%and clindamycin 1%combination in acne vulgaris: A randomized, open label, active-controlled, multicentric, phase IV clinical trial［J］. Indian J Dermatol Venereol Leprol, 2012, 78：459-468.

［82］陈光宇，刘平安，谢梦洲，等. 湿疹纳米乳膏和湿疹乳膏体外透皮特性比较［J］. 中华中医药杂志，2019, 34：471-475.

［83］Shakeel F, Ramadan W, Ahmed M A. Investigation of true nanoemulsions for transdermal potential of indomethacin: Characterization, rheological characteristics, and ex vivo skin permeation studies［J］. J Drug Target, 2009, 17：435-441.

［84］Khurana S, Jain NK, Bedi PMS. Nanoemulsion based gel for transdermal delivery of meloxicam: Physico-chemical, mechanistic investigation［J］. Life Sci, 2013, 92：383-392.

［85］Chen H, Chang X, Du D, et al. Microemulsion-based hydrogel formulation of ibuprofen for topical delivery［J］. Int J Pharm, 2006, 315：52-58.

［86］Jadhav K, Ambade K, Jadhav S, et al. Formulation and evaluation of flurbiprofen microemulsion［J］. Curr Drug Deliv, 2008, 5：32-41.

［87］Hamed R, Basil M, Albaraghthi T, et al. Nanoemulsion-based gel formulation of diclofenac diethylamine: Design, optimization, rheological behavior and in vitro diffusion studies［J］. Pharm

Dev Technol, 2015, 15：1-10.

［88］Abd E, Namjoshi S, Mohammed YH, et al. Synergistic skin penetration enhancer and nanoemulsion formulations promote the human epidermal permeation of caffeine and naproxen［J］. J Pharm Sci, 2016, 105：212-220.

［89］Dasgupta S, Dey S, Choudhury S, et al. Topical delivery of aceclofenac as nanoemulsion comprising excipients having optimum emulsification capabilities: preparation, characterization and in vivo evaluation［J］. Expert Opin Drug Deliv, 2013, 10：411-420.

［90］Isailović T, Đorđević S, Marković B, et al. Biocompatible nanoemulsions for improved aceclofenac skin delivery: Formulation approach using combined mixture-process experimental design［J］. J Pharm Sci, 2016, 105：308-323.

［91］Sandipan D, Surajit G, Subhabrata R, et al. In vitro & in vivo Studies on lornoxicam loaded nanoemulsion gels for topical application［J］. Curr Drug Deliv, 2014, 11：132-138.

［92］Sakeena MH, Muthanna FA, Ghassan ZA, et al. Formulation and in vitro evaluation of ketoprofen in palm oil esters nanoemulsion for topical delivery［J］. J Oleo Sci, 2010, 59：223-228.

［93］Zhao JH, Ji L, Wang H, et al. Microemulsion-based novel transdermal delivery system of tetramethylpyrazine: preparation and evaluation in vitro and in vivo［J］.Int J Nanomedicine, 2011, 6：1611-1619.

［94］Hu X, Cheng N, Zhao J, et al. Percutaneous absorption and brain distribution facilitation of borneol on tetramethylpyrazine in a microemulsion-based transdermal therapeutic system［J］. Asian J Pharm Sci, 2019, 14：305-312.

［95］Tadros. Formation and stability of nano-emulsions［J］. Adv Colloid Interface Sci, 2004, 108：303-318.

［96］Yilmaz E, Borchert HH. Design of a phytosphingosine-containing, positively-charged nanoemulsion as a colloidal carrier system for dermal application of ceramides［J］. Eur J Pharm Biopharm, 2005, 60：91-98.

［97］Ming K, Chen XG, Kweon DK, et al. Investigations on skin permeation of hyaluronic acid based nanoemulsion as transdermal carrier［J］. Carbohydr Polym, 2011, 86：837-843.

［98］Bernardi DS, Pereira TA, Maciel NR, et al. Formation and stability of oil-in-water nanoemulsions containing rice bran oil: In vitro and in vivo assessments［J］. J Nanobiotechnology, 2011, 9：44.

［99］沈慧慧，闻庆，郭赛红，等.多效保湿共输送纳米乳的研制及其功效评价［J］.日用化学品科学，2019, 42：33-37.

［100］刘卫，许琦，郭凤凤，等.一种高皮肤滞留光甘草定纳米组合物及其制备方法和用途：CN201510769487. 4［P］. 2015-11-12.

［101］刘卫，陈家铃，吴培诚，等．一种苯乙基间苯二酚的共输送纳米组合物及其制备方法和应用：201810690938. 9［P］. 2018−06−28.

［102］刘卫，吴航航，吴培诚，等．一种α−熊果苷共输送纳米组合物及其制备方法和应用：201810688210. 2［P］. 2018−06−28.

［103］Pakpayat N, Nielloud F, Fortuné R, et al. Formulation of ascorbic acid microemulsions with alkyl polyglycosides［J］. Eur J Pharm Biopharm, 2009, 72：444−452.

［104］Tsai YH, Lee KF, Huang YB, et al. In vitro permeation and in vivo whitening effect of topical hesperetin microemulsion delivery system［J］. Int J Pharm, 2010, 388：257−262.

［105］Baccarin T, Lemos Senna E. Potential application of nanoemulsions for skin delivery of pomegranate peel polyphenols［J］. Aaps Pharmscitech, 2017, 18：1−8.

［106］Hong L, Zhou CL, Chen FP, et al. Development of a carboxymethyl chitosan functionalized nanoemulsion formulation for increasing aqueous solubility, stability and skin permeability of astaxanthin using low−energy method［J］. J Microencapsul, 2017, 34：707−721.

［107］Mitri K, Shegokar R, Gohla S, et al. Lipid nanocarriers for dermal delivery of lutein: Preparation, characterization, stability and performance［J］. Int J Pharm, 2011, 414：267−275.

［108］贾越光，丁志英，肖嘉婧，等．人参皂苷纳米乳的美白抗衰作用及其安全性评价［J］. 中国生化药物杂志，2015，35：19−22.

［109］Montenegro L, Carbone C, Puglisi G. Vehicle effects on in vitro release and skin permeation of octylmethoxycinnamate from microemulsions［J］. Int J Pharm, 2011, 405：162−168.

［110］Songkro S, Lo N L, Tanmanee N, et al. In vitro release, skin permeation and retention of benzophenone−3 from microemulsions（o/w and w/o）［J］. J Drug Deliv Sci Technol, 2014, 24：703−711.

［111］吴旭锦，欧阳五庆，朱小甫，等．黄芩式纳米乳的制备［J］. 精细化工，2007，24：470−472.

［112］彭倩，谢文利，陈静怡，等．积雪草苷纳米乳和纳米乳凝胶的透皮特性及机制研究［J］. 中国中药杂志，2018，43：1857−1863.

［113］Cao FH, Ouyang WQ, Wang YP, et al. A combination of a microemulsion and a phospholipid complex for topical delivery of oxymatrine［J］. Arch Pharm Res, 2011, 34：551−562.

第三章 脂质体技术

第一节 概述

一、脂质体的含义与特点

脂质体（liposomes）最初由英国学者 Bangham 等于 1965 年发现并命名，是由磷脂和胆固醇等在分散介质中自发形成的微小闭合囊泡，具有类似生物膜的双分子层结构。脂质体作为新型药物载体，具有组织相容性、细胞亲和性、靶向性、缓释控释性等特性。目前，不同给药途径的脂质体制剂已相继进入临床研究或上市，显示了脂质体在药物递送领域的广阔应用前景。

（一）脂质体的结构与分类

1. 脂质体的组成与结构 传统脂质体一般以磷脂和胆固醇作为膜材，磷脂分子的亲水基团呈弯曲的弧形，胆固醇分子具有相似的亲水基团，二者可分别与亲油基团相连接，形成类似 "U" 形的结构（图 3–1），当两侧的 U 形结构中的疏水链对接时，即可形成双分子层结构的薄膜，在电镜下常呈现为球形或类球形。脂溶性药物可被封装于脂质体的磷脂双分子层中，而水溶性药物可被装载于囊泡的内水腔中。

2. 脂质体的分类

（1）**按结构分类** 根据脂质体的结构和包含的磷脂双分子层的层数，可将脂质体分为：①单层脂质体或单室脂质

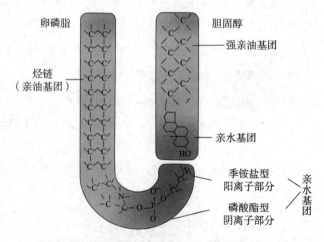

图 3–1 卵磷脂与胆固醇在脂质体中的排列形式

体（unilamellar liposomes），即仅有一层磷脂双层膜的脂质体。单室脂质体又可分为小单室脂质体（small unilamellar vesicles，SUV）和大单室脂质体（large unilamellar vesicles，LUV）。②多层脂质体或多室脂质体（multilamellar vesicles，MLV），即有两层以上的磷脂双层膜且为同心腔室的脂质体。③多囊脂质体（multivesicular liposomes，MVL），即为非同心腔室构成的脂质体。除了结构上的不同，不同类型脂质体粒径也有显著差异。

不同结构脂质体的粒径范围及特点见表 3-1。

表 3-1　脂质体结构类型与特点

脂质体类型		粒径范围	特点	体内动态
单室脂质体	小单室	20~80 nm	优点：粒径小，形态均一 缺点：包封容积小，药物包封率低，载药量小，易发生脂质体的融合	在血液中稳定性好，靶向性强，易入胞
	大单室	100~1000 nm	优点：包封容积较大，包封率较高，适于包载亲水性药物 缺点：粒径较大，均一性差	静脉给药后易被网状内皮系统（RES）捕获，体内稳定性差
多室脂质体		1~5 μm	优点：包封容积大，包封率高，稳定性良好，适于包载亲脂性药物 缺点：粒径大，均一性差	静脉给药易被 RES 捕获，大粒径需肌内注射
多囊脂质体		5~50 μm	优点：对亲水性药物和亲脂性药物均有较好包载能力，载药量大 缺点：粒径大，不能静脉注射	肌内注射，可用于药物的缓释长效给药

图 3-2 为脂质体的双分子层结构及不同类型脂质体的结构示意图。

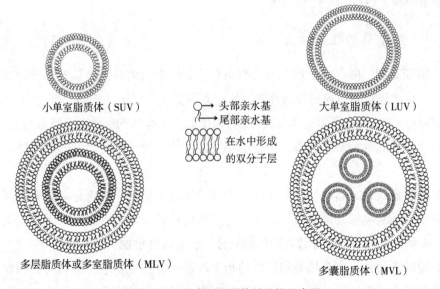

图 3-2　不同类型脂质体的结构示意图

（2）按脂质体性能分类
可分为：①普通脂质体，即未
经修饰的传统脂质体，其主要
成分是磷脂和胆固醇。②长循
环脂质体，也称为隐形脂质体，
采用聚乙二醇或多糖、寡糖或
合成高分子材料修饰脂质体的
表面，由于脂质体表面的亲水
性和空间位阻效应，减少血液
中网状内皮系统对脂质体的清
除，延长脂质体在血液中的循
环时间，从而延长药物的作用
时间。③特殊功能脂质体，利
用特殊材料赋予脂质体特殊的

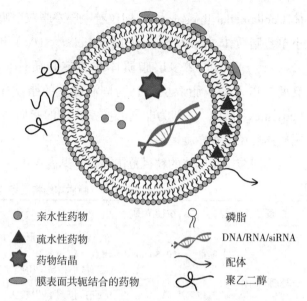

○ 亲水性药物　　　　　　　✦ 磷脂

▲ 疏水性药物　　　　　　　DNA/RNA/siRNA

⬡ 药物结晶　　　　　　　　配体

⬭ 膜表面共轭结合的药物　　聚乙二醇

图 3-3　功能化脂质体的载药及表面修饰示意图

性能，如热敏脂质体、光敏脂质体、磁性脂质体、pH 敏感脂质体、多糖脂质体等，
或将具有特定靶向功能的配体、抗体修饰到脂质体表面，形成主动靶向脂质体。还
可将不同方面的功效进行合理叠加，制备成多功能脂质体[1]。图 3-3 为功能化脂质
体的载药形式及表面修饰示意图。

（3）按脂质体荷电性分类　如果磷脂的头部基团带有正电荷，则称为正电荷脂
质体或阳离子脂质体；反之，则称为负电荷脂质体或阴离子脂质体；若脂质体的膜
材不带有电荷，则称为中性脂质体。

（二）脂质体的理化性质

1. 相变温度　随着温度的升高，脂质双分子层中的酰基侧链从有序排列变为无
序排列，从而导致脂质膜的物理性质发生一系列变化，可由"胶晶"态变为"液晶"
态。发生这一变化时的温度即为相变温度。该值取决于基团的极性以及酰基链的长度、
不饱和度，因此各种磷脂有各自对应的相变温度值。处于相变温度的脂质体易发生
泄露。

2. 膜的通透性　脂质体双分子层膜为半透膜，不同物质的跨越方式亦不同，如
电中性小分子水和尿素跨膜很快，极性分子如葡萄糖等则慢。温度的提高和磷脂的
氧化、水解程度增加均会导致脂质体的双分子层通透性增加。

3. 膜的流动性　主要依靠脂肪酸的相对运动，并直接影响所包载药物的释放速
率，从而影响脂质体的稳定性。环境温度为相变温度时的脂质体的药物释放速率较

大，而添加胆固醇至 50%（质量分数）时可使脂质体膜相变消失。另外，脂质体被氧化后脂肪酸链发生断裂，可自由活动性降低，也会影响脂质体膜的流动性。

4. 脂质体的荷电性　主要取决于所添加磷脂的种类，若为酸性脂质如磷脂酸和磷脂酰丝氨酸则带负电荷，胺基如十八胺则带正电荷，不含离子的磷脂则为中性。所带电荷绝对值越大，由于膜之间的斥力作用，制剂越稳定。

二、脂质体的特性与应用

（一）脂质体的特性

脂质体作为目前研究和应用比较广泛的一类药物载体，具有以下功能特性。

1. 靶向性　脂质体具有淋巴系统以及肝、脾网状内皮系统的被动靶向性，病变导致毛细血管通透性增加，使脂质体在实体瘤生长部位和炎症部位等聚集，达到被动靶向。经特定修饰后的脂质体，能够将药物输送到特定的器官、组织、细胞或亚细胞，实现主动靶向递药。

2. 细胞亲和性和组织相容性　脂质体具有与细胞膜相似的生物膜结构，具有良好的细胞亲和性和组织相容性，可以通过与细胞发生吸附、脂质交换、内吞/吞噬、融合、渗漏、酶消化等机制，增加所包载的药物透过细胞膜的效率，增强疗效。

3. 缓释性　药物包载于脂质体中，可使药物进入人体后缓慢释放，延缓药物的肾排泄和代谢，延长药物的作用时间。

4. 降低药物毒性　药物包封于脂质体中，可通过被动靶向递药和主动靶向递药，以及缓释作用，增加药物在病灶部位聚集，降低进入正常组织器官和细胞的药物量，从而降低对人体的毒副作用。

5. 增强药物的稳定性　脂质体的双层膜结构可有效保护负载的药物，显著增强药物的稳定性[2]。

（二）脂质体的应用概况

脂质体已得到越来越广泛的应用。据不完全统计，全世界已批准 10 余种脂质体制剂，包括抗肿瘤药物（紫杉醇、多柔比星、柔红霉素、阿糖胞苷）、抗菌药物（益康唑、两性霉素 B、庆大霉素）、镇痛药（盐酸布比卡因、硫酸吗啡）以及疫苗（流感疫苗、甲肝疫苗）等。给药途径包括静脉注射、肌内注射、经皮给药、眼部给药、肺部吸入以及制成前体脂质体后口服给药等。在组织工程领域，利用脂质体良好的生物相容性制备脂质体–支架复合系统，可改善未经修饰的支架在体内的作用[3]。

此外，脂质体作为基因治疗载体也成为近年的研究热点之一。

三、用于经皮给药的新型脂质体

1986 年，Christian Dior 公司上市了第一个脂质体化妆品（Capture®）。1988 年，益康唑脂质体凝胶在瑞士上市，这既是第一个脂质体上市制剂，也是第一个运用纳米载体技术的经皮给药制剂。由于传统脂质体存在一些局限或不足，如主要膜材料卵磷脂稳定性差，易氧化、水解，脂质体在贮存过程中易导致药物渗漏等，且传统脂质体难以透过皮肤角质层，甚至脱水后在皮肤表面形成脂质膜，反而降低了药物的经皮渗透。因此，人们对传统脂质体进行结构改性和表面修饰，通过不同作用机制提高脂质体的经皮渗透能力。不同类型脂质体的修饰改性和结构示意图如图 3-4。

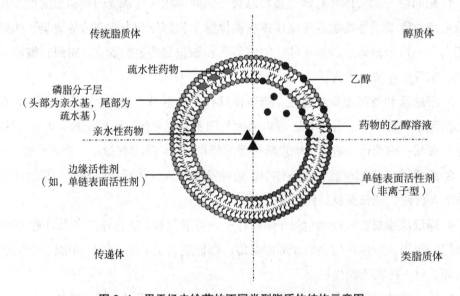

图 3-4　用于经皮给药的不同类型脂质体结构示意图

传递体（transfersomes）是最早报道的改性脂质体，通过在传统脂质体的基础上加入非离子型单链表面活性剂如胆酸盐，作为脂膜柔软剂，或被称为边缘活化剂（edge activator），增加膜流动性，从而赋予磷脂膜弹性形变能力。醇质体（ethosomes）是由磷脂和一定浓度（20%~45%）的乙醇或低链醇组成的可变形磷脂囊泡。萜烯化脂质体（invasomes）是由磷脂酰胆碱、乙醇和萜烯组成的新型弹性脂质体，具有很好的经皮吸收性能[4]。还出现了以亲水性聚合物修饰的新型脂质体，如以透明质酸和维生素 E 聚乙二醇琥珀酸酯（D-α-tocopherol polyethylene glycol succinate，TPGS）修饰的脂质体，前者可以提高药物在囊泡中的稳定性，增强囊泡与皮肤的水合作用；后者可提高囊泡的载药性能，同时具有更强的促渗作用。为了克服磷脂易被氧化而导致脂质体稳定性差的缺点，出现了以非离子型表面活性剂和胆固醇组成的类脂囊泡（niosomes），也被称为类脂质体、类脂泡囊、表面活性剂囊泡等，以及经低链醇柔化的可变形类脂囊泡。还有利用季铵盐类表面活性剂与甾醇自组装形成的季铵化类脂质体（quatsomes）等。这几类新型脂质体均具有良好的稳定性和皮肤渗透性。

第二节 脂质体的制备与质量评价

一、脂质体的制备方法

传递体、醇质体、类脂质体等新型脂质体与传统脂质体的制备方法类似，因此本节以脂质体为主，介绍其制备方法。

（一）薄膜分散法

将磷脂等膜材和脂溶性药物溶解在有机溶剂中，低温蒸发除去有机溶剂，在容器表面形成均匀的脂膜，以水性介质水合处理，将脂膜分散在介质中。采用该方法所制得的脂质体对水溶性药物的包封率一般较低，而对脂溶性药物可实现较好的包载，且脂溶性药物在有机相中的浓度越高，包封率越高。薄膜分散法制备的脂质体通常为多层脂质体，粒径较大且不均一，可通过超声或挤压技术得到粒径较小、较为均一的单层脂质体。

（二）逆向蒸发法

首先制备含膜材的均匀有机相溶液，与溶解有药物的水性介质混合均匀，得到稳定的 W/O 型乳剂。减压蒸发，去除有机溶剂，直至形成半固体凝胶态。缓慢加入水性介质，即可形成大单层或多层脂质体。该方法适用于包载亲水性药物、蛋白类生物大分子药物。缺点是需要通过挤出的方法调整粒径到适宜的范围，且比较耗时[5]。

（三）溶剂注入法

该方法包括乙醇注入法和乙醚注入法。将磷脂等膜材和脂溶性药物均匀溶解于有机溶剂中，将脂质溶液缓缓注入 50~60℃的水相中，继续搅拌至除尽有机溶剂。乙醇注入法可制备粒径小于 100 nm 的小单室脂质体，制备醇质体可采用该法，简便易行。乙醚注入法一般用于制备大单室脂质体，制备温度低于 40℃，适于包载可溶于乙醚的热不稳定性药物。溶剂注入法会受到脂质在有机溶剂中的溶解度的影响，但因内水相体积较大，因此水溶性药物的包封率较高。

（四）复乳法

复乳法制备脂质体不使用有机溶剂，不会破坏生物大分子药物的生物活性。与其他方法相比，该方法条件温和，适于制备生物大分子药物脂质体。采用该法制备脂质体时，将磷脂和药物分散在含有表面活性剂的水相中，再将表面活性剂通过离心、透析等方法去除，所得脂质体一般为多囊脂质体。药物包封率受多方面因素影响，如表面活性剂的种类、磷脂（所包载的药物应带有与磷脂相反的电荷）、分散介质的 pH 等。

（五）前体脂质体法

采用适宜的方法，将磷脂等膜材和脂溶性药物制成非完整的双层膜质结构的前体脂质体，再经过与水性介质的水合作用，转化成脂质体。该方法简便易行，所得成品稳定性好、易于储存。根据前期状态可分为混合胶束、液晶、干颗粒等形态的前体脂质体。

混合胶束前体脂质体是将膜材、药物溶液、表面活性剂均匀混合后，制备成混合胶束。该法可将蛋白类亲水性大分子药物包封于脂质体中，还可用于制备免疫脂质体；该法的缺点是使用较多的表面活性剂，对于水溶性药物的包封率较低。液晶脂质体的制备则是将脂质体膜材与脂溶性药物按比例溶于乙醇溶液，再与缓冲溶液均匀混合，使其自发地分散于分散介质中形成脂质体混悬液；该法简便易行，但乙醇的浓度对于制剂的应用有一定的限制。

（六）冷冻干燥法

将膜材和药物均匀分散在水相中，加入甘露醇或葡萄糖等冻干保护剂，冷冻干燥至粉末状态。使用前将冻干粉末分散到水性介质中，即可自发地形成脂质体。该法制备的脂质体一般为单室脂质体，具有稳定性好、易于储存、灭菌简便等优点，适用于对温度较为敏感的药物，以及在水中不稳定的生物大分子药物等。

（七）超临界流体萃取法

采用超临界流体萃取法制备脂质体，可大幅度减少甚至避免有机溶剂的使用，可通过控制操作中的压力、温度等，调整脂质体的物理化学性质。采用 CO_2 作为超临界流体时，黏度低，扩散率高，可降低脂质体的粒径。超临界溶剂在制备脂质体时可起到如下作用[6]：①作为溶剂或助溶剂，制备脂质溶液；②作为反溶剂，引起水合作用，制备脂质体；③作为分散剂，使脂质溶液更加均匀地分散在水相中。该法可较好地控制脂质体的粒径，提高药物的包封率。萃取压力、温度、平衡时间等均会对脂质体的粒径与药物包封率等产生影响。如以超临界流体技术制备载辅酶Q10 的脂质体（磷脂酰胆碱与药物重量比为 10∶1），在 35℃的恒定温度下，随着操作压力从 16 MPa 降低到 8 MPa，载药量最多可以增加 4 倍（分别为 2.95% 和 8.92%）；此外，保持所有其他参数不变，将温度从 35℃升高到 55℃，载药量从 8.92% 提高到10.2%[7]。超临界流体萃取法也可以用来制备前体脂质体。

（八）微流控法

微流控技术可在微米级尺寸内精确控制和操作液体流动。在微流控芯片中，液体在微流道内混合并形成平流面，可形成粒径分布更窄、载药量更高、稳定性更好的纳米载体。如将脂质膜材和药物的溶液以一定的流速（如 100 ml/min）泵入反应室，然后溶液再经过冷却回路以除去微流化过程中产生的热量，从而形成脂质体（图 3-5）[10]。该方法可生产出均匀度高的小单层囊泡。

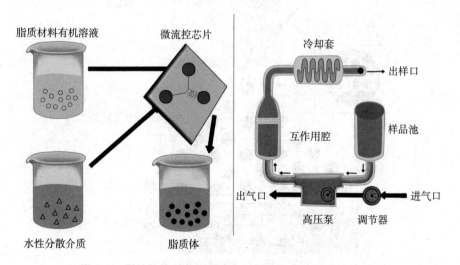

图 3-5 微流控法制备脂质体与微流控设备原理示意图

（九）双重不对称离心法

双重不对称离心是一种独特的离心技术，其中施加了两种类型的旋转力。常规的离心旋转力使样品向外移动，而同时提供的附加旋转力则使样品向离心机的中心移动，这两种反向旋转运动的独特组合在样品间（通常是磷脂、胆固醇和水性介质的分散体）产生剪切力，从而形成脂质体。使用双重不对称离心法制备由磷脂酰胆碱和胆固醇为膜材的 siRNA 脂质体，所得脂质体的平均粒径为 79~109 nm，包封率为 43%~81%，且所包载的 siRNA 结构完整，没有化学降解[8]。

（十）电喷雾法

电喷雾法类似于乙醇注射或稀释方法，即将脂质首先溶解在乙醇中，然后迅速分散于水相。在电喷雾过程中，两种溶液首先在同轴电喷针尖端处形成的约 0.1 mm³ 的液锥中互相接触。离开液锥的流体射流不稳定，分解为脂质 – 乙醇 – 水混合物形成的气溶胶。随着液滴流向收集盘中，乙醇迅速蒸发，形成脂质体（图 3-6）。电喷雾法可连续制备脂质体，具有产业化生产脂质体的潜力。Duong 等[9]采用电喷雾法成功制备了雷西莫特脂质体，其粒径分布为（103 ± 4）nm，与传统薄膜分散法相比，效率更高，脂质体粒径分布更均匀。

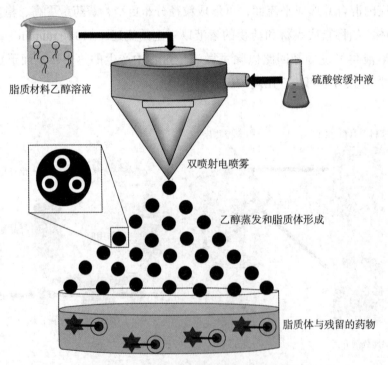

脂质材料乙醇溶液

硫酸铵缓冲液

双喷射电喷雾

乙醇蒸发和脂质体形成

脂质体与残留的药物

图 3-6 电喷雾制备脂质体原理示意图

除以上方法外，脂质体的制备方法还有干燥重建脂质体法、微囊化法、表面活性剂处理法等。还有报道采用胶束溶液和酶制备脂质体的方法（图 3-7）。例如，以酯酶破坏聚乙烯硬脂基衍生物的酯键，形成分解产物胆固醇和聚氧乙烯，再加入磷酸二鲸蜡酯和其他脂质后可以形成多层类脂质体[10]。

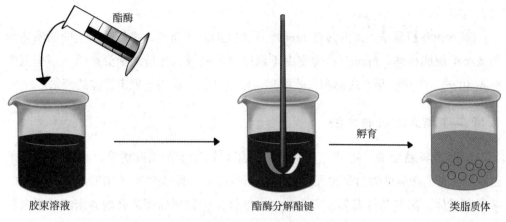

图 3-7 胶束溶液结合酶法制备类脂质体示意图

图中标注：酯酶；胶束溶液；酯酶分解酯键；孵育；类脂质体

二、脂质体粒径的调整方法

纳米载体的粒径分布可影响其经皮渗透性能，一般认为粒径越小则越利于其经皮渗透[11]。然而，为实现某些皮肤附属器靶向递药，如毛囊和皮脂腺给药，拥有较大粒径的纳米粒可能更具优势，如有研究显示约 640 nm 的聚合物纳米颗粒相比于更小的纳米颗粒，其毛囊靶向递药效果更好，而粒径约 40 nm 的纳米载体则会穿越毛囊[12,13]。因此，根据不同的经皮给药目的，可采用以下方法调整脂质体的粒径分布。

（一）减小粒径的方法

1. **超声法** ①探头型超声法：脂质体溶液与探头直接接触，被超声溶液的容器需要浸没在冰水浴中，超声时间过久可能导致脂质发生去酯化，对于敏感型药物易发生变性。同时，也存在探头中的钛脱落，污染脂质体的情况。②水浴型超声法：相比于探头型超声，该法更易于控制液体的温度。但该法超声比较费时，且难以保证所得脂质体的粒径均匀性。

2. **振荡分散法** 是通过高速物理振荡获得一定粒径的脂质体，该法效率较低。

3. **高压均质法** 需通过高压均质机进行，在增压模块的作用下，通过高压将脂质体混悬液快速地泵入高压均质腔，脂质体可同时受到高频振荡、高速剪切、对流撞击和空穴现象等机械力作用和相应的热效应，达到均质的效果。一般均质压力越高，所需循环次数越少，均质后的脂质体粒径越小越均匀。设备运行产生的高温会影响均质效果，故需要有降温装置。

4. **膜挤压法** 一般采用径迹蚀刻微孔滤膜，该膜采用聚碳酸酯等制备，膜孔孔径均一，挤出的脂质体粒径均匀度好。多室脂质体通过膜挤压整粒后，可转变为单室脂质体。

5.French 挤压法　即通过在 French 压力室的高压挤压，将较大粒径的脂质体制备成小单层脂质体。French 压力室由不锈钢材料制成，能持续耐受高压，容积范围在 4~40 ml，其优点是方法温和、效率高、稳定性佳，适用于稳定性差的药物。

（二）增大粒径的方法

1.钙诱导融合法　将带有负电荷的磷脂与钙离子溶液共孵育，再加入络合剂 EDTA 溶液，脂质体通过钙离子的诱导进行膜融合，除去钙离子则形成粒径较大的单层脂质体。因其条件温和，不会使蛋白变性，包封率高而适合制备脂溶性蛋白类药物的脂质体，所得脂质体一般为大单层脂质体。

2.冻融法　采用薄膜分散法制备初形态的脂质体，后经快速冻结（–80℃）和溶解（50℃）的多次循环，水溶性药物如蛋白、多肽等生物大分子药物可诱导入囊泡，从而得到药物包封率较高。随着冻融次数的增加，脂质体的粒径因此随之增大，制备所得多为大单层脂质体。

三、载药方法

脂质体的载药方法分为主动载药法和被动载药法。

（一）被动载药法

被动载药法是在制备脂质体过程中，首先把药物溶于与自身性质相似的有机试剂或者缓冲盐溶液中，将水合温度提高至一定程度，导致脂质体的双分子层流动性和通透性增加，处于分子状态的药物易于透过双层膜。被动载药法一般对于脂溶性药物的包封率较高；对于水溶性药物、溶解性受 pH 或离子浓度影响较大的两亲性药物，其包封率一般较低。

（二）主动载药法

主动载药法的原理是利用离子或化合物的浓度梯度差异进行载药，具有包封率高、药物损耗小、贮存稳定性好等优点。采用该法包载药物时，首先制成空白脂质体，然后调节脂质体的内水相和外水相，使体系中的药物分子在内外水相存在浓度梯度差异，药物主动向脂质体内水腔扩散。两亲性药物和亲水性药物常采用该法载药。影响包封率的主要因素有跨膜 pH 梯度、内水相缓冲能力、外水相调节溶液、盐及其质量浓度的选择以及孵育温度等。以下简要介绍几种常用的主动载药方法。

1.pH 梯度法 利用脂质体与外水相存在 pH 梯度，如将脂质体内水相调为偏酸性，而外水相为中性，药物在中性环境中具备亲脂能力，易于穿过脂质体的磷脂膜进入内水相。进入脂质体后的药物分子处于酸性环境，表现为离子形式，穿透磷脂膜的过程不再可逆，因此药物分子被包封于内水相中。

2.硫酸铵梯度法 与 pH 梯度法原理类似，首先使脂质体内外形成硫酸铵浓度梯度，游离氨通过被动扩散作用扩散到脂质体外，生成铵离子而不易穿回脂质体内部，该过程为不可逆过程，从而使药物积累于脂质体的内水相中（图 3-8）。与 pH 梯度法不同的是，该方法不需调节 pH，不存在 pH 的大幅度变化，制备的脂质体稳定性更好，且硫酸铵的浓度梯度可操控性强。

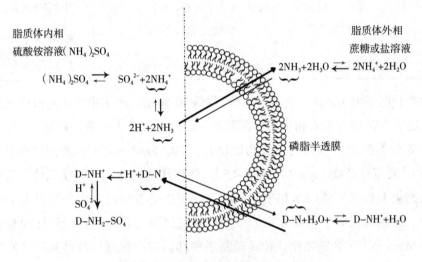

图 3-8 硫酸铵梯度法载药原理示意图

3.醋酸钙梯度法 原理与硫酸铵梯度法相似，但硫酸铵梯度法多用于碱性药物的包载，而此方法多用于酸性药物的包封。当脂质体膜内醋酸钙浓度远高于外水相时，内水相醋酸根离子结合质子生成醋酸，醋酸的渗透系数比钙离子高 7 个数量级，因此导致大量钙离子难以穿越磷脂膜而滞留于内水相中，内水相中的质子被生成的醋酸转运扩散出磷脂膜，使脂质体的内外存在酸碱度的梯度。与 pH 梯度法相比，该方法制备的脂质体药物泄漏显著降低，药物包封率更高。且脂质体内水相中的弱酸性药物可与钙离子生成溶解性更小的盐类，使药物蓄积于脂质体中，提高了脂质体的稳定性。

四、脂质体制备方法的选择

脂质体的制备方法较多，可参考以下因素进行选择：①脂质体组分和待包载药物的理化性质;②所包载药物的毒性和浓度;③脂质体分散介质的类型;④脂质体经皮渗透过程中的行为与机制;⑤需要的粒径范围;⑥大规模生产时的成本、可重复性和临床适用性。其中,药物的油水分配系数是选择脂质体制备方法经常考虑的因素。表 3-2 比较了脂质体不同制备方法的优缺点[14]。

表 3-2 脂质体制备方法比较

制备方法	优势	缺点
薄膜分散法	操作简便	难以规模化生产;包封率低;粒径大
乙醇注入法	适于规模化生产;操作简便,技术要求低	难以完全去除乙醇;对水溶性成分的包封率低
微流体技术	适于规模化生产;包封率高;粒径可控、均匀	对设备要求高
膜控技术	适于规模化生产;操作简单、效率高;包封率高;粒径可控、均匀度高	对设备要求高
电喷雾	适于规模化连续生产;形成的脂质体稳定;包封率高	对设备要求高

油水分配系数($\log P$)是指药物分别溶解在油相、水相中的质量浓度之比,一般采用药物在辛醇、水两相中的分配系数比值的对数值($\log P$)来进行表征。以该指标作为分类依据,可将药物分为脂溶性药物($\log P > 4.5$)、水溶性药物($\log P < -0.3$)、两亲性药物($\log P$ 为 -0.3~4.5)。脂溶性药物分散于脂质双分子层中,水溶性药物包裹在脂质体内水相中,而两亲性药物则被包封在水相与膜内部的交界磷脂中。药物被包载于脂质体中的位置对其包封率、载药量和稳定性均有很大影响。如 Mura 等[15]分别在脂质体的磷脂膜中和内层中包载脂溶性药物,发现将药物包载于具有与其相似性质的部位,所得包封率要高于相反性质部位,且稳定性更好。

以下介绍包载不同性质药物脂质体的适宜制备方法。

(一)脂溶性药物

脂溶性药物易被载入脂质体的双层磷脂膜中,但研究发现普通载入方式易使药物在体内释放过快,从而难以将药物高效率递送至病灶部位发挥药效[16]。因此,脂溶性药物脂质体的制备可根据需要分别采用机械分散法、乙醇注入法等方法。

(二)水溶性药物

包载水溶性药物的脂质体结构中,应具备较大容积的内水相,以提供较大的包载容积。因此在结构上应选择大单室脂质体、多层脂质体或多囊脂质体,多囊脂质体的包载容积一般小于大单层脂质体和多层脂质体。水溶性药物脂质体的制备可根据需要分别采用复乳法、逆向蒸发法等方法进行。

（三）两亲性药物

两亲性药物由于其较高的泄漏率，难以获得较高的包封率，理论上不宜制备成脂质体。但通过选择适宜的方法，如主动载药法或将药物进行前处理（成盐或酯化）后再行包封，亦可制备为性能适宜的脂质体。

五、脂质体的质量评价

（一）粒径及粒径分布、Zeta 电位和微观形貌

脂质体粒径及 PDI、Zeta 电位等性能与其稳定性、载药性能以及体内行为密切相关，具体检测方法见第一章相关部分。脂质体微观形貌可以通过 TEM 等电子显微镜技术进行观察，其中 Cryo–TEM 可以更真实地表征脂质囊泡的形貌特征[17]。为了增加对比度，常以负染法制备 TEM 试样。负染法常用的染料为磷钨酸和钼酸铵，均为阴离子型染料，适用于中性和负电荷的微粒染色。如果微粒带有正电荷，则此类染料可引起微粒的聚集和沉淀，此时可选用阳离子型铀酰盐作为染料，如醋酸双氧铀。还应注意磷酸盐离子会使双氧铀盐沉淀，因此在磷酸盐缓冲液中制备的微粒在染色前应该冲洗去掉磷酸盐离子。近年来出现的 NTA 技术，可对每个纳米粒的布朗运动进行追踪和分析，多光谱先进纳米颗粒跟踪分析技术（multispectral advanced nanoparticle tracking analysis，MANTA）则可用于多分散的脂质体粒径的研究[18]。

（二）载药量与包封率

载药量与包封率是脂质体性能的重要评价指标，对脂质体的临床应用剂量确定和生产质量控制具有重要价值，《中国药典》（2020 年版）规定脂质体产品的药物包封率不得低于 80%。

（三）稳定性

脂质体的稳定性涉及从生产到储存以及药物递送的过程，其稳定性评价指标包括制剂性状、微观形态结构、粒径及 PDI、Zeta 电位、渗漏率及磷脂氧化程度等。

1. 渗漏率 脂质体不稳定的问题多表现为药物渗漏和易降解，药物的泄漏会导致改变药物体内代谢并降低药效，甚至可能造成较大的毒副作用。因此，渗漏率是

衡量脂质体稳定性的重要指标，渗漏率的计算如下。

$$渗漏率 = \frac{贮存后渗漏到介质中的药量}{贮存前包封的药量} \times 100\%$$

（3-1）

2. 磷脂的氧化程度 脂质体中磷脂的脂肪酸不饱和程度较高，易发生氧化，氧化过程分为单个双键的偶合、氧化产物的形成、乙醛的形成与键断裂三步。磷脂氧化程度的评价方法一般分为两种。

（1）检测氧化指数 氧化后的磷脂在紫外光 230 nm 左右波长处存在特定吸收，而未氧化的磷脂则无，因此可配制一定浓度的磷脂的无水乙醇溶液，分别在 233 nm 和 215 nm 波长处检测判断，磷脂氧化指数一般应低于 0.2，氧化指数的计算如下。

$$氧化指数 = \frac{A_{233\,nm}}{A_{215\,nm}}$$

（3-2）

（2）测定氧化产物 卵磷脂氧化会产生丙二醛和溶血磷脂，而丙二醛在酸性条件下可与硫巴比妥酸反应生成红色颜色。该化合物在波长 535 nm 处有特异吸收，因而可根据吸收指数判断磷脂氧化程度。

可通过加入抗氧化剂、除去多余金属离子、避免光照等方法减缓磷脂的氧化；或将脂质体进行冻干处理，制成固态的前体脂质体，避免因脂质体长期分散于水性介质中导致的不稳定问题。也可通过在囊泡表面包覆某些聚合物等提高稳定性，如有报道发现经透明质酸或天冬氨酸等修饰后的脂质体，其稳定性明显提高[19]。

（四）体外释放行为

体外释放行为是脂质体的重要性能评价指标，与其质量控制和临床应用密切相关。现行药典尚未规定具体评价方法，但规定在进行体外释放试验时，需评价脂质体表面吸附药物产生的突释效应，试验开始 0.5 小时内的释放量要求低于 40%。

（五）脂质体结构及所包载药物的物理状态

脂质体以单层（单室）或多层（多室）存在，其脂质膜层数量可以通过 SAXS、NMR 和 AFM 测定。SAXS 可以与能量色散 X 射线衍射（energy dispersive X-ray diffractionk，EDXD）共用于表征脂质双层膜的厚度。可以通过荧光探针在一定时间和温度下的迁移率来评估脂质体膜的流动性和完整性。DSC 和 XRD 等技术可用于分析药物在脂质体中的物理状态（无定形态或结晶态）。另外，可通过 DSC、同步辐射宽角 XRD、拉曼光谱和荧光偏振度的测定，分析药物在脂质体中的分布部位以及对脂质体膜流动性的影响[20]。

第三节　脂质体经皮渗透特性与评价方法

本节对脂质体促进药物经皮渗透的作用机制，不同类型脂质体的经皮渗透行为，以及脂质体经皮渗透的评价方法进行简要介绍。

一、脂质体经皮渗透途径

（一）角质层途径

脂质体作为药物载体，通过影响角质层促进药物经皮渗透可包括以下三种作用机制。

1. 融合机制　脂质体的组成和磷脂膜结构使其具有良好的皮肤亲和性，磷脂可与角质层脂质发生融合，药物从脂质体中释放，进入角质层。脂质体与角质层的融合与脂质交换，还可以在角质层细胞间形成脂质薄片，疏松角质层，促进药物的渗透[21]。采用与角质层相同或相近的磷脂材料制备脂质体，有助于通过脂质体与角质层的融合与脂质交换作用而改变角质层结构，克服角质层屏障，促进药物的经皮吸收。

2. 水合机制　脂质体可显著提高皮肤角质层的水合作用，改变角质层脂质双分子层中疏水部分的排列及结构，从而使药物易于穿透角质层。另外，脂质体所含的类脂成分可在皮肤表面形成脂膜，减少皮肤水分流失，提高角质层含水量，有利于药物渗透。

3. 穿透机制　脂质体因其粒径大小、结构和组成成分的不同，在皮肤中穿透行为也不同。传统脂质体一般难以直接穿透角质层，改性后的可变形脂质体如传递体、醇质体等可能凭借其变形能力，经由角质细胞间的水、气通道等穿越角质层，携带药物进入皮肤深层组织。

（二）细胞间途径

一般而言，脂质体难以直接穿越角质层而进入活性表皮和皮肤深层，但一些物理促透手段与脂质体联用的经皮递药系统，如载脂质体微针等，可将脂质体直接递送至皮肤内，使脂质体与活性皮肤细胞接触；或某些可变形脂质体具有以完整形态穿越皮肤角质层的能力，进而与皮肤深层细胞发生相互作用。脂质体与皮肤细胞的作用过程可分解为如下步骤。

1. 吸附 一般通过静电等作用力产生非特异性的吸附，或通过脂质体表面修饰的特异性配体与细胞表面受体结合而特异性地吸附于细胞表面。若脂质体所携带的电荷与细胞表面电荷相反，则会产生更大的吸附作用。有研究发现带有负电荷的载药脂质体中药物的经皮渗透速率分别为药物醇溶液、中性脂质体、带正电荷的脂质体的 9.3 倍、2.5 倍和 2.7 倍，表明带有负电荷的脂质体相较于中性脂质体经皮渗透能力显著增强[22]。

2. 脂交换 脂质体双层膜结构与细胞膜脂质的成分交换。

3. 内吞 脂质体进入细胞的主要机制。研究发现传递体和醇质体可经网格蛋白介导的内吞途径和溶酶体进入皮肤细胞[23]。

4. 融合 即因脂质体的脂质与细胞膜具有相似性质而被细胞融合摄入，再通过溶酶体作用使脂质体内部药物释放于体内。

脂质体跨细胞递药途径不容忽视。有研究表明[24]，分别以醇质体和脂质体作为补骨脂素的经皮给药载体，醇质体输送的补骨脂素穿过皮肤的渗透量增加，而药物在皮肤中的蓄积量减少，提示醇质体可通过跨细胞途径向更深层递送药物。

（三）毛囊途径

纳米载体可直接进入毛囊。由于毛囊在皮肤面积中占比很小，曾被认为并非纳米载体促进药物经皮渗透的主要途径，其对药物经皮递送的贡献几乎可以忽略。然而，近年来研究发现，毛囊途径可能是纳米载体促进药物经皮吸收的重要途径[25]。表面具有可润湿性的纳米粒与毛囊组织亲和性好，较之表面疏水的纳米粒更易于经毛囊吸收，而脂质体恰好具有该方面的优势。如以脂质体包载 γ- 干扰素，分别施用于离体人体皮肤、裸鼠皮肤与仓鼠皮肤，结果毛囊分布最密的仓鼠皮肤中的药物累积皮肤滞留量最大。以二棕榈酰磷脂酰胆碱（DPPC）制备的单室脂质体包覆 PLGA 纳米粒作为药物载体，毛囊摄取率为 6.95% ± 2.30%，显著高于未经脂质体包覆的 PLGA 纳米粒组（3.15% ± 1.23%），提示与毛囊组成类似的亲脂性材料更易于经毛囊吸收[26, 27]。

图 3-9 中总结展示了脂质体促进药物经皮吸收的不同途径[28]。

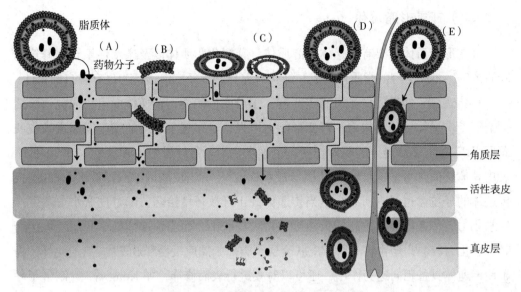

图 3-9 脂质体经皮渗透的不同机制

注：A. 脂质体在角质层外释药；B. 脂质体破裂后的脂质材料发挥促透作用；C. 脂质体与角质层融合；D. 某些可变形脂质体以完整形态穿越角质层；E. 脂质体经毛囊和（或）皮脂腺途径进入皮肤

二、不同脂质体的经皮渗透行为

（一）传统脂质体

传统脂质体的脂质层流动性小，膜弹性小，可变形性相对较差。脂质体曾被认为可以完整的形态穿过皮肤，但随后的研究发现脂质体在穿透皮肤前后的大小和结构均存在差异[28]。传统脂质体在用于经皮递药时，递药效率与其脂质层结构并无关系，而与其粒径大小、包封率以及皮肤生理状态相关。因促渗作用有限，传统脂质体主要用于皮肤局部递药。早在 1980 年，研究人员即发现以磷脂与胆固醇摩尔比为 1.1∶0.5 制备载曲安奈德的脂质体，表皮与真皮层中的药物量是传统软膏剂的 4~5 倍；Touitou 等以磷脂与胆固醇摩尔比为 50∶1 制备载咖啡因脂质体，经皮给药后，药物的累积皮肤滞留量是水溶液组的 12 倍[29, 30]。

磷脂种类及其与胆固醇的配比不同，其所形成的磷脂膜的相转变温度也不同，影响磷脂膜的流动性，从而对脂质体的经皮促渗作用产生影响。如双氯芬酸脂质体凝胶的经皮渗透系数显著高于其凝胶剂，脂质体粒径约为 700 nm，基本排除其直接进入皮肤的可能，而是通过与角质层的相互作用发挥促渗作用[31]。另外，脂质体经皮给药后可靶向皮肤附属器，尤其是毛囊及与其相关的皮脂腺，用以作为药物载体治疗与毛囊相关的疾病如痤疮和脱发等具有优势。

（二）可变形脂质体

可变形脂质体主要有传递体、醇质体、萜烯化脂质体以及亲水性聚合物修饰的脂质体等。不同类型的脂质体组成和结构有差异，其经皮渗透行为也有各自的特性。

1. 传递体 传递体促渗机制主要有：①可变形能力，传递体的组成成分边缘活化剂赋予传递体抗压力能力，可变形能力增强，能穿越角质层的细胞间隙进入皮肤深层组织[32]。②渗透压的驱动作用，也称水化力。角质层中的含水量（15%）低于表皮其他层的含水量（75%），从而形成水梯度[33]。当皮肤因湿润降低了水梯度时，传递体的经皮渗透量有所减少。当传递体处于开放环境给药，随着皮肤水分蒸发产生水化力，传递体经由皮肤的天然裂隙挤入皮肤中。而当传递体处于封闭环境递药时，水化力较弱，药物将滞留于皮肤表层，类似于储库缓慢释放药物[34]。此外，为了使传递体具备靶向递药作用，还可以对其进行表面修饰，如 Kong 等[35]制备了一种透明质酸修饰的传递体，传递体能够有效渗透到深层皮肤组织中，从而增强了药物吸收，而透明质酸则发挥主动靶向肿瘤的作用。Hou 等[36]采用透明质酸及 L-组氨酸修饰载阿霉素的传递体，实现经皮给药主动靶向 B16F10 肿瘤细胞。

2. 醇质体 影响醇质体经皮渗透的因素有很多，包括醇的种类及用量，磷脂的组成及比例等。乙醇是一种皮肤渗透促进剂，对醇质体的理化性质有以下影响：①减小粒径；② Zeta 电位多为负值，减少聚集和融合，增加稳定性；③与传统脂质体相比，醇质体的膜流动性与可变形性更好，经皮渗透速率更高；④通过溶解作用，将脂溶性药物分散于囊泡的磷脂层中，有助于提高脂溶性药物的包封率。

醇质体的促渗机制可总结为：①扰乱角质层的脂质组织，提高脂质流动性并降低细胞间脂质密度；②醇质体与扰乱后的角质层相互作用，改变细胞间脂质层，因此建立了穿过角质层到皮肤深层的通路；③醇质体可变形能力较强，可穿越角质层，从而可被皮肤深层蓄积和被皮肤细胞摄取[37, 38]。

醇质体综合了乙醇和脂质体的促渗作用，且载药量较大，作为经皮给药载体具有优越的经皮递药性能。有文献报道[39]，载补骨脂素的醇质体比传统脂质体的药物经皮渗透速率提高了 3.50 倍。将川芎嗪载于醇质体中，其 24 小时体外经皮累积渗透量达（183±18）μg/cm^2，远高于游离药物组的经皮渗透效率；药代动力学结果表明，醇质体组的药物相对生物利用度为 209.45%，而传统经皮给药制剂组的相对生物利用度仅为 98.63%[40]。在进行醇质体处方研究时，一般需考察乙醇浓度对制剂与经皮渗透作用的影响。如制备吲哚美辛醇质体，发现以 20% 乙醇作为分散介质，所得醇质体囊泡大小为（55±8）nm，Zeta 电位为（-39.06±1.53）mV，与市售制剂和吲哚美辛的乙醇溶液相比，醇质体组药物 24 小时经皮累积渗透量最高[41]。

除具有较强的经皮递药能力外，醇质体还被认为能够在皮肤深层蓄积，即具有较好的深层皮肤靶向作用。如辛伐他丁醇质体的累积经皮渗透量及皮肤滞留量均显著高于传统脂质体[42]。但也有研究认为醇质体难以保持完整囊泡形式渗入皮肤，如以罗丹明 B 标记醇质体，发现醇质体可经由毛囊和角质层的途径渗入皮肤，而在渗透的过程中，醇质体囊泡被破坏，磷脂被保留在上部表皮，而荧光物质则逐渐穿透皮肤[43]。

乙醇制备的醇质体有乙醇易挥发、囊泡不稳定的缺点，可在醇质体处方中采用挥发性低的丙二醇和乙醇混合物代替单纯的乙醇，提高囊泡的稳定性。二元醇质体可发挥不同低链醇的优势，改善制剂稳定性，并增强其经皮渗透能力。如以乙醇、丙二醇制备的二元醇质体，可使脂质囊泡可变形性增加，对角质层的排列结构的改变作用更强，从而增加药物的经皮渗透量[44]。也可直接以丙二醇或丙三醇代替乙醇制备成醇质体或共同制备成多元醇质体，如以丙三醇和透骨草挥发油共杂化形成的新型醇质体，其药物体外经皮渗透速率分别比不含挥发油醇质体、传统脂质体和酊剂高 1.4 倍、1.6 倍和 1.7 倍。体内研究表明，含挥发油醇质体组小鼠滑膜中的药物量是不含挥发油醇质体组的 3.1 倍；以 Cy5.5 标记载体，给药 5 小时后，含挥发油醇质体组小鼠膝关节中的荧光强度是不含挥发油醇质体组的 1.8 倍[45]。

3. 萜烯化脂质体 是由磷脂、乙醇和具有促渗作用的萜烯组成的新型脂质体。与传统脂质体相比，萜烯化脂质体的经皮渗透作用较强，其促渗作用主要通过破坏角质层脂质、与细胞内蛋白质相互作用，以及改善药物在角质层中的分配而实现。脂质体中所含的乙醇和萜烯除具有促渗作用和柔化脂质膜作用外，还可为脂质体表面提供负电荷，提高其稳定性。有研究显示，随着制剂处方中萜烯量的增加，磷脂囊泡的可变形性增强，但囊泡体积也随之增加。在经皮渗透过程中，大部分囊泡在经过角质层时崩解，但仍有少量粒径较小的囊泡可保持完整的形态穿越角质层[46]。

将含有 1.5% 的柠檬烯的萜烯化脂质体载抗生素氨苯砜用于经皮给药后，药物在体皮肤滞留量为 4.11 $\mu g/cm^2$，而药物醇溶液组仅为 1.71 $\mu g/cm^2$。萜烯化脂质体组 AUC_{0-10h} 比药物醇溶液组的 AUC_{0-10h} 高了近 1 倍 [分别为 14.54 $\mu g/(cm^2 \cdot h)$ 和 8.01 $\mu g/(cm^2 \cdot h)$]，表明萜烯化脂质体可以显著增强药物的经皮渗透[47]。Sindy 等[48]通过刺激毛发毛囊（机械按摩刺激）以及闭塞毛囊来比较传统脂质体和萜烯化脂质体在头皮毛囊中的渗透性能，发现脂质体穿过角质层的渗透率随着其粒径的增加而减少，脂质体可将亲水性物质如羧基荧光素递送到毛囊中。闭塞毛囊对于传统脂质体的穿透深度影响明显，而对于萜烯化脂质体无显著影响。

（三）功能化修饰脂质体

1. 透明质酸化脂质体 作为经皮给药载体，可有效提高制剂稳定性，同时增加药物在皮肤中的蓄积，这可能与透明质酸水合作用强，同时可靶向皮肤附属器有关[49]。利用某些皮肤炎症性病变的细胞，可以通过透明质酸修饰脂质体，构建炎症皮肤靶向递药系统，如以透明质酸修饰醇质体作为姜黄素经皮给药载体，用以局部给药靶向治疗 CD44 蛋白高表达的银屑病样炎性皮肤[50]。透明质酸在醇质体表面形成的凝胶网络可减少姜黄素的渗漏。与普通醇质体比较，透明质酸化醇质体可显著提高姜黄素的经皮递送，其经 8 小时的累积经皮渗透量和皮肤滞留量分别为普通醇质体组的 1.6 倍和 1.4 倍，是姜黄素溶液组的 3.1 倍和 3.3 倍。

2. 壳聚糖修饰脂质体　壳聚糖为一种阳离子聚胺类辅料，可溶于酸性溶液中，形成载正电荷的阳离子基团。壳聚糖与组织的黏附性好，且易进行化学修饰，可用于构建功能化纳米载体。采用壳聚糖修饰脂质体，可改善其 Zeta 电位，提高脂质体的稳定性，增加细胞对脂质体的摄取量。Jeon 等[51]以磷酸二十六基为脂质体提供负电荷，外层另以荷阳离子的壳聚糖与荷阴离子的透明质酸结合包裹，制备多层脂质体。该涂层提高了制剂稳定性，具有缓释作用，同时显著增强了疏水性药物槲皮素的经皮吸收。Lee 等[52]采用壳聚糖作为涂层剂制备吲哚菁绿脂质体，Zeta 电位从负值变为正值，可避免药物的降解，提高脂质体的稳定性。B16F10 细胞对于壳聚糖修饰后的脂质体的摄取量及细胞毒性显著增加，同时相较于未包覆壳聚糖的脂质体，可使药物更多地进入深层皮肤，而游离药物组及未包覆壳聚糖的脂质体组的药物分布则主要集中于皮肤表层。

3. TPGS 修饰脂质体　TPGS 是维生素 E 的衍生物，由维生素 E 琥珀酸酯与聚乙二醇酯化合成，生物相容性好，已被美国 FDA 批准作为药用辅料，可在制剂中作为乳化剂、增溶剂、稳定剂等使用。也可用于合成前体药物，或与其他共聚物形成混合载体，提高药物的稳定性。TPGS 还是一种有效的 P- 糖蛋白抑制剂，可用以构建逆转肿瘤多药耐药（multidrug resistance，MDR）的给药系统。研究表明，以 TPGS 修饰醇质体作为秋水仙碱的经皮给药载体，经皮递药效率更高，药物累积经皮渗透量和皮肤滞留量分别是普通醇质体组的 1.42 倍、1.43 倍[53]。

4. 多肽修饰脂质体　细胞穿膜肽（cell penetrating peptide，CPP）为一类可携带蛋白、核酸、多肽等生物大分子物质进入细胞的短肽，跨膜转运能力强。早期的研究认为穿膜肽的穿膜能力经过内吞途径，但随着研究的深入，发现大多数穿膜肽可直接入胞。Kwon 等[54]采用细胞穿透肽修饰的脂质体为载体，用于经皮递送何首乌提取物，未经修饰的普通脂质体和穿膜肽修饰脂质体的 Zeta 电位分别为 –45 mV 和 +42 mV。穿膜肽修饰脂质体组的体外细胞摄取量及经皮渗透速率均优于普通脂质体组。

5. 其他类型脂质体　以不同类型人工合成伪神经酰胺脂质体载黄芩苷，当两种伪神经酰胺用量比为 2 : 1 时，脂质体的促渗效果最好，经皮渗透速率优于普通脂质体[55]。热敏型脂质体也被应用于经皮给药中，将荧光素异硫氰酸酯共轭卵清蛋白包载于热敏型脂质体中，经皮给药后，采用分级激光辐照增温，其经皮渗透性能显著增加[56]。另有以鱼精蛋白构建的阳离子脂质体，与透明质酸结合，作为生长因子的局部给药系统，外用治疗糖尿病创面，可有效促进创面愈合[57]。

（四）类脂质体

类脂质体的经皮促渗机制与磷脂脂质体相似。除可在皮肤表面形成较高的药物浓度梯度，促进药物成分向角质层内扩散外，其所含的非离子型表面活性剂还可充当促渗剂，扰乱角质层脂质结构，增加脂质流动性，提高角质层水合作用，从而疏松角质层的致密结构，增加药物的经皮渗透[58]。有研究认为类脂质体的促渗作用是以载药囊泡为整体而发挥的[59]。如分别采用相同表面活性剂制备类脂囊泡和药物的亚胶束，载药类脂囊泡对药物的经皮促渗作用显著高于亚胶束组，同时也显著优于空白类脂囊泡预处理后的水溶液组，提示类脂囊泡对药物的有效包载是其发挥促渗作用的关键。

为了增强类脂质体的促渗作用，还可将其制备成柔性囊泡。Eid 等[60]研究发现丁香油、桉油等可作为膜柔软剂，使以 Span 60 和胆固醇（2 : 1，W/W）形成的类脂质体膜流动性增加，对所包载的非洛地平的促渗作用显著优于传统类脂质体。Manosroi 等[61]以二棕榈酰磷脂酰胆碱、Tween 61、胆固醇和乙醇为处方制备柔性类脂质体，作为双氯酚酸的经皮给药载体，所得弹性囊泡的变形指数分别为载药和未载药传统类脂质体的 13.76 倍和 3.44 倍，表明弹性囊泡的柔韧性更高。体外经皮给药后，载药柔性类脂质体凝胶组药物在角质层、去角质层皮层中的皮肤滞留速率分别为（191.27 ± 9.52）μg/（$cm^2 \cdot h$）、（16.97 ± 2.77）μg/（$cm^2 \cdot h$）、经皮渗透速率为（3.76 ± 0.54）μg/（$cm^2 \cdot h$），而含有等量药物的市售乳胶组的以上参数分别仅为（60.84 ± 13.63）μg/（$cm^2 \cdot h$）、（7.33 ± 1.7）μg/（$cm^2 \cdot h$）和（0.14 ± 0.01）μg/（$cm^2 \cdot h$）。

三、脂质体经皮渗透评价方法

（一）脂质体经皮渗透行为评价

1. 扩散池法 经济合作与发展组织（organization for economic co-operation and development，OECD）的 Guidelines-428 将经皮给药评价分为体内评价与体外评价[62]。体外评价一般采用扩散池法进行，接收液能保证漏槽条件，温度应恒定控制在与在体皮肤的温度相近,因为温度会影响化学物质的被动扩散。人或实验动物的皮肤均可用于体外评价。在保障皮肤完整性的前提下,表皮或全皮(200~400 μm)均可,一般取材后 24 小时内使用。除非有特殊要求或者需要检测皮肤层中的化学成分,皮肤厚度不应超过 1 mm。每个样品最少平行 4 份,固体药物的经皮给药量通常为 1~5 mg/cm²,液体药物通常为 10 μl/cm²。

此法可用于筛选脂质体处方组成以及比较不同类型的脂质体及其他制剂的皮肤滞留量与经皮渗透速率。

2. 显微镜技术　如光学显微镜和扫描电子显微镜可用于观察经皮给药后皮肤的微观结构变化,通过考察不同类型脂质体对皮肤结构的影响来评估其影响药物经皮吸收的机制。

对于尚未确定穿透皮肤机制的可变形脂质体如传递体等,可以荧光物质标记,利用激光共聚焦跟踪其透皮过程,可直观分析荧光物质在皮层的分布,可用于无创和连续地监测药物吸收,穿透过程是否发生形变,明晰透皮路径与机制,评价制剂的促渗作用。还可探讨脂质体膜的流动性与药物的经皮渗透的相关性。

通过多光子激发的荧光波动光谱,测量人体皮肤中荧光物质的局部扩散系数,结合多光子激发荧光显微镜成像获得的结构信息和扩散信息,可构建荧光物质在不同深度角质层中的空间分辨扩散图[63]。对于多肽类修饰的脂质体则可应用此技术分析其透皮过程是内吞或是穿膜。

另外,也有将 AFM 应用于脂质体与角质层作用的研究。通过 AFM 观察,可表征皮肤的皱纹深度,如发现以磷脂、神经酰胺和胆固醇构建的脂质体可使角质层变得光滑,皱纹减少[64]。可借此方法进一步研究醇质体对于角质层扰乱从而增加透皮效果的机制。

3. 微透析技术　是一种半侵入式体内采样技术,利用透析原理分离物质,再与 HPLC 或 HPLC-MS 等联合,测定透析液中的药物浓度,来评价目标药物在组织和体液中的分布情况[65]。皮肤微透析技术能在体、原位、实时地检测受试者皮肤组织及细胞外液的待测成分,克服了离体皮肤与在体皮肤性质差异的弊端,反映皮下药物的实时变化动态。Zhang 等[66]利用在体皮肤微透析,通过监测皮肤深处的局部药物浓度,对载补骨脂素脂质体的经皮渗透性进行评价,证明脂质体经皮递送药物显著优于药物水溶液。

(二)脂质体对皮肤角质层作用的评价

1. 荧光光谱技术　荧光光谱是用于考察脂质体经皮递送机制的常用技术。以脂质体分别包载亲脂性荧光染料尼罗红和亲水性染料磺基罗丹明 B,在猪乳头局部涂抹 6 小时后，以荧光光谱法分析角质层表面的峰值荧光强度，与溶液组相比，导管上皮中的荧光深度增加，而角质层中荧光强度没有明显增强，表明脂质体改善了乳腺导管的渗透能力，而对于染料由角质层途径渗透进入乳头没有明显的促进作用[67]。

以红色荧光标记脂质体膜，以绿色荧光标记脂质体包载药物，进行体外皮肤渗透研究，借助激光共聚焦显微镜观察荧光分布，发现绿色荧光同时分布在角质细胞内和细胞间脂质中，而红色荧光在细胞间脂质区域荧光强度高于角质细胞内，表明脂质体可穿透细胞间脂质，增强亲水性化合物的皮肤递送[68]。

2. 其他光谱技术 将红外光谱用于角质层表征。使用胰蛋白酶消化法将角质层与表皮进行分离，将制剂作用于提取好的角质层后，冲洗并进行干燥处理，使用红外光谱仪进行扫描。通过热响应化学键伸缩振动位移确定角质层微观结构的相变行为，以角质层流动性变化评价脂质体对角质层的影响，探究脂质体是否是通过提高角质层流动性以增加药物的皮肤渗透[68]。

针尖增强拉曼散射光谱（tip-enhanced raman spectroscopy，TERS）能够在纳米空间分辨率成像，可以提供纳米级的结构信息。该光谱技术结合高分辨率扫描探针显微镜，可以呈现出角质层中完整的脂质体图像，可用于鉴定角质层与脂质体之间的两种相互作用方式：脂质体中的磷脂在角质层中扩散和分布；脂质体完整地穿过角质层[69]。

3.DSC 可利用 DSC 检查皮肤角质层的熔点变化，评价脂质体制剂对角质层中的脂质结构的作用。通过 DSC 检查角质层中的热变化，可以确认脂质体制剂对角质层中层状脂质的影响。正常角质层在 55~75℃附近会出现吸热峰，是由脂质双层中脂质链部分的熔化引起的。相比于正常皮肤，脂质体制剂作用后的皮肤角质层吸热峰温度下降，提示其层状脂质结构由固体脂质过渡到液体有序相，说明脂质体增加了角质层中脂质的流动性[68]。

4. 显微镜技术 采用扫描电镜可直观分析经脂质体给药后的皮肤角质层的变化，目前已有高分辨显微镜应用于脂质体的经皮渗透机制的研究。采用该方法进行研究时，建议选择裸鼠皮肤。由于皮肤表面可能存在大量细菌，在制样时应在不破坏角质层的前提下，尽量将皮肤表面清洗干净。为了从不同角度观察角质层状况，可分别制备平铺和具有皮肤横截面的样品。

受激发射损耗（stimulated emission depletion，STED）显微镜具有较高的分辨率，可以观察到角质层中的脂质层等皮肤结构。为了研究脂质体与皮肤的相互作用，Dreier 等[70]采用了一种超分辨率显微镜技术，即 STED 联合光栅图像相关光谱法，研究脂质体与皮肤的相互作用。将荧光标记的脂质体涂在人皮肤上，12 小时后取皮肤冷冻切片，STED 图像下观察到皮肤表面之下不存在完整的脂质体囊泡，说明脂质体破裂后与角质层的脂质融合，从而发挥促渗透作用。

5. 皮肤水分测定　皮肤的水分变化与皮肤完整性和屏障功能相关，皮肤水分的减少与角质屏障被破坏有关，故测定皮肤失水量（transepidermal water loss，TEWL）是评价脂质体对皮肤角质层影响的重要指标。

（三）脂质体可变形能力表征

脂质体膜材组成、分散介质以及所包载药物均可影响膜流动性和可变形性。脂质体的可变形能力可以用在恒定压力下、单位时间通过一定孔径微孔滤膜的脂质体体积占总测试脂质体体积的比值来间接评价，还可通过考察磷脂膜的流动性来表征分析其产生可变形性的机制。膜流动性可以通过 DSC、荧光光谱法、拉曼光谱法等进行表征。

通过 DSC 测定的相变温度可以反映出膜的流动性，因为相变过程相当于膜结构产生流动性变化的过程。脂质体膜中脂质分子排列有序性越高，则产生相变的温度就越高，膜的流动性相应就越低。脂质体膜流动性可借助荧光分光光度计进行测定，先用荧光染料标记脂质体，通过荧光分光光度计测量得到的光强度可以计算出染料的荧光各异向性。荧光各向异性代表脂质体膜磷脂双层的结构顺序和方向，与脂质体膜的流动性成反比，即其值越低表明膜流动性越大[68]。

第四节　脂质体在经皮给药中的应用

脂质体经皮给药可用于治疗皮肤疾病、局部止痛、抗炎、促进伤口愈合以及抑制脱发等，可将药物递送至皮下深层组织中发挥作用。另外，脂质体还被广泛用于功效性化妆品领域。目前上市的脂质体经皮给药制剂主要集中用于皮肤局部治疗。表 3-3 中列举了部分脂质体经皮给药制剂的临床应用实例。

表 3-3　脂质体经皮给药制剂应用实例

产品名称	药物	适应证	应用和开发阶段	公司
Pevaryl®	益康唑	皮肤真菌感染	1988 年上市	Cilag
Diractin	酮洛芬	膝骨关节炎	Ⅲ期临床	IDEAAG
Dermos	紫杉醇	皮肤癌	临床前试验	Aphios Corporation

续表

产品名称	药物	适应证	应用和开发阶段	公司
LP-10	他克莫司	银屑病	临床前研究	Lipella
T4N5 脂质体乳液	T4 核酸内切酶	着色性干皮病	Ⅲ期临床	AGI Dermatics Inc
HL-009 脂质体凝胶	HL-009	特应性皮炎	Ⅱ期临床	HanAll BioPharma Co., Ltd.
棕榈酸视黄酯脂质体	棕榈酸视黄酯	痤疮	Ⅱ期临床	Sara Mohamed Awad, Assiut University
Repigel	聚维酮碘	痤疮	Ⅱ期临床	National University Hospital, Singapore
布比卡因脂质体	布比卡因	疼痛	Ⅳ期临床	明尼苏达大学临床转化科学研究中心
硝酸益康唑脂质体凝胶	硝酸益康唑	真菌感染	2003 年上市	乐山中西制药有限责任公司
重组人干扰素 α2b 脂质体乳膏	重组人干扰素 α2b	尖锐湿疣	2004 年上市	深圳市海王英特龙生物技术股份有限公司

注：信息搜集自 https://clinicaltrials.gov/，http://www.nmpa.gov.cn，https://www.fda.gov/，检索日期为 2020 年 3 月 31 日。

一、皮肤局部作用

（一）传统脂质体

由于可变形性较差，传统脂质体的经皮促渗作用一般弱于可变形脂质体，因此用于局部给药的报道较多。表 3-4 中为近 5 年来传统脂质体用于皮肤局部给药的部分研究实例。

表 3-4　传统脂质体皮肤局部给药研究实例

药物	制剂处方 / 制备方法	理化指标	适应证	经皮渗透优势	参考文献
四环素盐酸盐、维甲酸	二棕榈酰磷脂酰胆碱 / 胆固醇；薄膜分散法	粒径：（166.4 ± 4.87）nm；Zeta 电位：（16.0 ± 0.8）mV；包封率：86.8% ± 0.68%、88.1% ± 0.50%	痤疮	体外抑菌作用为游离药物组的 3.9 倍	[71]
槲皮素、白藜芦醇	大豆磷脂 S75/ 油酸；薄膜分散 – 超声法	粒径：（79.0 ± 4.1）nm；Zeta 电位：（−40.0 ± 6.7）mV；包封率：71.2% ± 10.9%、72.1% ± 6.6%	皮肤损伤	体内抗水肿、消炎的有效率近 80%，而游离药仅 50%	[72]
铜肽	DOPC/DOPG/ 胆固醇；薄膜分散法	粒径：117.2 nm；Zeta 电位：−37.88 mV	烫伤	促进烫伤小鼠血管再生能力为游离药的 1.6 倍	[73]

药物	制剂处方/制备方法	理化指标	适应证	经皮渗透优势	参考文献
尿囊素	大豆磷脂/摩洛哥果油；复乳法	粒径：（130.0±6.1）nm；Zeta电位：（-65.0±3.3）mV；包封率：84.0%±6.2%	增生性瘢痕	体外累积经皮渗透量是游离药的4.9倍	[74]
马钱子苷	卵磷脂/胆固醇；溶剂蒸发法	粒径：151 nm；Zeta电位：-48 mV；包封率：70.14%	烧伤	伤口愈合率达36.74%±8.49%，是游离药物的1.4倍	[75]
夫西地酸	磷脂酰胆碱/胆固醇/Span80；薄膜分散法	粒径：（420.6±11.3）nm；包封率：72.6%±1.4%	细菌性皮肤感染	脂质体凝胶体外皮肤滞留量为普通水凝胶的2.5倍	[76]

以下举例说明传统脂质体作为经皮给药载体，在皮肤疾病治疗中的应用。

1. 局部给药增强毛囊靶向作用，治疗脱发 传统脂质体组成成分与皮脂成分相似，有助于在毛囊部位释放药物，可作为毛囊靶向递送药物的载体。已有用于治疗脱发的脂质体洗液上市，如意大利 Fidia 制药公司开发的 Trinov 乳液，其中以脂质体共载负二高 -γ- 亚麻酸（dihomo-γ-linolenic acid），S- 牛尿酚（S-equol）和丙酰 -L-肉碱亚麻酸（propionyl-L-carnitine），对有雄激素性脱发迹象的 30 名男性和 30 名女性进行临床试验，每天头部局部应用该洗剂，持续治疗 6 个月，女性毛发明显增加，男性略有增加。女性和男性患者分别从治疗后 1 个月和 3 个月开始，观察到毛发生长增多和毛发脱落减少，表明脂质体适于作为治疗脱发药物的局部给药载体[77]。

米诺地尔是用于治疗雄激素性脱发的常用药物，Mura 等[78] 分别以脂质体和类脂质体作为其经皮给药载体，发现未纯化（未除去游离药物）脂质体的药物经皮渗透量是纯化脂质体的 1.5~5 倍，表明脂质体同时促进了未包载药物的经皮渗透。采用透析法纯化后的脂质体粒径增大，而经纯化后，粒径分布较小的脂质体组（200~300 nm）的药物经皮渗透量高于粒径分布较大的类脂质体（750~3200 nm）。纯化脂质体表皮与真皮层中的药物量分别占给药量的 13% 和 1%~1.5%，而类脂质体则分别只占 1.9%~3.5% 和 0.3%~0.5%。另外，包载米诺地尔的脂质体相比于米诺地尔丙二醇 - 水 - 乙醇体系的溶液，能更好地渗透进入表皮层和真皮层，但类脂质体组与溶液组之间并无显著差异。类脂质体的皮肤渗透性较差，可能因米诺地尔在该制剂中的电离程度高，导致药物的油水分配系数较小（-0.1±0.1），米诺地尔在各脂质体中的油水分配系数值为 0.3~6。米诺地尔经皮渗透主要通过角质层细胞间途径和皮肤附属器如毛囊途径等，均为脂质环境，由于分散于脂质体体系中的米诺地尔与其中性形态（米诺地尔在 pH ≥ 8.5 的未解离环境下的油水分配系数值为 0.69）的油水分配系数值相接近，因此较之类脂质体，脂质体表现出更强的促渗作用。

2. 局部给药增强与细菌细胞壁融合，治疗痤疮　由于脂质体可与某些细菌的细胞壁相融合，提高细菌摄入药物量，因此还可用作抗菌药物的局部给药载体。如痤疮丙酸杆菌是痤疮的致病因素之一，月桂酸被证明对痤疮丙酸杆菌具有抗菌活性，但是月桂酸水溶性差，导致临床效果不理想。将月桂酸包载入脂质体中，可增加药物溶解性，并可与痤疮丙酸杆菌生物膜相融合，将携带的月桂酸直接释放到细菌中，从而有效杀死细菌，使月桂酸脂质体在药物浓度较低的情况下也能维持抗微生物活性，提高药效[79]。Hajiahmadi 等[80]将万古霉素包封在脂质体中，并通过氰尿酸官能团将溶葡萄球菌素与脂质体表面偶联，用作对局部耐甲氧西林金黄色葡萄球菌感染的靶向性治疗。脂质体与细菌结合能力评价结果显示，传统脂质体在 5 分钟和 2 小时与金黄色葡萄球菌的结合率为 31.8%、53.5%，而溶葡萄球菌素修饰的脂质体的细菌结合率为 67%、86.5%，且在体内外均表现出增强的抗细菌感染作用。当溶菌素结合到细菌表面，裂解细菌细胞壁的同时促进万古霉素释放，因此增强了万古霉素的细菌抑制效果。

3. 局部给药减少激素类药物用量，治疗特应性皮炎　利用脂质体的促渗和缓释作用，可减少某些副作用较强的药物的用量，从而降低长期用药产生的毒副作用。特应性皮炎患者长期局部应用皮质类固醇激素治疗，可引起皮肤萎缩、色素沉着和皮肤水分流失。Eroglu 等[81]将戊酸倍他米松/戊酸二氟米松载入壳聚糖包覆的脂质体中，与市售乳膏进行比较，脂质体仅含有市售乳膏 1/10 的药量，经皮给药 6 小时后，以上两种药物皮肤滞留量（角质层与表皮）分别为市售乳膏剂的 2.68 倍和 3.22 倍，而脂质体凝胶分别为市售乳膏的 2.26 倍和 1.75 倍。经脂质体包封后，药物对体外培养人皮肤成纤维细胞的增殖作用增强。脂质体含药量仅为市售制剂的 1/10，但对大鼠足肿胀炎症模型显示出更强的抑制足肿胀作用。经脂质体治疗的特应性皮炎动物模型的预后组织学参数和肥大细胞抑制作用均优于市售制剂，同时脂质体组的皮肤水分流失率和红斑检测值更小，表明脂质体改善了皮质类固醇激素的经皮给药治疗效果，提高了其用药安全性。

4. 局部给药递送生物大分子，促进伤口愈合　利用脂质体的内水腔，可以包封水溶性药物，尤其是生物大分子药物，提高药物稳定性，改善经皮渗透性。碱性成纤维细胞生长因子（bFGF）可用于促进伤口愈合、预防疤痕形成，但其在伤口组织液中的稳定性差，且对致密的伤口疤痕的渗透性低。Xu 等[82]将其包载于载有丝素蛋白水凝胶核心的脂质体中，包封率达 90%。在伤口组织液中孵育 3 天后，游离药物组 bFGF 仅剩余 2.1%±0.2%，而脂质体组与丝素蛋白水凝胶核心脂质体组 bFGF 剩余量分别为 64.2%±3.03% 和 65.4%±3.28%。以过氧化氢诱导 NIH3T3 细胞形成氧化损伤成纤维细胞模型，再与 bFGF 制剂相孵育，游离药物组的细胞凋亡率为 33%，而脂质体组则低于 14%，提示脂质体可提高药物的细胞内递送。以 FITC 标记 bFGF 用于体外透皮研究，显示脂质体内封装的大量 bFGF 能够到达真皮层，而游离药物组 bFGF 主要蓄积于浅层表皮，脂质体组药物可渗入皮肤深层，尤以丝素蛋白水凝胶核心脂质体组药物在真皮层蓄积最多。经 bFGF 脂质体治疗后，实验动物伤口处的毛囊形态得到明显改善，促进了深度烫伤小鼠模型的毛发重新生长。该治疗机制与脂质体提高了 bFGF 的皮肤渗透性，增加了真皮层中的 bFGF 积累，抑制瘢痕形成和促进真皮中的血管生长高度相关。

（二）可变形脂质体

以传递体和醇质体为代表的可变形脂质体经皮给药后可透入皮肤深层，可作为经皮给药载体，用于治疗表皮增厚型皮肤疾病如瘢痕、银屑病，以及深层皮肤疾病如皮肤癌等。表 3-5 列举了可变形脂质体作为皮肤局部用药载体的应用实例。

表 3-5　传递体与醇质体局部给药应用实例

药物	制剂处方 / 制备方法	理化指标	适应证	经皮渗透优势	参考文献
木瓜蛋白酶	传递体；大豆磷脂酰胆碱 / 胆固醇 /Tween 80；反相蒸发法	粒径：（100.9 ± 2.2）nm；Zeta 电位：（−26.3 ± 1.3）mV；包封率：43.8% ± 1.4%	增生性瘢痕	传递体 24 h 体外累积经皮渗透量为游离药物溶液的 4.8 倍	[83]
阿达帕林	传递体；大豆磷脂酰胆碱 / 胆固醇 /Tween 80；逆相蒸发法	粒径：（325.22 ± 7.22）nm；Zeta 电位：（−20.74 ± 3.03）mV；包封率：50.00% ± 2.69%	痤疮	传递体凝胶 24 h 体外累积经皮渗透量为市售凝胶 Adiff 的 1.6 倍	[84]
噬菌体	传递体；磷脂酰胆碱 /Tween 80/ 硬脂胺；薄膜分散法	粒径：450 nm；包封率：93%	组织感染	传递体较游离药治疗周期缩短 1.5 倍	[85]
甲氨蝶呤	传递体；卵磷脂 / 乙醇 / 油酸 / 维生素 E/ 对羟基苯甲酸丙酯 / 丙二醇 / 对羟基苯甲酸甲酯；溶剂注入法	粒径：（420.6 ± 11.3）nm；包封率：72.6% ± 1.4%	银屑病	传递体局部抗炎作用为注射剂的 1.6 倍	[86]
维莫德吉	传递体；大豆磷脂酰胆碱 / 胆酸钠；溶剂注入法	粒径：（116 ± 2）nm；Zeta 电位：（−19 ± 1）mV；包封率：91.98% ± 5.14%	皮肤基底细胞癌	传递体体外 1 h 经皮渗透量约为游离药物 DMSO 溶液的 7 倍	[87]
壬二酸	醇质体；混合大豆磷脂 / 乙醇；薄膜分散法	粒径：（179.3 ± 2.23）nm；Zeta 电位：（−34.87 ± 0.35）mV；包封率：94.48% ± 0.14%	痤疮	相同体外抑菌活性的醇质体乳剂药物量为市售乳剂 Zelface 的 1/2	[88]

药物	制剂处方/制备方法	理化指标	适应证	经皮渗透优势	参考文献
米托蒽醌	醇质体；大豆磷脂/乙醇；薄膜分散法	粒径：（78±4.8）nm；Zeta电位（55±2.6）mV；包封率：94.48%±0.14%	黑色素瘤	醇质体体外经皮渗透速率达9.69 $\mu g/(cm^2 \cdot h)$，而药物水溶液几乎无透皮行为	[89]

以下举例说明可变形脂质体作为经皮给药载体，在治疗皮肤相关疾患中的应用。

1. 传递体　拥有较强的变形能力和经皮渗透能力，可携载药物，尤其是大分子药物渗入皮肤深层。如siRNA对牛皮癣、特应性皮炎和皮肤癌症均有很好的治疗效果，但其经皮给药难以通过角质层和表皮。Dorrani等[90]以阳离子脂质DOTAP为囊材，胆酸钠为边缘活化剂制备阳离子传递体，随着DOTAP的增加，传递体粒径减小、Zeta电位值上升。以DOTAP与胆酸钠质量比为8∶1制备传递体，传递体与siRNA质量比为8∶1，即可有效包载siRNA。当传递体与siRNA质量比为16∶1，siRNA穿越角质层至真皮上层的滞留量高于质量比为8∶1和12∶1。该传递体可被UACC-903黑色素瘤细胞摄取后分布于细胞质中，将BRAF（V600E）siRNA以与传递体质量比为1∶16载入传递体中，可显著降低UACC-903细胞内BRAF蛋白表达，但游离药物组及加扰对照（scrambled siRNA）组均未显现效果，表明传递体通过内吞途径入胞。当传递体包载至少0.5μg（120 nm）BRAF siRNA，可显著抑制UACC-903细胞增殖，而加扰对照组无明显细胞毒作用。因此，该阳离子传递体可通过经皮给药，将siRNA成功递送至表皮深层，发挥相关基因敲除作用，用以局部治疗皮肤疾病。

为了解决载药量和药物泄漏问题，充分借助传递体的穿越能力，将药物递送至皮肤深层，可将药物与磷脂材料相接枝，再组装成传递体。Park等[91]制备了一种痤疮丙酸杆菌脂酶敏感的传递体用于痤疮的光动力治疗，将脱镁叶绿酸A（Pheophorbide A）以共价键接枝于磷脂材料二硬脂酰基磷脂酰乙醇胺-聚乙二醇2000（DSPE-PEG）上，掺入胆固醇与Tween 80制备传递体，经皮给药后，痤疮丙酸杆菌脂肪酶选择性切割传递体中的酯键，从而在痤疮丙酸杆菌富集区域释放具有光活性的脱镁叶绿酸盐A。该传递体中脱镁叶绿酸盐A的体外透皮速率为游离药物组的4倍。经激光照射，相同剂量的游离脱镁叶绿酸盐A组与传递体组与对体外培养痤疮丙酸杆菌的灭活率均大于99%，表明传递体中的药物可被高效释出。体内药效试验中，传递体治疗组的痤疮丙酸杆菌诱导的裸鼠皮肤肿胀体积和厚度明显减轻，显著优于游离药物组（$P < 0.005$）。

2. 醇质体 作为皮肤局部给药载体的优势在于其内水腔中一定浓度的低链醇提高了对难溶性成分的包载性能，同时皮肤渗透能力增强，且可在皮肤深层蓄积。Shen 等[92]以丙二醇和乙醇共同构建醇质体，用以包载芹菜素，随着丙二醇与乙醇体积比的增加，醇质体粒径与包封率增大，而药物的离体皮肤滞留量和透皮速率均减少。总醇浓度增加，醇质体粒径减小，但皮肤滞留量与透皮速率增加；磷脂用量增加，包封率、皮肤滞留量与透皮速率均增高。当丙二醇与乙醇体积比为 10∶1 时，醇质体平均粒径为（67.09 ± 4.10）nm，包封率为 91.22% ± 6.38%。以同量磷脂和胆固醇制备、以 Tween 80 为边缘活化剂的传递体平均粒径为（236.83 ± 15.28）nm，包封率为 81.93% ± 0.63%。醇质体与传递体的离体皮肤滞留量分别在给药 12 小时和 8 小时时达到最高，分别为（0.188 ± 0.051）$\mu g/cm^2$ 和（0.159 ± 0.002）$\mu g/cm^2$；在体皮肤滞留量分别在经皮给药 2 小时和 8 小时达到最高，分别为（0.176 ± 0.010）$\mu g/cm^2$ 和（0.123 ± 0.011）$\mu g/cm^2$。以紫外光诱导小鼠皮肤炎症，醇质体组对炎症皮肤中 COX-2 的下调水平显著强于传递体组（$P < 0.01$）。

醇质体也可用于促进生物大分子的经皮局部递送。胸腺肽 β-4 是一种大分子蛋白药物，能促进伤口修复，但由于高分子蛋白体积大、膜通透性差和理化稳定性差等缺点，限制其药效作用的发挥。Fu 等[93]制备了一种可包载大分子蛋白肽的醇质体，通过乙醇注入法制备胸腺肽 β-4 醇质体，体系中乙醇浓度为 30%，粒径为（127.8 ± 3.2）nm，包封率为 63.2% ± 4.5%。将醇质体混入卡波姆 934 形成的凝胶，其粒径和形态均未有明显变化。给药 5 小时，醇质体凝胶组药物的体外累积透皮量为游离药物凝胶组的 1.67 倍。醇质体凝胶组的在体皮肤伤口的愈合时间仅为游离药物凝胶组的一半，表明醇质体促进了大分子蛋白药物的经皮吸收过程，缩短了伤口愈合时间。

（三）功能化修饰脂质体

针对皮肤疾病的微环境特点，设计具有靶向功能的脂质体，可提高药效、降低副作用。表 3-6 中为近 5 年来功能化修饰脂质体作为皮肤局部用药载体的研究实例。

表 3-6　功能化修饰脂质体皮肤局部给药研究实例

药物	制剂处方 / 制备方法	理化指标	适应证	经皮渗透优势	参考文献
丹皮酚	贝伐单抗修饰脂质体；卵磷脂 / 胆固醇 / 丹皮酚 /pNP–PEG3000–DOPE/BEV–PEG3000–DOPE；薄膜分散法	粒径：（235.7 ± 4.67）nm；Zeta 电位：（-5.13 ± 0.25）mV；包封率：73.61% ± 2.36%	增生性瘢痕	修饰脂质体凝胶体外皮肤滞留量分别为传统脂质体凝胶和游离药凝胶的 1.3 倍、3.8 倍	[94]

续表

药物	制剂处方 / 制备方法	理化指标	适应证	经皮渗透优势	参考文献
姜黄素	壳聚糖修饰脂质体；大豆磷脂 / 壳聚糖；薄膜分散 – 超声法	粒径：221.2 nm；Zeta 电位：23.7 mV；包封率：91.7%；载药量：8.3%	伤口与疤痕	药效试验中，修饰脂质体伤口长度和宽度分别为游离药的 68%、88%	[95]
维莫非尼	TD-FITC 肽修饰脂质体；磷脂聚乙二醇活性酯 / 胆酸钠 / 胆固醇；薄膜分散法	粒径：（105.66 ± 12.38）nm；Zeta 电位：23.7 mV；包封率：98.92% ± 2.36%	黑色素瘤	修饰脂质体 24 h 体外累积经皮渗透量为未修饰脂质体的 1.5 倍	[96]
阿霉素 / 姜黄素	聚乙烯亚胺醇质体、胆酸钠修饰醇质体；卵磷脂 / 胆固醇 / 乙醇；薄膜分散法	Zeta 电位分别为（60.7 ± 1.5）mV、（−17.6 ± 0.11）mV	黑色素瘤	聚乙烯亚胺修饰醇质体与胆酸钠修饰醇质体的体积比为 7∶3 时形成的醇质体复合物体外经皮渗透速率是游离药物的 1.34 倍	[97]
紫杉醇	细胞穿透肽修饰传递体；大豆磷脂 /Tween80/ 脱氧胆酸钠；薄膜分散法	粒径：75 nm；Zeta 电位：−39 mV；包封率：99%	黑色素瘤	修饰脂质体的体外累积经皮渗透率较未修饰前高出 4.8%	[98]
阿霉素	T 细胞受体样抗体（scFv G8 和 Hyb3）修饰脂质体；HSPC，DSPE–PEG2000/DSPE–PEG2000 马来亚酰胺 / 胆固醇；薄膜分散法	粒径：80~100 nm；包封率：70% 以上	黑色素瘤	与未修饰脂质体和游离药物相比，修饰后脂质体皮肤滞留量分别增加了 2~2.5 倍和 6.6 倍	[99]

以下举例说明功能化修饰脂质体作为经皮给药载体，在皮肤疾病治疗中的应用。

1. 聚乙二醇与磷脂酰丝氨酸修饰脂质体　糖皮质激素是常用抗炎药，但可导致角质形成细胞和成纤维细胞功能失调，使皮肤变薄，因此其用于治疗慢性炎性疾病受到限制。凋亡细胞膜表达的磷脂酰丝氨酸，可被巨噬细胞特异性识别，进而被吞噬和胞葬（efferocytosis），基于此原理，Gauthier 等[100] 将前药地塞米松磷酸酯分别载入聚乙二醇修饰的脂质体和磷脂酰丝氨酸修饰的脂质体中，后者用来模拟表达磷脂酰丝氨酸的凋亡细胞。两种脂质体粒径分布均为 100~150 nm，前者 Zeta 电位为 −0.18 ± 0.66 mV，后者为 −15.25 ± 2.87 mV。经脂质体包载后，药物对体外培养人原代巨噬细胞的细胞毒作用显著降低（$P < 0.05$）。两种脂质体均可诱导巨噬细胞中地塞米松样基因的表达，降低 IL-6 与 TNF-α 释放，增加血小板反应蛋白 1（TSP-1）的分泌，提高胞葬活性。相比于聚乙二醇脂质体，磷脂酰丝氨酸脂质体更易于被巨噬细胞摄取，表现出更强的表型诱导作用。以成纤维细胞和角质形成细胞体外培养形成的 3D 皮肤等效模型进行研究，发现局部应用于伤口的磷脂酰丝氨酸脂质体可优

先被巨噬细胞吞噬。以上结果显示磷脂酰丝氨酸修饰脂质体可提高药物向巨噬细胞内的递送，并诱导适于支持慢性伤口愈合的表型。

2. 普鲁兰多糖 – 叶绿酸 a 共聚物修饰脂质体　Jeong 等[101]制备了一种对脂肪酶敏感的脂质体，用以治疗痤疮丙酸杆菌感染炎性痤疮。通过薄膜分散法制备得到载红霉素脂质体后，在外层包裹了普鲁兰多糖 – 叶绿酸 a 共聚物，共聚物中的酯键可以被脂肪酶特异性破坏，进而将红霉素和叶绿酸 a 释放在周围环境中，叶绿酸 a 受到激光照射可产生单线态氧，与红霉素协同起到抑制痤疮丙酸杆菌生长和治疗感染性炎症的作用，以联合治疗痤疮。所制备的脂质体粒径为（93.63 ± 3.1）nm，红霉素经 48 小时的体外累积释放率为 90%，而游离药物则在 12 小时即释放完全。将该脂质体分别敷于痤疮丙酸杆菌感染炎性皮肤与正常皮肤上，发现药物可渗入皮肤，而叶绿素 a 被成功释放于皮肤中。共载红霉素和叶绿酸 a 的脂质体的体外抑菌作用显著强于单载药物脂质体。对痤疮丙酸杆菌炎性皮肤动物模型经皮给药治疗 7 天后，共载药物脂质体组皮肤肿胀度下降至 5.5%，而单载红霉素和叶绿酸 a 组分别下降至 31.4% 和 37.3%，同时共载药物脂质体组的皮肤中残留痤疮丙酸杆菌数量显著低于单载药物脂质体组。

（四）类脂质体

类脂质体稳定性好，且具有成本优势，作为皮肤局部给药载体应用潜力巨大。表 3-7 中为近 5 年来类脂质体作为皮肤局部用药载体的部分研究实例。

表 3-7　类脂质体皮肤局部给药研究实例

药物	制剂处方 / 制备方法	理化指标	适应证	经皮渗透优势	参考文献
两性霉素 B	槐糖脂 / 胆固醇 / 磷酸二鲸蜡酯；薄膜分散法	粒径：80 nm；包封率：67.5%	真菌感染	类脂质体 72 h 体外抑菌率是游离药物的 4 倍	[102]
他扎罗汀	Tween 20/ 胆固醇；薄膜分散法	粒径：（197.9 ± 0.21）nm；Zeta 电位：–15.1 mV；包封率：89.69% ± 0.12%	痤疮、皮肤晒伤	类脂质体凝胶的皮肤滞留量是普通药物凝胶的 14 倍	[103]
去羟米松	脱水山梨醇单硬脂酸酯 /Span 60/ 胆固醇 / 硬脂酸；溶剂注入法	粒径：（374.80 ± 9.48）nm；Zeta 电位（–63.83 ± 4.26）mV；包封率：93.69% ± 0.05%	湿疹	药物包封率高，制剂稳定性好	[104]
siRNA	DOPE/DSPE-PEG2000/ 胆固醇半胱氨酸酯 /AT1002 肽；薄膜分散法	粒径：69.5 nm；Zeta 电位：–26.3 mV；包封率：93.2%	特应性皮炎	荧光标记肽修饰类脂质体可见全耳皮肤具有荧光，而无肽修饰脂质体无荧光	[105]
水仙提取物	Span 60/Tween 60/ 胆固醇；薄膜分散法	粒径：（7.52 ± 0.03）μm；包封率：88.8% ± 1.1%	伤口愈合	与游离药物相比，类脂质体的划痕空隙宽度显著减小	[106]

药物	制剂处方/制备方法	理化指标	适应证	经皮渗透优势	参考文献
金丝桃提取物	Span 20/胆固醇；逆向蒸发法	粒径：（490.45±27.64）nm；Zeta电位：（−41.10±0.84）mV；金丝桃素、金丝桃蒽酮、芦丁和槲皮素包封率分别为70%±1.3%、74%±1.4%、28%±1.2%、45%±0.7%	伤口愈合	类脂质体凝胶抑制炎性细胞作用显著优于市售制剂Panthenol	[107]
雷公藤红素	Span 20/Span 60/胆固醇；薄膜分散–超声法	粒径：（147.4±5.6）nm；Zeta电位：（−48.9±1.1）mV；包封率：90.42%±3.38%	银屑病	类脂质体凝胶的皮肤滞留量较普通凝胶增加13倍	[108]

为了提高传统类脂质体的可变形性，增强经皮渗透作用，可参考可变形脂质体的做法，添加适宜的膜柔软剂，制成弹性类脂质体。如Manosroi等[109]以Tween 61/胆固醇/双十二烷基二甲基溴化铵（DDAB）（摩尔比为1∶1∶0.5）为膜材，采用冷冻干燥法制备阳离子类脂质体，再将其以25%乙醇水合制成弹性类脂质体，作为酪氨酸酶质粒pMEL34的经皮给药载体，其载药量为150μg/16mg，粒径为（689.7±54.99）nm，Zeta电位为（32.1±2.21）mV。另制备不含乙醇的传统类脂质体，其粒径为（964.4±31.31）nm，Zeta电位为（38.3±2.39）mV。分别贮存于（4±2）℃、（27±2）℃，8周后质粒分别剩余49.75%和38.57%，而在（45±2）℃中贮存5周后质粒即降解殆尽，表明制剂需低温保存。体外经皮给药6小时后，传统类脂质体与弹性类脂质体药物的皮肤滞留量分别为（0.132±0.02）μg/cm²、（0.102±0.02）μg/cm²，对应的体外皮肤滞留速率分别为（0.022±0.00）mg/（cm²·h）、（0.017±0.01）mg/（cm²·h）。只有弹性类脂质体组在接收介质中发现质粒，其累积透皮量为（5.902±1.55）mg/cm²，对应的累积透皮速率为（0.984±0.11）mg/（cm²·h）。与体外培养B16F10黑色素瘤细胞共孵育2小时，游离质粒组与传统类脂质体组酪氨酸酶基因表达无显著差异，继续孵育至5小时，弹性类脂质体组的酪氨酸酶基因表达为游离质粒组和传统类脂质体组的4倍，这可能因为弹性类脂质体中所含的乙醇增加了细胞膜的流动性和通透性，提高了细胞对质粒的摄取量。该研究表明，阳离子型弹性类脂质体可作为局部递送载体用于白癜风的酪氨酸酶基因治疗。

二、经皮给药全身作用

（一）传统脂质体

传统脂质体作为经皮给药载体实现全身作用的研究报道较少，主要集中于镇痛抗炎领域。表 3-8 中为近 5 年来传统脂质体用于经皮给药发挥全身作用的部分研究报道。

表 3-8　传统脂质体经皮给药全身作用研究实例

药物	制剂处方 / 制备方法	理化指标	适应证	经皮渗透优势	参考文献
布洛芬	磷脂酰胆碱 / 胆固醇 / 磷酸二鲸蜡脂；薄膜分散法	粒径：（159 ± 3.6）nm；Zeta 电位：（−70 ± 0.9）mV；包封率：49% ± 2.6%	关节炎	脂质体经皮渗透速率达 0.635μg/（cm² · h），游离药物则几乎无透过	[110]
尼群地平	磷脂酰胆碱 / 胆固醇 / 磷酸二鲸蜡脂；薄膜分散法	粒径：（211 ± 1.6）nm；Zeta 电位：（−61 ± 1.7）mV；包封率：56% ± 2.7%	高血压	脂质体体外皮肤滞留量为普通凝胶的近 5 倍	[111]
叶酸	大豆磷脂酰胆碱 / 油酸；薄膜分散法	粒径：（120 ± 4.1）nm；Zeta 电位：（−61 ± 1.7）mV；包封率：56% ± 2.7%	微量营养素缺乏	脂质体体外经皮渗透量为游离药物溶液的 12 倍	[112]
伊潘立酮	大豆磷脂 / 胆固醇 / 二乙二醇单乙醚；薄膜分散法	粒径：（200~300）nm；Zeta 电位：（−18.5 ± 1.06）mV；包封率：82.68% ± 2.09%	精神疾病	脂质体凝胶体外累积经皮渗透量较游离药物凝胶提高近 2 倍	[113]

以下举例说明传统脂质体在经皮全身给药中的应用。

塞来昔布可缓解成人类风湿关节炎的症状和体征，但其口服毒副作用大，Fetih 等[114] 将塞来昔布载入脂质体，平均粒径约为 1.0 μm，包封率大于 90%。将脂质体分别分散于羟乙基纤维素（HEC）凝胶和 Pluronic F-127（PL）凝胶中，药物混悬液组 24 小时体外累积释放率为 66.3%，HEC 脂质体凝胶组为 58.2%，而 PL 脂质体凝胶组仅为 37.6%；HEC 脂质体凝胶组的药物体外透皮速率最高，为 0.118 mg/（cm² · h），是非脂质体药物凝胶组的 2.3~2.9 倍，PL 凝胶脂质体组仅为（0.085 ± 0.011）mg/（cm² · h）。给药 2 小时和 6 小时后，HEC 脂质体凝胶组对大鼠足趾肿胀模型的肿胀抑制率分别为 75.1% 和 88.9%，而非脂质体凝胶组的抑制率仅分别为 56.3% 和 37.0%，且后者在给药 2 小时后即显现药效下降。塞来昔布脂质体表现出一定缓释作用，对药物的促渗作用显著，与普通凝胶制剂相比，提高了经皮给药治疗效果。

（二）可变形脂质体

以传递体和醇质体为代表的可变形脂质体作为经皮全身给药的药物递送载体具有优势，在用于镇痛抗炎药物、抗高血压药物等的经皮递送方面有较多报道，也适用于生物大分子药物。表 3-9 列举了可变形脂质体作为经皮全身给药载体的研究实例。

表 3-9　传递体与醇质体应用于经皮全身给药研究实例

药物	制剂处方/制备方法	理化指标	适应证	经皮渗透优势	参考文献
西尼地平	传递体；混合大豆磷脂 90G／胆酸钠；薄膜分散法	粒径：（206.24±5.94）nm；Zeta 电位：（-20.9±3.16）mV；包封率：96.45%±1.92%；载药量：12.54%±2.26%	高血压	传递体体外累积经皮渗透量为游离药物溶液的 4.3 倍	[115]
非布索坦	传递体；Span 60/Tween 20/ 胆固醇；薄膜分散法	粒径：197.5 nm；Zeta 电位：-46.20 mV；包封率：73.93%±0.75%	痛风	传递体体外药物累积经皮渗透量是游离药物溶液的 20 倍	[116]
马来酸阿塞那平	传递体；大豆磷脂／脱氧胆酸钠；薄膜分散法	粒径：126.0 nm；Zeta 电位：-43.7 mV；包封率：54.96%	精神分裂症	传递体体外累积经皮渗透量为药物醇溶液的 1.9 倍	[117]
盐酸曲马多	传递体；Span 80/ 大豆磷脂／脱氧胆酸钠；薄膜分散法	粒径：（152.4±3.6）nm；Zeta 电位：（-35.3±1.6）mV；包封率：79.71%±0.27%	镇痛	传递体体外 24 h 累积经皮释放率达 58.820%±4.02%，相应醇质体为 71.088%±1.62%，传递体的持续作用更佳	[118]
盐酸青藤碱	传递体；Tween 80/卵磷脂 S100/ 脱氧胆酸钠／油酸／乙醇；溶剂注入法	粒径：（93.2±7.2）nm；Zeta 电位：（-17.6±3.6）mV；包封率：59.9%±4.5%	类风湿关节炎	体外透皮速率是对应醇质体的 2 倍	[119]
盐酸雷洛昔芬	醇质体；大豆磷脂／乙醇；薄膜分散法	粒径：（150.73±4.10）nm；Zeta 电位：（54.73±0.05）mV；包封率：62.65%±0.63%	骨质疏松	相较于传统脂质体，醇质体体外经皮累积渗透量提高 21 倍	[120]
氟比洛芬	醇质体；混合大豆磷脂 90G／乙醇／丙二醇；溶剂注入法	粒径：（167.2±3.7）nm；Zeta 电位：（-51.6±0.2）mV；包封率：93.51%±2.1%	关节炎	体外透皮速率达 238.2 μg/（cm²·h）	[121]

以下举例说明可变形脂质体在经皮全身给药中的应用。

1.传递体 Hattori 等[122]以阳离子磷脂 DOTAP 和胆酸钠或 Tween 80 制备传递体，用于经皮递送 siRNA。胆酸钠和 Tween80 的加入均可使磷脂囊泡的粒径减小，随着胆酸钠的加入量增加，囊泡弹性形变能力呈先增后降趋势，但囊泡弹性形变能力与胆酸钠的含量呈正比。载入 siRNA 后，囊泡粒径大幅增加。以罗丹明标记囊泡，传统脂质体在离体小鼠皮肤中的渗入深度为 15 μm，而处方中含有 15% 胆酸钠的传递体的渗入深度为 50 μm，处方中 Tween80 含量分别为 5%、10%、15% 的传递体的对应渗入深度分别为 45 μm、30 μm、35 μm。以 Carboxyfluorescein aminohexyl amidite（FAM）标记荧光素酶（pGL3）siRNA，载于磷脂囊泡中，涂抹于活体小鼠皮肤上 6 小时，游离药物组荧光渗入深度为 25 μm，而含有 15% 胆酸钠或 5%Tween80 的传递体组渗入深度均为 70 μm。研究结果表明，含有适量的胆酸钠或 Tween 80 作为边缘活化剂的阳离子传递体可有效促进 siRNA 经皮渗透。

2.醇质体 Liu 等[123, 124]采用乙醇注入–超声法制备川芎嗪醇质体，平均粒径为（78.71 ± 1.23）nm，包封率为 86.42% ± 1.50%，体外透皮测试显示川芎嗪 24 小时累积透皮量达（183 ± 18）μg/cm^2，体内相对生物利用度为 209.45%。川芎嗪醇质体贴片具有缓释特性，可以持续维持稳定的血液药物浓度，降低大鼠心肌缺血的血液流变学指标，改善急性心肌缺血和缺血再灌注损伤。

秋水仙碱是急性痛风发作的首选治疗药物，但秋水仙碱口服毒性大，血药浓度波动大，对胃肠道有严重刺激性。Zhang 等[125]以冰片为促透剂，将冰片接枝于二油酰基磷酸乙二胺上，制备冰片修饰的秋水仙碱醇质体［粒径：（86.33 ± 3.96）nm，包封率：62.54% ± 1.49%］，另以单载秋水仙碱醇质体［粒径：（70.23 ± 2.34）nm，包封率：64.96% ± 3.87%］和共载冰片与秋水仙碱的醇质体［粒径：（104.43 ± 2.81）nm，包封率：51.28% ± 0.88%］作为对照。冰片修饰醇质体、共载醇质体和单载醇质体的秋水仙碱体外透皮速率分别是药物乙醇溶液的 5.13 倍、4.08 倍和 2.86 倍。经皮给药（给药剂量：0.572 mg/kg）后，以上各醇质体组的体内血浆 AUC_{0-t} 分别为（18.74 ± 2.56）ng/ml、（14.56 ± 2.08）ng/ml、（14.22 ± 4.39）ng/ml；乙醇溶液及口服制剂组分别为（11.37 ± 0.14）ng/ml、（11.63 ± 2.33）ng/ml，含冰片醇质体组显著高于乙醇溶液组（$P < 0.01$）。与各对照组相比，含有冰片醇质体组对大鼠足趾肿胀炎症模型的抑制作用更好，对炎症因子 PGE-2 与 TNF-α 的下调作用更强，其中尤以冰片修饰醇质体的药效作用最佳。

（三）类脂质体

类脂质体作为经皮全身给药载体，常用于经皮递送镇痛抗炎类药物如非甾体类抗炎药等，另在降压、降糖药物的经皮递送研究中也有报道。表 3–10 中为近 5 年来类脂质体作为经皮全身给药载体的部分研究报道。

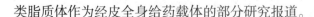

表 3-10　类脂质体经皮给药全身作用研究实例

药物	制剂处方/制备方法	理化指标	适应证	经皮渗透优势	参考文献
吡格列酮	Span 80/胆固醇/混合大豆磷脂 90G；薄膜分散法	粒径：426.85 nm；包封率：91.46%	糖尿病	类脂质体体外累积经皮渗透量是药物醇溶液的 3.16 倍	[126]
熊果酸	Span 60/胆固醇/混合大豆磷脂 90G；薄膜分散法	粒径：665.45 nm；包封率：92.74%	关节炎	类脂质体体外累积经皮渗透量为脂质体的 4.84 倍	[127]
木樨草素	Span 60/胆固醇/大豆磷脂；薄膜分散-超声法	粒径：676.56 nm；包封率：89.12% ± 3.12%	关节炎	类脂质体体外经皮渗透速率较传统脂质体提高 2.66 倍	[128]
硝苯地平	Span 40/胆固醇/卵磷脂；共聚相分离法	粒径：226.6 nm；Zeta 电位：−23.4 mV；包封率：82.50%	高血压	类脂质体体外累积经皮渗透量为游离药物溶液的 2.48 倍	[129]
辛伐他汀	Span 60/胆固醇；溶剂注入法	粒径：3.16 μm；Zeta 电位：42.55 mV	降血脂	类脂质体经皮给药较口服给药生物利用度提高 3.35 倍	[130]
布洛芬	Span 60/胆固醇；溶剂注入法	粒径：（182.3 ± 20.2）nm；Zeta 电位：（−15.3 ± 2.6）mV；包封率：65.2% ± 1.2%	镇痛	类脂质体 24 h 体外累积经皮渗透量是普通脂质体的 4 倍	[131]

以下举例说明类脂质体在经皮全身给药中的应用。

拉西地平为常用降压药，目前主要经口服给药，但由于首过效应，其口服生物利用度仅有约 10%。Qumbar 等[132]以 Span 60、大豆磷脂酰胆碱、胆固醇为膜材，采用薄膜分散法制备拉西地平类脂质体，再将其分散于卡波姆 R940 水凝胶（含有 15%PEG400 和 0.5% 三乙醇胺，W/V）中。药物的包封率和体外透皮速率随处方中 Span 60 用量增加的增加而增大，随胆固醇用量增加而减小；粒径则随胆固醇增加而增大，随 Span 60 增加而减小。以优选的处方工艺（Span 60：2 mM；胆固醇：1 mM；水合时间：52.5 分钟；超声时间：10 分钟）制备的载药类脂质体粒径为（676.98 ± 10.92）nm，包封率为 82.77% ± 4.34%，体外透皮速率为（38.43 ± 2.69）μg/（cm² · h）。类脂质体的药物体外释放符合 Korsmeyer-peppas 模型，而其凝胶制剂体外释放则符合 Higuchi 矩阵模型。以罗丹明标记载体，类脂质体组体外透皮深度达 70.75 μm，而脂质体组则仅为 38.25 μm。以大鼠高血压模型考察药效，口服给药组在 2 小时后血压即出现反弹，而类脂质体凝胶组直至 48 小时血压仍平稳。

三、化妆品应用

由于脂质体与皮肤角质层结构与组成相似，能够通过融合作用，将护肤功效成分递送至皮肤中，同时，脂质体生物相容性好，因此，脂质体在功效化妆品中应用潜力巨大。表3-11中列举了部分国际知名化妆品公司应用脂质体技术的上市化妆品。

表 3-11　部分应用脂质体技术的上市化妆品

产品名称/品牌	功效成分	功效	公司	参考文献或公司网址
复颜抗皱紧致滋润晚霜	维生素 A	抗皱	欧莱雅	https://www.lorealparis.com.cn/
保湿美容液	透明质酸	保湿	黛珂	https://www.cosmedecorte.com.tw/
山茶花润泽微精华水	山茶花精华	保湿	香奈儿	https://www.chanel.cn/
炫金美白精华液	魁蒿叶精华	美白	宝丽	https://www.pola.co.jp/
白藜芦醇滋润保湿精华液	白藜芦醇	提亮	Sesderma	https://www.sesderma.com
德魅雅妍脂质体维生素 C 精华液	维生素 C	美白		https://www.dermaviduals.com/
德魅雅妍脂质体传明酸亮颜精华液	传明酸	美白	KOKOKosme tikvertriebGmbH& Co.KG	https://www.dermaviduals.com/
德魅雅妍脂质体红苜蓿紧致精华液	红苜蓿提取物	抗氧化		https://www.dermaviduals.com/
苾澜秀精丹脂质体保湿精华素	人参提取物	保湿	CERAGEMHEALT H&BEAUTYCO., Ltd	https://ceragemhb.en.ecplaza.net/

以下举例说明各类型脂质体在化妆品中的应用。

（一）传统脂质体

1. 增强保湿作用　脂质体可通过在皮肤表面形成磷脂膜而起到保湿作用，其内水腔可封装具有保湿作用的功效成分，如氨基酸类、多糖类等，进一步提高保湿效果。An 等[133]采用复乳法制备载负保湿因子的脂质体，保湿因子组成：丝氨酸18.2%、甘氨酸9.1%、精氨酸3.2%、谷氨酸2.3%、酪氨酸0.5%、丙氨酸6.6%、吡咯烷酮羧酸12%、尿素7%、钠乳酸5%，并进一步制备为脂质体透明质酸钠微凝胶。采用磁共振成像考察脂质体微凝胶的失水情况，220分钟后，脂质体微凝胶组含水量仍高于95%，保湿因子凝胶组下降至87%，空白凝胶组则低于75%。通过反相蒸发法制备的载丝氨酸脂质体，掺入水凝胶中，可以成功将丝氨酸递送至皮肤角质层，起到理想的保湿作用。相比于不含功效成分的水凝胶、丝氨酸含量相当的水凝胶、不含功效成分的空白脂质体水凝胶，丝氨酸脂质体水凝胶皮肤保湿效果提高 1.62~1.77 倍[134]。

神经酰胺ⅢB 是高效皮肤保湿功效成分，采用高压匀质技术制备的神经酰胺 ⅢB 纳米脂质体，包封率达到 95.9%，并呈现出良好的体外经皮渗透性能。与普通霜剂比较，脂质体霜剂组 24 小时皮肤滞留量提高了近 6 倍。连续涂抹 40 天后，小鼠皮肤的水合能力明显提高[135]。

2. 增强抗氧化作用 脂质体还可用于载负抗氧化功效成分，使其免于高温、pH、光和氧化降解，同时改善难溶性抗氧化成分的溶解性。茶多酚抗氧化活性受 pH（碱性）以及氧气的影响，Zou 等[136]通过乙醇注入法联合动态高压微流化，制备了茶多酚纳米脂质体，粒径为 66.8 nm，包封率为 78.5%。茶多酚脂质体具有较好的缓释性能，24 小时累积释放率仅为 29.8%。以 200 µg/ml 药物浓度分散于 37℃ PBS（pH7.4）中 4 小时，水溶液组在 430 nm 处吸光度为 0.613 ± 0.061，而脂质体组仅为 0.357 ± 0.044，表明脂质体包封提高了茶多酚的稳定性。脂质体包封未影响茶多酚的清除自由基作用和抗氧化能力。

肌肽是一种具有抗氧化和促进细胞能量代谢等作用的天然活性肽，将其载入纳米脂质体中，平均粒径为 655 nm，体外经皮累积渗透量为 92.32 µg/cm^2，皮肤滞留量为 16.08 µg/cm^2，均显著高于游离肌肽组。肌肽脂质体对成纤维细胞的氧化损伤有更好的保护作用，对受损成纤维细胞的活力改善更为显著，抗氧化性能更加优越[137]。

3. 增强美白作用 面部和颈部色素沉着是中年妇女常见的美容问题，与内源性因素（激素）和外源性因素（日光照射）有关。正丁基间苯二酚可抑制酪氨酸酶以及酪氨酸酶相关蛋白的活性，从而减少黑色素的生成。将正丁基间苯二酚包封在脂质体内可以改善其稳定性并增强皮肤渗透性，黄褐斑患者使用正丁基间苯二酚脂质体无皮肤刺激等不良反应，耐受性良好，使用 8 周后，患者皮肤的黑色素含量显著降低[138]。另一临床研究将共载正丁基间苯二酚和白藜芦醇的脂质体，用于 21 名女性黄褐斑患者的治疗，对病灶皮肤和耳前非病灶皮肤的黑色素指数进行测量，在 4 周治疗期间，非病灶皮肤的黑色素指数未观察到明显变化，而对病灶皮肤的监测证实正丁基间苯二酚和白藜芦醇能协同抑制黑色素生成，脂质体制剂对黄褐斑有明显改善作用，且无不良反应[139]。

4. 增强祛斑作用 Ghafarzadeh 等[140]利用双盲随机临床试验评价芦荟凝胶提取物脂质体对孕妇黄褐斑的临床疗效，证实了脂质体的包封能够提高芦荟叶凝胶提取物的生物利用度，并改善其对黄褐斑的治疗作用，治疗 5 周后，脂质体组患者的黄褐斑区域严重程度指数评分提高了 32%，而提取物组仅提高了 10%。

5. 增强防晒作用　紫外线辐射会给皮肤带来多种急性和慢性损害，因此对于紫外线阻断剂防晒霜的关注逐步增加，脂质体是紫外线阻断物质的良好载体。甲氧基肉桂酸辛酯是一种常用的 UVB 防护剂，暴露在阳光下容易迅速降解。相比于水包油微乳和单层脂质体，多层脂质体能更好地贮留在角质层，减少药物渗透到皮肤深层，防晒指数优于传统甲氧基肉桂酸辛酯制剂[141]。

（二）可变形脂质体

1. 传递体　传递体可将药物递送至皮肤深层，有利于解决深层皮肤护理问题。生育酚乙酸酯为一种天然来源的具有抗氧化活性的酚类化合物，分别采用 Tween 20、Tween 40、Tween 60 和 Tween 80 制备载生育酚乙酸酯传递体，传递体为单层形态，粒径为 85 nm，多分散指数 ≤ 0.27，药物包封率随 Tween 脂肪酸链长度的增加而增加（从 72% 增至 90%）。传递体均显示出良好的稳定性，可有效地将生育酚递送至皮肤深层，并且对角质形成细胞和成纤维细胞无明显毒副作用。研究表明，生育酚乙酸酯传递体可有效保护皮肤细胞免受过氧化氢诱导的氧化损伤，促进细胞增殖和迁移，加速皮肤损伤的愈合[142]。

对甲氧基肉桂酸异辛酯是一种常用的 UVB 化学防晒剂，暴露在阳光下会迅速降解。Zhang 等[143]制备了脱氧胆酸盐作为边缘活化剂的传递体，作为对甲氧基肉桂酸异辛酯的载体，传递体与皮肤的生物相容性好。胚胎成纤维细胞通过溶酶体摄取传递体，相比于传统脂质体，胚胎成纤维细胞对传递体的摄取更多。经皮渗透试验表明，传递体组功效成分在皮肤中的滞留量显著高于传统脂质体和酊剂（$P < 0.05$）。在相同剂量下，传递体组对紫外线诱导的炎症皮肤中超氧化物歧化酶（SOD）的上调作用及对丙二醛表达的抑制作用均显著强于传统脂质体组（$P < 0.05$）。

2. 醇质体　迷迭香酸作为天然抗氧化剂，其抗氧化活性优于维生素 E，为了提高其经皮渗透效果，Yucel 等[144]将其载入含 30% 乙醇的醇质体中，并与传统脂质体比较了经皮渗透作用。载迷迭香酸醇质体与脂质体的粒径分布分别为（192 ± 1.95）nm 和（202 ± 1.12）nm，Zeta 电位分别为（−32.3 ± 2.37）mV 和（−11.2 ± 1.15）mV，药物包封率分别为 66% ± 1.5% 和 62% ± 1.95%。体外透皮试验显示，醇质体组皮肤的表观渗透系数为 6.15 ± 0.34，高于传统脂质体组（5.18 ± 0.54）和水溶液组（5.07 ± 0.30）。醇质体组对丙二醛表达的抑制作用显著优于水溶液组（$P < 0.05$），而传统脂质体组与水溶液组间无显著差异（$P > 0.05$）。醇质体组对 DNA 损伤的保护能力为 70.2% ± 2.78%，高于传统脂质体组（65.2% ± 0.91%）和水溶液组（67.9% ± 1.19%）。另外，醇质体组对胶原酶和弹性蛋白酶的抑制作用也比传统脂质体组强（$P < 0.05$）。

以乙醇制备醇质体，虽然对脂溶性药物的载药量大，但含有较高浓度的乙醇不利于化妆品长期使用。以生物相容性及物理稳定性更好的短链多元醇如丙二醇、甘油替代乙醇制备多元醇醇质体，可以降低其皮肤刺激性，并增强保湿作用。

（三）功能化修饰脂质体

壳聚糖作为生物可降解的天然材料，还有杀菌和抑制真菌的活性，易于通过电荷吸附作用包覆于脂质体表面，提高脂质体稳定性，同时增强脂质体在皮肤表面的吸附作用。Zhao 等[145]制备了包载辅酶 Q10 和 α- 硫辛酸的壳聚糖修饰的脂质体，该脂质体含有两种抗氧化剂（辅酶 Q10 和 α- 硫辛酸）以及两种抗菌剂（壳聚糖和 α-硫辛酸），粒径为（268.3±2.7）nm。研究表明，在相同剂量下，脂质体对 L929 成纤维细胞的毒性低于纳米乳和脂质纳米粒。与对照组相比，壳聚糖修饰的脂质体具有更显著的抗氧化作用（$P < 0.01$），抗菌活性评价显示其对革兰阳性菌的杀菌作用强于革兰阴性菌。

（四）类脂质体

类脂质体最初由化妆品公司开发，作为化妆品功效成分的载体，与磷脂脂质体比较具有成本低、稳定性好等特点。红景天苷是化妆品中常用的功效成分，具有良好的抗氧化和抗辐射作用，但其难以被皮肤吸收。Zhang 等[146]以 Span 40 与胆固醇为膜材（摩尔比为 4∶3），以十二烷基硫酸钠为稳定剂，制备了红景天苷类脂质体，其粒径分布为（232.9±9.7）nm，Zeta 电位为（-45.3±5.8）mV，包封率为33.74%±0.57%。研究表明，十二烷基硫酸钠的用量可影响类脂质体性质及经皮渗透效果，用量过大易生成大量胶束，破坏类脂质体的囊泡结构，导致包封率下降，且使 Zeta 电位值增加过大，阻碍功效成分经皮渗透。十二烷基硫酸钠优选用量为 0.1%（W/V），类脂质体的药物体外透皮速率是红景天苷水溶液的 2.3 倍，皮肤滞留量显著高于红景天苷水溶液（$P < 0.05$）。

四、总结与展望

为了增强传统脂质体的经皮促渗效果，提高其稳定性，人们开发了各类新型脂质体，如传递体、醇质体和类脂质体等。新型脂质体中应用的各种改性材料，如表面活性剂等，其安全性问题应引起足够重视。研究显示，表面活性剂中烃链和聚氧乙烯链的长度对皮肤细胞增殖影响较小，但是烷基链与聚氧乙烯头基连接的键显著影响皮肤细胞增殖[147]。另外，与醚类表面活性剂相比，酯类表面活性剂毒性较小，这归因于酯键的酶促降解作用。目前，脂质体及其新型辅料的毒理学研究已有报道，但是，对于各类经皮给药新型脂质体的长期毒理学以及毒理学作用机制等问题，仍然需要开展系统、深入的研究。

关于脂质体经皮给药的研究，多集中于其促进药物经皮渗透方面，这对于经皮给药全身作用的药物是适用的。然而，对于部分皮肤局部作用的药物，如用于治疗皮肤疾病的药物，需要开发具有皮肤靶向作用的新型脂质体。如研究表明，阳离子脂质体可与皮肤中负电荷相吸引；已发现醇质体具有在皮肤深层蓄积的功能。但是，这两类脂质体均无特异靶向性，且阳离子脂质体易被表皮吸附而难以向皮肤深层渗透；而醇质体在提高药物皮肤滞留量的同时也显著增加了穿越皮肤进入体循环的量。为了提高皮肤局部靶向效率，可结合靶部位的微环境，通过特异性配体修饰脂质体，如将透明质酸或叶酸等修饰于可变形脂质体表面，用于相应配体高表达的皮肤肿瘤的局部给药。

脂质体产业化应用的关键问题还包括规模化生产工艺、稳定性以及灭菌等。为了改善脂质体的稳定性，可以采用更为稳定的膜材，如以氢化卵磷脂代替天然卵磷脂，以类脂质体代替磷脂脂质体等。还可通过聚合物包衣、制成前体脂质体、冷冻干燥等，或将脂质体分散入凝胶基质，以提高制剂的稳定性。大多数脂质体在研究阶段是通过薄膜分散、反相蒸发和乙醚注入法等传统方法制备，这些方法需要用到有机溶剂，在后期去除有机溶剂时既耗时又易产生残留。制备工艺对脂质体的药物包载影响较大，如超声和高压匀质等工艺可能造成药物泄漏。为克服生产工艺难题，目前已开发出多种新的脂质体生产工艺，如膜挤出、微流控、电喷雾等技术，但还需解决规模化生产和降低生产成本等问题。另外，脂质体产品灭菌比较困难，常规的热灭菌法若温度高于脂质体膜的相转变温度，可能对脂质体结构造成破坏。膜过滤除菌法不适合粒径大于膜滤器孔径（0.22 μm）的脂质体产品。在无菌条件下进行脂质体制备是一种可行的方案，即在制备脂质体前对所有材料和设备进行灭菌处理，并在无菌车间进行生产。辐射灭菌法（如钴60辐射灭菌）也可应用于脂质体产品灭菌，然而，需评估 γ 射线辐照对脂质体的物理和化学稳定性的影响。

参考文献

[1] Mu LM, Ju RJ, Liu R, et al. Dual-functional drug liposomes in treatment of resistant cancers [J]. Adv Drug Deliv Rev, 2017, 115 : 46-56.

[2] Li M, Du C, Guo N, et al. Composition design and medical application of liposomes [J]. Eur J Med Chem, 2019, 164 : 640-653.

[3] Cheng R, Liu L, Xiang Y, et al. Advanced liposome-loaded scaffolds for therapeutic and tissue

engineering applications [J]. Biomaterials, 2020, 232：119706.

[4] Dwivedi M, Sharma V, Pathak K. Pilosebaceous targeting by isotretenoin-loaded invasomal gel for the treatment of eosinophilic pustular folliculitis: Optimization, efficacy and cellular analysis [J]. Drug Dev Ind Pharm, 2017, 43：293-304.

[5] Marianecci C, Di Marzio L, Rinaldi F, et al. Niosomes from 80s to present: the state of the art [J]. Adv Colloid Interface Sci, 2014, 205：187-206.

[6] William B, Noémie P, Brigitte E, et al. Supercritical fluid methods: An alternative to conventional methods to prepare liposomes [J]. Chem Eng J, 2020, 383：123106.

[7] Xu S, Zhao B, He D. Synthesis of highly dispersed nanoscaled CoQ10 liposome by supercritical fluid [J]. Mater Lett, 2015, 142：283-286.

[8] Hirsch M, Ziroli V, Helm M, et al. Preparation of small amounts of sterile siRNA-liposomes with high entrapping efficiency by dual asymmetric centrifugation(DAC)[J]. J Control Release, 2009, 135：80-88.

[9] Duong AD, Collier MA, Bachelder EM, et al. One step encapsulation of small molecule drugs in liposomes via electrospray-remote loading [J]. Mol Pharm, 2016, 13：92-99.

[10] Mahale NB, Thakkar P D, Mali R G, et al. Niosomes: novel sustained release nonionic stable vesicular systems--an overview [J]. Adv Colloid Interface Sci, 2012, 183-184：46-54.

[11] Su R, Fan W, Yu Q, et al. Size-dependent penetration of nanoemulsions into epidermis and hair follicles: Implications for transdermal delivery and immunization [J]. Oncotarget, 2017, 8：38214-38226.

[12] Vogt A, Combadiere B, Hadam S, et al. 40nm, but not 750 or 1,500nm, nanoparticles enter epidermal CD1a$^+$ cells after transcutaneous application on human skin [J]. J Invest Dermatol, 2006, 126：1316-1322.

[13] Patzelt A, Richter H, Knorr F, et al. Selective follicular targeting by modification of the particle sizes [J]. J Control Release, 2011, 150：45-48.

[14] Van Tran V, Moon JY, Lee YC. Liposomes for delivery of antioxidants in cosmeceuticals: Challenges and development strategies [J]. J Control Release, 2019, 300：114-140.

[15] Mura P, Maestrelli F, Gonzalez-Rodriguezml, et al. Development, characterization and in vivo evaluation of benzocaine-loaded liposomes [J]. Eur J Pharm Biopharm, 2007, 67：86-95.

[16] Glavas-Dodov M, Fredro-Kumbaradzi E, Goracinova K, et al. The effects of lyophilization on the stability of liposomes containing 5-FU [J]. Int J Pharm, 2005, 291：79-86.

[17] Li T, Cipolla D, Rades T, et al. Drug nanocrystallisation within liposomes [J]. J Control Release, 2018, 288：96-110.

［18］Singh P, Bodycomb J, Travers B, et al. Particle size analyses of polydisperse liposome formulations with a novel multispectral advanced nanoparticle tracking technology ［J］. Int J Pharm, 2019, 566：680–686.

［19］Zhao Z, Chen C, Xie C, et al. Design, synthesis and evaluation of liposomes modified with dendritic aspartic acid for bone–specific targeting ［J］. Chem Phys Lipids, 2019：104832.

［20］Demetzos C. Differential scanning calorimetry（DSC）：A tool to study the thermal behavior of lipid bilayers and liposomal stability ［J］. J Liposome Res, 2008, 18：159–173.

［21］Sala M, Diab R, Elaissari A, et al. Lipid nanocarriers as skin drug delivery systems: Properties, mechanisms of skin interactions and medical applications ［J］. Int J Pharm, 2018, 535：1–17.

［22］Gillet A, Compère P, Lecomte F, et al. Liposome surface charge influence on skin penetration behaviour ［J］. Int J Pharm, 2011, 411：223–231.

［23］Shen LN, Zhang YT, Wang Q, et al. Enhanced in vitro and in vivo skin deposition of apigenin delivered using ethosomes ［J］. Int J Pharm, 2014, 460：280–288.

［24］Zhang YT, Shen LN, Wu ZH, et al. Evaluation of skin viability effect on ethosome and liposome–mediated psoralen delivery via cell uptake ［J］. J Pharm Sci, 2014, 103：3120–3126.

［25］Patzelt A, Mak WC, Jung S, et al. Do nanoparticles have a future in dermal drug delivery ［J］. J Control Release, 2017, 246：174–182.

［26］du Plessis J, Egbaria K, Ramachandran C, et al. Topical delivery of liposomally encapsulated gamma–interferon ［J］. Antiviral Res, 1992, 18：259–265.

［27］Raber A S, Mittal A, Schafer J, et al. Quantification of nanoparticle uptake into hair follicles in pig ear and human forearm ［J］. J Control Release, 2014, 179：25–32.

［28］Ahlam A, McCrudden MT, Ryan D. Transdermal drug delivery: innovative pharmaceutical developments based on disruption of the barrier properties of the stratum corneum ［J］. Pharmaceutics, 2015, 7：438–470.

［29］Mezei M, Gulasekharam V. Liposomes: A selective drug delivery system for the topical route of administration: gel dosage form ［J］. Life Sci, 1980, 26：1473–1477.

［30］Touitou E, Levi–Schaffer F, Dayan N, et al. Modulation of caffeine skin delivery by carrier design: Liposomes versus permeation enhancers ［J］. Int J Pharm, 1994, 103：131–136.

［31］Sacha M, Faucon L, Hamon E, et al. Ex vivo transdermal absorption of a liposome formulation of diclofenac ［J］. Biomed Pharmacother, 2019, 111：785–790.

［32］Garg V, Singh H, Bimbrawh S, et al. Ethosomes and transfersomes: Principles, perspectives and practices ［J］. Curr Drug Deliv, 2017, 14：613–632.

［33］Kumar A, Pathak K, Bali V. Ultra–adaptable nanovesicular systems: a carrier for systemic delivery of therapeutic agents［J］. Drug Discov Today, 2012, 17：1233-1241.

［34］Sala M, Diab R, Elaissari A, et al. Lipid nanocarriers as skin drug delivery systems: Properties, mechanisms of skin interactions and medical applications［J］. Int J Pharm, 2018, 535：1-17.

［35］Kong M, Hou L, Wang J, et al. Enhanced transdermal lymphatic drug delivery of hyaluronic acid modified transfersomes for tumor metastasis therapy［J］. Chem Commun（Camb）, 2015, 51：1453-1456.

［36］Hou L, Kong M. Enhanced transdermal lymphatic drug delivery of hyaluronic acid modified transfersome for tumor metastasis therapy［J］. J Control Release, 2015, 213：e77.

［37］Touitou E, Godin B, Dayan N, et al. Intracellular delivery mediated by an ethosomal carrier［J］. Biomaterials, 2001, 22：3053-3059.

［38］Godin B, Touitou E. Mechanism of bacitracin permeation enhancement through the skin and cellular membranes from an ethosomal carrier［J］. J Control Release, 2004, 94：365-379.

［39］Zhang YT, Shen LN, Wu ZH, et al. Comparison of ethosomes and liposomes for skin delivery of psoralen for psoriasis therapy［J］. Int J Pharm, 2014, 471：449-452.

［40］Liu X, Liu H, Liu J, et al. Preparation of a ligustrazine ethosome patch and its evaluation in vitro and in vivo［J］. Int J Nanomedicine, 2011, 6：241-247.

［41］Sakdiset P, Amnuaikit T, Pichayakorn W, et al. Formulation development of ethosomes containing indomethacin for transdermal delivery［J］. J Drug Deliv Sci Tec, 2019, 52：760-768.

［42］An K, Sun Y, Wu Y, et al. Preparation and in vitro percutaneous penetration of simvastatin ethosome gel［J］. Artif Cells Nanomed Biotechnol, 2013, 41：315-318.

［43］Yang L, Wu L, Wu D, et al. Mechanism of transdermal permeation promotion of lipophilic drugs by ethosomes［J］. Int J Nanomedicine, 2017, 12：3357-3364.

［44］Shen LN, Zhang YT, Wang Q, et al. Enhanced in vitro and in vivo skin deposition of apigenin delivered using ethosomes［J］. Int J Pharm, 2014, 460：280-288.

［45］Zhang K, Zhang Y, Li Z, et al. Essential oil-mediated glycerosomes increase transdermal paeoniflorin delivery: Optimization, characterization, and evaluation in vitro and in vivo［J］. Int J Nanomedicine, 2017, 12：3521-3532.

［46］Dragicevic-Curic N, Scheglmann D, Albrecht V, et al. Temoporfin-loaded invasomes: Development, characterization and in vitro skin penetration studies［J］. J Control Release, 2008, 127：59-69.

［47］El-Nabarawi MA, Shamma RN, Farouk F, et al. Dapsone-loaded invasomes as a potential treatment of acne: Preparation, characterization, and in vivo skin deposition assay［J］. AAPS PharmSciTech, 2018, 19：2174-2184.

［48］Trauer S, Richter H, Kuntsche J, et al. Influence of massage and occlusion on the ex vivo skin penetration of rigid liposomes and invasomes [J]. Eur J Pharm Biopharm, 2014, 86 : 301-306.

[49] Xie J, Ji Y, Xue W, et al. Hyaluronic acid-containing ethosomes as a potential carrier for transdermal drug delivery [J]. Colloids Surf B Biointerfaces, 2018, 172 : 323-329.

[50] Zhang Y, Xia Q, Li Y, et al. CD44 assists the topical anti-psoriatic efficacy of curcumin-loaded hyaluronan-modified ethosomes: A new strategy for clustering drug in inflammatory skin [J]. Theranostics, 2019, 9 : 48-64.

[51] Jeon S, Yoo CY, Park SN. Improved stability and skin permeability of sodium hyaluronate-chitosan multilayered liposomes by Layer-by-Layer electrostatic deposition for quercetin delivery [J]. Colloids Surf B Biointerfaces, 2015, 129 : 7-14.

[52] Lee E, Lim S, Lee M. Chitosan-coated liposomes to stabilize and enhance transdermal delivery of indocyanine green for photodynamic therapy of melanoma [J]. Carbohyd Polym, 2019, 224 : 115143.

[53] 朱亚楠, 王满, 王璐璐, 等. 含聚乙二醇 1000 维生素 E 琥珀酸酯的秋水仙碱醇质体的制备及其体外透皮效果研究 [J]. 中草药, 2015, 46 : 3655-3660.

[54] Kwon SS, Kim SY, Kong BJ, et al. Cell penetrating peptide conjugated liposomes as transdermal delivery system of Polygonum aviculare L. extract [J]. Int J Pharm, 2015, 483 : 26-37.

[55] Kim AR, Lee NH, Park YM, et al. Preparation and characterization of novel pseudo ceramide liposomes for the transdermal delivery of baicalein [J]. J Drug Deliv Sci Technol, 2019, 52 : 150-156.

[56] Fujimoto T, Ito M, Ito S, et al. Fractional laser-assisted percutaneous drug delivery via temperature-responsive liposomes [J]. J Biomater Sci Polym Ed, 2017, 28 : 679-689.

[57] Choi JU, Lee SW, Pangeni R, et al. Preparation and in vivo evaluation of cationic elastic liposomes comprising highly skin-permeable growth factors combined with hyaluronic acid for enhanced diabetic wound-healing therapy [J]. Acta Biomater, 2017, 57 : 197-215.

[58] Kassem AA, Abd ES, Asfour MH. Enhancement of 8-methoxypsoralen topical delivery via nanosized niosomal vesicles: Formulation development, in vitro and in vivo evaluation of skin deposition [J]. Int J Pharm, 2017, 517 : 256-268.

[59] Muzzalupo R, Tavano L, Cassano R, et al. A new approach for the evaluation of niosomes as effective transdermal drug delivery systems [J]. Eur J Pharm Biopharm, 2011, 79 : 28-35.

[60] Eid RK , Essa EA , Maghraby GME. Essential oils in niosomes for enhanced transdermal delivery of felodipine [J]. Pharm Dev Technol, 2019, 24 : 157-165.

[61] Manosroi A, Jantrawut P, Manosroi J. Anti-inflammatory activity of gel containing novel elastic niosomes entrapped with diclofenac diethylammonium [J]. Int J Pharm, 2008, 360 : 156-163.

［62］OECD（2004），Test No. 428：Skin Absorption: In Vitro Method, OECD Guidelines for the Testing of Chemicals, Section 4, OECD Publishing, Paris.

［63］Brewer J, Bloksgaard M, Kubiak J, et al. Spatially resolved two-color diffusion measurements in human skin applied to transdermal liposome penetration［J］. J Invest Dermatol, 2013, 133：1260-1268.

［64］Vazquez-Gonzalezml, Botet-Carreras A, Domenech O, et al. Planar lipid bilayers formed from thermodynamically-optimized liposomes as new featured carriers for drug delivery systems through human skin［J］. Int J Pharm, 2019, 563：1-8.

［65］管咏梅，肖芳，金晨，等. 微透析技术在中药外用制剂中的应用［J］. 中国新药杂志，2017，26：530-534.

［66］Zhang H, Zhang K, Li Z, et al. In vivo microdialysis for dynamic monitoring of the effectiveness of nano-liposomes as vehicles for topical psoralen application［J］. Biol Pharm Bull, 2017, 40：1996-2000.

［67］Kurtz SL, Lawson LB. Liposomes enhance dye localization within the mammary ducts of porcine nipples［J］. Mol Pharmaceut, 2019, 16：1703-1713.

［68］Rangsimawong W, Obata Y, Opanasopit P, et al. Enhancement of galantamine HBr skin permeation using sonophoresis and limonene-containing PEGylated liposomes［J］. AAPS PharmSciTech, 2018, 19：1093-1104.

［69］Ashtikar M, Langelüddecke L, Fahr A, et al. Tip-enhanced Raman scattering for tracking of invasomes in the stratum corneum［J］. Biochimica et Biophysica Acta（BBA）- General Subjects, 2017, 1861：2630-2639.

［70］Dreier J, Sorensen J A, Brewer JR. Superresolution and fluorescence dynamics evidence reveal that intact liposomes do not cross the human skin barrier［J］. Plos One, 2016, 11：e146514.

［71］Eroglu I, Aslan M, Yaman U, et al. Liposome-based combination therapy for acne treatment［J］. J Liposome Res, 2019：1-11.

［72］Caddeo C, Nacher A, Vassallo A, et al. Effect of quercetin and resveratrol co-incorporated in liposomes against inflammatory/oxidative response associated with skin cancer［J］. Int J Pharm, 2016, 513：153-163.

［73］Wang X, Liu B, Xu Q, et al. GHK-Cu-liposomes accelerate scald wound healing in mice by promoting cell proliferation and angiogenesis［J］. Wound Repair Regen, 2017, 25：270-278.

［74］Mancaml, Matricardi P, Cencetti C, et al. Combination of argan oil and phospholipids for the development of an effective liposome-like formulation able to improve skin hydration and allantoin dermal delivery［J］. Int J Pharm, 2016, 505：204-211.

［75］Liu M, Li Z, Wang H, et al. Increased cutaneous wound healing effect of biodegradable liposomes containing madecassoside: Preparation optimization, in vitro dermal permeation, and in vivo bioevaluation［J］. Int J Nanomedicine, 2016, 11：2995-3007.

［76］Wadhwa S, Singh B, Sharma G, et al. Liposomal fusidic acid as a potential delivery system: A new paradigm in the treatment of chronic plaque psoriasis［J］. Drug Deliv, 2016, 23：1204-1213.

［77］Brotzu G, Fadda AM, Mancaml, et al. A liposome-based formulation containing equol, dihomo-gamma-linolenic acid and propionyl-l-carnitine to prevent and treat hair loss: A prospective investigation［J］. Dermatol Ther, 2019, 32：e12778.

［78］Mura S, Pirot F, Manconi M, et al. Liposomes and niosomes as potential carriers for dermal delivery of minoxidil［J］. J Drug Target, 2007, 15：101-108.

［79］Yang D, Pornpattananangkul D, Nakatsuji T, et al. The antimicrobial activity of liposomal lauric acids against Propionibacterium acnes［J］. Biomaterials, 2009, 30：6035-6040.

［80］Hajiahmadi F, Alikhani MY, Shariatifar H, et al. The bactericidal effect of lysostaphin coupled with liposomal vancomycin as a dual combating system applied directly on methicillin-resistant Staphylococcus aureus infected skin wounds in mice［J］. Int J Nanomedicine, 2019, 14：5943-5955.

［81］Eroglu I, Azizoglu E, Ozyazici M, et al. Effective topical delivery systems for corticosteroids: Dermatological and histological evaluations［J］. Drug Deliv, 2016, 23：1502-1513.

［82］Xu HL, Chen PP, Wang LF, et al. Skin-permeable liposome improved stability and permeability of bFGF against skinof mice with deep second degree scald to promote hair follicle neogenesis through inhibition of scar formation［J］. Colloids Surf B Biointerfaces, 2018, 172：573-585.

［83］Chen Y, Lu Y, Ma C, et al. A novel elastic liposome for skin delivery of papain and its application on hypertrophic scar［J］. Biomed Pharmacother, 2017, 87：82-91.

［84］Vasanth S, Dubey A, G. S. R, et al. Development and investigation of vitamin C-enriched adapalene-loaded transfersome gel: A collegial approach for the treatment of acne vulgaris［J］. AAPS PharmSciTech, 2020, 21：61.

［85］Chhibber S, Shukla A, Kaur S. Transfersomal phage cocktail is an effective treatment against methicillin-resistant staphylococcus aureus-mediated skin and soft tissue infections［J］. Antimicrob Agents Chemother, 2017, 61：e02146-16.

［86］Bahramizadeh M, Bahramizadeh M, Kiafar B, et al. Development, characterization and evaluation of topical methotrexate-entrapped deformable liposome on imiquimod-induced psoriasis in a mouse model［J］. Int J Pharm, 2019, 569：118623.

［87］Calienni MN, Febres-Molina C, Llovera RE, et al. Nanoformulation for potential topical delivery of

Vismodegib in skin cancer treatment [J]. Int J Pharm, 2019, 565：108-122.

[88] Apriani EF, Rosana Y, Iskandarsyah I. Formulation, characterization, and in vitro testing of azelaic acid ethosome-based cream against Propionibacterium acnes for the treatment of acne [J]. J Adv Pharm Technol Res, 2019, 10：75-80.

[89] Yu X, Du L, Li Y, et al. Improved anti-melanoma effect of a transdermal mitoxantrone ethosome gel [J]. Biomed Pharmacother, 2015, 73：6-11.

[90] Dorrani M, Garbuzenko O B, Minko T, et al. Development of edge-activated liposomes for siRNA delivery to human basal epidermis for melanoma therapy [J]. J Control Release, 2016, 228：150-158.

[91] Park H, Lee J, Jeong S, et al. Lipase-sensitive transfersomes based on photosensitizer/polymerizable lipid conjugate for selective antimicrobial photodynamic therapy of acne [J]. Adv Healthc Mater, 2016, 5：3139-3147.

[92] Shen LN, Zhang YT, Wang Q, et al. Enhanced in vitro and in vivo skin deposition of apigenin delivered using ethosomes [J]. Int J Pharm, 2014, 460：280-288.

[93] Fu X, Shi Y, Wang H, et al. Ethosomal gel for improving transdermal delivery of thymosin beta-4 [J]. Int J Nanomedicine, 2019, 14：9275-9284.

[94] Shi J, Wu Y, Guo S, et al. The efficacy of anti-VEGF antibody-modified liposomes loaded with paeonol in the prevention and treatment of hypertrophic scars [J]. Drug Dev Ind Pharm, 2019, 45：439-455.

[95] Nguyen MH, Vu NB, Nguyen T H, et al. In vivo comparison of wound healing and scar treatment effect between curcumin-oligochitosan nanoparticle complex and oligochitosan-coated curcumin-loaded-liposome [J]. J Microencapsul, 2019, 36：156-168.

[96] Zou L, Ding W, Zhang Y, et al. Peptide-modified vemurafenib-loaded liposomes for targeted inhibition of melanoma via the skin [J]. Biomaterials, 2018, 182：1-12.

[97] Ma L, Wang X, Wu J, et al. Polyethylenimine and sodium cholate-modified ethosomes complex as multidrug carriers for the treatment of melanoma through transdermal delivery [J]. Nanomedicine (Lond), 2019, 14：2395-2408.

[98] Jiang T, Wang T, Li T, et al. Enhanced transdermal drug delivery by transfersome-Embedded oligopeptide hydrogel for topical chemotherapy of melanoma [J]. ACS Nano, 2018, 12：9693-9701.

[99] Saeed M, Zalba S, Seynhaeve A, et al. Liposomes targeted to MHC-restricted antigen improve drug delivery and antimelanoma response [J]. Int J Nanomedicine, 2019, 14：2069-2089.

[100] Gauthier A, Fisch A, Seuwen K, et al. Glucocorticoid-loaded liposomes induce a pro-resolution

phenotype in human primary macrophages to support chronic wound healing [J]. Biomaterials, 2018, 178：481-495.

[101] Jeong S, Lee J, Im BN, et al. Combined photodynamic and antibiotic therapy for skin disorder via lipase-sensitive liposomes with enhanced antimicrobial performance [J]. Biomaterials, 2017, 141：243-250.

[102] Haque F, Sajid M, Cameotra SS, et al. Anti-biofilm activity of a sophorolipid-amphotericin B niosomal formulation against Candida albicans [J]. Biofouling, 2017, 33：768-779.

[103] Aggarwal G, Nagpal M, Kaur G. Development and comparison of nanosponge and niosome based gel for the topical delivery of tazarotene [J]. Pharm Nanotechnol, 2016, 4：213-228.

[104] Shah P, Goodyear B, Haq A, et al. Evaluations of quality by design (QbD) elements impact for developing niosomes as a promising topical drug delivery platform [J]. Pharmaceutics, 2020, 12. pii: E246.

[105] Ibaraki H, Kanazawa T, Kurano T, et al. Anti-RelA siRNA-encapsulated flexible liposome with tight junction-opening peptide as a non-invasive topical therapeutic for atopic dermatitis [J]. Biol Pharm Bull, 2019, 42：1216-1225.

[106] Rameshk M, Sharififar F, Mehrabani M, et al. Proliferation and in vitro wound healing effects of the microniosomes containing Narcissus tazetta L. Bulb extract on primary human fibroblasts (HDFs) [J]. Daru, 2018, 26：31-42.

[107] Ali M, Abdel MA, Ahmed MA, et al. An in vivo study of Hypericum perforatum in a niosomal topical drug delivery system [J]. Drug Deliv, 2018, 25：417-425.

[108] Meng S, Sun L, Wang L, et al. Loading of water-insoluble celastrol into niosome hydrogels for improved topical permeation and anti-psoriasis activity [J]. Colloids Surf B Biointerfaces, 2019, 182：110352.

[109] Manosroi J, Khositsuntiwong N, Manosroi W, et al. Enhancement of transdermal absorption, gene expression and stability of tyrosinase plasmid (pMEL34) -loaded elastic cationic niosomes: potential application in vitiligo treatment [J]. J Pharm Sci, 2010, 99：3533-3541.

[110] Gaur PK, Bajpai M, Mishra S, et al. Development of ibuprofen nanoliposome for transdermal delivery: Physical characterization, in vitro/in vivo studies, and anti-inflammatory activity [J]. Artif Cells Nanomed Biotechnol, 2016, 44：370-375.

[111] Yasir M, Puri D, Kumar S, et al. Development of nitrendipine nanoliposome for transdermal drug delivery: Preparation, characterization and permeation studies [J]. Drug Deliv Lett, 2017, 7：48-53.

[112] Kapoor MS, D' Souza A, Aibani N, et al. Stable liposome in cosmetic platforms for transdermal

folic acid delivery for fortification and treatment of micronutrient deficiencies [J]. Sci Rep, 2018, 8 : 16122.

[113] Londhe VY, Bhasin B. Transdermal lipid vesicular delivery of iloperidone: Formulation, in vitro and in vivo evaluation [J]. Colloids Surf B Biointerfaces, 2019, 183 : 110409.

[114] Fetih G, Fathalla D, El-Badry M. Liposomal gels for site-specific, sustained delivery of celecoxib: In vitro and in vivo evaluation [J]. Drug Dev Res, 2014, 75 : 257-266.

[115] Khatoon K, Rizwanullah M, Amin S, et al. Cilnidipine loaded transfersomes for transdermal application: Formulation optimization, in-vitro and in-vivo study [J]. J Drug Deliv Sci Technol, 2019, 54 : 101303.

[116] Singh S, Parashar P, Kanoujia J, et al. Transdermal potential and anti-gout efficacy of Febuxostat from niosomal gel [J]. J Drug Deliv Sci Technol, 2017, 39 : 348-361.

[117] Shreya AB, Managuli RS, Menon J, et al. Nano-transfersomal formulations for transdermal delivery of asenapine maleate: In vitro and in vivo performance evaluations [J]. J Liposome Res, 2016, 26 : 221-232.

[118] Webster T, Singh S, Vardhan H, et al. The role of surfactants in the formulation of elastic liposomal gels containing a synthetic opioid analgesic [J]. Int J Nanomedicine, 2016, 11 : 1475-1482.

[119] Song H, Wen J, Li H, et al. Enhanced transdermal permeability and drug deposition of rheumatoid arthritis via sinomenine hydrochloride-loaded antioxidant surface transethosome [J]. Int J Nanomedicine, 2019, 14 : 3177-3188.

[120] Mahmood S, Mandal UK, Chatterjee B. Transdermal delivery of raloxifene HCl via ethosomal system: formulation, advanced characterizations and pharmacokinetic evaluation [J]. Int J Pharm, 2018, 542 : 36-46.

[121] Paliwal S, Tilak A, Sharma J, et al. Flurbiprofen-loaded ethanolic liposome particles for biomedical applications [J]. J Microbiol Methods, 2019, 161 : 18-27.

[122] Hattori Y, Date M, Arai S, et al. Transdermal delivery of small interfering rna with elastic cationic liposomes in mice [J]. J Pharm(Cairo), 2013, 149695.

[123] Liu X, Liu H, Liu J, et al. Preparation of a ligustrazine ethosome patch and its evaluation in vitro and in vivo [J]. Int J Nanomedicine, 2011, 6 : 241-247.

[124] Liu X, Liu H, Zeng Z, et al. Pharmacokinetics of ligustrazine ethosome patch in rats and anti-myocardial ischemia and anti-ischemic reperfusion injury effect[J]. Int J Nanomedicine, 2011, 6: 1391-1398.

[125] Zhang Y, Zhang N, Song H, et al. Design, characterization and comparison of transdermal delivery of colchicine via borneol-chemically-modified and borneol-physically-modified ethosome [J].

Drug Deliv, 2019, 26：70-77．

［126］Prasad PS, Imam SS, Aqil M, et al. QbD-based carbopol transgel formulation: characterization, pharmacokinetic assessment and therapeutic efficacy in diabetes［J］. Drug Deliv, 2016, 23：1057-1066．

［127］Jamal M, Imam SS, Aqil M, et al. Transdermal potential and anti-arthritic efficacy of ursolic acid from niosomal gel systems［J］. Int Immunopharmacol, 2015, 29：361-369．

［128］Abidin L, Mujeeb M, Imam SS, et al. Enhanced transdermal delivery of luteolin via non-ionic surfactant-based vesicle: Quality evaluation and anti-arthritic assessment［J］. Drug Deliv, 2016, 23：1079-1084．

［129］Yasam VR, Jakki SL, Natarajan J, et al. A novel vesicular transdermal delivery of nifedipine - preparation, characterization and in vitro/in-vivo evaluation［J］. Drug Deliv, 2016, 23：619-630．

［130］Zidan AS, Hosny KM, Ahmed OAA, et al. Assessment of simvastatin niosomes for pediatric transdermal drug delivery［J］. Drug Deliv,2016,23：1536-1549．

［131］Ghanbarzadeh S, Khorrami A, Arami S. Nonionic surfactant-based vesicular system for transdermal drug delivery［J］. Drug Deliv, 2015, 22：1071-1077．

［132］Qumbar M, Ameeduzzafar, Imam SS, et al. Formulation and optimization of lacidipine loaded niosomal gel for transdermal delivery: In-vitro characterization and in-vivo activity［J］. Biomed Pharmacother, 2017, 93：255-266．

［133］An E, Jeong CB, Cha C, et al. Fabrication of microgel-in-liposome particles with improved water retention［J］. Langmuir, 2012, 28：4095-4101．

［134］Kim H, Ro J, Barua S, et al. Combined skin moisturization of liposomal serine incorporated in hydrogels prepared with carbopol ETD 2020, rhesperse RM 100 and hyaluronic acid［J］. Korean J Physiol Pharmacol, 2015, 19：543-547．

［135］李霞，田仁德，许琦，等. 神经酰胺ⅢB纳米脂质体的制备及功效评价［J］. 日用化学工业，2016, 46：514-518．

［136］Zou LQ, Liu W, Liu WL, et al. Characterization and bioavailability of tea polyphenol nanoliposome prepared by combining an ethanol injection method with dynamic high-pressure microfluidization［J］. J Agric Food Chem, 2014, 62：934-941．

［137］罗丹，洪延涵，梁明，等. 肌肽纳米脂质体改善人成纤维细胞抗氧化性能研究［J］. 日用化学品科学，2019, 42：26-31．

［138］Huh SY, Shin JW, Na JI, et al. Efficacy and safety of liposome-encapsulated 4-n-butylresorcinol 0.1%cream for the treatment of melasma: a randomized controlled split-face trial［J］. J Dermatol,

2010, 37：311–315.

［139］Kwon SH, Yang JH, Shin JW, et al. Efficacy of liposome–encapsulated 4–n–butylresorcinol and resveratrol cream in the treatment of melasma［J］. J Cosmet Dermatol, 2019, 37：2385–2407.

［140］Ghafarzadeh M, Eatemadi A. Clinical efficacy of liposome–encapsulated Aloe vera on melasma treatment during pregnancy［J］. J Cosmet Laser Ther, 2017, 19：181–187.

［141］Golmohammadzadeh S, Jaafarixx MR, Khalili N. Evaluation of liposomal and conventional formulations of octyl methoxycinnamate on human percutaneous absorption using the stripping method［J］. J Cosmet Sci, 2008, 59：385–398.

［142］Caddeo C, Mancaml, Peris JE, et al. Tocopherol–loaded transfersomes: In vitro antioxidant activity and efficacy in skin regeneration［J］. Int J Pharm, 2018, 551：34–41.

［143］Zhang Y, Shen L, Zhang K, et al. Enhanced antioxidation via encapsulation of isooctyl p–methoxycinnamate with sodium deoxycholate–mediated liposome endocytosis［J］. Int J Pharm, 2015, 496：392–400.

［144］Yucel C, Seker KG, Degim IT. Anti–aging formulation of rosmarinic acid–loaded ethosomes and liposomes［J］. J Microencapsul, 2019, 36：180–191.

［145］Zhao G, Hu C, Xue Y. In vitro evaluation of chitosan–coated liposome containing both coenzyme Q10 and alpha–lipoic acid: cytotoxicity, antioxidant activity, and antimicrobial activity［J］. J Cosmet Dermatol, 2018, 17：258–262.

［146］Zhang Y, Zhang K, Wu Z, et al. Evaluation of transdermal salidroside delivery using niosomes via in vitro cellular uptake［J］. Int J Pharm, 2015, 478：138–146.

［147］Hofland HEJ, Bouwstra JA, Ponec M, et al. Interactions of non–ionic surfactant vesicles with cultured keratinocytes and human skin in vitro: a survey of toxicological aspects and ultrastructural changes in stratum corneum［J］. J Control Release, 1991, 16：155–167.

第四章　脂质纳米粒技术

第一节　概述

一、脂质纳米粒的概念

固体脂质纳米粒（solid lipid nanoparticles, SLN）是 20 世纪 90 年代开始发展起来的新型脂质纳米载体，是以脂肪酸、脂肪酸甘油酯、蜡类等具有良好生物相容性的固态脂质作为载体材料，将药物通过包裹或吸附的方式装载形成的固体胶粒给药体系[1, 2]。固体脂质纳米粒的前身是固体脂质微粒，常用高剪切搅拌和超声分散法制备得到微米级别的胶粒。随着制备技术的发展，高压乳匀法代替了高剪切搅拌和超声分散法，制备得到粒径为纳米级的产物，称其为固体脂质纳米粒。固体脂质纳米粒具有纳米粒和脂质体的双重优势，其基质为具有良好生物相容性的天然或合成脂质，与脂质体相比具有更好的稳定性，既可静脉注射给药，又可口服或局部给药[3]。在应用于经皮给药时不仅可以达到缓释、控释的作用，而且还能提高药物的透皮吸收速率并增加药物的皮肤滞留量[4]。固体脂质纳米粒作为药物载体的主要缺点是固态脂质结晶度高，导致载药量低、物理稳定性差等问题，且在贮存期间药物容易从载体中泄漏。

纳米结构脂质载体（nanostructured lipid carriers, NLC）是在固体脂质纳米粒基础上改进的新一代脂质纳米载体[5]。它与固体脂质纳米粒的区别在于其基质材料是固态脂质与液态脂质的混合物，液态脂质的加入扰乱了纳米粒基质材料的晶格形成，使固态脂质不再形成结晶，呈无定形态，或使纳米粒中形成大量晶格缺陷，或形成液态脂质/固态脂质的多相结构，从而具有更好的药物包封效果和更好的载药稳定性。同时，通过调整液态脂质和固态脂质的比例，可有效调控药物的释放行为[6]。纳米结构脂质载体的特点可使其更好地应用于经皮给药，显著促进药物的经皮渗透，提高药物皮肤滞留量[7, 8]。

二、脂质纳米粒的特性

（一）脂质纳米粒制剂特性

脂质纳米粒可负载亲脂性或亲水性药物应用于全身或局部治疗，能以溶液形式口服，或喷雾干燥成粉末后制成片剂、丸剂、胶囊、软胶囊和粉剂等常规口服剂型，也可以制成肺部吸入制剂、注射剂、眼部用药制剂，或制成凝胶等剂型进行皮肤局部给药[9-12]。脂质纳米粒可以通过脂质包裹的方式更好地保护药物，避免药物在胃肠道发生降解[13, 14]。从其结构可知，固体或液态脂质可以形成固体基质或液体小室并将药物包裹其中，从而一定程度上避免或减小了外界环境如氧气、光照及温度等对药物稳定性的影响，改善了脂质体、类脂质体、乳剂等药物载体的不稳定性问题[15]。应用于口服给药时，胃肠道胰脂肪酶分解脂质纳米粒中脂质部分，脂解产物与其他组分如胆汁盐和磷脂一起可以形成胶束，释放出的药物可进入胶束体系实现增溶，显著促进药物的口服吸收。脂质纳米粒应用于经皮给药同样具有独特的优势。脂质纳米粒亲脂性强，粒径小，具有较强的皮肤黏附性，可延长纳米粒在药物吸收部位的停留时间，提高皮肤接触面积，显著促进药物经皮吸收[12, 16, 17]。

（二）脂质纳米粒释放特性

1. 实现药物的缓释与控释 通常情况下，大多数药物都能与脂质载体进行紧密结合，通过脂质载体的逐渐降解实现对药物的缓释与控释，使得药物在体内的作用时间延长，减轻一些毒副作用剧烈的药物产生的不良反应。Pereira 等[18]使用透析袋法进行了两种酮康唑纳米结构脂质载体 F30（粒径 30 nm）和 F85（粒径 85 nm）的体外释放试验，与未包封的酮康唑在相同条件下进行比较，并使用 KinetDS 软件分析数据。结果显示，24 小时内从 F30 和 F85 释放的药物百分比分别为 81.3%±0.64% 和 45.0%±2.7%，而未包封的酮康唑仅在 7 小时就已完全释放，说明纳米结构脂质载体能够有效控制酮康唑的释放。

维甲酸对痤疮、银屑病、角化性疾病、光老化性皮肤病及皮肤基底细胞癌早期浅表型皮损等疾病有良好的疗效，但维甲酸化学性质极不稳定，光、氧、高温均可加快其降解，维甲酸毒副作用大，可导致关节或骨骼疼痛、肝功能异常，致胚胎畸形等不良反应。陈正明等[19]制备维甲酸固体脂质纳米粒，并进行经皮递送研究，结果表明，其体外释放速率和经皮渗透速率较市售乳膏慢，皮肤贮留量大于市售乳膏，提示固体脂质纳米粒可以减轻药物进入体循环产生的不良反应；同时，固体脂质纳米粒制剂可产生较大的皮肤贮留量，使药物局部浓度增大，提高疗效。因此，这种药物载体对经皮吸收需要达到缓释长效作用的药物非常有利。

2. 提高药物的累积溶出度和溶出速率 药物和脂质载体之间的结合不牢固或者药物以吸附的方式存在于脂质纳米粒的表面,在这种情况下药物会在短时间内大量释放。针对市售药品溶出度低的问题,采用脂质纳米粒进行包覆递药可以显著提高难溶性药物的累积释放度,并改善难溶性药物的体外释放行为。Fakhar 等[20]采用动态透析技术测定依泽替米贝(Ezetimibe)固体脂质纳米粒体外溶出度,并以市售依泽替米贝和游离药物混悬液作为对照。体外释放曲线结果显示,负载依泽替米贝的固体脂质纳米粒在 4 小时内释放了 47% 的药物,在 12 小时内药物释放率达到 80.20% ± 9.26%;相同条件下,市售产品在 4 小时内释放 24% 的药物,在 12 小时内达到 49.69% ± 4.04%;而游离药物混悬液在 4 小时内仅有 5% 的药物释放,在 12 小时的时间内释放率仅达到至 16.4% ± 2.50%。与药物混悬液和市售产品相比,依泽替米贝固体脂质纳米粒不仅显著改善了药物的溶出速率,而且还明显提高了药物的累积溶出度。

由于纳米结构脂质载体掺入了液体脂质,导致了缺陷结构和部分药物的表面吸附。Guo 等[21]制备了高乌头碱的 NLC 和 SLN,并进行了体外释放评价。与高乌头碱两种载体的物理混合物进行对比,脂质纳米粒包载之后可明显提高药物的累积释放度。此外,NLC 对高乌头碱的体外释放促进作用最强,高乌头碱 NLC 中高乌甲素及冉乌头碱在 72 小时内的累积释放度为 98.5% ± 4.1% 和 79.3% ± 2.7%,略高于高乌头碱 SLN 中药物的累计释放度(高乌甲素:94.6% ± 5.2%;冉乌头碱:71.8% ± 1.9%)。该研究表明 NLC 可获得比 SLN 更高的累积释放度。

3. 药物的扩散释放 当脂质纳米粒的骨架较大而药物分子较小,或药物与脂质相互作用较强烈时,药物分子可以通过载体内部孔洞扩散出来,这种释放行为称为扩散释放。Rizvi 等[22]在不同 pH 的释放介质中评估辛伐他汀 SLN 的体外释放行为,并与辛伐他汀原料药进行比较。结果显示,辛伐他汀 SLN 在酸性介质的最初 2 小时内达到约 18% 的药物释放,随后是缓慢且持续的药物释放,24 小时后累积释放约 46%。而辛伐他汀原料药则显示出更快的释放速率,分别在 2 小时和 24 小时后释放约 32% 和 93% 的药物。在中性介质中,2 小时内辛伐他汀 SLN 释放了约 13% 的药物,而原料药则为 24%。24 小时后,两者分别有 53% 和 92% 的药物释放。在最初 2 小时内辛伐他汀 SLN 略快的药物释放速率可能归因于脂质纳米颗粒表面附着少量的药物,表面的药物迅速扩散到释放介质中并产生较高的初始释放速率,在最初阶段之后,辛伐他汀 SLN 表现出较慢的,持续的药物释放。这可能是由于强烈的药物 – 脂质相互作用以及脂质基质的逐渐侵蚀,使得结合在固体脂质纳米粒脂质核心中的药物实现缓慢扩散型释放。

（三）其他特性

脂质纳米粒在不同给药途径的药物体内递送方面显现出了良好的临床应用前景，在化妆品中的应用也日趋广泛。固体脂质纳米粒和纳米结构脂质载体用于功效性化妆品具有独特的优点，即其纳米颗粒能够吸收紫外线，减缓对皮肤的损伤。与此同时，缓释、控释的递药特性能够减少功效成分对皮肤的刺激。Köpke 等[23]通过制备改进的纳米结构脂质载体，在提高载药量的同时显著改善了防晒剂苯乙基间苯二酚的光敏性，能够更好发挥其皮肤抗氧化和美白的作用。

第二节　脂质纳米粒的制备与质量评价

一、制备脂质纳米粒常用辅料

固体脂质纳米粒与纳米结构脂质载体的制备均采用生物相容性好、易降解和低毒性的基质材料，通常可以分为脂质材料和表面活性剂两类。制备固体脂质纳米粒的脂质材料为固态脂质，制备纳米结构脂质载体采用液态脂质与固态脂质的混合物。

（一）固态脂质

固体脂质纳米粒采用固态脂质作为骨架脂质。一般包括甘油三酯（如三硬脂酸甘油酯、三月桂酸甘油酯）、部分甘油酯（如单硬脂酸甘油酯、山嵛酸甘油酯、肉豆蔻甘油酯）、脂肪酸（如硬脂酸、软脂酸、棕榈酸、二十二碳烷酸等）、类固醇（如胆固醇）以及蜡类（如鲸蜡醇棕榈酸酯、鲸蜡醇十六酸酯等）。选择固态脂质的要求是在熔融状态下对药物有较高溶解度，且恢复至室温后无药物析出。单一脂质若具有局限性，可采用多种脂质提高药物溶解度。为获得小粒径的脂质纳米粒，可选用分子链较短，熔融后油相黏度较低的脂质。

甘油酯类固态脂质生物相容性好，毒性低。脂肪酸类固态脂质的不饱和度决定其熔点，不饱和程度越高，熔点越低。蜡中含有各种不同的游离酸及醇等，使各种蜡的物理性能有所差异。蜡的分子结构中，羧酸的碳原子数越多，其熔点和软化点越高，而醇的链越长，则软韧性越大，Joshy 等[24]采用硬脂酸制备了齐多夫定固体脂质纳米粒，在室温和冷藏条件下均表现出良好的稳定性。试验结果表明，采用硬脂酸作为固态脂质降低了纳米粒的结晶度，提高了脂质纳米粒的载药量。

（二）液态脂质

纳米结构脂质载体采用部分液态脂质替代固态脂质作为其骨架脂质。液态脂质在室温条件下呈液态，加入一定比例的液态脂质替代固态脂质可以扰乱脂质骨架排列，避免形成完整晶格，提供更多的药物容纳空间。当体系温度降低时，脂质骨架呈现缺陷型、无定型或均一的"液态纳米室"。常用的液态脂质包括中碳链脂肪酸甘油酯（如辛酸癸酸甘油三酯）、IPM、IPP、月桂酸己酯、油酸、亚油酸、液体石蜡以及天然植物油（如大豆油、橄榄油）等。液态脂质选用要求是与固态脂质有良好互溶性，且对药物溶解性好。筛选出合适固态脂质与液态脂质组合后，需对其配比进行优化，得到最佳配比的混合脂质。

Mu 等[25]以癸酸单甘油酯为固态脂质，辛酸癸酸甘油三酯为液态脂质，分别制备了固体脂质纳米粒和纳米结构脂质载体。试验结果表明，纳米粒粒径随液态脂质比例的增大而减小，分析其原因可能与液态脂质的加入导致脂质结晶度下降有关。

（三）表面活性剂

制备脂质纳米粒常用的表面活性剂或助表面活性剂包括：非离子表面活性剂，如 Poloxamer 系列、Tween 系列、Span 系列、卖泽（Myrij）系列、苄泽（Brij）系列等；天然或合成的磷脂（大豆卵磷脂、蛋黄磷脂等）及其加氢衍生物或其混合物；神经鞘脂类及其甘油酯类；生物胆盐（去氢胆酸钠、胆酸钠等）；乙氧基化脂肪酸或脂肪醇及其酯或醚类；饱和或不饱和脂肪酸以及脂肪醇；短链醇类（如丁醇）乙酰化或羟乙基化的单酸或二酸甘油酯；烷基化聚醚醇；带脂肪酸或脂肪醇的糖或糖醇的醚类或酯类；氨基酸、聚肽或蛋白质（明胶、白蛋白）等。

表面活性剂的类型和用量对脂质纳米粒的粒径、稳定性和载药性能等有显著影响[26]。Milsmann 等[27]采用混合表面活性剂（大豆卵磷脂、Tween 20、蔗糖硬脂酸酯）改善固体脂质纳米粒的稳定性，表面活性剂改变了纳米粒界面性质，增加了纳米粒分散体系的黏度，从而提高了固体脂质纳米粒的稳定性。

二、脂质纳米粒制备方法

脂质纳米粒的制备方法包括微乳化法、高压乳匀法、高剪切－均质法、乳化蒸发－低温固化法、薄膜超声分散法、溶剂扩散法以及 W/O/W 多重乳液法等。

（一）微乳化法

微乳化法是将固态脂质加热熔化后与药物进行混合，制备纳米结构脂质载体则加入一定量的液态脂质，再加入一定浓度表面活性剂水溶液进行乳化形成初乳，然后将其加入低温水相中，油滴从内部破裂形成更小油滴，固化后形成纳米粒。微乳域的范围通常由水相、油相和表面活性剂构成的伪三元相图来确定。微乳化法不需要特殊设备，制备得到的产物粒径小、粒径分布窄，适用于实验室小规模制备。由于固态脂质在水溶液中溶解性差，制备中需要使用大量表面活性剂。

（二）高压乳匀法

高压乳匀法是制备脂质纳米粒最常用的方法，分为热乳匀法和冷乳匀法，其中热乳匀法易于控制，制备的粒径较为均一；冷乳匀法适用于热敏感性药物和低熔点脂质，但该法制得的粒径较大，粒径分布较宽。高压乳匀法前期与微乳化法一样得到初乳，再通过高压乳匀机狭缝，在高速碰撞冲击和快速减压膨胀的双重作用下，流体在短距离内加速到较高速率，随后极高的剪切力可将流体液滴破碎至纳米粒径范围内，经过上步乳化后再在低温水相中冷却固化形成纳米粒。高压乳匀法适用于脂质纳米粒的工业化生产。

（三）高剪切-均质法

高剪切-均质法将药物与脂质在水浴条件下共熔融产物作为有机相，相同温度的表面活性剂水溶液作为水相。在高剪切转速条件下，将有机相缓慢注入恒温水相中，持续搅拌一定时间，迅速冷至室温固化形成纳米粒。该方法操作简单，缺点是所得脂质纳米粒的分散性能不好。

（四）乳化蒸发-低温固化法

该方法前期步骤与微乳化法相同，将药物与脂质在水浴条件下形成熔融状态，作为有机相；选取合适的表面活性剂溶于同温度的水中，作为水相。在一定转速的磁力搅拌下，将有机相缓慢注入恒温水相中，持续搅拌使溶剂挥发至合适体积形成初乳。将初乳快速注入 0~2 ℃的冷水中，高速搅拌一定时间，得到脂质纳米粒。乳化蒸发-低温固化法比较适用于脂溶性药物的包裹。

（五）薄膜超声分散法

将脂质与药物溶于有机溶剂中，减压除去有机溶剂，形成脂质薄膜。注入一定浓度表面活性剂水溶液，超声分散，即得脂质纳米粒。该方法操作简单，需注意的是若超声时间过长，易造成金属残留。

（六）溶剂扩散法

溶剂扩散法是将脂质加热熔化，用与水混溶的有机溶剂如乙醇、丙酮等溶解药物和液态脂质，再将上述溶液在搅拌条件下加入一定浓度的表面活性剂水溶液中，冷至室温即得脂质纳米粒[28]。溶剂扩散法适用于对热敏感的药物，但有机溶剂易残留，不适用于工业大规模生产。

（七）W/O/W 多重乳液法

多重乳液法分为一步乳化法和两步乳化法两种制备方法。一步乳化法是在油相中加入少量水，制成 W/O 型微乳液，然后继续加水强力搅拌使之转相得到 W/O/W 型多重乳液。两步乳化法为选取两种不同 HLB 值的乳化剂，先利用亲油性乳化剂制备 W/O 型乳状液，再将该乳状液滴加至含有亲水性乳化剂的水相中得到多重乳液。W/O/W 型多重乳液具有两膜三相的多重隔室结构，这种结构有助于实现药物的缓释、控释。该方法操作简单，条件温和，粒径可控性强。

三、脂质纳米粒载药机制

脂质纳米粒的载药行为与药物的性质（熔点、极性等）、脂质材料性质、表面活性剂浓度和工艺参数（如制备温度等）等因素有关。

（一）固体脂质纳米粒

固体脂质纳米粒通过固态脂质在温度变化中产生相变、结晶等过程，将药物活性组分载负于固态脂质。Müller 等[1]认为药物在固体脂质纳米粒中主要以三种形式存在：基质均匀型、核膜包覆型以及脂核包覆型，如图 4-1 所示。

1. 基质均匀型　当固态脂质和药物的凝固点相近时，药物的脂溶性是决定药物在脂质中的分布的关键因素。脂溶性高的药

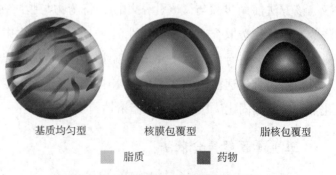

基质均匀型　　核膜包覆型　　脂核包覆型

■ 脂质　　■ 药物

图 4-1　药物在固体脂质纳米粒中的分布形式

物能与脂质纳米粒骨架进行紧密结合，药物主要以分子状态分散在纳米粒的骨架中，即基质均匀型，又称固－溶型。该载药方式可使药物部分突释后缓慢释放，载负在纳米粒表面的药物以突释的形式释放，被包在纳米粒核心的药物则缓慢释放。

2. 核膜包覆型　脂质在冷却过程中，其晶型从亚稳态转变成稳定态，脂质分子开始以晶格形式有序排列并逐步把药物从纳米粒的中心位置排出至表面，形成了药物富集于脂质外周的核壳结构。如果药物与脂质之间的相容性较差，会有大量的药物附着于固体脂质纳米粒表面，即外层包覆型，又称药物富集于壳型。该载药方式包封率较低，具有药物突释和速释的效应。

3. 脂核包覆型　当脂质的凝固点低于药物时，药物则会首先形成质点作为脂质纳米粒生长的晶核，药物富集于纳米粒的中心并被脂质包裹，即脂核包覆型，又称药物富集于核型。该载药方式具有药物缓释效应。

以上三种药物分布形式可存在于同一固体脂质纳米粒体系中。

药物在脂质熔融物中的溶解度是影响纳米粒载药量的首要因素，溶解度越高载药量越高。可通过添加特定溶剂来增加药物在脂质熔融物中的溶解度，某些脂质如甘油单酯和双酯可促进药物的溶解。其次是脂质的化学结构，脂质的结晶性越良好，所形成的晶格越严密，排列整齐的晶格将压缩容纳药物的空隙，使药物更容易溢出。复合脂质如甘油单酯、双酯和三酯混合物含有不同长度的脂肪酸链，可以形成大量有缺陷的晶格，从而具有更多容纳药物的空间。

另一个影响载药量的因素是脂质的晶型。固体脂质纳米粒中脂质的晶型和常规状态下不同，其脂质晶型大部分为 α 构型，在长期的贮存过程中逐渐转变为更稳定的 β 构型，晶格变得更为完整，易导致包封的药物泄露。

（二）纳米结构脂质载体

纳米结构脂质载体是由固－液混合脂质和表面活性剂组成的具有核－壳结构的纳米载体。纳米结构脂质载体具有不同的结构和载药方式，与固体脂质纳米粒比较，其载药量和载药稳定性均显著提高。药物在纳米结构脂质载体中的分布形式如图 4-2 所示。

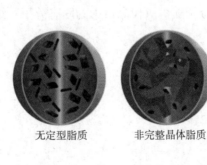
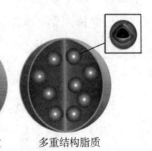

无定型脂质　　　非完整晶体脂质　　　多重结构脂质

■ 药物　　■ 脂质

图 4-2　药物在纳米结构脂质载体的分布形式

1. 无定形脂质型 无定形脂质型纳米结构脂质载体是指通过特定的固态脂质和液态脂质混合物制得呈非结晶态的纳米粒，常采用冷却过程中不会产生结晶的特殊脂质，如肉豆蔻酸酯等，可长时间维持固体的无定形状态。纳米结构脂质载体的脂质基质虽然是固体，但不是排列有序的晶体，而是呈无定形结构。

2. 非完整晶体脂质型 又称缺陷型固体脂质纳米粒，在制备过程中通过加入少量的液态脂质，使固态脂质难以形成有序的结晶结构，打破了脂质分子之间的紧密排列并形成晶格缺陷，从而让药物分子具有更充足的空间，进而提高药物的载药量和溶解度。一般情况下固态脂质与液态脂质混合制备的纳米结构脂质载体为缺陷型。

3. 多重结构脂质型 与多重乳状液 W/O/W 制剂类似，属于油/固体脂质/水三相分散体系，脂质纳米粒的固体基质周围存在许多由液体油形成的微小纳米室，在纳米室中药物的溶解度显著提高，从而有效提高纳米粒的载药量。固态脂质具有维持药物稳态缓慢释放的作用。同时，药物分散于多相组分中，具有比固体脂质纳米粒更高的包封率。这种结构只有在液态脂质浓度较高，超过其在固态脂质中的溶解度时才会产生。当固态脂质对液态脂质的溶解达到饱和，冷却时，液态脂质的浓度超过其在固态脂质中的溶解度，便会发生固、液相分离而开始形成液态脂质纳米隔室。

纳米结构脂质载体的药物载负主要有包合和吸附两种模式。包合模式中，药物可以包封在脂肪酸链间、脂质层中和缺陷性结晶中，根据药脂比和溶解度，药物可主要分布在固态脂质中，也可主要分布在液态脂质中，还可以分子状态分散于纳米结构脂质载体的整个无定形的基质中。吸附模式中，药物主要集中在纳米结构脂质载体的界面特别是脂质表面的乳化剂层中。

药物的载负机制决定了纳米结构脂质载体的粒径大小和物理稳定性，也影响着药物的释放。通过控制纳米结构脂质载体中液态脂质的含量，可获得可控的药物释放速度。由于液态脂质通常对难溶性药物的溶解能力更强，当液态脂质含量较低时，载体仍保持固态，液态分子随机取代晶格中的固态分子，结晶度降低，载药量提高，同时具有缓释作用。

四、脂质纳米粒的表征

（一）理化性质

1. 粒径及粒径分布、Zeta 电位和微观形貌 脂质纳米粒的粒径通常采用光子相关色谱或激光衍射进行检测，或者将二者联用，粒径检测结果可通过 TEM 或 SEM

进行验证。脂质纳米粒粒径分布采用 PDI 进行表征。处方和工艺，如工艺参数、药脂比、脂质类型、乳化剂种类等因素都会影响脂质纳米粒的粒径和粒径分布。

Zeta 电位是评价脂质纳米粒稳定性的重要指标。脂质纳米粒 Zeta 电位与其表面电层结构有关，受诸多因素影响，如光照、温度、pH、药物浓度及表面活性剂种类等。在光照和高温条件下，脂质纳米粒的 Zeta 电位的绝对值呈下降趋势，导致纳米粒聚集产生凝胶化现象。pH 能影响制剂稳定性同时也能影响制剂亲和性，皮肤的天然 pH 来自汗腺和皮脂腺，以及乳酸生产的分泌物，形成了皮肤表面的保护膜，皮肤通常具有 5.5 的平均 pH，与之接近的 pH 能使制剂具有更佳的皮肤亲和性。表面活性剂类型对 Zeta 电位也有较大的影响，采用复合表面活性剂，如非离子表面活性剂与卵磷脂进行复配，能够增加体系稳定性。

脂质纳米粒的微观形貌分析一般采用 TEM、SEM 或 AFM 等，通过电子显微镜可观察纳米粒的几何形貌、分散状态、颗粒大小及分布状况等，AFM 还可以表征脂质纳米粒的表面粗糙度及表面形貌结构等[29]。

2. 结晶度和脂质多晶型分析　脂质纳米粒的结晶度和脂质多晶型分析与其药物包封和药物释放行为密切相关，是脂质纳米粒的重要参数。脂质晶型一般分为过冷态、α 型、β′ 型、β 型，按此顺序热力学稳定性和脂质填充密度上升，药物包封率逐渐下降。DSC 和 XRD 用于脂质纳米粒结晶度和脂质多晶型分析，其中 DSC 通过程序升温热动学变化的吸热峰、放热峰识别物质的熔点并揭示其物理存在状态；XRD 测定物质的晶格参数以及分子排列方式，确定被测物质为结晶型或者无定型。Shi 等[14] 制备了乳香没药挥发油脂质纳米粒，采用 DSC 和 XRD 方法表征了脂质纳米粒中脂质的熔点、熔化焓及结晶变化，确认乳香没药挥发油脂质纳米粒中脂质熔点降低，脂质晶格缺陷增加。

3. 药物与载体相互作用　采用 FTIR 表征载药脂质纳米粒的官能团间相互作用，评价载体的载药行为以及载体材料与药物分子间的相互作用。Makoni 等[30] 采用 FTIR 对依法韦伦脂质纳米粒进行检测，红外图谱分析显示，药物以分子的形式分散在纳米粒中，且纳米粒中液态脂质和固态脂质分子间无相互作用。

（二）载药量、包封率

载药量和包封率是评价纳米载体载药能力的重要指标。测定脂质纳米粒载药量和包封率的方法包括透析法、膜分离法、低温超速离心法和凝胶柱色谱法。

1. 透析法　是根据脂质纳米粒与药物分子的大小选用合适孔径的透析袋将二者进行分离。将脂质纳米粒混悬液加入透析袋中，置于一定体积的 PBS 溶液中，37℃条件下振荡，于一定时间取透析液进行药物含量测定，同时补入同体积同温度的介质，待透析液浓度不发生变化即为平衡状态，此时透析液浓度为未包封药物浓度，即游离药物浓度。取脂质纳米粒混悬液加入适量甲醇破乳，测得的浓度即为总药物浓度，计算得载药量和包封率。

2. 膜分离法　通常采用合适截留分子量的滤膜或超滤离心管离心对脂质纳米粒混悬液中包封与游离的药物进行分离，一定转速下离心至分散介质全部滤过，再分别以少量溶剂对滤饼进行洗涤，分别离心滤过溶剂，测定滤液中游离药物的浓度，计算得载药量和包封率。

3. 低温超速离心法　是在低温、高转速条件下将脂质纳米粒混悬液中纳米粒与游离药物分离，上清液中药物浓度即为游离药物浓度，同时取脂质纳米粒混悬液加入适量甲醇破乳，测得总药物浓度，计算得载药量和包封率。

4. 凝胶柱色谱法　常用葡聚糖凝胶（如 Sephadex G-50）作为固定相，用合适流动相对脂质纳米粒混悬液进行洗脱，分离脂质纳米粒与游离药物，收集洗脱液，测定药物浓度并绘制洗脱曲线。

（三）体外释放特征

常用的脂质纳米粒的体外药物释放特征评价方法包括透析袋法、扩散池法和流通池法等，具体内容见第一章相关章节。

第三节　脂质纳米粒的经皮吸收机制

研究纳米载体皮肤屏障吸收通路和促进药物经皮吸收作用机制，是实现经皮给药纳米载体临床应用的前提和关键。脂质纳米粒的特性决定了其在经皮给药领域有广泛的应用前景，目前的研究表明，脂质纳米粒可有效提高药物稳定性，实现药物的控制释放，可通过不同作用机制显著促进药物经皮吸收[31,32]。因此，有必要对脂质纳米粒的促渗作用机制进行系统深入的研究，为实现其临床应用提供理论支持[33]。

一、脂质纳米粒促进药物经皮吸收机制

脂质纳米粒促进药物经皮吸收作用机制主要有促进药物透过皮肤角质层、增强药物的被动扩散作用、提高纳米粒经皮肤附属器的渗透作用等。

（一）促进药物透过皮肤角质层

皮肤角质层由角层细胞和细胞间脂质组成，类似于砖墙结构。这种特殊结构决定了角质层是药物经皮吸收的限速因素，因此药物通过皮肤角质层的渗透能力是药物经皮吸收的关键。脂质纳米粒对角质层的影响决定了其提高药物渗透能力的作用效果。脂质纳米粒能以多种方式与角质层相互作用，溶解在脂质纳米粒脂性区的药物能直接分配至皮肤角质层的脂质中。脂质纳米粒可以插入皮肤角质层的脂质区，破坏它的双分子层结构，引发脂质重排，从而减小药物分子渗透过皮肤角质层的阻力，这些相互作用能促进药物的渗透。

粒径较小的脂质纳米粒（100 nm 左右）具有良好的皮肤黏附性，黏附性随着粒径的减小而增加。当小粒径的纳米粒子覆盖到皮肤表面时，由于粒子之间的空隙较小，脂质纳米粒在毛细管力作用下相互融合、变形，在皮肤表面形成一层致密的黏附性的薄膜。这种薄膜由连贯性的球体形成并在皮肤表面紧密排列，可以用于修复皮肤表面破损的脂质层，具有一定的水合作用，产生闭塞效应，从而显著减少表皮的水分流失，起到保湿效果，使皮肤的外观得到改善。另一方面，皮肤角质层经水合作用后，角质层细胞结构变疏松，可膨胀成多孔状态，有利于药物渗透，从而增加药物的透皮速率。脂质纳米粒的粒径越小，其水合作用越强，对皮肤脂质排列的干扰作用越强。水分含量从通常 10%~40% 增加到 50%~70%，组织软化，膨胀成多孔状态，扩大了水分子扩散通路，细胞间隙变大，有利于药物的穿透，药物的透皮速率可增加 4 到 5 倍[34]。因此皮肤水合作用的增强会使活性药物更容易通过皮肤的渗透屏障。皮肤水合作用可增加非极性脂溶性分子的通透性，但对极性分子通透性影响不大[35]。

Guo 等[21]将制备的乌头碱固体脂质纳米粒和纳米结构脂质载体涂敷于裸鼠皮肤，作用一定时间后，采用 SEM 对裸鼠皮肤微结构进行表征，结果（图 4-3）显示，未用脂质纳米粒处理的裸鼠皮肤可见紧密压实的角质层，而脂质纳米粒作用后裸鼠皮肤表面呈锯齿状，角质层产生明显的裂纹。推测脂质纳米粒可能是在皮肤表面形成了一层封闭的脂质膜加强了与角质层中脂质的融合，从而促进药物透过皮肤。

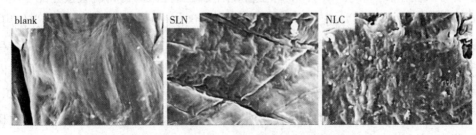

图 4-3　脂质纳米粒处理前后裸鼠皮肤微结构比较

Bagde 等[16]通过离体皮肤试验发现，布洛芬固体脂质纳米粒与对照组凝胶相比，药物在皮肤中的滞留量提高了 3 倍（$P < 0.01$）。分析认为，固体脂质纳米粒可形成覆盖于皮肤表面的薄膜，减少表皮水分流失和皮肤水分的蒸发，通过水合作用提高皮肤的水分含量，增加药物渗透作用，增强皮肤局部给药效果。

有文献报道[36]，将脂质纳米粒添加于化妆品中可显著提高受试者皮肤水合作用，改善受试者皮肤弹性，减轻皮肤皱纹。在受试志愿者的一条手臂上涂布市售化妆品，另一条手臂涂布含 4% 脂质纳米粒的同种化妆品，每周给药 2 次，持续 4 周。结果显示，添加脂质纳米粒的化妆品使皮肤的水合作用提高了 32%，未添加的化妆品提高了 24%，同时，受试者的皮肤弹性和皮肤皱纹均有不同程度的改善。

（二）增强药物被动扩散作用

药物从脂质纳米粒中释放后进入皮肤到最终被吸收进入血液循环是一个非常复杂的过程，受到多个环节多种因素的影响。药物首先从脂质纳米粒中释放出来，进入皮肤的角质层，然后扩散进入表皮和真皮，最后被皮肤微循环系统吸收进入血液循环。药物在皮肤角质层中的扩散，主要发生在皮肤角质细胞间的脂质层，在这一过程中药物扩散速率非常缓慢，尤其是亲脂性的药物。因此，对于亲脂性药物，该过程是药物渗透的限速步骤[37]。提高药物被动扩散的方法有多种，如增加角质层水合度、修饰角质层结构、提高药物饱和浓度等。脂质纳米粒可负载难溶性药物，提高其溶解度，在保持药物高浓度梯度的情况下增强药物的被动扩散而促进药物的渗透。杨金枝等[38]将制得斯皮诺素磷脂复合物固体脂质纳米粒、药物磷脂复合物及原料药三者进行了体外释放行为测定。结果显示，斯皮诺素原料药在 24 小时累积释放度仅为 8.82%，磷脂复合物各个时间点的释放度略高于原料药，但由于磷脂复合物自身的强疏水性，释药速率仍较低；而斯皮诺素磷脂复合物固体脂质纳米粒的释药速率和累积释放度得到显著提高，24 小时内释放度达到 77.36%。试验结果证明固体脂质体纳米粒改善了斯皮诺素磷脂复合物疏水性强、分散性差的缺点，提高了体外释药速率。

通常脂质纳米粒负载药物进入皮肤角质层时，脂质纳米粒的亲脂区与亲水区能以多种方式同角质层相互作用，溶解在脂质纳米粒脂性区的药物能直接分配至皮肤角质层的脂质中，另一方面，脂质纳米粒的亲水区能使皮肤角质层发生水合作用，增强药物的渗透性。同时，脂质纳米粒的粒径越小，比表面积越大，可显著提高与角质层的接触面积和接触时间，有助于脂质纳米粒与角质层紧密接触，在角质层内形成药物贮库，增强药物的被动扩散作用，更易于穿透角质细胞间隙进入皮肤组织，从而有效提高进入皮肤组织的药物量。研究表明，脂质纳米粒粒径越小，增强药物透皮转运能力越强。

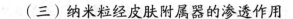

（三）纳米粒经皮肤附属器的渗透作用

虽然皮肤附属器仅占皮肤总表面积的1%，但其对药物的经皮吸收作用极其重要。基于载体较高的亲脂性，脂质纳米粒可以通过皮肤附属器汗腺、毛囊等途径渗透皮肤，而毛囊在其中起到了决定性作用。毛囊虽仅占皮肤表面积的0.1%，但由于含有丰富的脂质，同时被丰富的毛细血管与淋巴管所环绕，纳米粒可以通过毛囊避开致密角质层，直达皮肤深层进入体循环，有利于药物吸收以及深度定向释药，避免药物在透皮过程中的泄漏与降解。载药脂质纳米粒在这一过程的释放情况主要与脂质成分的组成、脂基质的晶型结构、药物在脂质纳米粒中的分布方式等因素相关[39-41]。毛囊通常可以深入至皮肤组织内部2000 μm以下，可为药物吸收提供较大的附着面积，并作为纳米载体的天然储库。研究表明，相比皮肤角质层以及其他结构，纳米粒在毛囊中有着更为理想的滞留效果，能起到缓释或迟释的作用[41, 42]。Alvarez-Roman等[43]采用荧光标记聚合物纳米粒，结合激光共聚焦显微镜观察发现毛囊是纳米粒的一个重要经皮吸收途径，纳米粒可穿透毛囊到达皮肤深层组织，其在毛囊的聚集量与粒径、渗透时间相关。Vitorino等[44]采用激光共聚焦显微镜观察荧光标记的纳米结构脂质载体经皮给药后在低温冷冻大鼠皮肤中的分布，发现纳米结构脂质载体会形成脂质膜覆盖在皮肤表面，由此产生的"覆盖效应"有利于药物经皮渗透。同时，部分纳米结构脂质载体通过毛囊到达皮肤的深层区域，使皮肤深层区域的荧光强度在48小时内显著增强。

另一方面，皮肤中与痤疮、雄性激素性脱发等多类急慢性皮肤疾病相关的皮脂腺会分泌大量以短链脂肪酸为主的油脂，而脂质纳米粒亲脂性高的特点以及在滤泡系统中的特异性释药特点，无疑为这类疾病的治疗提供了一种有效的给药策略。此外，值得注意的是，脂质纳米粒可以靶向作用于皮肤的滤泡系统，避免在手术以及大范围创伤等皮肤功能受损的情况下作为内源性感染病灶而出现发炎的症状[41]。

二、脂质纳米粒促进药物经皮吸收评价

判断脂质纳米粒能否促进药物经皮吸收主要从是否增加药物在皮肤中的分布以及是否促进药物经皮转运两方面进行评价。药物经皮吸收常用的评价方法为Franz扩散池体外透皮试验，近年来，在体微透析、纳米跟踪、电子显微镜、皮肤CT、皮肤电阻测定、平行人工膜渗透测定等技术也被应用于药物经皮吸收评价。

Franz扩散池体外透皮试验是将皮肤或人工膜固定于扩散池与接收池之间，测定不同时间由扩散池穿透到接收池溶液中的药量，求出药物对皮肤的渗透率。一般采

用垂直型的 Franz 扩散池，上部为扩散池与空气接触，下部为接收池，两池之间为皮肤。适宜的皮肤对模拟实际用药的渗透速率十分重要，目前使用较多裸鼠或去毛小鼠皮肤，可避免脱毛时的皮肤损伤以及对药物通透性的影响。Kang 等[45]制备了他克莫司负载的热敏性 SLNs，将切除的大鼠背侧皮肤安装于 Franz 扩散池，含乙醇30% 的 pH 7.4 PBS 作为接收液，背部皮肤与接收液全面接触，所制备的他克莫司负载的热敏性 SLNs 和对照产品加样到供应室，使用 2.4 nm 孔径透析膜膜保证只有游离药物可转移到接收液，测试时间 24 小时，结果显示他克莫司负载的热敏性 SLNs 的经皮渗透量显著高于对照产品（0.1%Protopic®）。

微透析技术也是目前常用的经皮吸收评价技术。微透析技术以透析原理为基础，通过对插入生物体内中的微透析探头在非平衡条件下进行灌流，物质沿浓度梯度逆向扩散，使被分析药物透过皮肤扩散进入透析管内，并被透析管内连续流动的灌流液不断带出收集，从而达到活体取样的目的。该方法具有活体连续取样、动态观察、定量分析、采样量小、组织损伤轻等优点；缺点是需要对取出的样品进行准确可靠的校正，主要为探针回收率测定。Zhang 等[46]制备了乌头碱固体脂质纳米粒，为测试其在体透皮情况，将微透析探针植入于脱毛大鼠真皮，使用 20%PEG 400 连续灌流 1.5 小时后给药于腹部、胸部、肩胛部三个位点，每 30 分钟收集透析液样本持续至 10 小时，通过分析样本中药物浓度含量可动态监测给药后乌头碱在体浓度，以达到测试透皮生物利用度的目的。

纳米跟踪分析技术（nanoparticle tracking analysis, NTA）可作为经皮吸收评价辅助技术，NTA 仪器可以对悬浮液中粒径 10~2000 nm 范围内的颗粒进行粒径、散射光强、计数和荧光的检测。其独特的检测能力使其在药物透皮传递领域广泛应用。通常利用荧光标定特定颗粒，单独检测此颗粒可评价皮肤结构对脂质纳米粒的影响，不易受到复杂环境的影响[21]。常用荧光标记物有香豆素 –6、罗丹明 –110 等，用于替代药物负载于脂质纳米粒，观察脂质纳米粒的透皮情况。Zhang 等[47]将 NTA 技术与 Franz 扩散池结合使用来研究角质层对脂质纳米粒透皮的影响，分别使用离体大鼠的完整皮肤与剥除角质层的皮肤作为扩散介质，将香豆素 –6 标记的 SLN 置于供体隔室，以香豆素 –6 悬浮液作为对照，12 小时后取接收液进行 NTA 分析。结果显示，香豆素 –6 悬浮液为供体时始终检测不到荧光信号，NTA 排除了游离荧光团对透皮评价的干扰。香豆素 –6 标记的 SLN 应用于完整皮肤几乎检测不到荧光信号，而应用于角质层剥除皮肤时可以追踪到部分荧光标记的 SLN，表明角质层具有阻碍药物经皮吸收的屏障作用。

激光扫描共聚焦技术是在荧光显微镜成像的基础上加装激光扫描装置，使用紫外光或可见光激发荧光探针或显踪物质，利用计算机进行图像处理，从而得到细胞或组织内部微细结构的荧光图像。图像可以带来视觉上的直观感受，常用于观察纳米颗粒在皮肤中的靶向情况和分布层次。Zhao 等[48]使用尼罗红（nile red, NR）疏水荧光探针替代活性药物负载于 NLC，借助荧光观察 NLC 制剂在皮肤中的分布行为。制得粒径尺寸为 120 nm 和 219 nm 的两种 NR–NLC 纳米粒，给药于大鼠皮肤 4小时后取皮肤垂直切片于激光共聚焦显微镜下观察，可以清晰看到 NR 分布于皮肤表皮层，显示其高皮肤靶向效率，且小粒径比大粒径的 NR–NLC 荧光强度更高，具有更强的经皮转运能力。

此外，皮肤 CT 是一种新型的皮肤影像学技术，可实现无损伤、实时、动态三维成像，可用于观察脂质纳米粒渗透进入皮肤的过程和在皮肤中的分布以及药物释放行为，观察皮沟结构等透皮"储药库"，揭示脂质纳米粒的促渗作用机制。

第四节　脂质纳米粒在经皮给药中的应用

作为新型经皮给药载体，脂质纳米粒可改善药物的稳定性，显著促进药物经皮吸收，实现药物的缓释、控释，降低药物的毒副作用和皮肤刺激性，已在经皮给药领域越来越广泛地应用。有越来越多的局部或全身性作用药物以固体脂质纳米粒或纳米结构脂质载体经皮给药的研究报道，例如咪唑类抗真菌药物（克霉唑、酮康唑）、维生素类药物（维生素 A、维生素 E）以及抗关节炎药（伐地考昔、塞来考昔）等。许多药物原本的给药途径并非经皮给药，为了达到规避全身不良反应或提高生物利用度的目标而进行了经皮给药制剂的开发，这些药物在经过脂质纳米粒负载后性能均得到了优化，显示了良好的临床应用前景。表 4-1 和 4-2 分别列举了国内外脂质纳米粒应用于经皮给药的部分专利。

表 4-1　脂质纳米粒应用于经皮给药国内专利

脂质纳米粒技术	专利申请号	用途
固体脂质纳米粒离子导入技术	CN200310111446.3	提高局部用药靶向性[49]
伊维菌素固体脂质纳米粒	CN201510825143.0	抗生素[50]
西罗莫司固体脂质纳米粒	CN201610203074.4	治疗湿疹、皮炎等多种免疫性、炎症性皮肤病[51]
罗红霉素纳米结构脂质载体凝胶剂	CN201511013223.2	抗菌[52]
雷公藤红素纳米结构脂质载体	CN201210132494.X	治疗银屑病、类风湿性关节炎[53]

续表

脂质纳米粒技术	专利申请号	用途
水杨酸纳米结构脂质载体	CN201410081830.1	治疗慢性皮炎等皮肤病[54]
黄豆苷元纳米结构脂质载体的 PLGA 电纺丝	CN201510158451.2	治疗心血管疾病[55]

表 4-2 脂质纳米粒应用于经皮给药国外专利

脂质纳米粒技术	国家	专利申请号	用途
阿昔洛韦固体脂质纳米粒凝胶	印度	IN26KO2014A	治疗单纯性疱疹病毒感染[56]
含细胞穿透材料脂质纳米粒复合物转运	韩国	KR20180019778A	转运 aptide 至真皮层治疗银屑病[57]
螺内酯纳米结构脂质载体凝胶	美国	US15163724	利尿，改善内分泌[58]
聚合物修饰脂质纳米粒	美国	US13636909	用于经皮递送活性药物成分[59]
含生长因子/抗微生物肽脂质纳米颗粒	美国	US14902766	局部使用促进伤口愈合[60]

脂质纳米粒的优异透皮性能以及吸收紫外线、提高皮肤水合等特性在化妆品领域也展现了良好的应用前景，负载抗紫外线活性成分、辅酶 Q10、遮光剂、美白剂的脂质纳米粒已成功应用于功效性化妆品。

一、皮肤局部作用

（一）固体脂质纳米粒

1. 鬼臼毒素固体脂质纳米粒　鬼臼毒素（podophyllotoxin, POD）是从小檗科鬼臼属植物的根和茎中提取的木脂类药理成分，能够有效抑制疱疹病毒，抑制细胞中期的有丝分裂，临床用于尖锐湿疣等毒性性病的治疗。但是，POD 常规剂型如酊剂大剂量、长时间使用可引起严重毒性作用。Chen 等[61]制备了两种鬼臼毒素固体脂质纳米粒，一种是采用 0.5% 泊洛沙姆 188 和 1.5% 大豆卵磷脂修饰的 P-SLN，另一种是采用 2% 聚山梨酯 80 修饰的 T-SLN。P-SLN 平均粒径为 73.4 nm，Zeta 电位为 -48.36 mV，T-SLN 粒径为 123.1 nm，Zeta 电位为 -17.4 mV。体外经皮渗透研究显示，固体脂质纳米粒的组成和粒径与药物的皮肤透过量和皮肤滞留量密切相关。P-SLN 表现出更好的药物皮肤滞留行为，其 POD 皮肤滞留量可达 0.15% 为 POD 酊剂的 3.48 倍，而 T-SLN 的药物皮肤滞留量提高不明显。POD 具有荧光特性，采用荧光显微成像技术研究了 POD 从 SLN 中进入皮肤的行为，结果见图 4-4。

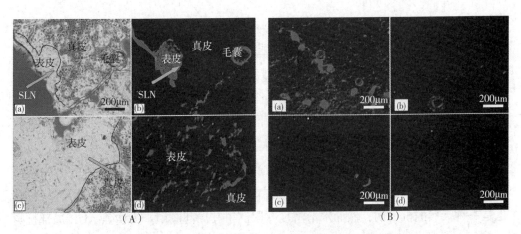

图 4-4　P-SLN 经皮渗透后在猪耳皮肤中分布的荧光显微照片

注:(A)P-SLN 在皮肤横截面分布照片:(a)皮肤横截面普通光学照片;(b)相应横截面的荧光图像;(c)从(a)扩大表皮与真皮之间的边界;(d)从(b)扩大表皮与真皮之间的边界;(B)P-SLN 渗透中不同深度皮肤切片的荧光图像:(a)10 μm;(b)75 μm;(c)135 μm;(d)275 μm。

研究结果表明,适宜粒径和处方的固体脂质纳米粒具有明显的皮肤靶向性,增加了鬼臼毒素在皮肤中的滞留量,同时减少了药物的皮肤透过量,提高了对皮肤毒性疣体的治疗效果,降低了其全身性毒副作用。研究工作为开发高效低毒的皮肤靶向给药制剂提供了理论和试验依据。

2. 环孢霉素 A 固体脂质纳米粒　环孢霉素 A（cyclosporin A，CSA）是一种强效免疫抑制剂,常用于治疗与皮肤相关的自身免疫性疾病。Essaghraoui 等[62]针对皮肤局部给药的临床需求,以脂肪酸甘油酯（lipocire DM）为脂质材料,泊洛沙姆Pluronic F-127 为乳化剂,采用热均质法制备了 CSA 固体脂质纳米粒（CSA-SLN）;作为对照,以油酸为液态脂质制备了 CSA 纳米结构脂质载体（CSA-NLC）。CSA-SLN 和 CSA-NLC 平均粒径约为 200 nm,带负电荷,包封率分别为 85% 和 70%。稳定性试验结果表明,两种 CSA 脂质纳米粒在室温下均能稳定保存 9 周。在模拟皮肤条件下表现出 pH 依赖性的体外释放行为。体外透皮试验表明,与 CSA-NLC[（2.55 ± 0.13）μg/cm^2]比较,CSA-SLN 药物皮肤透过量较低[（1.05 ± 0.07）μg/cm^2],但具有较低的细胞毒性和更高的药物皮肤滞留量,两种脂质纳米粒载体都对 CSA 原料药[（0.27 ± 0.03）μg/cm^2]的经皮渗透作用有较大提升。

3. 两性霉素 B 固体脂质纳米粒　两性霉素 B（amphotericin B，AB）为多烯类抗真菌药物,注射给药和口服给药毒副作用较大,且对皮肤真菌治疗效果有限。Butani 等[63]以山嵛酸甘油酯（compritol ATO 5）和硬脂酸棕榈酸甘油酯（precirol ATO 5）为脂质材料,采用溶剂扩散法制备了载两性霉素 B 的固体脂质纳米粒（AB-SLN）平均粒径为 111.1 nm,Zeta 电位为 −23.98 mV,用于治疗皮肤真菌感染。抑菌试验表明，AB-SLN 对于红色毛癣菌具有显著的抑制作用，72 小时内对真菌的抑制区域直径可高达 2.81 mm，而游离药物抑制区域直径仅 1.20 mm。体外透皮试验中，两性霉素 B 的皮肤摄取量为 9.24 μg/cm²，24 小时皮肤滞留量为 23%，而 AB-SLN 的皮肤药物摄取量显著提高至 22.34 μg/cm²，24 小时皮肤滞留量为 36.48%，且有更快的透皮速率，同时，AB-SLN 降低了对皮肤的刺激性。研究表明，固体脂质纳米粒可有效提高抗真菌药物疗效，并减少其毒副作用。

4. 橙皮油素固体脂质纳米粒 橙皮油素（Auraptene, AUR）是一种具有生物活性的香豆素抗氧化剂，可抑制 COX-2 蛋白转录后表达、抑制肿瘤坏死因子 A2 释放，也是一种天然的抗炎剂，然而水溶解度差限制了其局部应用。为增强 AUR 局部抗炎作用，Daneshmand 等[64]采用响应面法优化处方，制备了橙皮油素固体脂质纳米粒（AUR-SLN），其粒径（140.9 ± 3.6）nm，包封率为（84.1 ± 3.30）%。DSC 分析显示药物与脂质相容性良好，FT-IR 结果显示 AUC 以非晶体状态存在于固体脂质纳米粒中。以 AUR 乳膏为对照，研究了 AUR-SLN 的皮肤渗透作用和皮肤抗炎功效。试验结果表明，使用制剂 24 小时后 AUR-SLN 在小鼠皮肤累积量可达 133.77 μg/cm²，而 AUC 乳膏仅为 44.64 μg/cm²，SLN 可以显著增强皮肤对 AUR 的渗透和皮肤滞留量。炎症抑制试验中，显示 AUR-SLN 抗炎效果（抑制率 43.34%）明显优于对照制剂（抑制率 26.41%），且与阳性药物吲哚美辛（抑制率 50.90%）之间无显著差异；另外，AUR-SLN 对豚鼠皮肤无致敏作用，因此可作为治疗皮肤疾病的可靠局部给药系统。

（二）纳米结构脂质载体

1. 丙酸乌倍他索纳米结构脂质载体 丙酸乌倍他索（Halobetasol, HB）是常用于局部给药的强效皮质类固醇激素药物，具有抗炎活性、收缩血管性能，但由于其高皮肤渗透性，易被吸收引起严重的全身毒副作用。Carvajal-Vidal 等[65]以二硬脂酸甘油酯和癸酸甘油酯为基质材料采用高压均质法制备了 HB 载药量为 0.01% 的纳米结构脂质载体（HB-NLC），平均粒径低于 200 nm，多分散指数 PDI 为 0.2，Zeta 电位小于 −10 mV，药物包封率为 90%，室温下可保持高稳定性达一个月。体外释放研究表明，24 小时后 HB 原料药释放 98%，而 HB-NLC 仅释放 57%，且在 52 小时后达到 76%，无爆释现象，因此 HB-NLC 可实现 HB 的缓释。体外透皮结果表明，24 小时内 HB-NLC 可降低 HB 透皮入血速率约 6 倍，显著减少进入体循环的药物量。HB-NLC 的滞留时间约 12 小时，而 HB 原料药仅 7.8 小时，透皮速率显著降低。此外 HB-NLC 皮肤毒性低，细胞耐受性好。因此，HB-NLC 可用于皮肤炎症的治疗。

2. 他克莫司纳米结构脂质载体 他克莫司（Tacrolimus, TCR）是一种高分子量的大环内酯类免疫抑制剂，其低水溶性（4 μg/ml）为局部应用带来了挑战。Savic 等[66]

以硬脂酸棕榈酸酯为固体脂质，丙二醇单辛酸酯作为液体脂质制备了载他克莫司的纳米结构脂质载体（TCR-NLC），粒径低于 200 nm，Zeta 电位低于 -30 mV，存储 6 个月后粒径为 226 nm。以市售他克莫司软膏剂（Protopic®）和他克莫司纳米乳为对照，以猪耳皮肤为皮肤模型，研究药物经皮吸收行为。猪耳皮肤预先经过胶带剥离，试验结果显示，与软膏剂［（77.61 ± 43.25）μg/cm²］和纳米乳［（128.17 ± 48.87）μg/cm²］比较，TCR-NLC 在角质层和毛囊中具有更高的药物滞留量［（268.54 ± 92.38）μg/cm²］，而皮肤渗透率更低，因此减少了药物全身吸收的风险。研究认为，纳米结构脂质载体是较大皮肤表面和多毛孔皮肤区域给药的适宜药物载体。

3. 植物精油纳米结构脂质载体　植物精油中的活性成分具有抗真菌、抗炎和免疫调节的功效，可用于皮肤局部用药。Miranda 等[67]通过水蒸气蒸馏法从芳香植物中分离出一种植物精油（*ridolfia segetum* essential oil，REO），既可作为活性成分又可作为制备植物精油纳米结构脂质载体的辅料。将 REO 与固态脂质复合，采用高温高压均质法制备得到的纳米结构脂质载体（REO-NLC），平均粒径为（143 ± 5）nm，PDI 为 0.21，Zeta 电位为（-16.3 ± 0.6）mV，稳定性良好。进一步将其制成适合于皮肤局部给药的 REO-NLC 凝胶。研究表明，REO-NLC 可实现持续释放和类似药物贮库的作用，适用于长时间皮肤局部给药。成纤维细胞和角质形成细胞细胞毒性评价表明，REO-NLC 安全性好。REO-NLC 的独特性在于植物精油既可作为药理活性成分，又是纳米结构脂质载体的基质材料，其皮肤渗透性强，适合于皮肤局部给药。该研究工作为植物精油产品开发提供了新的思路。

4. 姜黄素纳米结构脂质载体　陈树仓等[68]采用乳化蒸发 - 低温固化法制备了姜黄素纳米结构脂质载体（Cur-NLC），同时制备 Cur-NLC 温敏原位凝胶。其在温室时为液体，施用于皮肤表面时形成不能自由流动的凝胶，可防止制剂从皮肤表面流失，使药物在皮肤表面长时间停留，适于皮肤局部给药。离体经皮渗透试验结果表明，Cur-NLC 和 Cur-NLC 温敏凝胶的皮肤单位面积累积渗透量分别是姜黄素丙二醇溶液的 3.02 倍和 2.42 倍，且药物的抗炎和抗氧化功效显著提高。

二、经皮给药全身作用

（一）固体脂质纳米粒

1. 螺内酯固体脂质纳米粒　螺内酯（Spironolactone, SP）是一种作用强烈的内源性盐类皮质激素醛固酮，具有利尿作用，与其他利尿药合用治疗充血性水肿、肝硬化腹水等水肿性疾病，可抑制上述疾病伴发的继发性醛固酮分泌增多，并对抗其他利尿药的排钾作用。其常规剂型为片剂，存在口服生物利用度低，个体吸收差异大，内分泌失调等问题。因此，有必要开发螺内酯经皮给药制剂，提高生物利用度，减少毒副作用，改善患者用药依从性。Kelidari 等[69]研制了用于经皮给药的螺内酯固体脂质纳米粒（SP-SLN），平均粒径为 88.9 nm，Zeta 电位为 −23.9 mV，包封率 59.86%。体外释放试验显示前 30 分钟，SP-SLN 释放药物比 SP 原料药快 4.9 倍，而后 24 小时内 SP-SLN 释放速度趋于平缓。采用 Franz 扩散池法测定了 SP-SLN 对离体大鼠皮肤的透皮吸收作用，结果显示，SP-SLN 显著增加了螺内酯的经皮渗透作用，药物的皮肤累积透过量和皮肤滞留量均高于原料药约 2 倍。

2. 抗丝虫病药物固体脂质纳米粒　人淋巴丝虫病是由寄生虫引起的热带疾病，会对患者的淋巴系统造成永久性损害。成体丝状线虫可以存留在淋巴管和淋巴结数年，传统治疗药物（脱氧土霉素、乙胺嗪、阿苯达唑）口服给药后在淋巴系统内的药物浓度低，杀灭效果不理想。Permana 等[70]研制了粒径小于 100 nm 的抗丝虫病药物固体脂质纳米粒，并结合可溶性微针进行皮肤递药，药物从固体脂质纳米粒中缓慢持续释放约 48 小时，皮肤动力学数据显示 24 小时内有大于 40% 的药物存留于皮肤真皮层中，实现了药物的高效吸收。在体试验结果显示，固体脂质纳米粒经皮给药生物利用度为口服给药的 4~7 倍。

3. 乌头碱固体脂质纳米粒　附子是一种传统中药，通常被用来治疗顽固性疼痛，缓解关节炎或癌症诱导的疼痛。其主要成分乌头碱具有极强镇痛作用并且无成瘾性，但乌头碱的口服使用安全性较差，限制了其广泛临床应用，经皮给药能够改善乌头碱的临床用药安全性，但是大多数透皮制剂如酊剂的渗透性较差，需要频繁给药。Zhang 等[46]使用微乳化法制备了乌头碱固体脂质纳米粒，优化处方得到的纳米粒平均粒径为 34.78 nm，Zeta 电位为 −26.97 mV，包封率高达 89.90%，乌头碱固体脂质纳米粒的尺寸随着表面活性剂浓度的降低、油相增加而减小。Franz 扩散池体外透皮试验中，酊剂透皮速率为 2 μg/（cm^2·h），而乌头碱固体脂质纳米粒的透皮速率可达（11.80 ± 0.76）μg/（cm^2·h），固体脂质纳米粒皮肤滞留量达（66.62 ± 5.11）μg/cm^2，为酊剂的 5.6 倍。乌头碱固体脂质纳米粒具有良好渗透性且不会迅速转移至毛细血管微循环，保证了用药安全。利用在体微透析技术测试了两类制剂的透皮生物利用度，酊剂仅用 60 分钟达血药峰浓度 C_{max}（0.34 ± 0.14）μg/ml，AUC_{0-t} 为（152.94 ± 28.95）min/（μg·ml）；而乌头碱固体脂质纳米粒达峰时间为 300 分钟，C_{max}（1.21 ± 0.11）μg/ml，AUC_{0-t} 为（346.31 ± 25.21）min/（μg·ml），多项参数均表明固体脂质纳米粒提高了乌头碱的生物利用度，具有透皮递药优势。

（二）纳米结构脂质载体

1. 倍他米松纳米结构脂质载体　倍他米松（Betamethasone, BT）是一种高效的皮质类固醇消炎药，被广泛用于类风湿性关节炎、骨关节炎等疾病的治疗，对湿疹、脂溢性皮炎和银屑病也有较好的治疗效果。为避免倍他米松的全身性毒副作用，一般将其制备成经皮给药制剂应用。但是，普通经皮给药制剂难以渗透到深层皮肤组织，因此治疗效果受到限制。Hanna 等[71]以单硬脂酸甘油酯为固态脂质，油酸为液态脂质研制了倍他米松纳米结构脂质载体（BT-NLC），最小粒径约 189.7 nm，Zeta 电位为 –20 mV。采用 Franz 扩散池进行离体皮肤透皮吸收，结果表明纳米结构脂质载体制剂达到了更快更深入的经皮渗透效果，其透皮渗透量达到给药量的 40%，为原料药或乳膏剂的 2 倍，且皮肤滞留量为 39.22%，而原料药和乳膏剂仅在 20% 左右。另外透皮深度与载体中脂质基质的比重成正比。

2. 雷公藤红素纳米结构脂质载体　雷公藤红素（Tripterin, TRI）具有较强的抗氧化、抗炎和抗癌活性，可用于治疗银屑病、类风湿性关节炎、皮肤癌等疾病。雷公藤红素长期口服会导致肾脏和生殖系统毒性，因此临床通过经皮给药避免其系统性毒副作用，但是，雷公藤红素溶解性差，经皮渗透能力弱，难以达到理想的治疗效果。Kang 等[72]制备和优化负载 TRI 的纳米结构脂质载体（TRI-NLC），将 TRI-NLC 分散到 Carbopol 980 中，制备经皮给药凝胶。皮肤动力学研究表明，TRI-NLC 透皮效率高，凝胶的快速失水可促进 TRI-NLC 进入深层皮肤组织，并在皮肤内持续释放药物。组织病理学研究显示，TRI-NLC 凝胶显著提高了药物疗效，同时降低了药物对皮肤的毒副作用。

3. 吡格列酮纳米结构脂质载体　吡格列酮（Pioglitazone, PZ）为治疗 2 型糖尿病的降血糖药物，一般为口服剂型，但其水溶性差，给药后血药浓度可能低于治疗浓度而产生延迟的降血糖作用导致治疗失败，且其生物半衰期短，易被快速消除，不能持续长效作用。透皮给药可避免口服给药后的首过效应，减少药物降解，Alam 等[73]设计了装载 PZ 的纳米结构脂质载体（PZ-NLC）提高其透皮给药的生物利用度，采用高压均质法制备的 PZ-NLC 平均粒径为 166.05 nm，包封率大于 70%。体内药代动力学研究表明，给药 PZ-NLC 与市售 PZ 口服片剂同等剂量后，PZ 片剂在前 2 小时达到血药峰浓度，并有被快速消除的趋势，AUC_{0-48} 为（515.36 ± 17.66）$ng/(ml \cdot h)$；而 PZ-NLC 在 8 小时后达到血药峰浓度，AUC_{0-48} 为（1121.61 ± 65.71）$ng/(ml \cdot h)$，PZ-NLC 相对 PZ 片剂可提高生物利用度约 2.17 倍。药效学研究表明，相比于 PZ 片剂，PZ-NLC 可延长降血糖与保持血糖稳态的时间，PZ-NLC 有望成为代替口服片剂治疗糖尿病的新型药物递送系统。

三、化妆品应用

（一）固体脂质纳米粒

1. 防晒剂固体脂质纳米粒 防晒剂是指利用光的吸收、反射或散射作用，以保护皮肤免受紫外线伤害的物质。防晒剂一般分为物理性的紫外线屏蔽剂和化学性的紫外线吸收剂。化学防晒剂光稳定性较差，易氧化分解产生对皮肤有害的物质。为提高化学防晒剂的防晒效果，常将几种防晒波段的化学防晒剂复合使用。Lacatusu 等[74]选取了三种不同 UV 吸收波段的化学防晒剂 2- 乙基 – 氰基肉桂酸、甲氧基肉桂酸乙基己酯和氰双苯丙烯酸辛酯，研制了同时负载三种化学防晒剂的固体脂质纳米粒，并对其阳光保护因子（SPF）指数进行测定。结果显示，不同处方防晒剂固体脂质纳米粒的 SPF 指数为 17~46，在同等防晒剂用量下，固体脂质纳米粒具有更高的 UV 阻截能力；而在维持 UV 吸收水平一致的情况下，防晒剂用量最高可减少30%。光照试验显示固体脂质纳米粒显著提高了化学防晒剂的稳定性，有效避免了防晒剂的降解对皮肤的刺激。

2.N- 乙酰基 -d- 氨基葡萄糖固体脂质纳米粒 乙酰基 –D– 氨基葡萄糖（N–acetyl–D–glucosamine, NAG）是透明质酸的前体，可抑制合成黑色素的关键酶酪氨酸酶，用于治疗局部色素沉着过度病症，可同时保留皮肤水润和弹性，在美白型护肤品中应用前景广阔。为增强 NAG 分子对皮肤的渗透性，Marto 等[75]采用高压均质法将 NAG 装载于固体脂质纳米粒中，制得 NAG-SLNs 平均粒径为 258 nm，Zeta 电位为 –30 mV，NAG 除了具有美白作用，还可作为乳化稳定剂，提高制剂的稳定性。体外透皮试验中，将 NAG 原料药与 NAG-SLN 制成乳剂作用于皮肤，经过 24 小时，NAG 原料药几乎没有被皮肤摄取，而 NAG-SLNs 在 24 小时内摄取量达到 23.4%，具有很好的透皮性能，可有效提升 NAG 的美白功效。

3. 虾青素固体脂质纳米粒 虾青素（Astaxanthin, ASTA）是一种提取自虾、鲑鱼等水生动物体内的红色类胡萝卜素，具有极强的抗氧化能力，可有效抑制自由基引起的脂质过氧化。应用于化妆品领域，具有防止皮肤光老化、延缓皮肤细胞衰老、减少黑色素沉积等功效。但是，虾青素稳定性差，易氧化分解，且溶解性差，难以应用于化妆品基质。Li 等[76]采用高压均质法制备了虾青素固体脂质纳米粒（ASTA-SLN），对其进行了一系列稳定性试验，结果显示，在 4 ℃的条件下储存 20 天，ASTA-SLN 平均颗粒尺寸由 162.8 nm 增长为 167 nm，有较好的储存稳定性；另外在光、热、酸碱、氧化等外界条件刺激下 ASTA-SLN 中 ASTA 的存留量都显著优于原料药。固体脂质纳米粒有效改善了 ASTA 稳定性，推测可能是 ASTA 在冷却阶段通过再结晶嵌入脂质内核，脂质保护 ASTA 免于降解。ASTA-SLN 的脂质包覆药物核心结构使得体外释放试验中其制剂可缓慢持续地释放 ASTA，保持其长效作用。

（二）纳米结构脂质体

1. 辅酶 Q10 纳米结构脂质载体　辅酶 Q10 是一种醌环类化合物，是细胞呼吸链中重要递氢体，能激活细胞呼吸，加速产生 ATP，是代谢的激活剂，又是细胞自身产生的天然抗氧剂，能抑制线粒体的过氧化。研究表明，辅酶 Q10 可以促进皮肤新陈代谢，抑制皮肤脂质过氧化。但是，辅酶 Q10 不稳定，遇光易分解，经皮渗透性差，难以有效发挥其护肤功效。Chen 等[77]采用高压微射流技术制备辅酶 Q10 纳米结构脂质载体（Q10-NLC），运用响应面设计优化处方，并对其理化性能、稳定性及体外释放行为进行表征。按照优化处方制备的 Q10-NLC 粒径为 151.7 nm，PDI 0.144，Zeta 电位 -44.1 mV，载药量 2.51%，包封率接近 100%。24 小时光照后，Q1 0-NLC 中辅酶 Q10 含量下降 5.59%，显著低于乳剂和乙醇溶液中辅酶 Q10 的光降解量。体外药物释放表明，Q10-NLC 具有明显的缓释行为。体外透皮吸收试验结果显示，Q10-NLC 的药物皮肤滞留量为对照制剂的 10.1 倍。因此，Q10-NLC 可有效提高辅酶 Q10 的稳定性，延长其作用时间，实现辅酶 Q10 皮肤靶向给药。

辅酶 Q10 作为重要的抗氧化、抗衰老功效成分应用于功效性化妆品中，Cutanvoa Nanorepair Q10 面霜是首先上市的应用纳米结构脂质载体技术的功效性化妆品制剂[78]。与相同配方的 O/W 型乳膏产品相比，纳米结构脂质载体能够提高辅酶 Q10 的贮存稳定性与皮肤水合程度，具有更好的流变性与铺展性，能带来更佳的使用体验。近年来发表了多篇辅酶 Q10 脂质纳米粒应用于化妆品的研究文献[79, 80]，在这些研究中，脂质纳米粒显著提高了辅酶 Q10 的抗氧化能力。为了进一步降低脂质纳米粒的粒径，提高辅酶 Q10 的皮肤渗透量，Lohan 等[81]制备了粒径为 85 nm 的 Q10-usNLC，人永生化角质形成细胞（HaCaT）UV 损伤试验表明，不同剂量的 Q10-usNLC 对 HaCaT 细胞均有明显的保护作用，可提升 HaCaT 细胞的存活率 10% 以上，且可降低 23% 的氧自由基形成。

2. 芝麻酚纳米结构脂质载体　芝麻酚（Sesamol，SES）又名 3,4- 亚甲二氧基苯酚，脂溶性木酚素类化合物，是芝麻油的重要香气成分，也是芝麻油重要的品质稳定剂。SES 具有较强的清除过氧化自由基和抑制脂质过氧化等功效，对辐射造成的 DNA 及细胞膜损伤具有显著的保护作用。芝麻酚分子量较低，溶解性适中，会快速经皮吸收进入体循环，难以有效发挥其护肤功效。Puglia 等[82]采用山嵛酸甘油酯（Compritol 888 ATO）和芝麻油分别作为固态和液态脂质制备芝麻酚纳米结构脂质载体（SES-NLC），包封率达 90%，推测芝麻油与 SES 间存在较好的化学亲和作用，可以更好地分散药物。制得 SES-NLC 平均粒径为 169 nm，Zeta 电位为 -38 mV。体外透皮试验显示，SES-NLC 延缓了芝麻酚透皮全身吸收作用（24 小时累积透皮量约为 25 $\mu g/cm^2$，非 NLC 制剂约为 175 $\mu g/cm^2$），而增加了芝麻酚的表层皮肤透过量和皮肤滞留量，保持了其在皮肤中的长效抗氧化作用。此外，对制剂进行氧自由基吸收能力测试，测定氧自由基清除活性物质（荧光消失）所需时长，游离 SES 仅能维持荧光 2 小时，而 SES-NLC 可延长至 40 小时，显示了优异的抗氧化能力。

3. 摩洛哥坚果油纳米结构脂质载体　摩洛哥坚果油具有抗氧化、抗衰老及保湿等功效，常被应用于保湿护肤品中。Tichota 等[83]将摩洛哥坚果油作为液态脂质制备纳米结构脂质载体，进一步制成水凝胶，该水凝胶中的 NLC 的平均粒径为 137.70 nm，室温储存 90 天后粒径无明显增大，具较高稳定性。纹理分析试验中，使用精密探头测试水凝胶（hydrogel，HG）与纳米结构脂质载体水凝胶（HG-NLC）的机械性能，显示 HG-NLC 具有高密合性（黏附性高）及良好的坚固性，可延长局部应用接触时间。另外，研究者将水凝胶应用于健康志愿受试者的前臂皮肤上，每日应用一次，持续 30 天，进行皮肤水合程度、皮脂含量、表皮失水率、光滑度、粗糙度等多项参数测定，结果显示 HG-NLC 能显著提升皮肤表面的水合程度，随着应用时间的推进而表现出增强保湿的趋势，而 HG 在应用 30 天内对皮肤的水合程度等参数无明显提升，因此 HG-NLC 可用于增强皮肤润湿，并可作为负载其他化妆品活性成分的载体，更具开发前景。

基于脂质纳米粒的经皮渗透特性及皮肤相容性，越来越多的化妆品企业将脂质纳米粒与护肤产品相结合应用于新产品的开发与研究。表 4-3 列举了部分应用脂质纳米粒技术的上市化妆品产品[84]。

表 4-3　应用脂质纳米粒技术的上市化妆品

产品名	生产商	主要原料
Cutanova Q10 纳米抗衰老修复霜/精华	德国慕特博士	辅酶 Q10、多肽、木槿及生姜提取物
Cutanova Q10 高纳米霜	德国慕特博士	辅酶 Q10、多肽、TiO_2、熊果酸、齐墩果酸、向日葵籽提取物
SURMER Crème Legère 纳米保护精华/纳米保湿面膜	法国伊莎兰倩	夏威夷核果油、鲜花椰子油、伪肽、靛蓝椰奶及诺丽果提取物
SURMER 眼周重构纳米眼霜	法国伊莎兰倩	夏威夷核果油、鲜花椰子油、伪肽、水解小麦蛋白
CLR 纳米脂质修复系列	阿根廷 Chemisches Laboratorium	黑加仑籽油、辅酶 Q10、辛酸甘油三酯、麦卢卡茶油
IOPE 高活力基因精华/眼霜/黄金保湿乳液	韩国爱茉莉	辅酶 Q10、不饱和脂肪酸

产品名	生产商	主要原料
NLC 高效眼部精华 / 修复霜	德国玻雅特	辅酶 Q10、寡聚糖、乙酰基六肽 –3、植物胶原蛋白
强力再生修复霜	英国爽健	澳洲胡桃油、鳄梨油、尿素、黑醋栗籽油
瑞士细胞美白亮眼精华 / 安瓶	瑞士莱伯妮	糖蛋白、人参、问荆、茶叶、三色堇提取物
橄榄油保湿眼霜	德国泰姿博士	橄榄油、扁桃油、水解乳蛋白、醋酸生育酚、红景天提取物、咖啡因

应用脂质纳米粒技术的化妆品产品有著名品牌莱伯妮旗下产品细胞美白提亮眼霜、细胞美白小安瓶、爱茉莉旗下产品 IOPE 超活力基因护肤系列（IOPE Super Vital）等。在这些产品中最具代表性的为 Cutanvoa Nanorepair Q10 面霜和 NanoLipid Restore CLR。Cutanvoa Nanorepair Q10 面霜于 2005 年上市，为最早应用脂质纳米粒技术的上市化妆品产品。NanoLipid Restore CLR 为 Dr. Kurt 公司于 2006 年化妆品博览会推出的上市产品，以椰子蜡和黑加仑子油（blackcurrant seed oil，BCO）分别作为固态脂质和液态脂质制备纳米结构脂质载体，BCO 含有大量不饱和脂肪酸，具有改善皮肤肤质与屏障功能的功效。NanoLipid Restore CLR 不仅具有护肤作用，其还作为其他活性物的载体，应用于公司推出的后续化妆品产品中[85]。

四、总结与展望

固体脂质纳米粒和纳米结构脂质载体既可用作亲脂性药物载体，也可用于亲水性药物的递送，近年来的研究显示出其在药物递送潜在的临床应用前景。虽然固体脂质纳米粒和纳米结构脂质载体具有诸多共有特性，但两种载体对于药物的装载性能仍具有差异性，可通过使用两种脂质纳米载体分别包载同一种药物并比较其性能，从而获得更优化的处方。此外，如何通过脂质纳米粒的表面改性改善其制剂特性是目前研究的热点方向[86]。脂质纳米粒的表面改性一般采用 PEG、壳聚糖、卵磷脂等亲水性物质涂覆于纳米粒的疏水性表面，不仅可以改善脂质纳米粒的稳定性和分散性，还可增加制剂与黏膜的相互作用而具靶向性，若脂质纳米粒负载疏水性药物，在释药过程中亲水外壳还能提供储库效应。通过使用肽、生物素、丙烯酸树脂、Tween 等多种不同性质的化学物质对脂质纳米粒进行改性，开发具有皮肤靶向、强皮肤渗透性能、控制药物释放等功能的新型脂质纳米载体，是未来极具前景的研究和开发领域。表 4-4 列举了部分应用于经皮给药的脂质纳米粒表面改性研究。

表 4-4　表面改性脂质纳米粒相关研究

修饰基团 / 改性物质	性质及作用	主要研究内容
磷酸二十六烷基酯（DCP）	电荷调节	使脂质纳米粒表面带负电，增强药物在皮肤的分布[87]
聚精氨酸肽（CCP）	细胞穿透	增强药物皮肤渗透性[88]
透明质酸-壳聚糖（HA-CS）	多层 / 静电引力	交替相反电荷利用静电引力自组装形成脂质纳米粒表层外壳，提高稳定性，减缓药物释放避免损失，改善药物透皮速率[89]
聚乙二醇（PEG）	亲水基团	增强皮肤水合作用[90]
N-戊二酰基磷脂酰乙醇胺	pH 敏感	在酸性条件下调节药物释放[91]
胶体增溶剂	亲脂增溶	对脂质进行改性，增加药物溶解度，提高载药量[92]

此外，皮肤与脂质纳米粒表面发生的静电相互作用也是影响经皮给药体系渗透特性的重要因素。有研究者通过大豆油基乙基吗啉氮鎓乙基硫酸盐的加入使 NLC 表面带有正电荷，使其更易黏附于带负电荷的皮肤表面，有效增强了药物的经皮渗透效率[93]。

近年来，为了适应经皮给药剂型的需求，制备脂质纳米粒的材料不断向着高安全性、高递送效率的趋势发展，脂质材料的组成已由硬脂酸等基础脂质演化为皮肤亲和性更好的皮脂类脂质，或对于药物溶解能力更强的混合脂质材料。在表面活性剂的选择方面，以天然衍生物类表面活性剂替代合成类材料以降低其生物毒性同样是提高纳米粒安全性能的有效途径。在提高脂质纳米粒经皮渗透效率方面，通过引入增强剂、调节电荷引发离子电渗或与其他的透皮技术进行联用等将为脂质纳米粒经皮给药研究和开发提供新的方向[94]。脂质纳米粒的经皮转运机制研究、安全性研究以及高效规模化生产工艺开发、规模化生产中的质量控制等将是今后脂质纳米粒进入临床应用的重点研究和开发方向。如微流控（microfluidic）技术是在纳米或微米级别的通道中操控微量流体的技术，与传统纳米粒制备方法相比，该技术可以通过改变芯片形状、流体流速、流量、混合顺序等因素精密控制层流液体混合效应，能够在更明确的条件下生产小粒径或极窄粒径分布的颗粒，是一种粒径均一、批次质量可控的脂质纳米粒制备新技术[95]。利用固体脂质的固态特性开发的纳米喷雾干燥技术，具有高效、大批量生产脂质纳米粒的潜力[96]。

另外，在中医药现代化的大趋势之下，以脂质纳米粒为基础构建的经皮给药中药制剂也受到了广泛关注，但相关领域的研究目前尚处于起步阶段。研究的中药制剂多为单一中药有效成分，或有效成分与化药的复方制剂，真正以中药复方协同作用为基础的药物制剂很少，而且纳米化后中药有效成分和药效学的不确定性，也为药物质量的稳定性和可控性带来难度。因此，中药复方多成分的脂质纳米粒经皮给药研究是未来值得开拓的重要研究方向。

参考文献

［1］Müller RH, Mader K, Gohla S. Solid lipid nanoparticles（SLN）for controlled drug delivery-A review of the state of the art［J］. Eur J Pharm Biopharm, 2000，50：161-177.

［2］Schwarz C, Mehnert W, Lucks JS, et al. Solid lipid nanoparticles（SLN）for controlled drug-delivery production, characterization and sterilization［J］. J Controlled Release, 1994，30：83-96.

［3］Mishra V, Bansal KK, Verma A, et al. Solid lipid nanoparticles: Emerging colloidal nano drug delivery systems［J］. Pharmaceutics, 2018，10：10040191.

［4］Schafer-Korting M, Mehnert WG, Korting HC. Lipid nanoparticles for improved topical application of drugs for skin diseases［J］. Adv Drug Deliv Rev, 2007，59：427-443.

［5］Müller RH, Radtke M, Wissing SA. Nanostructured lipid matrices for improved microencapsulation of drugs［J］. Int J Pharm, 2002，242（1-2）：121-128.

［6］Pardeike J, Hommoss A, Müller RH. Lipid nanoparticles（SLN, NLC）in cosmetic and pharmaceutical dermal products［J］. Int J Pharm, 2009，366：170-184.

［7］Sharma G, Thakur K, Raza K, et al. Nanostructured lipid carriers: A new paradigm in topical delivery for dermal and transdermal applications［J］. Crit Rev Ther Drug, 2017，34：355-386.

［8］Czajkowska-Kosnik A, Szekalska M, Winnicka K. Nanostructured lipid carriers: A potential use for skin drug delivery systems［J］. Pharmacol Rep, 2019，71：156-166.

［9］Shi F, Yang G, Ren J, et al. Formulation design, preparation, and in vitro and in vivo characterizations of beta-Elemene-loaded nanostructured lipid carriers［J］. Int J Nanomedicine, 2013，8：2533-2541.

［10］Puri A, Loomis K, Smith B, et al. Lipid-based nanoparticles as pharmaceutical drug carriers: From concepts to clinic［J］. Crit Rev Ther Drug, 2009，26：523-580.

［11］Souto EB, Almeida AJ, Müller RH. Lipid nanoparticles（SLN（R），NLC（R））for cutaneous drug delivery: Structure, protection and skin effects［J］. J Biomed Nanotechnol, 2007，3：317-331.

［12］Müller RH, Radtke M, Wissing SA. Solid lipid nanoparticles（SLN）and nanostructured lipid carriers（NLC）in cosmetic and dermatological preparations［J］. Adv Drug Deliv Rev, 2002，54：131-155.

［13］Liu Y, Wang L, Zhao Y, et al. Nanostructured lipid carriers versus microemulsions for delivery of the poorly water-soluble drug luteolin［J］. Int J Pharm, 2014，476：169-177.

［14］Shi F, Zhao JH, Liu Y, et al. Preparation and characterization of solid lipid nanoparticles loaded with frankincense and myrrh oil ［J］. Int J Nanomedicine, 2012，7：2033–2043.

［15］Xing H, Wang H, Wu B, et al. Lipid nanoparticles for the delivery of active natural medicines ［J］. Curr Pharm Des, 2017，23：6705–6713

［16］Bagde A, Patel K, Kutlehria S, et al. Formulation of topical ibuprofen solid lipid nanoparticle（SLN）gel using hot melt extrusion technique（HME）and determining its anti–inflammatory strength ［J］. Drug Delivery Transl Res, 2019，9：816–827.

［17］Banerjee I, De M, Dey G, et al. A peptide–modified solid lipid nanoparticle formulation of paclitaxel modulates immunity and outperforms dacarbazine in a murine melanoma model ［J］. Biomater Sci, 2019，7：1161–1178.

［18］Pereira RR, Matteo T, Francesca R. Ucuùba（Virola surinamensis）fat–based nanostructured lipid carriers for nail drug delivery of ketoconazole: development and optimization using box–behnken design ［J］. Pharmaceutics, 2019，11：11060284.

［19］陈正明，龙晓英，丁沐淦，等. 固体脂质纳米粒作为维甲酸经皮给药载体的研究 ［J］. 中国新药杂志，2010，19：427–434.

［20］Fakhar UD, Alam Z, Kifayat US. Development, in–vitro and in–vivo evaluation of ezetimibe–loaded solid lipidnanoparticles and their comparison with marketed product ［J］. J Drug Delivery Sci Technol, 2019，51：583–590.

［21］Guo T, Zhang Y, Zhao J, et al. Nanostructured lipid carriers for percutaneous administration of alkaloids isolated from Aconitum sinomontanum ［J］. J Nanobiotechnol, 2015，13：47.

［22］Rizvi SZH, Shah FA, Khan N, et al. Simvastatin–loaded solid lipid nanoparticles for enhanced anti–hyperlipidemic activity in hyperlipidemia animal model ［J］. Int J Pharm, 2019，560：136–143.

［23］Kopke D, Müller RH, Pyo SM. Phenylethyl resorcinol smart lipids for skin brightening：Increased loading & chemical stability ［J］. Eur J Pharm Sci, 2019，137：104992

［24］Joshy KS, Sharma CP, Kalarikkal N, et al. Evaluation of in–vitro cytotoxicity and cellular uptake efficiency of zidovudine–loaded solid lipid nanoparticles modified with Aloe Vera in glioma cells ［J］. Mater Sci Eng C, 2016，66：40–50.

［25］Mu H, Holm R. Solid lipid nanocarriers in drug delivery: characterization and design ［J］. Expert Opin on Drug Del, 2018，15：771–785.

［26］Mcclements DJ, Jafari SM. Improving emulsion formation, stability and performance using mixed emulsifiers: A review ［J］. Adv Colloid Interface Sci, 2018，251：55–79.

［27］Milsmann J, Oehlke K, Schrader K, et al. Fate of edible solid lipid nanoparticles（SLN）in surfactant stabilized o/w emulsions. Part 1：Interplay of SLN and oil droplets ［J］. Colloids Surf A, 2018，

558：615-622.

［28］Hu FQ, Jiang SP, Du YZ, et al. Preparation and characterization of stearic acid nanostructured lipid carriers by solvent diffusion method in an aqueous system［J］. Colloids and Surfaces B Biointerfaces, 2005，45：167-173.

［29］Franciane MO, Elina CT, Hernane DSB. Physicochemical characterization by AFM, FT-IR and DSC and biological assays of a promising antileishmania delivery system loaded with a natural Brazilian product［J］. J Pharm Biomed Anal, 2016，123：195-204.

［30］Makoni PA, Kasongo KW, Walker RB. Short term stability testing of efavirenz-loaded solid lipid nanoparticle（SLN）and nanostructured lipid carrier（NLC）dispersions［J］. Pharmaceutics, 2019，11：11080397.

［31］Ding Y, Pyo SM, Müller RH. Smart lipids（R）as third solid lipid nanoparticle generation-stabilization of retinol for dermal application［J］. Pharmazie, 2017，72：728-735.

［32］Shrotriya SN, Ranpise NS, Vidhate BV. Skin targeting of resveratrol utilizing solid lipid nanoparticle-engrossed gel for chemically induced irritant contact dermatitis［J］. Drug Delivery Transl Res, 2017，7：37-52.

［33］Puglia C, Bonina F. Lipid nanoparticles as novel delivery systems for cosmetics and dermal pharmaceuticals［J］. Expert Opin on Drug Del, 2012，9：429-441.

［34］Elsayed MM, Abdallah OY, Naggar VF, et al. Lipid vesicles for skin delivery of drugs: reviewing three decades of research［J］. Int J Pharm, 2007，332：1-16.

［35］Cevc G, Vierl U. Nanotechnology and the transdermal route: A state of the art review and critical appraisal［J］. J. Controlled Release, 2010，141：277-299.

［36］Puglia C, Santonocito D. Cosmeceuticals: nanotechnology-based strategies for the delivery of phytocompounds［J］. Curr Pharm Des, 2019，25：2314-2322.

［37］Prow TW, Grice JE, Lin LL, et al. Nanoparticles and microparticles for skin drug delivery［J］. Adv Drug Deliv Rev, 2011，63：470-491.

［38］杨金枝，崔晓鸽，郝海军. 斯皮诺素磷脂复合物及其固体脂质纳米粒的制备、表征和药动学比较［J］. 中药材, 2019，42：1855-1859.

［39］Carter P, Narasimhan B, Wang Q. Biocompatible nanoparticles and vesicular systems in transdermal drug delivery for various skin diseases［J］. Int J Pharm, 2019，555：49-62.

［40］Jain S, Patel N, Shah MK, et al. Recent advances in lipid-based vesicles and particulate carriers for topical and transdermal application［J］. J Pharm Sci, 2017，106：423-445.

［41］Kakadia PG, Conway BR. Solid lipid nanoparticles for targeted delivery of triclosan into skin for infection prevention［J］. J Microencapsulation, 2018，35：695-704.

［42］ Pires FQ, Da Silva JKR, Sa-Barreto LL, et al. Lipid nanoparticles as carriers of cyclodextrin inclusion complexes: A promising approach for cutaneous delivery of a volatile essential oil ［J］. Colloids Surf B, 2019, 182 : 110382.

［43］ Alvarez-Roman R, Naik A, Kalia Y, et al. Skin penetration and distribution of polymeric nanoparticles ［J］. J. Controlled Release, 2004, 99 : 53-62.

［44］ Vitorino C, Almeida A, Sousa J, et al. Passive and active strategies for transdermal delivery using co-encapsulating nanostructured lipid carriers: In vitro vs. in vivo studies ［J］. Eur J Pharm Biopharm, 2014, 86 : 133-144.

［45］ Kang JH, Chon J, Kim YI, et al. Preparation and evaluation of tacrolimus-loaded thermosensitive solid lipid nanoparticles for improved dermal distribution ［J］. Int J Nanomedicine, 2019, 14 : 5381-5396.

［46］ Zhang YT, Han MQ, Shen LN, et al. Solid lipid nanoparticles formulated for transdermal aconitine administration and evaluated In vitro and In vivo ［J］. J Biomed Nanotechnol, 2015, 11 : 351-361.

［47］ Zhang YT, Wu ZH, Zhang K, et al. An in vitro and in vivo comparison of solid and liquid-oil cores in transdermal aconitine nanocarriers ［J］. J Pharm Sci, 2014, 103 : 3602-3610.

［48］ Zhao J, Piao X, Shi X, et al. Podophyllotoxin-loaded nanostructured lipid carriers for skin targeting: In vitro and In vivo studies ［J］. Molecules, 2016, 21 : E1549.

［49］ 杨祥良, 刘卫, 徐辉碧, 等. 固体脂质纳米粒在制备离子导入透皮给药药物中的应用: CN200310111446. 3 ［P］. 2003-12-07.

［50］ 郭大伟, 豆丹丹, 王丽平. 一种伊维菌素固体脂质纳米粒及其制备方法: 中国, CN201510825143. 0 ［P］. 2015-11-24.

［51］ 陈鹰, 刘宏, 潘明杰. 西罗莫司外用制剂、其制备方法及用途: CN201610203074. 4 ［P］. 2016-04-01.

［52］ 韩翠艳, 金珊珊, 马晓星, 等. 一种载罗红霉素纳米结构脂质载体凝胶剂及其制备方法: CN201511013223. 2 ［P］. 2015-12-31.

［53］ 陈彦, 张振海, 周蕾, 等. 一种雷公藤红素纳米结构脂质载体及其制备方法和用途: 中国, CN201110163678. 8 ［P］. 2011-06-17.

［54］ 夏强, 黄一清. 水杨酸纳米结构脂质载体及其制备方法和应用: CN201410081830. 1 ［P］. 2014-03-06.

［55］ 沈琦, 赵心怡, 马依然, 等. 包载黄豆苷元的 PLGA 纳米颗粒及其制备方法: CN201010571623. 6 ［P］. 2010-12-03.

［56］ Suvalaxmi S. Acyclovir loaded solid lipid nanoparticulate gel formulation for topical application and method of formulating the same: IN26KO2014A［P］. 2014-01-07.

［57］Jon SY, Kim JY, Kim J. Lpid nanoparticle complex comprising aptide fused with cell penentrating materials and use same：KR20180019778A［P］. 2018-02-20.

［58］Hamidreza K, Majid S. Topical nanodrug formulation: US15163724［P］. 2016-05-25.

［59］Lipotec SA. Lipid nanoparticle capsules：US13636909［P］. 2011-03-24.

［60］Eusebio GL, Garazi GL, Silvia VR, et al. Lipid nanoparticles for wound healing: US14902766［P］. 2014-07-03.

［61］Chen HB, Chang XL, Du DR, et al. Podophyllotoxin-loaded solid lipid nanoparticles for epidermal targeting［J］. J Controlled Release, 2006, 110：296-306.

［62］Essaghraoui A, Belfkira A, Hamdaoui B, et al. Improved dermal delivery of cyclosporine A loaded in solid lipid nanoparticles［J］. Nanomaterials（Basel）, 2019, 9：1204.

［63］Butani D, Yewale C, Misra A. Topical amphotericin B solid lipid nanoparticles: design and development［J］. Colloids Surf B, 2016, 139：17-24.

［64］Daneshmand S, Jaafari MR, Movaffagh J, et al. Preparation, characterization, and optimization of auraptene-loaded solid lipid nanoparticles as a natural anti-inflammatory agent: in vivo and in vitro evaluations［J］. Colloids Surf B, 2018, 164：332-339.

［65］Carvajal-Vidal P, Fábrega MJ, Espina M, et al. Development of halobetasol-loaded nanostructured lipid carrier for dermal administration: Optimization, physicochemical and biopharmaceutical behavior, and therapeutic efficacy［J］. Nanomed Nanotechnol, 2019, 20：102026.

［66］Savic V, Ilic T, Nikolic I, et al. Tacrolimus-loaded lecithin-based nanostructured lipid carrier and nanoemulsion with propylene glycol monocaprylate as a liquid lipid: Formulation characterization and assessment of dermal delivery compared to referent ointment［J］. Int J Pharm, 2019, 569：118624.

［67］Miranda M, Cruz MT, Vitorino C, et al. Nanostructuring lipid carriers using Ridolfia segetum（L.）Moris essential oil［J］. Mater Sci Eng C, 2019, 103：109804.

［68］程树仓. 姜黄素纳米脂质载体温敏原位凝胶剂的研制［D］. 山东大学, 2013.

［69］Kelidari HR, Saeedi M, Akbari J. Formulation optimization and in vitro skin penetration of spironolactone loaded solid lipid nanoparticles［J］. Colloids Surf B, 2015, 128：473-479.

［70］Permana AD, Tekko IA, Mccrudden MTC, et al. Solid lipid nanoparticle-based dissolving microneedles: A promising intradermal lymph targeting drug delivery system with potential for enhanced treatment of lymphatic filariasis［J］. J Control Release, 2019, 316：34-52.

［71］Hanna PA, Ghorab MM, Gad S. Development of betamethasone dipropionate-loaded nanostructured lipid carriers for topical and transdermal delivery［J］. Anti-Inflammatory Anti-Allergy Agents

Med Chem, 2019, 18 : 29-44.

[72] Kang Q, Liu J, Liu XY. Application of quality by design approach to formulate and optimize tripterine loaded in nanostructured lipid carriers for transdermal delivery [J]. J Drug Delivery Sci Technol, 2019, 52 : 1032-1041.

[73] Alam S, Aslam M, Khan A, et al. Nanostructured lipid carriers of pioglitazone for transdermal application: From experimental design to bioactivity detail [J]. Drug Deliv, 2016, 23 : 601-609.

[74] Lacatusu I, Badea N, Murariu A, et al. Effect of UV sunscreens loaded in solid lipid nanoparticles: A combinated SPF assay and photostability [J]. Mol Cryst Liq Cryst, 2010, 523 : 247-259.

[75] Marto J, Sangalli C, Capra P, et al. Development and characterization of new and scalable topical formulations containing N-acetyl-D-glucosamine-loaded solid lipid nanoparticles [J]. Drug Dev Ind Pharm, 2017, 43 : 1792-1800.

[76] Li MM, Zahi MR, Yuan QP, et al. Preparation and stability of astaxanthin solid lipid nanoparticles based on stearic acid [J]. Eur J Lipid Sci Technol, 2016, 118 : 592-602.

[77] Chen S, Liu W, Wan J, et al. Preparation of Coenzyme Q10 nanostructured lipid carriers for epidermal targeting with high-pressure microfluidics technique [J]. Drug Dev Ind Pharm, 2013, 39 : 20-28.

[78] Pardeike J, Schwabe K, Müller RH. Influence of nanostructured lipid carriers (NLC) on the physical properties of the Cutanova Nanorepair Q10 cream and the in vivo skin hydration effect [J]. Int J Pharm, 2010, 396 : 166-173.

[79] Schwarz JC, Baisaeng N, Hoppel M, et al. Ultra-small NLC for improved dermal delivery of coenyzme Q10 [J]. Int J Pharm, 2013, 447 : 213-217.

[80] Korkmaz E, Gokce EH, Ozer O. Development and evaluation of coenzyme Q10 loaded solid lipid nanoparticle hydrogel for enhanced dermal delivery [J]. Acta Pharmaceutica, 2013, 63 : 517-529.

[81] Lohan SB, Bauersachs S, Ahlberg S, et al. Ultra-small lipid nanoparticles promote the penetration of coenzyme Q10 in skin cells and counteract oxidative stress [J]. Eur J Pharm Biopharm, 2015, 89 : 201-207.

[82] Puglia C, Lauro MR, Offerta A, et al. Nanostructured lipid carriers (NLC) as vehicles for topical administration of sesamol: In vitro percutaneous absorption study and evaluation of antioxidant activity [J]. Planta Medica, 2017, 83 : 398-404.

[83] Tichota DM, Silva AC, Lobo JMS, et al. Design, characterization, and clinical evaluation of argan oil nanostructured lipid carriers to improve skin hydration [J]. Int J Nanomedicine, 2014, 9 : 3855-3864.

［84］Pardeike J, Hommoss A, Müller RH. Lipid nanoparticles（SLN, NLC）in cosmetic and pharmaceutical dermal products［J］. Int J Pharm, 2009, 366：170–184.

［85］Müller RH, Petersen RD, Hommoss A, et al. Nanostructured lipid carriers（NLC）in cosmetic dermal products［J］. Adv Drug Deliv Rev, 2007, 59：522–530.

［86］Lauterbach A, Müller-Goymann CC. Applications and limitations of lipid nanoparticles in dermal and transdermal drug delivery via the follicular route［J］. Eur J Pharm Biopharm, 2015, 97：152–163.

［87］Jeon HS, Seo JE, Kim MS, et al. A retinyl palmitate-loaded solid lipid nanoparticle system: Effect of surface modification with dicetyl phosphate on skin permeation in vitro and anti-wrinkle effect in vivo［J］. Int J Pharm, 2013, 452：311–320.

［88］Gao S, Tian B, Han J, et al. Enhanced transdermal delivery of lornoxicam by nanostructured lipid carrier gels modified with polyarginine peptide for treatment of carrageenan-induced rat paw edema ［J］. Int J Nanomedicine, 2019, 14：6135–6150.

［89］Zhang L, Wang J, Chi H, et al. Local anesthetic lidocaine delivery system: chitosan and hyaluronic acid-modified layer-by-layer lipid nanoparticles［J］. Drug Deliv, 2016, 23：3529–3537.

［90］Rangsimawong W, Opanasopit P, Rojanarata T, et al. Skin transport of hydrophilic compound-loaded PEGylated lipid nanocarriers: Comparative study of liposomes, niosomes, and solid lipid nanoparticles［J］. Biol Pharm Bull, 2016, 39：1254–1262.

［91］Kashanian S, Azandaryani AH, Derakhshandeh K. New surface-modified solid lipid nanoparticles using N-glutaryl phosphatidylethanolamine as the outer shell［J］. Int J Nanomed, 2011, 6：2393–2401.

［92］Pople PV, Singh KK. Development and evaluation of colloidal modified nanolipid carrier: Application to topical delivery of tacrolimus［J］. Eur J Pharm Biopharm, 2011, 79：82–94.

［93］Lin YK, Al-Suwayeh SA, Leu YL, et al. Squalene-containing nanostructured lipid carriers promote percutaneous absorption and hair follicle targeting of diphencyprone for treating alopecia areata［J］. Pharm Res, 2013, 30：435–446.

［94］Souto EB, Baldim I, Oliveira WP, et al. SLN and NLC for topical, dermal, and transdermal drug delivery［J］. Expert Opin on Drug Del, 2020, 17：357–377.

［95］Riewe J, Erfle P, Melzig S, et al. Antisolvent precipitation of lipid nanoparticles in microfluidic systems – A comparative study［J］. Int J Pharm, 2020, 579：119–167.

［96］Glaubitt K, Ricci M, Giovagnoli S. Exploring the nano spray-drying technology as an innovative manufacturing method for solid lipid nanoparticle dry powders［J］. AAPS PharmSciTech, 2019, 20：19.

第五章　脂质液晶技术

第一节　概述

一、脂质液晶的概念

脂质液晶现象最早是 1888 年由 Reinitzer 等在加热脂质材料胆甾醇苯甲酸酯晶体时发现的。Lehmann 等将这类既具有各向异性又具有连续性与流动性的脂质物质命名为"脂质液晶"。脂质液晶可分为热致液晶（thermotropic liquid crystal）和溶致液晶（lyotropic liquid crystal）两类。热致液晶是加热液晶物质时，形成的各向异性的熔体，如胆甾醇苯甲酸酯形成的就是一种热致液晶。溶致液晶需要在溶剂存在的情况下才能形成，是一种包含溶剂化合物在内的由两种或多种化合物形成的脂质液晶[1]。

形成溶致液晶的溶质分子多具有两亲性，含极性头与疏水尾。溶剂可以为极性或非极性，其中最常用的溶剂是水。当两亲分子溶于水时，会自组装成球形或棒性胶束。随着溶液中两亲性分子浓度的提高，胶束自组装成长为有序的结构，产生多种不同的溶致液晶（图 5-1）[2]。溶致液晶体系主要有以下几种类型，分别是层状液晶（L_a）、正相立方液晶（Q_1/V_1）、反相立方液晶（Q_2/V_2）、正相六角相液晶（H_1）、反相六角相液晶（H_2）。正相与反相的区别在于：正相的疏水基在胶束内部，亲水基在外；而反相的亲水基在胶束内部，疏水基在外。

溶致液晶的形成受其组分分子的结构、添加剂以及溶剂等的影响，理论上，溶致液晶存在近 20 种不同形态和结构的中间相，其中最常见的是层状相、立方相和六角相[3-5]。根据中间相不同，溶致液晶可分为不同类型，如层状液晶、立方液晶和六角相液晶。层状液晶的形成需要较高的双亲分子浓度，一般在 80%~85%。层状液晶由两亲性双层膜进行一维堆积而成，两亲分子的亲水头间隔着薄水层，而疏水尾则垂直背离水层，形成紧密堆积的双层。双连续立方相需要更高的两亲分子浓度。它是一种复杂的三维拓扑结构，具有巨大的表面积（500 m^2/g）。它的结构组成如下：首先是两亲性分子双层（大约 3.5 nm）在三维空间以无限循环的方式堆叠形成晶胞，接着晶胞继续堆叠形成曲面度极小的紧密结构，这种紧密结构类似于蜂窝。其中的两条水通道互不相通，一条与外界相连，而另一条是封闭的。六角相液晶是一种 2D 拓扑结构，两亲分子首先堆积成圆柱状胶束，再由胶束平行排列成六角相。反六角相中两亲分子的疏水链位于胶束外部，亲水头头部基位于圆柱的内部，形成具有封闭的水通道的反胶束，平均曲率为负。正六角相液晶双亲分子排列方向与反六角相相反。

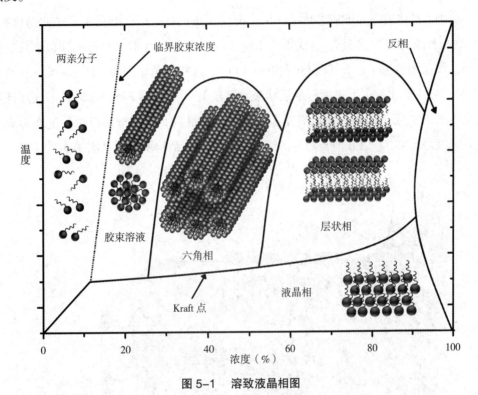

图 5-1　溶致液晶相图

脂质溶致液晶作为新型药物载体在药物递送领域广受关注，其具有以下优势[6-10]：①提高药物稳定性，保护蛋白质、多肽和核酸等大分子免受物理和化学降解；②具有良好的生物相容性，无毒、无刺激性，其脂质大多可生物降解；③载药量高，可载亲水及亲脂性药物；④可实现控释和靶向给药。脂质液晶体系中尤以立方液晶和六角相液晶研究最多，已被研究作为注射、口服、皮肤和黏膜给药的药物载体。

近年来，脂质溶致液晶也越来越多地应用于经皮给药，其优势在于：①对皮肤的生物黏附性大；②可实现药物缓释；③增强药物的皮肤渗透性；④增加药物在皮肤的滞留量；⑤延长给药时间；⑥减弱不良反应。当其被制备为液晶纳米粒后，还具有流动性好、表面积大、有利于其与皮肤紧密接触以及局部给药后对皮肤刺激性减弱等优点。

二、溶致液晶的形成机制

同一种两亲性脂质分子在不同的环境可以形成不同的液晶类型，这与其在相应环境下的结构有关，可运用如下公式来预测。

$$P = \frac{V}{al} \qquad\qquad (5-1)$$

式中，P 代表临界堆积参数（critical packing parameter，CPP）；V 是疏水链体积；a 代表极性头部的横截面积；l 代表疏水链长度[11]。$P > 1$ 时，会形成油包水自组装结构，如反相胶束（L_2）、反相立方液晶（Q_2）、反相六角相液晶（H_2）。当 $1 > P > 1/2$ 时，形成平面胶束，进而形成层状液晶（L_a）；当 $1/2 > P > 1/3$ 时，形成圆柱形胶束，进而形成正相的六角相液晶（H_1）；$P < 1/3$ 时，形成球形胶束，进而形成正相立方液晶（V_1）。CPP 值与对应的溶致液晶自组装结构示意图见图 5-2[11]。

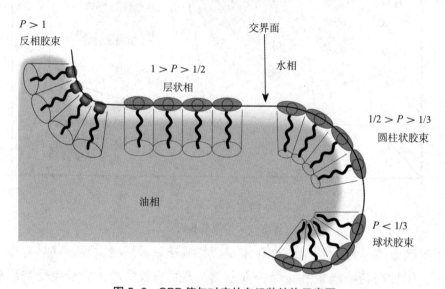

图 5-2　CPP 值与对应的自组装结构示意图

P 值受温度、溶剂、添加物的影响而发生改变，进而形成不同的液晶结构。例如甘油单油酸酯（GMO）/ 水体系，含水量和温度决定了其液晶的类型。GMO/ 水体系的相图见图 5-3[12]。

在 37℃，含水量为 5% 时，GMO 分子相互缔合形成层状液晶。当含水量增加至 20%~40% 时，GMO 分子的亲水头朝向极性介质，疏水尾部朝向内部形成球状胶束，进而形成立方相液晶。当含水量大于 40% 时，形成立方液晶与水共存的体系。随着体系温度的增加，液晶体系也发生改变，当温度升到 100℃时，会形成反相胶束。在 GMO/ 水体系中加入添加物时，其可以与 GMO 头基作用，改变堆积参数，进而改变液晶的类型。当加入亲脂性物质时，V 值增大，P 值增高，立方相液晶转变为六角相液晶；当加入亲水性物质时，它会与 GMO 的极性头基结合，a 值增大，P 值降低，立方相液晶转变成层状液晶[13]。

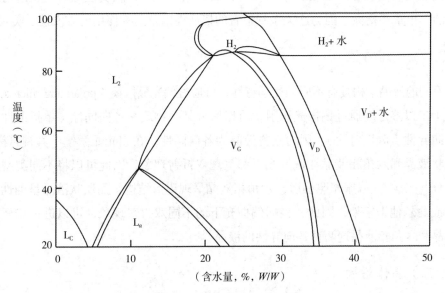

图 5-3　GMO/水体系相图

注：L_c 为层状结晶；L_2 为各向同性溶液；L_a 为层状液晶；H_2 为反六角相；V 为立方相

三、溶致液晶的表征

溶致液晶的表征包含粒径及粒径分布、Zeta 电位、微观形态等常规表征（相应内容可参见第一章项下，此处不再赘述），也包括了结构鉴定相关的表征内容，可按表 5-1[14] 列举的不同类型溶致液晶的典型性质，采用不同的仪器，予以鉴别。

表 5-1　溶致液晶的类型和性质

类型	代码	黏度	光学性质	偏光	胶团形状	堆积参数
层状相	L_a	中等	各向异性	油纹，十字花	层状	$P=1$
六方相	H_1	黏稠	各向异性	扇形	柱状	$1/3 < P < 1/2$
反六方相	H_2	黏稠	各向异性	扇形，大理石纹，模糊纹理	柱状	$P > 1$
立方相	V_1	非常黏稠	各向同性	无	球状	$P < 1/3$
反立方相	V_2	非常黏稠	各向同性	无	球状	$P > 1$

（一）流变性

可以采用流变仪来评估液晶的流变特性，初步鉴别液晶的类型。立方液晶与六角相液晶具有高黏度，而层状结构黏度较低。除此之外，流变性也是皮肤给药所需考察的一个重要指标，因为这关系到患者的依从性以及药物使用的方便性、美观性。

（二）光学特性

不同的液晶结构具有不同的光学特性，可通过偏光显微镜（polarizing microscope，PLM）予以鉴定。通过偏振光照射，可以区分某一物质是各向同性（单折射性）还是各向异性（双折射性）。因为立方液晶为各向同性，在偏光显微镜中其视野黑暗，而层状液晶和六角相液晶在偏振光下都呈现双折射现象，因此可以将不同类型的液晶区分开来[15]。偏振光照射后，六角相液晶呈现扇形结构，而层状液晶呈油性条纹纹理或马尔他十字架，因此，根据偏振光下的不同双折射现象，可以进一步区分层状液晶和六角相液晶这两种各向异性的液晶[16]。

（三）晶体结构

SAXS 是一种区别于 X 射线大角（2θ 从 5°~165°）衍射的结构分析方法。顾名思义，当利用 X 射线照射样品时，产生的散射角 2θ 较小（5°~7°）。可用该技术分析特大晶胞物质的结构，也可用于测定粒度在几十个纳米以下超细粉末粒子的大小、形状及分布。不同的液晶结构具有不同的晶面间距，其 SAXS 曲线上各级峰符合 Bragg 方程，通过各散射峰的矢量比值（Bragg 峰比值），可以确定液晶的类型，液晶类型与 Bragg 峰比值的对应关系见表 5-2 [11]。

表 5-2　液晶类型与 Bragg 峰比值

液晶类型	Bragg 峰比值
层状液晶	1：2：3：4……
立方液晶（Im3m）	$\sqrt{2}$：$\sqrt{4}$：$\sqrt{6}$：$\sqrt{8}$：$\sqrt{10}$……
立方液晶（Pn3m）	$\sqrt{2}$：$\sqrt{3}$：$\sqrt{4}$：$\sqrt{6}$：$\sqrt{8}$……
立方液晶（Ia3d）	$\sqrt{6}$：$\sqrt{8}$：$\sqrt{14}$：$\sqrt{16}$：$\sqrt{18}$……
六角相液晶	$\sqrt{3}$：$\sqrt{4}$：$\sqrt{7}$：$\sqrt{12}$……

（四）热力学特性

DSC 技术可用于确定相转变，其原理为：物质从一种相态转变成另一种相态时，会表现出吸热或放热效应，而差示扫描量热法可通过测量这些热效应来判断是否发生相变以及相转变的温度。

把少量的溶致液晶与水混合后放在试样皿内，将其置于差示扫描量热装置中。当对试样进行程序升温时，溶致液晶的有序结构将被破坏而发生相转变。记录温度变化过程中的热效应曲线即为热谱图。例如对十四烷基磺酸钠与水的混合物进行加热，当温度为 35℃ 时，会出现一个放热峰，这表示双亲分子此时缔合成大量的胶团，这个转变温度就是 Kraft 点。若继续升温到 40℃ 附近和 50℃ 附近，就会分别出现两个较大的吸热峰，这意味着分别发生了两次相变。因此，对不同组成的混合体系进行差示扫描量热时，就可得到一系列反映相转变的热谱图。从差示扫描量热测定中可得知是否存在不同的相以及发生相转变的温度，但无法得知相具体的结构。

（五）各向异性

核磁共振氢谱（proton nuclear magnetic resonance，^{1}H–NMR）的鉴定原理是它可利用四级矩裂分检验分子有序组合体各向异性程度的差异[17]。对于各向同性的立方液晶，^{1}H–NMR 图谱显示出单峰；而对于各向异性的层状液晶和六角相液晶，四极矩和核的电场梯度相互作用，^{1}H–NMR 图谱呈现两组对称的分裂峰。成对峰的数目与液晶的种类相关，分裂峰的裂分值的大小与各向异性程度、重水的含量有关。

（六）形态特征

透射电子显微镜是观察物质微观结构最直观的方法，但需要在真空条件下进行观察，这可能导致液晶脱水，因而结构也发生变化。鉴于此，Gustafson 等首次将 Cryo–TEM 技术引入脂质立方液晶纳米粒的结构表征[18, 19]，以此来解决这个棘手的问题。Cryo–TEM 可以直接反映出液晶的内部结构和形态，是目前为止最直观的观察液晶结构的技术。这一技术要求快速冷冻样品，然后将其破碎，溶剂挥发后，样品的横切面被清晰地呈现出来，然后用铂 – 碳金属沉积复制出断裂面，通过电子显微镜观察复制出的碳膜确定液晶的结构。

第二节 立方液晶

一、基本结构与组成

Luzzati 等[20]通过 X 射线散射测量首次认识到脂-水体系中立方相的存在。之后，Landh 和 Larsson 申请了非层状溶致液晶胶体分散体制备的专利，并将其命名为立方液晶[21]。立方液晶结构分为胶束立方液晶以及双连续立方液晶，其中最为常用的是双连续立方液晶，它的空间结构比较复杂，是由双亲分子双层膜形成的两条互不相连的亲油管道（正相双连续立方液晶）或者亲水管道（反相双连续立方液晶）以无限循环方式排列堆积而成的。在其内部结构，两亲性分子形成弯曲的双层膜，形成非接触但持续连接的水/油通道之间的最小表面。脂相呈立方状排列且相互连接，这种独特的结构使其拥有巨大的比表面积（500 m²/g）。其平均表面曲率为零，因此它呈现光学各向同性。双连续立方相有三种结构：体心立方晶格（Im3m，Q229，P 面）、螺旋晶格（Ia3d，Q230，G 面）和双菱形晶格（Pn3m，Q224，D 面），其结构如图 5-4 所示[22]。

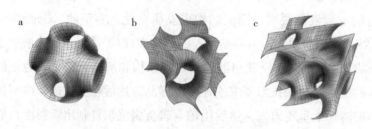

图 5-4 双连续立方相液晶结构

注：a 代表体心立方晶格，P 面；b 代表螺旋晶格，G 面；c 代表双菱形晶格，D 面

立方相液晶可由双亲分子自发组成，它能在过量水中稳定存在，表现为一种透明、半固态的凝胶，黏性大、流动性差。为改善其流动性，可将大块的立方相液晶分散至纳米尺度，成为立方液晶纳米粒[23]。立方液晶既可以载负亲水性药物，也可以载负亲脂性药物[24, 25]。亲水性药物可以包载在水通道中，亲脂性的药物包载在脂质双分子膜中，双亲性药物包载于界面处。立方液晶还可以进行载负药物的缓释、控释，因为包载于其中的药物在释放时，需要不断跨越立方液晶中的水性和油性区域[26]。立方液晶载药能力强，可同时载负不同性质的药物，且可以实现药物的缓释、

控释，因此，立方液晶作为一种新型药物载体引起了人们的广泛关注。

制备立方液晶最常用的两亲性脂质材料主要为 GMO 和植烷三醇（3,7,11,15- 四甲基 -1,2,3- 十六烷三醇，phytantriol，PHYT）。GMO 是一种生物可降解且生物兼容性好的脂质材料，它主要由单油酸甘油酯组成，单油酸甘油酯属于两亲性脂类，因为头部区域存在羟基具有亲水性，而在尾部的碳氢链具有疏水性，它具有形成各种溶变液晶的能力，其相图如图 5-3 所示，当提高温度与含水量时可形成立方相液晶。此外，PHYT 是除 GMO 外另一种制备立方液晶的良好脂质材料。与 GMO 相比，其优点为 GMO 易受酯酶催化水解的影响，而 PHYT 的植烷基主干可以使其结构更稳定[27]。虽然 PHYT 和 GMO 具有不同的分子结构，但当含水量和温度升高，这两种脂质的相变行为非常相似。

制备立方液晶需要加入一定量的稳定剂，它能通过形成空间势垒来稳定立方液晶，并保持液晶颗粒的内部结构[28]。常用的稳定剂有泊洛沙姆 407（Poloxamer 407，P407）和 PVA 等。P407 是聚氧乙烯 - 聚氧丙烯醚非离子型三嵌段共聚物，是常用的稳定剂，其浓度对立方液晶的性质有一定的影响，P407 浓度越高，越容易形成较小的液晶颗粒，但也会导致囊泡的形成，其常用浓度为 20%（W/W）[29]。

二、制备方法

（一）自上而下法（高能量输入法）

该法通过两步制备立方液晶纳米粒，即将油相与表面活性剂按一定浓度溶解在水相中，使之自发形成立方液晶凝胶，随后采用高能机械力（高剪切、高压均质或超声）将块状的凝胶分散成纳米尺度的液晶颗粒，即脂质立方液晶纳米粒[30-32]。Rizwan 等[18]将 PHYT 和 P407 9∶1 混合，接着加入过量水形成大立方凝胶粒子，放置两周后让其形成均一的溶液，再加入过量水，均质 40 分钟，即得脂质立方液晶纳米粒。该方法简单易行，但反应时间过长，而且将大凝胶粒子纳米化时需要输入大量能量，这不仅会破坏液晶的内部结构，还会影响脂 - 水体系的自组装能力。

（二）自下而上法（乳化法）

自下向上的方法又称为乳化法，因为该方法要求直接从脂质溶液中自发形成立方液晶纳米粒。制备过程中，需要先配制含两亲性分子、药物以及助溶剂的溶液，其中助溶剂（如乙醇）是一种两亲性但是没有表面活性剂功能的分子，它能增加两亲分子在溶液中的溶解度，并防止分散后的聚集，从而促进液晶颗粒分散系的形成，而其本身不参与形成液晶[33]。随后通过搅拌、超声或涡旋等处理使得两亲性分子自发形成立方液晶纳米粒，并同时包载药物。这种方法具有能量需求低、稳定性高、产物粒径小等优点。但是，制备过程中可能会形成囊泡等其他结构[34]。

（三）热处理法

前两种方法都会导致囊泡的形成，而热处理能够最大限度地减少囊泡的形成。热处理本身并不能作为生产纳米颗粒的独立过程，但它可以被当作其中的一个重要步骤。这种方法的原理是一旦超过一定的温度，表面活性剂的溶解度就会随着温度的进一步上升而下降，这使得囊泡聚集，产生更多的液晶纳米颗粒，同时减少囊泡的数量[35]。热处理法的缺点是要求温度必须超过100℃。Kim 等[36]将 PHYT、P407和维生素 E 乙酸盐混合在乙醇 - 水溶液中，形成含脂双层的水分散体。在乙醇蒸发过程中，双层囊泡重组，形成脂质立方液晶纳米颗粒。

三、促进药物经皮渗透机制

（一）促进药物穿过角质层

立方液晶的脂质组分可与角质层脂质相互作用，促进角质层中脂质的流动使液晶穿过角质层，进而释放药物促进其吸收[11]。Zhang 等[37]将疏水且易水解的黄芩苷载入立方液晶凝胶内。体外皮肤渗透性试验表明，立方液晶凝胶组的黄芩苷 12 小时的透皮通量比对照组卡波姆凝胶提高了 76.7~200.2 倍。在大鼠体内微透析试验的研究中，立方液晶内黄芩苷的 AUC_{0-10h} 较对照提高约 1.6 倍。作者认为这一结果与立方液晶中 GMO 有关，它提高了角质层脂质的流动性。三氯生是一种疏水性抗菌剂，Kwon 等[38]将其载于立方液晶纳米粒用于治疗痤疮等细菌感染所导致的皮肤病。在体外渗透性试验中，立方液晶纳米粒组的透皮通量远高于对照组，研究发现立方液晶的脂质组分 GMO 可与皮肤脂质相互作用促进药物渗透。

此外，立方液晶中的附加剂（表面活性剂、保湿剂等）也可与角质层发生相互作用，增强脂质流动性，以及促进皮肤水合作用，从而协同促进药物的渗透。Rattanapak 等[39]将在立方液晶纳米粒的处方中加入丙二醇，发现其可以促使水穿透到角质层脂质（如硫醚和游离脂肪酸）中，增强角质层的水化作用，促进渗透。

立方液晶纳米粒的结构与角质层结构相似，它们可通过角质层的毛孔进入皮肤。Rattanapak 等[39]将多肽抗原包载于立方液晶纳米粒中用于经皮免疫，通过共聚焦激光扫描显微镜观察发现多肽抗原集中在角质层的褶皱中，这一结果提示立方液晶纳米粒可促使多肽抗原从毛囊向周围皮肤进行渗透。

综合文献报道，立方液晶促进药物穿透角质层的其他机制包括：立方液晶含有一定的水分，类似于蓄水池的作用，可以增加皮肤的水合作用，降低角质层的屏障[40]。立方液晶和皮肤都带负电，因此两者间有排斥力，药物可通过排斥力所形成的通道渗透进皮肤等。

（二）良好的生物黏附性，长久黏附于皮肤表面释放药物

藏红花酸是首先从藏红花干柱头中发现的一种活性物质，具有抗肿瘤、抗氧化等药理活性。Esposito 等[41]制备了载藏红花酸的层状液晶和立方液晶，研究表明立方液晶所产生的皮肤通透性要高于层状液晶，且立方液晶黏度更高，可以更长时间黏附与皮肤表面，持续释放药物而促进其透皮吸收。

（三）促进亲水性药物的透皮吸收

由于皮肤角质层富含脂质屏障，亲水分子具有较差的透皮性。而立方液晶的双连续结构含有两个交叉的水道可包载药物，借此可以穿过亲脂性强的角质层。Kwon等[42]将鱼腥草水溶性提取物包载于脂质立方液晶纳米粒及脂质体中。体外透皮试验结果显示，脂质立方液晶纳米粒的药物经皮渗透量远大于脂质体组。通过药效试验发现立方液晶纳米粒抗炎效果最好。立方液晶纳米粒增强药物渗透的原因可能是它可与皮肤成分发生相互作用，增加了皮肤脂质流动性。

四、在经皮给药中的应用

（一）皮肤局部作用

局部给药后，立方液晶可以促进药物浓集于皮肤，提高皮肤滞留量，减少全身暴露，因此，可以用于皮肤科用药治疗皮肤疾病，减小全身毒性。Peng 等[43]将辣椒碱载于立方液晶纳米粒中进行体外透皮试验，发现立方液晶纳米粒中的辣椒碱的皮肤滞留量显著高于软膏剂。塞来昔布立方液晶皮肤给药时，也发现药物靶向于皮肤，仅有少量药物穿透皮肤[44]。Esposito 等[41]制备了含藏红花酸的立方液晶和层状进行局部给药以抵抗紫外线。为了观察药物在皮肤的分布进行剥离法试验，发现藏红花酸在角质层的浓度较高，而在皮肤深层的浓度较低。丹皮酚是芍药皮的主要活性成分之一，可通过抑制组胺、血清素、缓激肽、花生四烯酸等炎症因子的释放治疗皮肤炎症。Li 等[45]将丹皮酚载入 GMO 与水形成的立方液晶纳米粒中进行皮肤

局部给药以避免副作用。体外渗透试验的结果表明，立方液晶纳米粒组的药物皮肤滞留量远大于市售丹皮酚软膏（非液晶体系），且只有少量药物进入体循环，说明立方液晶纳米粒能增强药物的皮肤靶向输送。

氨苯砜是一种砜类抗生素和消炎药，用于治疗痤疮、麻风病、系统性红斑狼疮等。但它经过肝脏代谢产生氨苯砜羟胺，而会引起周围神经病变、溶血性贫血、恶心、头痛等不良反应。Nithya 等[46]将其包裹于立方液晶纳米粒用于经皮给药，在体外渗透试验中，包裹于立方液晶纳米粒中的药物有 89.1% 渗透进入皮肤，而氨苯砜的 PBS 溶液只有 37.8% 的药物渗透进入皮肤，立方液晶纳米粒组的稳态透皮速率为（71.28 ± 4.65）$\mu g/(cm^2 \cdot h)$，而 PBS 溶液仅为（45.44 ± 3.09）$\mu g/(cm^2 \cdot h)$。

研究表明，立方液晶可增强药物的稳定性。细菌的多重耐药性如今已成为一个亟待解决的问题，抗菌肽（antimicrobial peptides，AMPs）因具有快速、非特异性广谱杀菌的特性以及不易产生抗菌素耐药性的优点而受到广泛关注。抗菌肽 LL-37 是一种由 37 个氨基酸组成的两亲性活性肽，除了具有广谱杀菌和免疫调节作用外，还能促进慢性创伤的愈合，然而抗菌肽 LL-37 稳定性差，易被降解，若将其包封于立方液晶纳米粒中则可以增强其稳定性而且还可增强其皮肤渗透性[47]。蛋白质水解试验表明，立方液晶纳米粒可以保护抗菌肽抵御酶的降解作用，因抗菌肽被紧密包封于立方液晶纳米粒中。与蛋白水解后失去杀菌效果的纯 LL-37 相比，包裹于立方液晶纳米粒的 LL-37 具有更好的杀菌效果。

（二）经皮给药全身作用

黄体酮广泛应用于绝经前后妇女的激素紊乱治疗，但是黄体酮分子水溶性差，口服生物利用度低，且黄体酮半衰期较短，需要频繁使用，有较大的副作用。Mohyeldin 等[48]将黄体酮包封于立方液晶纳米粒进行经皮给药。在体外皮肤渗透性试验中，在应用配方 48 小时后，黄体酮混悬液的透皮量小于 $3 \mu g/cm^2$，而包封于立方液晶纳米粒中的黄体酮的透皮通量达到（18.07 ± 2.58）$\mu g/cm^2$。运用共聚焦显微镜进行观察时，也发现了类似的结果。无论是荧光的强度还是在皮肤中渗透的深度（可达 100 μm），立方液晶纳米粒组都远高于对照溶液组。导致这种现象的原因可能是，立方液晶纳米粒可与角质细胞间的沟纹相互作用，形成细胞间的长效释药库。这一过程会促进药物进入皮肤上层，形成一个更高的药物浓度梯度，进而促进药物的经皮吸收。立方液晶纳米粒拥有较大的表面积，可使药物与角质细胞形成亲密接触。

除了促进药物的经皮吸收，立方液晶还具有缓释作用。依托度酸可用于缓解类风湿性关节炎导致的关节疼痛，但口服依托度酸会引起胃肠道副反应。Salah

等[49]将依托度酸包封于立方液晶纳米粒中形成生物相容和生物黏附的透皮制剂，以减少依托度酸的副作用。药代动力学研究表明，立方液晶纳米粒经皮给药可起到缓释作用，相较于口服给药对照组，立方液晶纳米粒组的 C_{max} 更低，T_{max} 延迟，$t_{1/2}$ 更长。立方液晶纳米粒组的透皮效果也更好，两种立方液晶纳米粒的 $AUC_{0\sim48\,h}$ 分别为（7600.95 ± 1611.48）ng/（ml·h）和（6331.07 ± 78.89）ng/（ml·h）远高于对照组依托度酸口服胶囊（2856.27 ± 268.87）ng/（ml·h），两者的相对生物利用度分别是266.11% 和 221.66%。Esposito 等[50]将吲哚美辛包封于立方液晶纳米粒用于治疗皮炎和风湿病。胶带剥离试验结果表明，立方液晶组可实现药物的缓释，抗炎作用时间更长。在去除角质层药物后，立方液晶组的药物滞留量远高于对照组卡波姆凝胶。其可能原因是立方液晶结构与皮肤角质层的结构相似，因此立方液晶可与角质层间发生相互作用，形成一个缓释库控制药物的释放。

（三）经皮免疫

经皮免疫是一种将抗原与佐剂通过皮肤吸收后诱导全身产生免疫反应的方法，它能避免注射带来的疼痛和潜在的感染及传播疾病的风险，目前已成为生物大分子药物经皮给药研究的热点。抗原一般为大分子化合物，难以透过角质层，因此需要能提高皮肤渗透力的良好载体。Rattanapak 等[39]制备了含有蛋白抗原的立方液晶纳米粒和脂质体，体外渗透研究表明，立方液晶纳米粒组的药物皮肤滞留量约为脂质体组的 4 倍。激光共聚焦显微镜观察的结果表明，包封于脂质体的蛋白抗原主要分布在皮肤毛囊附近，而立方液晶纳米粒中蛋白抗原可透过角质层并分布于皮肤组织内部，表现出良好的经皮渗透性。

（四）化妆品应用

刘卫等[51]制备了辅酶 Q10 脂质立方液晶用于抗衰老。脂质立方液晶结构增加了辅酶 Q10 对光/紫外线的稳定性，光照试验 24 小时后，脂质液晶组合物中辅酶 Q10 的减少量平均为 51.27%，而对照组乳剂组的减少量为 74.8%。体外经皮渗透试验结果表明，立方液晶促进辅酶 Q10 渗透进入皮肤，其在活性表皮深部的分布量约为对照组乳剂的 4 倍。促透作用与立方液晶与角质层中的脂质融合有关。

高丝公司[52]研制了一款液晶卸妆产品，将乳液卸妆产品的强清洁能力与液晶技术相结合，优化触感，使其更易涂抹与清洗。分别制备了立方液晶、层状液晶和六角相液晶三种类型的卸妆乳，触感评价结果表明，立方液晶卸妆乳的可洗性、润湿性最强。去污性视觉测试结果表明，立方液晶卸妆乳的化妆品残留度最低，清洁能力最强。

第三节　层状液晶

一、处方组成和制备方法

层状液晶的结构特征和形成机制请参见第一节项下内容，此处不再赘述。如前所述，层状液晶可以由脂质分子在溶剂中自发地形成，但需要控制各成分的比例，此部分以"水–Brij35–Brij30"体系为例[53]，说明制备过程。按表5-3所示将各成分混合均匀，密闭于玻璃容器中，加热至80℃后，于室温搅拌15分钟，即得层状液晶。其表征方法可参见第一节项下内容。表5-3列出通过SAXS曲线上各级Bragg峰对应的散射因子鉴别不同比例的体系制得液晶结构[53]。

表5-3　水–Brij 35–Brij 30 体系的液晶结构

水–Brij 35–Brij 30（$W/W/W$）	液晶结构	SAXS 峰比值
3.5 : 6.5 : 0	立方液晶	$1:\sqrt{2}:\sqrt{3}:\sqrt{4}$
5 : 5 : 0	立方液晶	$1:\sqrt{2}:\sqrt{3}:\sqrt{4}$
6 : 4 : 0	立方液晶	$1:\sqrt{2}:\sqrt{3}:\sqrt{4}$
5 : 4 : 1	六角相液晶	$1:\sqrt{3}:\sqrt{4}$
3.5 : 3.25 : 3.25	层状液晶	1 : 2 : 3
3.5 : 1.3 : 5.2	层状液晶	1 : 2 : 3
5 : 1 : 4	层状液晶	1 : 2 : 3
3.5 : 0 : 6.5	层状液晶	1 : 2 : 3
5 : 0 : 5	层状液晶	1 : 2 : 3
6 : 0 : 4	层状液晶	1 : 2 : 3

表5-4根据文献报道，汇总了部分用于经皮给药的层状液晶的处方组成。

表 5-4 用于经皮给药的层状液晶的处方组成

药物	处方组成	质量比	参考文献
紫杉醇	Brij–97：中链单/双甘油酯：水	69.5 : 10 : 20（LP–10） 59.5 : 20 : 20（LP–20）	[54]
紫杉醇	Brij：水：辛酸甘油酯 Brij：水：肉豆蔻脑酸甘油酯 Brij：水：油酸单甘油酯	63.5 : 16 : 20	[55]

药物	处方组成	质量比	参考文献
抗坏血酸棕榈酸酯	Tween 80：卵磷脂：肉蔻豆酸异丙酯：水	22.5：22.5：30：25 22.5：22.5：17.5：37.5	[56]
亚甲蓝	Brij97：水	8：2 7：3	[57]
齐多夫定	辛酸癸酸聚乙二醇甘油酯：聚甘油油酸酯：肉豆蔻酸异丙酯：水	35.3：17.6：5.9：41.2	[58]
壬二酸	Brij 721P：Brij 72：水	22.5：7.5：70	[59]
白藜芦醇	古巴香油：聚乙烯乙二醇-40 氢化蓖麻油：水	40：40：20 30：40：30	[60]

二、在经皮给药中的应用

（一）皮肤局部作用

紫杉醇是治疗皮肤癌的有效药物，但分子量较大且疏水性较强，难以透过皮肤角质层。Hosmer 等[54] 研究了不同结构和不同组成的液晶相对药物透皮的增强效果，用以优化药物配方。通过体外渗透试验发现，与对照组紫杉醇的肉豆蔻油溶液相比，层状液晶能够显著促进药物的皮肤渗透，药物透皮量可达对照组的 3 倍。通过荧光显微镜发现层状液晶可促进药物从角质层渗透至真皮层，与对照组相比，层状液晶组不仅在角质层，在毛囊附近也检测到大量荧光。层状液晶增强药物渗透的原因可能是层状液晶结构与角质层脂质之间进行相互作用，产生了一种流动性和渗透性更强的脂质。此外，与对照组相比，层状液晶的亲水区域能更大程度地水化角质层，使脂质双分子层的层间体积增大并导致其失序，促进渗透。为了进一步判断载紫杉醇的甘油单酯层状液晶是否更适合于局部给药而非经皮渗透后进入血液循环，Hosmer 等[55] 制备了三种载紫杉醇的单甘油酯层状液晶进行经皮渗透比较。结果显示，三种层状液晶的角质层药物递送量分别是对照组溶液（非液晶体系）的 1.6 倍、2 倍、2.7 倍，活性表皮和真皮层药物递送量分别是对照组溶液的 2.8 倍、3.4 倍、4.8倍。研究还发现药物的透皮转运量远小于皮肤滞留量。体内皮肤给药试验结果相似，层状液晶组的紫杉醇活体皮肤滞留量是对照组的 4~6 倍，且皮下组织中的紫杉醇含量很少。三种层状液晶中辛酸甘油酯液晶皮肤滞留量最大，其原因可能是辛酸甘油酯分子量较小，亲脂性较低有利于药物从基质中释放。

亚甲蓝是一种光动力治疗的光敏剂，它可产生光毒性，常用于皮肤癌的治疗。但是，药物的强亲水性限制了其在角质层中的扩散，因此需要通过制剂技术增强药物的皮肤渗透性。Junqueira Garcia 等[57]将 Brij97 与水按不同比例混合得到层状液晶与六角相液晶。体外释放试验表明，三种液晶的亚甲蓝释放速度均慢于对照组凝胶，说明液晶具有缓释能力。尽管释放速度慢，但与对照凝胶相比，在涂抹后 6 小时进行测量发现亚甲蓝的皮肤滞留量增加 1.3 到 2.1 倍。其中层状液晶介导的亚甲蓝的皮肤滞留量最多。通过经皮水分损失量的测量得知，在层状液晶处理后皮肤的水分损失增加，提示层状液晶的促渗作用与它对角质层的影响有关。

白藜芦醇可用于抗氧化和消炎，但水溶性差限制其局部给药。Fonseca-santos 等[60]将白藜芦醇载于层状液晶以增强药物的生物黏附性与皮肤渗透性。通过体内抗炎试验发现游离白藜芦醇对炎症的最大抑制率为 27.4%，而层状液晶对炎症的最大抑制率可达 42.2%~43.1%。这是因为层状液晶促进了白藜芦醇进入皮肤。原因在于层状液晶与皮肤细胞具有相似的结构，可以促进药物渗透到皮肤深层。同时，层状液晶中使用的表面活性剂或油分子也可作为渗透增强剂破坏角质层的脂质结构。另外，层状液晶可以提高药物在皮肤的分配系数，增强药物对皮肤的亲和性。

层状液晶还可增强药物在皮肤局部的稳定性。壬二酸可用于治疗痤疮，多被制备为凝胶或乳霜进行应用，但因其多以混悬态存在极为不稳定，而制备为层状液晶可增强其稳定性。Aytekin 等[59]制备了载负壬二酸的层状液晶体系。流变学测量结果显示，与乳剂相比，层状液晶体系的黏性、有序性较强，稳定性较好。此外，层状液晶可增强药物经皮渗透，DSC 分析可能是由于层状液晶与皮肤中的脂质和蛋白质的相互作用有关。

层状液晶还可增加释药速率并提高患者用药顺应性。近年来，绿茶中的天然活性物质得到了广泛的研究，然而，这类物质稳定性较差，有研究将绿茶提取物载于脂质液晶用于经皮给药进行抗感染治疗。经过体外抗炎试验发现与其他液晶体系相比，层状液晶抑制足肿胀效率最高，这可能与液晶的高释药速率相关[61]。Kang 等[62]将棕榈酸视黄酯包载于层状液晶形成乳剂，体外扩散试验显示，液晶乳剂相比于对照组乳剂皮肤渗透效果显著提高。采用猪皮进行体外渗透试验发现，相比于对照组乳剂，层状液晶所递送的药物的皮肤滞留量更大，其原因可能与层状液晶中药物的高扩散率相关。然而，研究发现对于部分药物，层状液晶可能会降低释药速率，Carvalho 等[58]进行猪耳皮肤体外透皮试验，发现包载于层状液晶的齐多夫定透皮量较对照组微乳低，分析认为可能是层状液晶的缓释作用造成的。

（二）经皮给药全身作用

阿尔茨海默病（Alzheimer disease，AD）是一种进行性退行性神经系统疾病，可导致记忆和行为障碍。黄毛茶生物碱是一种有较强的乙酰胆碱酶抑制性、能有效抵抗 AD 的药物。但是，黄毛茶生物碱口服给药后会引起胃肠道副作用如恶心、呕吐、腹泻、体重下降等。经皮给药可以在维持疗效的同时减少这些不良反应，提高整体耐受性。Chaiyana 等[63]制备了含黄毛茶生物碱提取物的层状液晶和微乳，通过体外渗透试验发现两种体系对生物碱提取物的皮肤渗透均有增强作用，其中层状液晶应用 24 小时后，皮肤单位面积药物渗透累积量最多，为（0.54 ± 0.28）$\mu g/cm^2$。与渗透试验结果相一致，层状液晶的药物皮肤滞留量也相对较高，这意味着层状液晶中较多的药物可进入皮肤，从而进一步进入血液。文章认为层状液晶促渗原因可能与其层间的水可以促进皮肤水化有关。

Namdeo 等[64]制备了含普萘洛尔的层状液晶凝胶。在体研究发现，层状液晶凝胶产生药物经皮给药量明显高于对照组普萘洛尔卡波姆凝胶。此外，因为该制剂含药量高，可能会对皮肤产生刺激。将含药物的层状液晶应用于家兔皮肤上进行皮肤刺激性评价，结果发现层状液晶凝胶出现的红斑较对照组显著降低。

（三）化妆品应用

Gosenca 等[65]制备了载抗坏血酸棕榈酸酯的层状液晶用于皮肤抗老化。层状液晶组与微乳液对照组应用 6 小时后，检测到层状液晶组的皮肤滞留量约为 380 $\mu g/cm^2$，对照组的皮肤滞留量约为 285 $\mu g/cm^2$。层状液晶结构与皮肤脂质相似，可以促进其流动，从而达到促渗效果。另外，层状液晶组与对照组均未在接收池检测到抗坏血酸棕榈酸酯的存在，说明其活性成分在皮肤滞留，具有皮肤靶向性。

银耳多糖具有强亲水性以及良好的成膜性，可提高皮肤保水能力。卞思静等[66]对比了银耳多糖液晶霜、液晶霜（无银耳多糖）、普通膏霜的保湿效果，发现皮肤应用 15 分钟后，银耳多糖液晶霜组的皮肤表面含水量上升最明显，普通膏霜上升量最小。皮肤应用 2 小时后，银耳多糖液晶霜组的皮肤表面含水量下降最缓慢，普通膏霜下降量最大。这说明液晶结构以及银耳多糖都有利于保湿，其中液晶结构的保湿性可能与层状液晶中的结合水有关，液晶不易蒸发，可延长与皮肤的水合作用。

肖俊勇等[67]研制了含有水飞蓟籽油以及麦冬多糖的液晶膏霜用于抗氧化和保湿。与普通膏霜相比，液晶结构能延长水合作用和闭合作用，使保湿与美白效果更为显著。保湿性能测试发现，皮肤应用 6 小时后液晶膏霜组的皮肤水分含量约是对比膏霜组（无液晶结构）的两倍。抗氧化性能测试发现液晶膏霜组的自由基清除率比对比膏霜组（无液晶结构）提高了约 12%。

刘卫等[68]开发了含多种美白活性成分（如烟酰胺、熊果苷等）的层状液晶组合物用于皮肤美白。体外透皮试验发现该美白液晶组合物的烟酰胺单位面积累计透皮量为 227.58 $\mu g/cm^2$，而对照组（非液晶体系）的烟酰胺单位面积累计透皮量为

1841.98 μg/cm² 但是，应用 24 小时后，液晶组合物的皮肤滞留量（285.4 μg/cm²）远高于对照组（18.01 μg/cm²），表明液晶体系可显著增加活性成分皮肤滞留量，提升美白效果。同时，液晶具有缓释作用，可减少皮肤刺激。保湿性能测试发现，应用 6 小时后，液晶组的皮肤水分含量（43.13%）显著高于对照组（28.43%），液晶组的水分经皮散失值（10.54%）低于对照组（13.27%），表明液晶结构有利于增强保湿效果与锁水效果。

陈永录[69]制备了一种液晶型防晒乳液，以应用液晶技术提升防晒乳的防晒性、稳定性和抗水性。防晒指数测定结果显示，层状液晶防晒乳的防晒指数为 SPF30+、PA+++，而对照组乳液（非液晶体系）未能达到该防晒效果。其原因可能是液晶结构可使防晒剂分布均匀且全面，增加紫外线照射光程，提高防晒效率，而对照组易产生油水分离，水分流失导致防晒空洞，降低防晒值。稳定性试验结果表明，经过三个月高温老化后，层状液晶防晒乳液的防晒指数仍可以达到 SPF30+，而对照组的防晒指数仅为 SPF20+。抗水性试验结果表明，层状液晶防晒乳的抗水效果最佳，而对照组无法达到要求，这可能与层状液晶防晒乳内部的双层乳化结构有关，其更为坚固，更难以被外界破坏。

王庐岩[70]研制了一种含金微米盘的层状液晶护肤品，其抗氧化活性显著，对于羟自由基、超氧阴离子和过氧化氢的清除率（100%、53%、100%）远高于黄酮类物质。其中液晶结构可使活性成分在皮肤缓慢释放，使其充分吸收。

第四节　六角相液晶和反六角相液晶

一、处方组成和制备方法

六角相液晶和反六角相液晶是 2D 拓扑结构，由闭合的圆柱形胶束平行排列呈六角形态堆积而成。六角相液晶和反六角相液晶两者主要区别在于六角相液晶的疏水基团朝向胶束内部、亲水基团朝向外部介质，反六角相液晶则刚好相反。六角相液晶和反六角相液晶都是由双亲分子自发形成的，具体的浓度可通过相图得到。关于六角相液晶和反六角相液晶的结构特征、形成机制和表征可参见第一节项下相应内容，表 5-5 根据文献汇总了部分用于经皮给药的六角相液晶和反六角相液晶的处方组成。

表 5-5　用于经皮给药的六角相液晶和反六角相液晶的处方组成

药物	处方组成	质量比	液晶类型	参考文献
雷公藤甲素	植烷三醇：维生素 E 醋酸酯：水	69.44：5.56：25	反六角相	[71]
维生素 K	GMO：水	77.5：20	六角相	[72]
	GMO：泊洛沙姆：水	15：0.9：81.6	六角相纳米粒	
氟比洛芬	甘油单油酸醚：氢化磷脂：1,3- 丁二醇	4：1：15 8：1：15	反六角相纳米粒	[73]
双氯酚酸钠	GMO：辛酸甘油酯：水	73.8：8.2：18	反六角相	[74, 75]
水杨酸甲酯	植烷三醇：水	66：12	反六角相	[76]
甲基蓝	Brij97：水	6：4	六角相	[57]
紫杉醇	中链单 / 双甘油酯，Brij，水	10：45：45	六角相	[54]
塞来昔布	GMO：水：油酸	66.5：28.5：5	六角相	[74]
	GMO：水：油酸：丙二醇	63：27：5：5	六角相	
原卟啉	GMO：油酸：P407：水	8：2：1.4：88.6	六角相	[77]
	GMO：油酸：N- 甲基吡咯烷酮：P407：水	8：2：5.5：1.3：83.2	六角相	
反式肉桂醛	植烷三醇：辛酸甘油酯：水	73.15：3.85：20	六角相	[78]
钙黄绿素	赤藓糖醇：P407：水	10：10：77.9	反六角相	[79]

以维生素 K 的六角相液晶以及六角相液晶纳米粒体系为例，说明其制备过程[72]。按表 5-5 所示处方组成，将 GMO 加热至 42℃熔化，边搅拌边加入维生素 K，之后立即加入预热至 42℃的温水，将其置于封闭的小瓶中，室温静置一周，即得六角相液晶凝胶。为了进一步制备六角相液晶纳米粒，采用泊洛沙姆作为分散稳定剂，将含 1% 泊洛沙姆的溶液加入至含有过量水的六角相液晶凝胶中，使其在室温下静置 24 小时；再涡流混合使凝胶分散，冰浴超声 1 分钟后，用 0.8 μm 的滤膜过滤即得六角相液晶纳米粒[72]。

二、在经皮给药中的应用

（一）皮肤局部作用

原卟啉 IX（ProtoporphyrinIX，PpIX）是一种内源性光敏剂，被临床应用于皮肤癌、牛皮癣、痤疮等皮肤疾病的光动力学治疗。Rossetti 等[77] 将 PpIX 包载于六角相液晶，体外皮肤渗透试验显示，六角相液晶组在角质层的药物滞留量是对照组（药物的 PEG300 溶液）的 5 倍，在活性表皮和真皮层的滞留量是对照组的 6.5 倍。在体透皮试验显示，六角相液晶组的药物皮肤滞留量是对照组的 24 倍。当用荧光显微镜观察 PpIX 的皮肤穿透情况时发现，对照组几乎检测不到荧光，而应用六角相液晶后，在表皮层和真皮层都能检测到荧光的均匀分布。研究认为，六角相液晶的促渗作用与液晶颗粒具有的高比表面积以及液晶组成成分的促渗作用相关。

氟比洛芬是一种用于治疗骨关节炎和类风湿性关节炎的非甾体抗炎药，Uchino 等[73] 将其包载于六角相液晶纳米粒，在体外透皮试验中，六角相液晶纳米粒组的药物透皮量远高于对照组溶液，其中含 8% 甘油单油酸醚（glyceryl monooleyl ether，GME）的六角相液晶纳米粒的药物透皮量又高于含 4%GME 的六角相液晶纳米粒。研究认为前者促渗效果更强的原因可能与其有序性更强、具有更大表面积相关，这些特性促进了药物的皮肤渗透。

六角相液晶不仅可增强药物的皮肤渗透，还可减少药物对皮肤的刺激、防止药物降解。水杨酸甲酯是一种常见的抗炎镇痛药，可用于治疗肌肉或骨骼疼痛。市售水杨酸甲酯外用制剂多为乳膏剂、凝胶剂等，普通剂型可能导致水杨酸甲酯的降解等问题。Liang 等[76] 将其制备为反六角相液晶用于皮肤局部给药。在体外渗透性实验中，反六角相液晶组的药物累计释放量是对照组乳膏的两倍，渗透系数是对照组的 2.75 倍。体内皮肤保留实验中，六角相液晶组的药物皮肤滞留量更大且药物降解量减少，分析认为可能与药物与脂质液晶疏水尾的相互作用有关。体内药代动力学结果显示，六角相液晶组的药时曲线下面积 $AUC_{(0-24)}$ 和 $AUC_{(0-\infty)}$ 是对照组乳膏的两倍，表明六角相液晶组具有更高的生物利用度。在皮肤刺激性试验中，六角相液晶单次或多次给药均未见正常大鼠皮肤出现红斑、水肿等严重刺激症状。

（二）经皮给药全身作用

雷公藤甲素是从雷公藤中分离得到的二萜环氧内酯化合物，能有效治疗类风湿关节炎，将其包载于六角相液晶用于经皮给药可以避免口服给药所导致肾毒性、肝毒性等药物的毒副作用[71]。体外渗透性实验中，六角相液晶组的的药物透皮通量是对照组凝胶的 1.76 倍。与其相一致的是，在体内药代动力学中，六角相液晶组的 AUC 是对照组凝胶的 1.34 倍，说明六角相液晶能显著提高雷公藤甲素的皮肤渗透，提高其生物利用度。六角相液晶组的药物平均滞留期和 T_{max} 也较对照组延长，提示六角相液晶可促进药物穿过角质层进入皮下组织进行缓释。在药效实验中，六角相液晶组可显著抑制佐剂性关节炎大鼠的足肿胀改善滑膜增生和炎症细胞浸润，抑制 TNF-α 和 IL-1β 的过量表达。

肉桂醛（Trans-cinnamaldehyde，TCA）可用类风湿关节炎的治疗，Wan 等[78]制备了载 TCA 的反相六角相液晶。与对照凝胶相比，反六角相液晶组显著提高了 TCA 的皮肤累积渗透量和渗透速率。体内药代动力学实验显示反六角相液晶组 AUC 是凝胶组的 1.62 倍。

（三）化妆品应用

防晒霜被用于防止紫外线辐射对皮肤造成的伤害，如色素沉着、起皱和干燥等，防晒霜配方中最重要的成分是紫外线阻滞剂——二氧化钛。Manaia 等[80]将改性的二氧化钛纳米颗粒与抗氧化剂 4- 萜烯醇共载于反相六角相液晶中，既可实现二氧化钛的控制释放，又使膏体变得更细腻、润滑，优化触感。Park 等[81]研制了一种反六角相液晶化妆品乳液以提高活性成分（如 L- 抗坏血酸 -2- 磷酸镁等）的渗透性和稳定性。体外渗透性实验结果表明，皮肤应用 24 小时后，反六角相液晶组的活性皮肤滞留量为 178 μg，高于对照组的皮肤滞留量（108 μg）。稳定性实验结果表明，相比于对照组，反六角相液晶组稳定性显著提高。

第五节 总结与展望

脂质液晶独特的内部结构特征和物理化学特性如高生物黏附性、高促渗透性、良好的载药特性等，使其成为经皮给药领域极具应用前景的新型载药系统。但是，将脂质液晶技术成功应用于临床，还需要对其皮肤促渗作用机制以及稳定性、制剂成型性等进行更加深入、系统的研究。

现有研究表明，脂质液晶可有效促进药物的经皮渗透，但其促渗作用机制的研究主要是针对具体的实验结果进行推测，缺乏系统性。不同脂质液晶的促渗机制一般归结于对角质层的扰乱作用、局部黏附、长期释放以及皮肤的水合作用等，其与常规的贴剂类似的促渗作用机制有什么差异？不同的脂质液晶结构是否有适宜的药物类型？立方液晶和六角相液晶等可制备成对应的纳米粒，这种液晶结构的纳米粒相对于其他的纳米载体（如聚合物纳米粒、胶束、脂质体等）是否具有结构上的不同和经皮给药优势？这些机制的揭示无疑将大大促进脂质液晶技术在经皮给药领域的应用。

脂质液晶结构较为复杂，影响因素较多，两亲脂质材料的浓度变化、其他物质的加入以及温度和 pH 等的变化都可能显著改变脂质液晶结构，进而显著影响其经皮给药的有效性。脂质液晶并不是最终的制剂，需进行制剂成型，加入其他辅料制备成乳剂、软膏剂、凝胶剂或贴剂等剂型才能应用于临床。这些辅料的加入会造成两亲脂质浓度的变化，改变或破坏液晶的结构。另外，药物的加入是否引起液晶结构的改变以及载药量大小和载药稳定性等也是值得关注的问题。对于药物制剂，往往要求达到长期（2~3 年）储存的稳定性，四季交替温度的变化是否会引起液晶结构的转变或破坏。已有研究发现，乳剂形式的层状液晶，储存的前 12 个月并未发现显著的结构改变，但却在 18 个月后发生结构破坏。另外，经皮给药过程中，由于其皮肤覆盖作用，汗液的排出受阻，是否会由于汗液的稀释导致液晶结构的转变或破坏，进而影响到其经皮渗透的效果。这些问题的阐明，对于发展稳定、质量可控的脂质液晶经皮给药制剂具有重要意义。

参考文献

［1］Singhvi G, Banerjee S, Khosa A. Lyotropic liquid crystal nanoparticles: A novel improved lipidic drug delivery system［M］. Organic Materials as Smart Nanocarriers for Drug Delivery. Oxford, United Kingdom；Alexandru Mihai Grumezescu, 2018：471-517.

［2］Dierking I, Al-Zangana S. Lyotropic liquid crystal phases from anisotropic nanomaterials［J］. Nanomaterials, 2017，7：305-332.

［3］Lodge TP, Hanley KJ, Pudil B, et al. Phase behavior of block copolymers in a neutral solvent［J］. Macromolecules, 2003，36：816-822.

［4］Liu X, Yang K, Guo H. Dissipative particle dynamics simulation of the phase behavior of T-shaped ternary amphiphiles possessing rodlike mesogens［J］. J Phys Chem B, 2013，117：9106-9120.

［5］Rodríguez-Abreu C, García-Roman M, Kunieda H. Rheology and dynamics of micellar cubic phases and related emulsions［J］. Langmuir, 2004，20：5235-5240.

［6］Anthony A, Mumuni A, Philip F. Lipid nanoparticulate drug delivery systems: A revolution in dosage form design and development［M］. Recent Advances in Novel Drug Carrier Systems. Rijeka, Croatia；Intech. 2012：107-140.

［7］Clogston J, Craciun G, Hart DJ, et al. Controlling release from the lipidic cubic phase by selective alkylation［J］. J Control Release, 2005，102：441-461.

［8］Basit AW. Advances in colonic drug delivery［J］. Drugs, 2005，65：1991-2007.

［9］Donald AM. Aggregation in β-lactoglobulin［J］. Soft Matter, 2008，4：1147-1150.

［10］Mohammady SZ, Pouzot M, Mezzenga R. Oleoylethanolamide-based lyotropic liquid crystals as vehicles for delivery of amino acids in aqueous environment［J］. Biophys J, 2009, 96：1537–1546.

［11］Rajabalaya R, Musa MN, Kifli N, et al. Oral and transdermal drug delivery systems: Role of lipid-based lyotropic liquid crystals［J］. Drug Des Devel Ther, 2017, 11：393–406.

［12］Chen Y, Ma P, Gui S. Cubic and hexagonal liquid crystals as drug delivery systems［J］. Biomed Res Int. 2014, 2014：815981–815993.

［13］Shah MH, Paradkar A. Effect of HLB of additives on the properties and drug release from the glyceryl monooleate matrices［J］. Eur J Pharm Biopharm, 2007, 67：166–174.

［14］李学鹏. 生物两亲分子构筑溶致液晶及载药性能［D］. 济南：山东师范大学, 2018.

［15］Milak S, Zimmer A. Glycerol monooleate liquid crystalline phases used in drug delivery systems［J］. Int J Pharm, 2015, 478：569–587.

［16］Rizwan SB, Hanley T, Boyd BJ, et al. Liquid crystalline systems of phytantriol and glyceryl monooleate containing a hydrophilic protein: Characterisation, swelling and release kinetics［J］. J Pharm Sci, 2009, 98：4191–4204.

［17］Zana R. Surfactant solutions new methods of investigations［M］. United States；New York and Basel: Marcel Dekker, 1986：472.

［18］Rizwan SB, Dong YD, Boyd BJ, et al. Characterisation of bicontinuous cubic liquid crystalline systems of phytantriol and water using cryo field emission scanning electron microscopy（cryo FESEM）［J］. Micron, 2007, 38：478–485.

［19］Gustafsson J, Ljusberg-Wahren H, Almgren M, et al. Cubic lipid-water phase dispersed into submicron particles［J］. Langmuir, 1996, 12：4611–4613.

［20］Luzzati V. Structure of the cubic phases of lipid-water system［J］. Nature, 1968, 220：485–488.

［21］Landh T, Larssons K. Particles, Particles, method of preparing said particles and uses thereof: EP19930906328［P］. 1992–10–02.

［22］徐玲霞, 申宝德, 金晨. 立方液晶作为天然药物载体的研究进展［J］. 中国医药工业杂志, 2018, 49：1500–1508.

［23］Momin M, Pundarikakshudu K. Optimization and pharmacotechnical evaluation of compression-coated colon-specific drug delivery system of triphala using factorial design［J］. Drug Develop Res, 2005, 65：34–42.

［24］Sagalowicz L, Leser ME, Watzke HJ, et al. Monoglyceride self-assembly structures as delivery vehicles［J］. Trends Food Sci Tech, 2006, 17：204–214.

［25］Karami Z, Hamidi M. Cubosomes: Remarkable drug delivery potential［J］. Drug Discov Today, 2016, 21：789–801.

［26］ Cervin C, Vandoolaeghe P, Nistor C, et al. A combined in vitro and in vivo study on the interactions between somatostatin and lipid-based liquid crystalline drug carriers and bilayers ［J］. Eur J Pharm Sci, 2009, 36: 377-385.

［27］ Boyd BJ, Whittaker DV, Khoo SM, et al. Lyotropic liquid crystalline phases formed from glycerate surfactants as sustained release drug delivery systems ［J］. Int J Pharm, 2006, 309: 218-226.

［28］ Chong JYT, Mulet X. Steric stabilisation of self-assembled cubic lyotropic liquid crystalline nanoparticles: High throughput evaluation of triblock polyethylene oxide-polypropylene oxide-polyethylene oxide copolymers ［J］. Soft Matter, 2011, 7: 4768-4777.

［29］ Wörle G, Drechsler M, Koch MHJ, et al. Influence of composition and preparation parameters on the properties of aqueous monoolein dispersions ［J］. Int J Pharm, 2007, 329: 150-157.

［30］ Higuchi WI, Mir NA, Desai SJ. Dissolution rates of polyphase mixtures ［J］. J Pharm Sci, 1965, 54: 1405-1410.

［31］ Figueiredoneto AM, Salinas SRA. The physics of lyotropic liquid crystals: Phase transitions and structural properties ［M］. Oxford ; Toronto: Oxford University Press, 2007.

［32］ Guo C, Wang J, Cao F, et al. Lyotropic liquid crystal systems in drug delivery ［J］. Drug Discov Today, 2010, 15: 1032-1040.

［33］ Larsson. Cubic lipid-water phases: Structures and biomembrane aspects ［J］. Indian J Chem A, 1989, 93: 7304-7314.

［34］ Mo J, Milleret G, Nagaraj M. Liquid crystal nanoparticles for commercial drug delivery ［J］. Liq Cryst Rev, 2017, 5: 69-85.

［35］ Worle G, Siekmann B, Koch MH, et al. Transformation of vesicular into cubic nanoparticles by autoclaving of aqueous monoolein/poloxamer dispersions ［J］. Eur J Pharm Sci, 2006, 27: 44-53.

［36］ Kim DH, Lim S, Shim J, et al. A simple evaporation method for large-scale production of liquid crystalline lipid nanoparticles with various internal structures ［J］. ACS Appl Mater Inter, 2015, 7: 20438-20446.

［37］ Zhang Y, Zhang K, Guo T, et al. Transdermal baicalin delivery using diethylene glycol monoethyl ether-mediated cubic phase gel ［J］. Int J Pharm, 2015, 479: 219-226.

［38］ Kwon TK, Hong SK, Kim JC. In vitro skin permeation of cubosomes containing triclosan ［J］. J Ind Eng Chem, 2012, 18: 563-567.

［39］ Rattanapak T, Young K, Rades T, et al. Comparative study of liposomes, transfersomes, ethosomes and cubosomes for transcutaneous immunisation: characterisation and in vitro skin penetration ［J］. J Pharm Pharmacol, 2012, 64: 1560-1569.

[40] Chaiyana W, Rades T, Okonogi S. Characterization and in vitro permeation study of microemulsions and liquid crystalline systems containing the anticholinesterase alkaloidal extract from Tabernaemontana divaricata [J]. Int J Pharm, 2013，452：201-210.

[41] Esposito E, Carducci F, Mariani P, et al. Monoolein liquid crystalline phases for topical delivery of crocetin [J]. Colloids Surf B 2018，171：67-74.

[42] Kwon TK, Kim JC. In vitro skin permeation and anti-atopic efficacy of lipid nanocarriers containing water soluble extracts of Houttuynia cordata [J]. Drug Dev Ind Pharm, 2014，40：1350-1357.

[43] Peng X, Zhou Y, Han K. Characterization of cubosomes as a targeted and sustained transdermal delivery system for capsaicin [J]. Drug Des Devel Ther, 2015，9：4209-4218.

[44] Estracanholli DA, Praça FO, Cintra AB, et al. Liquid crystalline systems for transdermal delivery of celecoxib: In vitro drug release and skin permeation studies [J]. AAPS PharmSciTech, 2014，15：1468-1475.

[45] Li JC, Zhu N, Zhu JX, et al. Self-assembled cubic liquid crystalline nanoparticles for transdermal delivery of paeonol [J]. Med Sci Monit, 2015，21：3298-3310.

[46] Nithya R, Jerold P, Siram K. Cubosomes of dapsone enhanced permeation across the skin [J]. J Drug Deliv Sci Tec, 2018，48：75-81.

[47] Boge L, Hallstensson K, Ringstad L, et al. Cubosomes for topical delivery of the antimicrobial peptide LL-37 [J]. Eur J Pharm Biopharm, 2019，134：60-67.

[48] Mohyeldin SM, Mehanna MM, Elgindy NA. Superiority of liquid crystalline cubic nanocarriers as hormonal transdermal vehicle: Comparative human skin permeation-supported evidence [J]. Expert Opin Drug Deliv, 2016，13：1049-1064.

[49] Salah S, Mahmoud AA, Kamel AO. Etodolac transdermal cubosomes for the treatment of rheumatoid arthritis: Ex vivo permeation and in vivo pharmacokinetic studies [J]. Drug Deliv, 2017，24：846-856.

[50] Esposito E, Cortesi R, Drechsler M, et al. Cubosome dispersions as delivery systems for percutaneous administration of indomethacin [J]. Pharm Res, 2005，22：2163-2173.

[51] 刘卫，万江陵，陈思渊，等. 辅酶Q10纳米脂质组合物及其制备方法和用途：CN201010557948. 9 [P]，2010-11-24.

[52] Yeo HL, Lee JB, Park SJ, et al. Preparing method of cosmetic composition using liquid crystal phase: KR101777102B1 [P]2015-07-23.

[53] Brinon L, Geiger S, Alard V, et al. Percutaneous absorption of sunscreens from liquid crystalline phases [J]. J Control Release, 1999，60：67-76.

[54] Hosmer JM, Shin SH, Nornoo A, et al. Influence of internal structure and composition of liquid

crystalline phases on topical delivery of paclitaxel [J]. J Pharm Sci, 2011, 100 : 1444–1455.

[55] Hosmer JM, Steiner AA, Lopes LB. Lamellar liquid crystalline phases for cutaneous delivery of Paclitaxel: Impact of the monoglyceride [J]. Pharm Res, 2013, 30 : 694–706.

[56] Gosenca M, Bester–Rogac M, Gasperlin M. Lecithin based lamellar liquid crystals as a physiologically acceptable dermal delivery system for ascorbyl palmitate [J]. Eur J Pharm Sci, 2013, 50 : 114–122.

[57] Junqueira Garcia MT, Pedralino Goncalves T, Sao Felix Martins E, et al. Improvement of cutaneous delivery of methylene blue by liquid crystals [J]. Int J Pharm, 2018, 548 : 454–465.

[58] Carvalho AL, Silva JA, Lira AA, et al. Evaluation of microemulsion and lamellar liquid crystalline systems for transdermal zidovudine delivery [J]. J Pharm Sci, 2016, 105 : 2188–2193.

[59] Aytekin M, Gursoy RN, Ide S, et al. Formulation and characterization of liquid crystal systems containing azelaic acid for topical delivery [J]. Drug Dev Ind Pharm, 2013, 39 : 228–239.

[60] Fonseca–Santos B, Satake CY, Calixto G, et al. Trans–resveratrol–loaded nonionic lamellar liquid–crystalline systems: Structural, rheological, mechanical, textural, and bioadhesive characterization and evaluation of in vivo anti–inflammatory activity [J]. Int J Nanomed, 2017, 12 : 6883–6893.

[61] Bento Da Silva P, Fioramonti Calixto G, Oshiro Júnior J, et al. Structural features and the anti–inflammatory effect of green tea extract–loaded liquid crystalline systems intended for skin delivery [J]. Polymers, 2017, 9 : 30.

[62] Kang MK, Kim Y, Gil S, et al. Effects of liquid crystal–based formulation on transdermal delivery of retinyl palmitate and proliferation of epidermal cells [J]. Macromol Res, 2015, 24 : 44–50.

[63] Chaiyana W, Rades T, Okonogi S. Characterization and in vitro permeation study of microemulsions and liquid crystalline systems containing the anticholinesterase alkaloidal extract from Tabernaemontana divaricata [J]. Int J Pharm, 2013, 452 : 201–210.

[64] Namdeo A, Jain N. Liquid crystalline pharmacogel based enhanced transdermal delivery of propranolol hydrochloride [J]. J Control Release, 2002, 82 : 223–236.

[65] Gosenca M, Gašperlin M. Dermal delivery of ascorbyl palmitate: the potential of colloidal delivery systems [J]. J Drug Del Sci Technol, 2011, 21 : 535–537.

[66] 卞思静, 闻庆, 肖俊勇, 等. 银耳多糖液晶霜制备及其保湿功效评价 [J]. 香料香精化妆品, 2019, 4 : 59–64.

[67] 肖俊勇, 马方励, 胡明华, 等. 一种抗氧化和保湿液晶组合物及其制备方法和应用: CN201811503801.4 [P], 2018–12–10.

[68] 刘卫, 洪延涵, 闻庆, 等. 一种美白液晶组合物及其制备方法和应用: CN201810690246.4 [P], 2018–8–28.

［69］陈永录. 液晶型多功能防晒乳液的制备与性能研究［D］. 华南理工大学，2017.

［70］王庐岩. 一种含金液晶作为护肤品抗氧化活性成分及其制备方法：CN201310274408. 3［P］，2013-10-27.

［71］Shan QQ, Jiang XJ, Wang FY, et al. Cubic and hexagonal liquid crystals as drug carriers for the transdermal delivery of triptolide［J］. Drug Deliv, 2019，26：490-498.

［72］Lopes LB, Speretta FF, BentleymV. Enhancement of skin penetration of vitamin K using monoolein-based liquid crystalline systems［J］. Eur J Pharm Sci, 2007，32：209-215.

［73］Uchino T, Murata A, Miyazaki Y, et al. Glyceryl monooleyl ether-based liquid crystalline nanoparticles as a transdermal delivery system of flurbiprofen: characterization and in vitro transport［J］. Chem Pharm Bull（Tokyo），2015，63：334-340.

［74］Cohen-Avrahami M, Aserin A, Garti N. H（Ⅱ）mesophase and peptide cell-penetrating enhancers for improved transdermal delivery of sodium diclofenac［J］. Colloids Surf B, 2010，77：131-138.

［75］Cohen-Avrahami M, Libster D, Aserin A, et al. Penetratin-induced transdermal delivery from H（Ⅱ）mesophases of sodium diclofenac［J］. J Control Release, 2012，159：419-428.

［76］Liang X, Chen YL, Jiang XJ, et al. HⅡ mesophase as a drug delivery system for topical application of methyl salicylate［J］. Eur J Pharm Sci. 2017，100：155-162.

［77］Rossetti FC, Depieri LV, Praca FG, et al. Optimization of protoporphyrin Ⅸ skin delivery for topical photodynamic therapy: Nanodispersions of liquid-crystalline phase as nanocarriers［J］. Eur J Pharm Sci, 2016，83：99-108.

［78］Wan J, Wang SM, Gui ZP, et al. Phytantriol-based lyotropic liquid crystal as a transdermal delivery system［J］. Eur J Pharm Sci, 2018，125：93-101.

［79］Yamada K, Yamashita J, Todo H, et al. Preparation and evaluation of liquid-crystal formulations with skin-permeation-enhancing abilities for entrapped drugs［J］. J Oleo Sci, 2011，60：31-40.

［80］Chiavacci L, Berbel Manaia E, Kiatkoski Kaminski RC, et al. Multifunction hexagonal liquid-crystal containing modified surface TiO₂ nanoparticles and terpinen-4-ol for controlled release［J］. Int J Nanomed, 2015，10：811-819.

［81］Park MJ, Kim SB, Kim SH, et al. O/W type cosmetic composition containing liquid crystal complex for enhancing skin permeability: KR101776173B1［P］, 2007-08-14.

第六章　纳米结晶技术

第一节　概述

一、发展历程

纳米结晶（nanocrystals）是粒径在几十纳米至数百纳米的药物晶体，多以介质研磨或高压乳匀等方式将药物晶体粉碎而得到（Top–down 工艺）；也可从药物溶液中生长得到纳米结晶悬液（Bottom–up 工艺），这时称为纳米混悬液（nanosuspensions）[1,2]。纳米结晶具有较大的表面自由能，药物粒子具有自发聚集长大的趋势，为此，制备时也可加入适当的表面活性剂或聚合物作为稳定剂吸附在纳米结晶的表面，防止晶体的聚集。稳定剂的加入可能降低药物粒子的结晶度，甚至形成无定型的药物粒子，这一现象在 Bottom–up 工艺中更为常见。这些无定型药物纳米颗粒也属于纳米结晶的范畴，多以纳米悬液命名以避免歧义。为方便阅读，本章统称为纳米结晶。

广义上，Doxil® 和 Abraxane® 也是纳米结晶制剂，前者是主动载药法制备的阿霉素脂质体制剂，阿霉素以针状纳米结晶的形式包载于脂质体的水性空腔，是最早的纳米结晶产品[3]。后者是白蛋白结合型紫杉醇纳米粒，白蛋白的吸附产生了类似于稳定剂的作用，紫杉醇以无定型存在。

严格意义的纳米结晶技术首先应用于难溶性药物的口服给药，最早于 1992 年由 Liversidge 等开发，采用介质研磨法制得达那唑和类固醇 A 纳米结晶，其口服生物利用度比微粉化药物分别提高了 15.9 倍和 7.1 倍[4,5]。迄今为止，口服给药仍然是纳米结晶技术最主要的给药途径，已经有超过 15 种纳米结晶口服制剂被批准用于临床（表 6–1）[6]。

表 6-1　已上市或处于临床研究的纳米结晶药物

商品名称	药物化合物	公司	治疗类别	制备方法	给药途径	状态
Gris-Peg®	灰黄霉素	诺华制药	抗真菌药	共沉淀	口服	1982 年批准
VerelanPM®	维拉帕米	施瓦兹制药	抗心律失常	介质碾磨	口服	1998 年批准
Rapamune®	西罗莫司	惠氏	免疫抑制剂	介质碾磨	口服	2000 年批准
Focalin XR®	右旋哌醋甲酯盐酸盐	诺华制药	抗精神病药	介质碾磨	口服	2001 年批准
Avinza®	吗啡硫酸盐	King Pharm	抗慢性疼痛	介质碾磨	口服	2002 年批准
利他林®	苯哌啶醋酸甲酯	诺华制药	抗精神病药	介质碾磨	口服	2002 年批准
Herbesser®	地尔硫草	田边三菱制药	抗心绞痛	介质碾磨	口服	2002 年批准
Zanaflex™	盐酸替扎尼定	Acorda	肌肉松弛剂	介质碾磨	口服	2002 年批准
Emend®	阿瑞匹坦	默克	止吐药	介质碾磨	口服	2003 年批准
Tricor®	非诺贝特	雅培	抗高胆固醇血症	介质碾磨	口服	2004 年批准
Cesamet®	纳比隆	礼来	止吐药	共沉淀	口服	2005 年批准
Megace® ES	甲地孕酮	Par Pharma	食欲刺激物	介质碾磨	口服	2005 年批准
Triglide®	非诺贝特	Skye Pharma	高胆固醇血症	高压均质	口服	2005 年批准
Naprelan®	萘普生钠	惠氏	抗炎	介质碾磨	口服	2006 年批准
Theodur®	茶碱	田边三菱制药	支气管扩张	介质碾磨	口服	2008 年批准
Invega Sustenna®	棕榈酸帕利哌酮	强生	抗抑郁药	介质碾磨	肌内注射	2009 年批准
Abilify Maintena®	阿立哌唑	大冢制药	抗精神分裂	介质碾磨	肌内注射	2002 年批准
Ryanodex®	丹曲林钠	Eagle Pharmaceuticals	抗恶性高热	高压均质	静脉注射	2014 年批准
Panzem®	2-甲氧基雌二醇	EntreMed	抗肿瘤	介质碾磨	口服	Ⅱ 期临床
Semapimod®	胍腙	Ferring	抗炎	介质碾磨	静脉注射	Ⅱ 期临床
Paxceed®	紫杉醇	Angiotech Pharmaceuticals	抗肿瘤	未知	静脉注射	Ⅲ 期临床
Theralux®	胸腺素	Celmed BioScien	抗肿瘤	介质碾磨	未知	Ⅱ 期临床
Nucryst®	银	Nucryst Pharmaceuticals	抗菌	反应磁控溅射	口服	Ⅱ 期临床

纳米结晶也可通过注射给药。Ryanodex® 是注射用丹曲林钠纳米结晶，2014 年由 FDA 批准用于治疗恶性高热，是第一个静脉注射的纳米结晶制剂。由于纳米结晶载药量高（多为 50%~90%），1 瓶 Ryanodex®（250 mg/ 瓶）即可达到成年人的用药剂量要求，经过简单的重分散，可在不到 1 分钟的时间内注射完毕[7]。而传统的产品（Dantrium®，20 mg/ 瓶）需要 10 瓶以上才能满足治疗剂量要求，并需要耗时 15~20 分钟完成溶解和混合的配药过程。通过控制纳米结晶的粒径，肌内注射也可达到缓释的效果，比如棕榈酸帕利培酮（Invega Sustenna）和阿利哌唑（Abilify Maintena），肌内注射 1 次，可缓释 1 个月。

二、纳米结晶的特性

（一）增加药物表观溶解度

一般地，药物的饱和溶解度是一个基于溶解介质和温度的常量。但是，当药物粒子的粒径低于临界值（1~2 μm）时，粒径将影响其表观溶解度，随着粒径的降低，表观溶解度增加。这一现象可以通过 Kelvin 方程或 Ostwald–Freundlich 方程来解释。

Kelvin 方程描述了由于弯曲的液 – 气界面（如气溶胶）引起的蒸汽压的变化，蒸汽压随着液 – 气界面曲率的增加（如粒径降低）而增加。分子从液相（液滴）转移到气相的情况基本上与分子从固相（纳米结晶）转移到液相（分散介质）的情况相同，这时，蒸汽压类似于溶解压力。随着固体药物粒径的减小，固 – 液界面曲率的增加势必造成溶解压力的增加，进而增加了其表观溶解度（图 6-1）[8]。

这一现象也可由 Ostwald–Freundlich 方程来解释：

$$\ln\frac{S_{小}}{S_{大}}=\frac{2\sigma M}{\rho RT}\left(\frac{1}{r_{小}}-\frac{1}{r_{大}}\right) \tag{6-1}$$

式中，$S_{小}$、$S_{大}$ 分别是半径 $r_{小}$、$r_{大}$ 的药物表观溶解度；σ 为固 – 液两相间的界面张力；ρ 为药物的密度；M 为分子量；R 为气体常数；T 为绝对温度。

粒子大小在 0.1~100 nm 时，根据 Ostwald–Freundlich 方程，表观溶解度随粒径减小而增加。此外，药物的晶型也可影响表观溶解度，同等条件下，无定型相对于结晶型具有更大的表观溶解度。以棕榈酸氯霉素为例，晶型 Ⅰ 和 Ⅱ 的溶解度分别为 0.13 mg/ml 和 0.43 mg/ml，而无定型则达到 1.6 mg/ml，这也适合于纳米结晶。因此，为了达到最大的表观溶解度，可以在粒径降低的同时，制备纳米悬液。但是，对于药物制剂，还应该确保无定型纳米颗粒在后处理和储存中的稳定性。

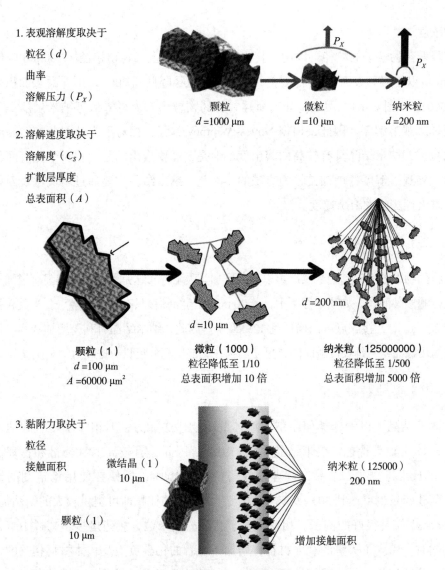

1. 表观溶解度取决于

　　粒径（d）

　　曲率

　　溶解压力（P_X）

颗粒
d =1000 μm

微粒
d =10 μm

纳米粒
d =200 nm

2. 溶解速度取决于

　　溶解度（C_s）

　　扩散层厚度

　　总表面积（A）

颗粒（1）
d =100 μm
A =60000 μm²

微粒（1000）
粒径降低至 1/10
总表面积增加 10 倍

d =10 μm

d =200 nm

纳米粒（125000000）
粒径降低至 1/500
总表面积增加 5000 倍

3. 黏附力取决于

　　粒径

　　接触面积

微结晶（1）
10 μm

颗粒（1）
10 μm

纳米粒（125000）
200 nm

增加接触面积

颗粒 1 个接触点　V.S　纳米粒 125000 接触点

图 6-1　纳米结晶的特征

注：1. 纳米结晶曲率增大导致溶解压力和表观溶解度增加；2. 表面积增大而增加了药物溶出速率；3. 由于药物与皮肤或黏膜接触面积增加导致药物黏附性增加。

（二）增加药物溶出速度

Noyes-Whitney 方程是描述溶出速度的方程：

$$\frac{\mathrm{d}C}{\mathrm{d}t}=kA(C_s-C_t) \tag{6-2}$$

该式中，$\dfrac{\mathrm{d}C}{\mathrm{d}t}$ 为溶出速度；k 为扩散系数；A 为表面积；C_s 为药物溶解度；C_t 为

药物浓度。

降低药物粒子的粒径可以增加其比表面积。理论上，药物粒径从 100 μm 降低到 10 μm 可以使得总表面积增加 10 倍，而继续将粒径降低到 200 nm 时，总表面积可增加 5000 倍（图 6-1）。而且，如前所述，将药物粒子的粒径降低到纳米尺度，还可增加其表观溶解度。因此，根据 Noyes–Whitney 方程，相对于未处理药物结晶或微粉化粒子，纳米结晶具有较高的溶出度。但是，需要指出的是，相对于比表面积的增加，表观溶解度的增加是较为有限的。因此，纳米结晶主要通过增加比表面积来增加难溶性药物的溶出速度。

（三）增加吸附性

将药物颗粒粉碎到纳米尺度可以显著增加其吸附性，这是因为此过程显著增加了药物颗粒的接触面积。如图 6-1 所示，若 10 μm 的药物颗粒只有 1 个接触点，当其粒径降低到 200 nm 时，接触点可以增加到 125000 个。因此，纳米结晶有利于增加药物与作用部位的接触面积，延长接触时间，可使药物在靶部位充分吸收，提高生物利用度[9]。

（四）其他特性

纳米结晶可以发挥类似于纳米载体的药物递送能力，但相对于传统的纳米粒药物载体又独具特色。纳米结晶由药物组成，因此具有较高的载药量和物理稳定性。对于纯药物纳米结晶，其理论载药量高达 100%，即使在使用稳定剂的情况下，其载药量也可达到 50%~90%[10]。因此，少量的体积即可提供较大的给药剂量，Ryanodex® 就是很好的例子。相反，基于载体的纳米粒，载药量多不超过 10%，给药的同时，引入了大量的载体材料，增加了患者的化学负担及载体材料相关的毒副作用风险。比如，氢化蓖麻油可以增加紫杉醇的溶解度，羟丙基环糊精可以与伊曲康唑络合增加其水溶性，但临床证明氢化蓖麻油会引起过敏性休克，羟丙基环糊精具有肾毒性等副作用[11, 12]。使用静脉内耐受性较好的表面活性剂／稳定剂（例如 Tween 80 或 Poloxamer 188）制备纳米结晶时，可以避免发生上述不良反应[8]。另外，纳米结晶也可避免基于载体的纳米粒中常见的药物泄漏问题。

三、研究进展

（一）口服给药

口服给药是目前上市纳米结晶制剂的主要给药途径，促进难溶性药物的口服吸收，也是纳米结晶最主要的研究方向。如前所述，纳米结晶粒径小、比表面积大，可以促进难溶性药物的溶出，进而提高其口服生物利用度[13]。以口服止吐药 Emend®（阿瑞匹坦纳米结晶）为例，不仅能提高难溶性药物阿瑞匹坦的口服生物利用度，还能减轻食物对其口服吸收的影响[14]。其在禁食 Beagle 犬体内的生物利用度与给食状态相近，禁食和给食的 $AUC_{0\sim72\,h}$ 分别为 25.287 ng/（ml·h）、24.385 ng/（ml·h），而传统普通混悬剂禁食和给食则分别为 18.715 ng/（ml·h）、5.883 ng/（ml·h），相差 3.2 倍。

对于纳米结晶口服后的体内行为和作用机制还所知有限，甚至存在误区。其中一个重要的原因在于，纳米结晶不含有载体材料，不能像其他载体粒子那样进行化学标记，无法通过荧光或放射性同位素追踪其体内转运过程。目前，对纳米结晶体内过程的研究主要基于药物的动力学和体内分布的测定，这些数据显然无法解释纳米结晶的体内行为，因为，这些数据往往通过生物样本中提取药物进行含量测定后获得，提取的过程无法区分完整的纳米结晶和溶解的游离药物，通过这些数据推测的纳米结晶体内过程反而可能造成错误的结论。此外，纳米结晶在胃肠道中的过程是通过体外溶出间接推测得出，体外溶出条件与体内实际情况却差异明显，比如，胃肠道的蠕动远远弱于体外溶出搅拌的剧烈程度，而且，胃肠道中的水分也极为有限，这些因素并不利于纳米结晶的迅速溶解。如果纳米结晶在胃肠道中可以滞留一定时间，则可能与小肠细胞发挥相互作用。

普渡大学的 Tonglei Li 教授发展了一项称为杂化纳米结晶的技术，可以将荧光探针或显影分子以物理包合的形式杂化入药物的晶格内使其发出荧光，这种方式并不改变药物的晶体性质和药物分子的理化性质，可以实现纳米结晶的体内示踪，为纳米结晶体内行为的研究提供了强有力的工具[15]。为了实现纳米结晶信号和游离探针信号的区分（即纳米结晶的整体识别），卢懿等[16, 17]发展了杂化纳米结晶技术，他们将聚集导致淬灭（aggregation-caused quenching，ACQ）荧光探针杂化入药物纳米结晶，使其发出近红外荧光，一旦杂化结晶溶解，探针分子释放遇水则发生分子间聚集，荧光淬灭。因此，杂化纳米结晶的荧光淬灭均与结晶溶解具有很好的相关性，可以通过 ACQ 荧光探针荧光信号准确地追踪完整的纳米结晶。结果发现[16, 17]，环孢素 A 纳米结晶和槲皮素纳米结晶灌胃给药后，胃肠道中荧光滞留时间可长达 12~18 小时，表明纳米结晶口服后并不会迅速溶解。然而，口服后大鼠肝脏和肺部等主要器官均发现了荧光信号，这为杂化纳米结晶的整体吸收提供了强有力的证据。CLSM 观察小肠组织的冷冻切片，通过 ACQ 探针信号，也证实了完整的纳米结晶可以跨小肠上皮细胞转运至基底侧。

（二）注射给药

由于具有载药量高、平台稳定性好等优点，纳米结晶为难溶性药物的注射给药提供了一种重要的制剂解决方案，尤其是抗癌药物的注射给药，更是其重要的发展方向[18-20]。现有抗癌药物大多数是难溶性的，往往采用表面活性剂增溶或纳米粒载药后静脉给药（如 Taxol® 和 Doxil®），氢化蓖麻油等增溶剂往往带来较严重的毒副作用。另外，越来越多的研究表明纳米粒的靶向递送效率远远低于人们的预期，仅仅只有不到 1% 经静脉注射的纳米粒能够到达肿瘤部位[21]，即使采用靶向修饰，也仅有 0.0014% 的注射剂量能够到达肿瘤细胞[22]。其中一个重要原因在于血液循环中的纳米粒具有非常严重的药物过早泄漏问题[23]。然而，纳米结晶由药物晶体构成，药物泄漏问题并不明显。而且，抗癌药物的剂量往往较大，静脉给药后，血管内也没有促进溶解的混合作用和足够的血液予以初步分散，因此，纳米结晶在血管内并不会迅速溶解[20]。即使纳米结晶与传统纳米载体具有类似的肿瘤靶向效率，其较高的载药量也有助于提高药物的肿瘤递送效率，进而产生更好的抗肿瘤效果。纳米结晶也可进一步通过表面修饰，实现体内长循环和提高靶向效率。用亲水聚合物进行表面修饰可以使延长纳米结晶循环时间，从而避免吞噬作用，促进其在肿瘤部位积累[24, 25]。利用物理吸附的配体修饰可以使药物纳米结晶靶向递送至癌细胞[9]。

（三）其他非经胃肠给药

纳米结晶的其他非经胃肠途径给药也是其重要的发展方向，包括经皮给药、滴眼给药和肺部吸入[18]。纳米结晶可以增加难溶性药物的表观溶解度和溶出度，可以在给药部位形成较高的浓度梯度，促进其跨过角膜或肺上皮细胞，而纳米结晶较大的黏附性可以延长其在给药部位的滞留时间，有助于维持这一较高的浓度梯度，因此，纳米结晶可以促进难溶性药物经眼部或肺部给药的生物利用度。

第二节　纳米结晶的制备与质量评价

一、制备工艺

纳米结晶的制备方法主要有两种，Top-down 和 Bottom-up 技术。Top-down 技术指将较大的药物粒子分散成小的药物粒子的方法，主要包括介质研磨法（media milling method，MM）以及高压均质法（high-pressure homogenization，HPH）等。Bottom-up 技术是在溶液中生长结晶的方法，主要包括非溶剂沉淀法（precipitation by solvent-antisolvent mixing）、超临界流体法（prcritical fluid techniques）和溶剂去除沉淀法（precipitation by removal of solvent）等。

（一）Top-down 技术

1. 介质研磨法 介质研磨法制备纳米结晶是一项非常成熟的专利技术，商业名称为 NanoCrystal®。这种方法不用考虑药物的溶解度问题，是现有上市纳米结晶产品的主要制备方法[26]。介质研磨法采用介质研磨机制备，该设备由研磨室、再循环室、研磨杆和研磨介质组成，其工作原理由图 6-2 所示[27]。制备过程中将药物、水和稳定剂组成的粗浆加入研磨室，通过研磨介质的撞击和剪切力，可以将药物颗粒的粒径逐渐减小至纳米级别，最终得到药物纳米结晶[28]。

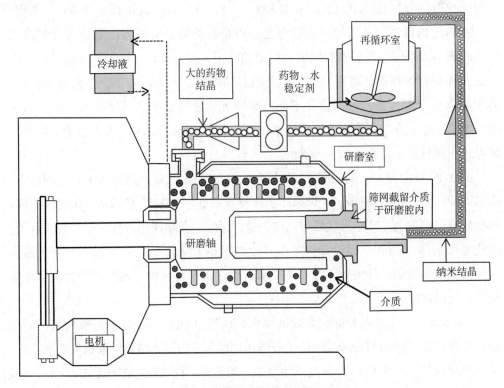

图 6-2 介质研磨机工作原理图

介质研磨法适用范围较广，不同规格的介质研磨机可满足实验室小试到规模化生产的不同需求，制备过程中温度可控，可用于热敏性药物[29]。但是，介质研磨法有以下缺点：①生产效率较低，需要通过较长时间（几小时到几天不等）的研磨才能将药物颗粒的粒径降低到纳米尺度，而且粒度范围较宽；②产品污染问题，长期的撞击可能造成研磨介质脱落，进而污染产品。为了降低产品污染问题，需要使用高度耐磨的材料，如珍珠或氧化锆；也可在研磨介质表面覆盖高度交联的聚苯乙烯涂层，可以使得残留物质减少到最终产品的 0.005%（*W/W*），产品甚至可以达到静脉注射的质量标准[30]。

介质研磨法制备纳米结晶的粒径大小主要受研磨介质的种类和大小、研磨的速度和温度、研磨时间及药物浓度等因素的影响[31]。药物粒径的降低与研磨力强度和接触点的数量有关，研磨介质粒径的减小可增加接触点数目，从而增强研磨效率，减小粒径。通过设定研磨珠的运动速度控制剪切力的大小，可以得到较小粒径的纳米结晶。研磨的时间取决于药物的性质、研磨介质和粒度减小的程度，但延长研磨时间不一定会减小纳米结晶的粒径[32]。研磨速度一般与研磨时间呈反比，低速研磨（80~90 r/min）往往需要较长的研磨时间（1~5 天），高速研磨（1800~4800 r/min）则研磨时间较短（30~60 min）[31]。一般地，介质研磨中，药物浓度多控制在 2%~30%（*W/V*），研磨介质为粗浆的 10%~50%（*W/V*），并以 0.5~1.0 mm 的研磨介质较为常用。

2. 高压均质法　高压均质法的主要原理是药物混悬液被高压泵导入可调缝隙的均质阀中，瞬间失压的物料以极高的流速喷出，通过剪切、撞击和空化效应达到细化药物颗粒的作用。高压均质法具有制备周期短、人为误差小、工艺重现性好、易于放大生产等优点。根据设备不同，高压乳匀法可分为微射流技术（商业名称 IDD-P®）、水中活塞－间隙式均质技术（商业名称 DissoCubes®）和非水介质活塞－间隙式均质技术（商业名称 Nanopure®）三类。

IDD-P® 技术是 SkyePharma 公司（原 Research Triangle 制药公司）的专利技术，非诺贝特纳米结晶（Triglide®）即采用了该技术制备。IDD-P® 技术基于微射流原理，将混悬液以高速通过特定形状的匀化室，通过碰撞和剪切作用力减小药物颗粒粒径。匀化室可采用 Y 型和 Z 型设计，工作原理如图 6-3 所示[13, 33]。Z 型室可多次改变混悬液的流动方向，导致粒子相互碰撞和剪切；而 Y 型室内，混悬液分为两部分流动然后正面碰撞。

DissoCubes® 技术由 Müller 等发展而来，最初由 DDS GmbH 公司所拥有，但在 1999 年转让给了 SkyePharma 公司。该技术采用活塞－间隙式均质机来制备纳米结晶，其基本结构如图 6-4 所示[34]，高压活塞泵、均质阀、阀座和冲击环是主要的组成部分。高压活塞泵可以产生高达 4000 bar 的压力，推动药物混悬液高速流动，冲击阀与阀座间间隙（5~25 μm）可调，进而产生强大的高剪切力、碰撞力和湍流作用，使药物颗粒得以粉碎。Dissocubes® 技术工艺简单、周期短、重现性好，但水作为分散相不便于后续的干燥过程，需采用冷冻干燥技术处理熔点低的药物，成本较高。

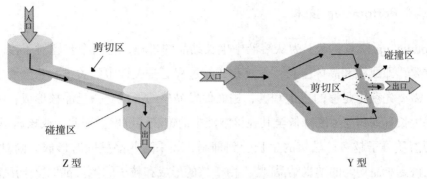

图 6-3 微射流 Z 型室和 Y 型室工作原理

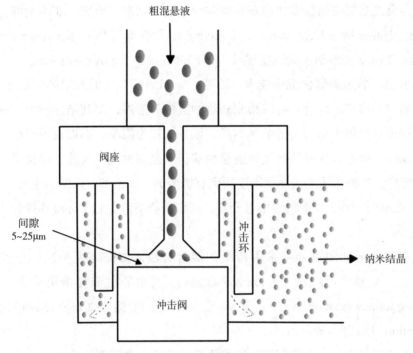

图 6-4 活塞 – 间隙式均质机结构

Nanopure® 技术被称为第二代纳米药物结晶技术，它克服了 Dissocubes® 的缺点，用油或液态聚乙二醇作为分散相，可以避免药物水解，得到的药物纳米结晶可直接灌装胶囊[35]。

类似于介质研磨法，高压均质法也适用于在水和有机介质中都难溶的药物。均质机规格、种类丰富，可处理 25 ml 到几千升的药物混悬液，因此，高压均质技术也易于放大生产。但是，为防止堵塞均质间隙，采用高压均质法制备纳米结晶，需要事先将药物颗粒微粉化，并在溶剂中混悬均匀。在工艺研究中，需要对均质压力和循环次数进行优化，均质压力越高，循环次数越多，粒径越小。但是，增加压力或循环次数不能无限减少粒子粒径[13]。

（二）Bottom-up 技术

Bottom-up 技术实际上为从溶液中生长结晶的过程，有两个步骤对于控制粒径至关重要，即成核和晶体生长，尤其是成核过程更是关键中的关键。从溶液中生长结晶，需要先获得足够的过饱和度，进而促发晶核的形成，一旦晶核形成，则结晶可自发生长直到药物浓度降低至其在该溶液中的饱和溶解度。因此，成核速率越快，消耗的溶质分子越多，晶核的生长受到抑制，如果这些晶核同时形成、同时生长，则可能得到小而均匀的纳米结晶[36]。由于核的形成和粒子的生长都取决于溶液的过饱和度，Bottom-up 技术的发展集中于如何促进晶核的形成，可以采用以下溶剂–非溶剂混合或溶剂去除技术快速获得均匀的过饱和状态：溶剂–非溶剂混合沉淀技术（precipitation by solvent-antisolvent mixing）、超临界流体技术（supercritical fluid technique，SCF）和溶剂去除沉淀技术（precipitation by removal of solvent）[37]。

1. 溶剂–非溶剂混合沉淀技术　溶剂–非溶剂混合是最常用的生长结晶方法，通过溶剂与非溶剂的混合，可以得到药物的过饱和溶液，使其结晶析出。通过控制结晶过程可以获得小而均匀的纳米结晶，该方法较为简单，小批量生产也可获得较好的重现性，但放大后要控制晶体的粒径却仍然充满挑战，因此，该技术尚未得到工业化推广。另外，该工艺往往需要用到有机溶剂（如乙醇、丙酮、甲醇、异丙醇、N–甲基吡咯烷酮等）以溶解难溶性药物，得到药物溶液，对于环境和操作人员具有潜在危害。

溶剂和非溶剂的混合可采用传统的混合方法，如磁力搅拌法；也可采用改良的方法，如超声沉淀法（sonoprecipitation）、受限的射流撞击沉淀法（confined impinging jet precipitation，CIJP）和高重力可控沉淀法（high gravity controlled precipitation，HGCP）等。

（1）超声沉淀法　超声沉淀法的原理是在溶剂–非溶剂混合的过程中引入超声波促进晶核的形成。超声波在液体介质中传播时产生空化现象，空泡内爆释放出强大的冲击波，可加速分子扩散，促进混合效率及过饱和溶液的形成，因此缩短了结晶诱导时间，提高了晶核形成速度[38]。超声沉淀法操作简单，超声波源可以由水浴超声波仪提供，也可用功率更大的探头超声仪。有研究者用水浴超声仪配合高速搅拌，可在 10 分钟内制备出粒径在 200~350 nm 的紫杉醇和喜树碱纳米结晶[39]。超声频率对于纳米结晶的粒径至关重要，据报道生产纳米结晶时频率为 20~25 kHz 或更高。此外，超声时间、探头长度和浸泡深度也需要进行控制[40]。

（2）受限的射流撞击沉淀法　在密闭射流撞击反应器中，药物溶液和非溶剂以高速撞击而迅速混合（毫秒级）形成均匀的过饱和溶液，该混合过程可在晶核形成之前完成，可以避免在混合过程中由于局部过饱和度高而先后成核的现象，进而得到粒径小而均匀的纳米结晶[41]。由于射流撞击是单通道过程，因此晶核生长时间必须大于混合时间而小于在射流撞击器内停留时间，否则晶体将继续生长而得到微米级结晶。另外，由于是相向撞击，药物溶剂和非溶剂需要有相同的动量，否则仍然会出现混合不均匀的现象。因此，精准地控制两种液体的撞击速度是控制粒径的关键。虽然为了保证两种射流的动量相等而无法调整药物溶剂与非溶剂的体积比，但是可以通过调整两种液体流的撞击角度、在撞击处辅以超声波以及调整两种通道的直径等，可获得理想的纳米结晶粒径及粒径分布。

（3）高重力可控沉淀法　高重力可控沉淀器由超重力旋转床、液体分配器和电动机组成，超重力旋转床是其关键部件。制备过程中，电机带动超重力旋转床旋转，药物溶剂和非溶剂分别经由液体分配器引入超重力旋转床的中心，通过调整液体分布器的截面角度，可使两股液流恰好在到达旋转床时相遇，旋转床高速旋转可产生强大的模拟"超重力场"，使得两种液体迅速完成均匀的微观混合，有利于形成小而均匀的纳米结晶，并由转子内径到达外径，后被甩出，便于收集[42]。该技术最早用于无机纳米粒子的制备，近年来也被开发用于有机药物纳米结晶，如头孢呋辛酯、达那唑、硫酸沙丁胺醇等。该技术产量巨大，其生产规模可达 40 吨 / 年[43]。另外，该技术也可以在不使用稳定剂的情况下控制纳米结晶的粒径及分布。

2. 超临界流体法　超临界流体（supercritical fluid，SCF）兼具气体的扩散性和液体的增溶能力，因此拥有许多一般溶剂所不具备的特性。而温度或压力的细微改变，可以显著改变 SCF 的性质，甚至于使其变成气体而除去。因此，可以通过 SCF 代替或减少有机溶剂的使用，用于药物纳米结晶的制备，并通过温度或压力调节除去SCF，有利于环境和劳动保护。CO_2 是最为常用的 SCF，这是因为其临界温度（31℃）和压力 7.38 MPa（1MPa=10 bar）易于达到。另外，根据药物能否在 SCF 中溶解，进一步发展了以 SCF 为溶剂的超临界溶液快速膨胀（rapid expansion of a supercritical solution，RESS）技术和以 SCF 为非溶剂的超临界流体抗溶剂（supercritical anti-solvent，SAS）技术[44]。

（1）超临界溶液快速膨胀技术　RESS 技术发展于 1984 年，制备中，以 SCF 为溶剂将药物溶解，将该溶液直接喷雾于低压或环境空气中，由于气压低于其临界点，SCF 迅速膨胀气化，药物不能保持溶解状态而结晶析出（图 6-5）[45]。药物晶体的性质可通过压力、温度、喷嘴口径大小以及流体喷出速度等来调节。超临界 CO_2 对于某些药物的溶解度有限，可以通过添加助溶剂的方法以增强其增溶作用[46]。以灰黄霉素为例，采用薄荷醇为助溶剂，其在超临界 CO_2 中的溶解度可提高 28 倍[47, 48]

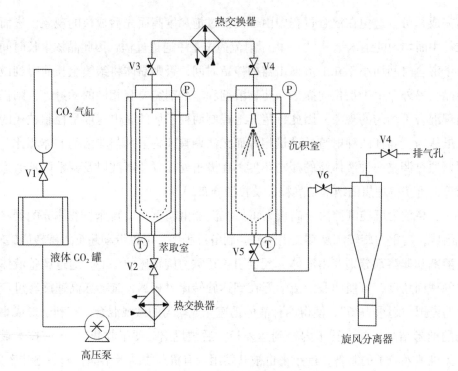

图 6-5 RESS 仪器组成及制备过程

也可在溶液中实现 RESS 的制备过程，该工艺被称为 RESOLV（rapid expansion of a supercritical solution into a liquid solvent）技术。相对于气体而言，液体对于药物晶体的生长具有更好的抑制作用；而且，也可以在接收液中加入 PVP、Tween 80 等稳定剂，使其吸附在药物晶体表面提供空间位阻，进一步阻碍晶体的长大或聚合。因此，RESOLV 技术往往能够得到比 RESS 更小的药物纳米结晶。

（2）超临界流体抗溶剂技术　对于无法溶解的药物，可以将 SCF 作为非溶剂来制备纳米结晶，相应的技术称为超临界流体抗溶剂技术。但是，SCF 必须要能够和药物溶液混溶才能发挥抗溶剂的作用，制备结束后，通过调整温度或压力，使得 SCF 气化，还可以将药物溶剂直接带走，溶剂残留量比传统方法要少得多，大大提高了药物结晶的纯度。通过调整溶剂/非溶剂比例、药物浓度、混合程度、压力、温度以及喷嘴直径等因素，可以控制药物结晶的尺寸或晶型。根据 SCF 与药物溶剂的导入方式不同，SAS 技术又可分为气体抗溶剂重结晶（gas antisolvent recrystallization, GAS）和气溶胶溶剂萃取体系（aerosol solvent extraction system, ASES）两种方法。

气体抗溶剂重结晶法：GAS 方法是将 SCF 直接导入药物溶剂中，因为 SCF 与药物溶剂可以互溶，混合时使得药物溶剂膨胀，故药物溶解度降低而使结晶析出。图 6-6 为 GAS 设备工作原理图[49]。制备完成后 SCF 气化，可将大部分有机溶剂清除，残留溶剂也可进一步用 SCF 清洗以除去。结晶粒度和分布可以通过调整温度、压力和流速等参数予以控制。相对于其他类型的超临界流体工艺，GAS 法制备的纳米结晶粒径更为均匀。而与传统的溶剂 – 非溶剂沉淀法相比，SCF 作为非溶剂可以形成更大的过饱和度，而 SCF 的可调性为控制粒径分布提供了更多的可能，其后处理过程也大大简化。

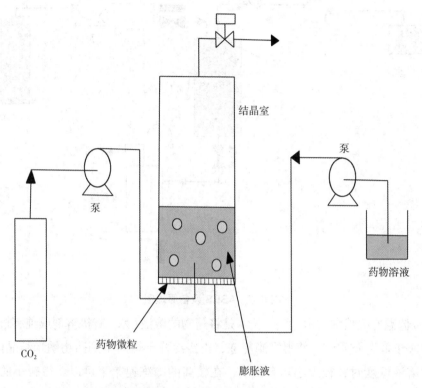

图 6-6 GAS 设备原理图

气溶胶溶剂萃取体系法：与 GAS 工艺不同的是，ASES 工艺将药物溶液以喷雾的方式喷入 SCF 中，但类似的，SCF 溶解雾滴时同样会体积大量膨胀，而降低液体的溶解能力，导致药物在混合溶液中过饱和度急剧上升，结晶析出，形成小而均匀的纳米结晶。图 6-7 为 ASES 设备工作流程图[49]。制备过程中，先将 SCF 泵入高压容器中，待系统稳定后，通过喷嘴将药物溶液雾化、喷入 SCF 中；SCF 和药物溶液混合物随后流向气 – 液分离减压罐，SCF 气化并同时将大部分药物溶剂除去，留下药物结晶；反应完成后，停止药物溶液泵的输送，但继续向高压容器中通入 SCF 以除去药物结晶中残留溶剂。但需注意，对于某些低极性的药物，可能溶解到 SCF 中除去而造成损失。

3. 溶剂去除沉淀技术 将溶剂去除也可以使得药物结晶析出制备纳米结晶，往往可以通过喷雾干燥和冷冻干燥实现溶剂的去除。但传统的喷雾干燥和冷冻干燥都不能很好地控制结晶的粒径大小，因此，在此基础上，发展了低温冷冻喷淋技术（spray freezing into liquid，SFL）和冷冻干燥控制结晶技术（controlled crystallization during freeze drying，CCDF）。

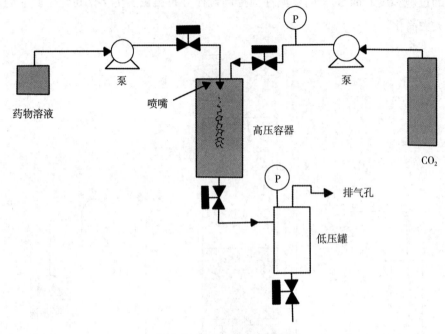

图 6-7　ASES 设备原理图

（1）低温冷冻喷淋技术　SFL 技术是将药物的溶液（水/有机溶剂或纯有机溶剂）直接喷雾于低温介质中，使得雾滴冷冻，再经冷冻干燥后得到药物纳米结晶。冷冻速率和溶液浓度对粒径大小均有影响，在较高的冷冻速率下可以获得较小的晶体，而在较高的黏度下，由于雾化的微滴较大，浓缩的药物溶液的粒径增大[50]。

传统的 SFL 在气相中进行冷冻喷淋，由于药物雾滴的固化是逐步完成的，其在穿行过程中不断聚集、固化，因此，得到的药物颗粒的粒径较大，粒径分布较宽。为了克服这一缺点，Williams 等对 SFL 的工艺过程进行了改进，其工作原理图见图 6-8[51]。主要的改进是将药物溶液或乳液在高压下直接雾化喷入 CO_2、乙烷、丙烷、液氨或液氮等低温压缩液体中，使得雾滴直接冷冻，然后再冷冻干燥，即得药物纳米结晶。不同于气体介质，雾滴与液体冷冻介质的碰撞和交换要剧烈得多，可以形成更强的雾化效果，得到更小的雾滴；而雾滴直接与冷冻介质接触，冷却更为迅速，避免气态冷却介质中逐步固化而使得药物从原料液体系中相分离的现象。

（2）冷冻干燥控制结晶技术　CCDF 技术是将无毒有机溶剂（如叔丁醇）中的药物溶液与含有基质物质（如甘露醇）的水溶液混合，然后立即冷冻和冻干。由于结晶发生在冷冻或干燥过程中的冷冻浓缩部分，所以晶体的大小被限制在间隙空间的尺寸之内，从而产生较小的晶体。冷冻干燥在最大冷冻浓缩部分的玻璃化转变温度以上才能进行，因此，本方法仅适用于玻璃化转变温度较低的药物。另外，冷冻速率、含水量对粒径大小均有影响，冷冻速率越快，含水量越低，导致成核速度越快，晶间空隙越小，从而产生较小的晶体[52]。

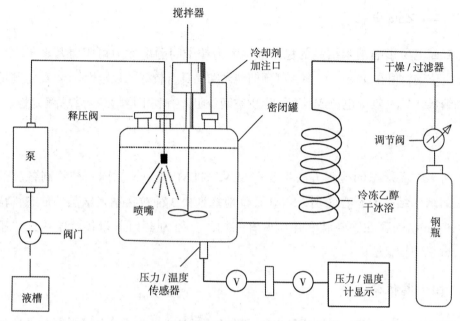

图 6-8　改进的 SFL 设备工作原理图

二、纳米结晶的质量评价

（一）粒径及其分布

纳米结晶的粒径和分布对其稳定性、安全性和体内作用有较大的影响。若粒径分布不均匀，易出现 Ostward 熟化现象，即粒径小的纳米结晶因为表观溶解度大而溶解，造成药物浓度增加，超过饱和溶解度后又结晶析出，使得粒径大的纳米结晶进一步长大，在温度较高时这种现象尤其明显。因此，控制合适的粒径分布对于纳米结晶的稳定性很有必要，粒径分布 PDI 值一般应小于 0.25，PDI 值越低，粒径分布越均匀，稳定性越好[53]。对于静脉注射的纳米结晶尤其要控制粒径及其分布，毛细血管最小管径约为 5 μm，如果纳米结晶粒径大于 5 μm 可引起毛细血管阻塞[32]。

纳米结晶的粒径也可能影响药物的皮肤渗透。段靖等[54]研究了 3 种粒径（199 nm、491 nm 和 810 nm）地塞米松纳米结晶的体外透皮行为，结果表明，不同粒径地塞米松纳米结晶的 24 小时体外经皮累积透过量顺序为：199 nm（23.61 μg/cm²）＞ 491 nm（17.37 μg/cm²）＞ 810 nm（11.64 μg/cm²），皮肤滞留量顺序为：491 nm

（18.24 μg/cm²）＞ 199 nm（14.27 μg/cm²）＞ 810 nm（9.46 μg/cm²）。粒径为 500 nm 左右的地塞米松纳米结晶的皮肤滞留量相对较高，皮肤透过量适中，更适合皮肤局部应用。

（二）Zeta 电位

Zeta 电位影响纳米结晶的稳定性，因为粒子间静电斥力可阻碍其聚集。一般 Zeta 电位绝对值在 30 mV 以上，可预期纳米结晶具有较好的稳定性[55]。稳定剂可以增加纳米结晶的 Zeta 电位或（和）提供空间位阻，有利于增加纳米结晶稳定性。

（三）形态

纳米结晶形态的检测方法主要有 SEM、TEM 和 AFM。同一药物制备成不同粒径的纳米结晶形态有区别，SEM 观察地塞米松 3 种粒径纳米结晶的形态，粒径为 199 nm 结晶存在颗粒状和棒状两种结构，粒径为 491 nm 呈棒状结构，粒径为 810 nm 呈短棒状结构。

（四）晶体学性质

PXRD 和 DSC 可用来测定纳米结晶的晶体学特性。经高压均质制备尼莫地平纳米结晶仍保持原有晶型，而阿奇霉素纳米结晶则呈无定形状态[56, 57]。

（五）体外溶出

提高难溶性药物的溶出度是纳米结晶的重要性质，可通过溶出度仪进行测试。Kumar 等[58]制备 263 nm 卢立康唑纳米结晶，在 37℃、50 r/min 条件下，以 pH5.5 醋酸缓冲液为溶出介质，卢立康唑纳米结晶 6 小时累积溶出为 27.65%，而微粉化的药物仅溶出了 7.27%。

第三节　纳米结晶在经皮给药中的应用

一、促渗机制

研究发现纳米结晶可以促进难溶性药物的经皮转运，并率先应用于功效性化妆品领域，比如芦丁纳米结晶（商品名 Juvedical®）和橙皮苷纳米结晶（Platinum Rare®）。但是，纳米结晶在经皮给药中的应用尚处于初始阶段，对于其促渗机制还有待进一步研究。

（一）研究方法

为了研究纳米结晶的促透机制，需要借助示踪技术追踪其在皮肤内的转运过程，相应的研究尚处于初始阶段，极为有限。主要的研究方法为：采用 SEM 观察皮肤组织中的药物纳米结晶转运情况，以及借助自发荧光药物（例如姜黄素和尼罗红），通过 CLSM 观察其皮肤转运情况。

Francesco 等[59] 采用 SEM 观察尼罗红纳米结晶在毛囊内的蓄积情况，采用 CLSM 观察尼罗红纳米结晶在不同皮肤层的扩散和积累。研究表明，未经处理的猪皮样品，其自发荧光非常微弱，而使用尼罗红纳米结晶处理猪皮 2 小时后，皮肤上半部分会出现红色，处理 8 小时和 24 小时后，荧光阳性区域向皮肤下层扩展，证实尼罗红分子在皮肤中被动扩散。但 24 小时后检测到在角质层的荧光强度仍高于表皮和真皮，支持了纳米结晶在毛囊部位蓄积的假说。此外，采用 HPLC 测定了尼罗红在皮肤不同部位的累积量，作用 2 小时，尼罗红在角质层、表皮和真皮的累积量分别为总量的 15.4%、0.69% 和 0.36%，且在 8 小时和 24 小时尼罗红在角质层的累积量达到了 25% 和 31%，这与 CLSM 观察的结果一致，提示纳米结晶在毛囊的蓄积存在时间依赖性。

Lucie 等[60] 采用 CLSM 对姜黄素纳米结晶在猪皮上的渗透情况进行考察，浸润 20 小时后，与未处理皮肤比较，姜黄素从纳米晶体悬浮液中释放出来，荧光较强，在角质层向整个表皮渗透非常明显，直到基底膜。此外，还对姜黄素纳米结晶在毛囊上的渗透情况进行了考察，研究发现姜黄素荧光存在于表皮，并深入到毛囊干中。且毛发表现出 16 倍的荧光强度，这可能归因于纳米结晶的黏附并扩散到毛发中。

这些研究对于揭示纳米结晶的促透机制进行了有益的尝试，但方法本身却有着其固有的缺陷[61]。对于 SEM 观察，样品处理（例如脱水和染色/金溅射）可能会影响药物纳米结晶与组织背景的区别，且 SEM 的视野极为有限，无法检测到整个皮肤中的纳米结晶，也无法提供动态的转运过程；对于荧光示踪，由于这些荧光药物分子本身也能发光，无法区分所观察到的信号是来自于未溶解的纳米结晶，还是来自于释放的药物分子，因此对于促透机理的解释并不准确。

除了上述两种方法，还可采用选择性毛囊闭合技术研究毛囊途径对纳米结晶经皮转运的贡献。Li 等[62] 采用湿法研磨法制备了普拉克索纳米结晶，体外透皮试验表明，与粗悬浮液比较，纳米结晶中普拉克索的皮肤渗透量提高了 1.75 倍。进一步通过选择性毛囊闭合技术对纳米结晶的渗透机制进行研究，发现约 33.88% 的普拉克索纳米结晶经毛囊途径进行渗透，扫描电镜图像证实了这一结果。研究表明纳米晶体可有效提高普拉克索经皮、经毛囊途径的透皮传递，并在毛囊内积聚，作为溶解库，保持恒定的浓度梯度和稳定的渗透。

（二）促渗机制

1. 促进扩散　纳米结晶具有较大的比表面积和较高的表观溶解度，因此，具有较大的溶出度。经皮给药后，纳米结晶可以在皮肤表面形成一较高的浓度梯度，有利于促进药物分子扩散进入皮肤。另外，纳米结晶具有较好的生物黏附性，可以延长其在皮肤表面的滞留时间，有助于长期维持较高的浓度梯度，促进药物分子扩散进入皮肤。

2. 毛囊途径　纳米结晶也是纳米制剂，普通纳米粒的促渗机制也适用于纳米结晶。研究表明毛囊途径可能是纳米粒最重要的透皮吸收途径。类似地，由于粒径微小，纳米结晶也可在毛囊蓄积，从而形成一个药物储库，纳米结晶溶解后，药物以浓度依赖的方式向周围扩散进入皮肤[63]。由于纳米结晶具有较大的载药量和溶出度，可以预期其透皮促透作用可能优于普通的纳米粒载体。

二、应用现状

应用纳米结晶技术的化妆品成功上市促进了其在经皮给药领域的应用，但在药学领域，纳米结晶技术仍以研究为主，目前还没有基于纳米结晶的经皮给药制剂上市。表 6-2 列举了纳米结晶技术在经皮给药制剂和功效性化妆品的研究和应用情况。

表 6-2　纳米结晶技术的研究和应用

活性成分	制备方法	粒径（nm）	优势	参考文献
双氯芬酸	介质研磨	279~315	提高药物皮肤渗透量	[64]
双氯芬酸	乳化＋冷冻干燥	220	提高药物皮肤渗透量	[65]
倍氯米松	超声沉淀	636	溶解度和皮肤滞留量提高	[66]
卢立康唑	沉淀	263	皮肤滞留量和抗真菌效果提高	[58]
灵芝三萜	高压均质	297	提高皮肤渗透量和滞留量，促进创面愈合	[67]
格列本脲	介质研磨	239	维持较高血药浓度，减少口服副作用	[68]
葫芦素 B	高压均质	270~320	提高药物皮肤渗透率	[69]
芹菜素	介质研磨	413	抗氧化能力提高 2 倍	[70]

续表

活性成分	制备方法	粒径（nm）	优势	参考文献
维生素 C	高压均质	365	提高皮肤扩散的浓度梯度	[71]
叶黄素	高压均质	500	提高药物溶解度和皮肤渗透量	[72]
维生素 B	介质研磨	206~469	皮肤滞留量增加了 3 倍	[73]
咖啡因	介质研磨	220~660	粒径为 660 nm 于毛囊积累，粒径为 250 nm 溶出最快	[74]
白藜芦醇	高压均质	150~200	提高药物稳定性	[75]
橙皮苷	高压均质	300	溶解度提高 3 倍	[76, 77]

（一）皮肤局部作用

非甾体抗炎药口服常见副作用是胃肠道反应，皮肤局部给药可有效替代其口服给药，治疗局部皮肤炎症及骨骼、关节和肌肉等深层结构的炎症和疼痛。另外，非甾体抗炎药通常在水中的溶解性较差，纳米结晶技术可改善药物的溶解性和局部生物利用度，减少副作用。Pireddu 等[78] 以 Poloxamer 188 为稳定剂，采用介质研磨技术制备了粒径为 279 nm 的双氯芬酸纳米结晶。体外透皮试验表明，市售商品扶他林（Voltaren Emulgel®）在角质层、表皮层及真皮层的药物滞留量分别为 0.010 μmol/cm²、0.179 μmol/cm²、0.086 μmol/cm²，对照溶液剂在真皮层的药物滞留量为 0.192 μmol/cm²，纳米结晶在表皮层以及真皮层的药物滞留量约为 0.760 μmol/cm²、0.327 μmol/cm²，与扶他林和溶液剂相比，双氯芬酸在大鼠皮肤的滞留量分别提高了 4.3 倍和 1.1 倍。佛波酯诱导小鼠的炎症模型试验显示，纳米结晶和扶他林对小鼠的水肿抑制率均为 50%，没有显著差异。但纳米结晶对过氧化物酶的抑制率为 86%，对照溶液剂为 67%，而扶他林仅为 16%，说明与扶他林和对照溶液剂相比，双氯芬酸纳米结晶的局部抗炎作用更强。

倍氯米松系强效外用糖皮质激素类药，常用于治疗皮肤局部炎症。Assem 等[66] 采用反溶剂超声沉淀法制备了粒径为 636 nm 的二丙酸倍氯米松纳米结晶，测定其溶解度，发现二丙酸倍氯米松纳米结晶在水中的溶解度比原料药提高了 745.5 倍。体外透皮试验表明，6 小时市售 Beclozone® 中药物的皮肤滞留量为（170.14 ± 30.9）μg/cm²，二丙酸倍氯米松纳米结晶的皮肤滞留量为（425.04 ± 32.83）μg/cm²。与 Beclozone® 相比，纳米结晶药物皮肤滞留量提高了 2.5 倍。

卢立康唑是咪唑类抗真菌药物，由于其水溶性较低，限制了皮肤的生物利用度。Kumar 等[58] 采用沉淀法制备了粒径为 263 nm 的卢立康唑纳米结晶凝胶，6 小时卢立康唑纳米结晶的溶出度由原料药的 7.27% 提高到了 27.65%。大鼠皮肤渗透试验结果显示，药物溶液、药物纳米结晶、药物凝胶和纳米结晶凝胶在 6 小时的药物渗透量分别为 154.78 $\mu g/cm^2$、200.15 $\mu g/cm^2$、154.32 $\mu g/cm^2$、119.65 $\mu g/cm^2$；在 8 小时药物的皮肤滞留量分别为 41.87 $\mu g/cm^2$、49.77 $\mu g/cm^2$、55.76 $\mu g/cm^2$、62.17 $\mu g/cm^2$。体外白色念珠菌抑菌试验结果显示，药物溶液、药物纳米结晶、药物凝胶和纳米结晶凝胶的抑菌环分别为（35.98 ± 0.81）mm、（41.20 ± 0.61）mm、（36.83 ± 0.83）mm 和（44.25 ± 0.57）mm。说明纳米结晶凝胶能增加药物的皮肤滞留量、纳米结晶可提高抗真菌活性。

从灵芝中分离出的灵芝三萜对冻伤有较好的治疗效果，这可能与灵芝的抗炎、抗菌、抗氧化、免疫调节等生物活性有关。将灵芝三萜制成纳米结晶凝胶剂，能够增加药物的皮肤滞留量，提高药物在皮肤局部的生物利用度。Shen 等[67] 采用高压均质法制备了粒径为 297 nm 的灵芝三萜纳米结晶凝胶剂，体外透皮试验表明，24 小时对照组卡波姆凝胶中药物的皮肤渗透量和滞留量分别为 23.52 μg 和 21.67 μg，纳米结晶凝胶中药物的渗透量和滞留量分别为 67.69 μg 和 111.08 μg。对大鼠建立局部皮肤冻伤模型，评价给药后的大鼠皮肤伤口愈合面积百分比。结果显示模型组的皮肤伤口愈合面积百分比为 53.24% ± 11.49%，卡波姆凝胶为 71.38% ± 10.28%，纳米结晶凝胶为 89.31% ± 10.72%，与卡波姆凝胶比较，纳米结晶凝胶能显著增加大鼠皮肤伤口愈合面积百分比（$P < 0.05$）。说明灵芝三萜纳米结晶凝胶能更有效地治疗皮肤局部冻伤。

（二）经皮给药全身作用

格列本脲具有明显的降血糖效果，但其副作用也较明显，口服易引起低血糖，许多患者不适合服用这种口服降糖药。Ali 等[68] 采用高压均质和沉淀法联用制备了粒径为 429 nm 的格列本脲纳米结晶。体外研究表明，纳米结晶能促进格列本脲的体外释放和皮肤渗透，与微粉化格列本脲（4.84 μm）相比，24 小时药物释放提高了 1.4 倍（纳米结晶 85%，微粉化 61%），24 小时大鼠皮肤的累积透过量提高了 1.4 倍［纳米结晶（498 ± 33.35）$\mu g/cm^2$，微粉化（362 ± 25.2）$\mu g/cm^2$］，药物在大鼠皮肤的通量提高了 1.7 倍［纳米结晶 23.14 $\mu g/(cm^2 \cdot h)$，微粉化 13.64 $\mu g/(cm^2 \cdot h)$］。体内评价显示，与微粉化格列本脲相比，格列本脲纳米结晶对实验动物的血糖降低作用显著增强，且纳米结晶能 24 小时维持较高的药物浓度，减少格列本脲口服引起的低血糖、呕吐等不良反应。

葫芦素 B 主要作为治疗肝炎和原发性肝癌的辅助药物，口服存在生物利用度低、胃肠道不良反应严重等缺陷，经皮给药可避免胃肠道反应，可减小血药浓度波动。葫芦素 B 是难溶性药物，溶解度小、溶出速率低。陈芳等[69] 采用高压均质法制备葫芦素 B 纳米结晶，粒径在 270~320 nm，24 小时葫芦素 B 纳米结晶凝胶剂较葫芦素 B 凝胶剂累积渗透量提高 2.14 倍，渗透速率提高 2.17 倍。

（三）化妆品应用

纳米结晶在皮肤领域技术已经成功应用于功效性化妆品领域，有文献报道芦丁、芹菜素和橙皮苷等抗氧化活性成分的纳米晶体在皮肤抗氧化、抗衰老等化妆品中的应用[79]。Juvena 公司将芦丁纳米结晶应用于化妆品中，难溶性芦丁纳米结晶的生物活性比水溶性芦丁葡萄糖苷提高了 500 倍。

Al Shaal 等[70]采用介质研磨法和高压均质法制备了芹菜素纳米结晶，其平均粒径为 413 nm、PDI 为 0.202。体外抗氧化试验显示，芹菜素的粗悬液清除自由基的 EC_{50} 值为 4.583 ± 0.164，芹菜素纳米结晶的 EC_{50} 值为 2.993 ± 0.098，与芹菜素的粗悬液相比，芹菜素纳米结晶的抗氧化能力几乎增加了一倍。此外，所制备的纳米结晶可以很容易地融合到凝胶基质中，这使得芹菜素纳米结晶可以作为有效的抗氧化剂应用于护肤化妆品。

Teeranachaideeku 等[71]为了提高维生素 C 化学稳定性，以十二烷基硫酸钠和 Tween 80 为稳定剂，采用高压均质法（1500 bar, 20 次循环）制备维生素 C 纳米结晶，粒径为 365 nm，并提高了维生素 C 的溶解度，进而提高了维生素 C 皮肤扩散的浓度梯度，促进了其经皮渗透。

Mitri 等[72]采用高压均质法制备了可用于口服和经皮给药的叶黄素纳米结晶，平均粒径 500 nm。与叶黄素粗粉相比，纳米结晶中药物溶解度增加了约 26 倍。体外释放试验显示，叶黄素纳米结晶在 6 小时释放了 35%，24 小时释放了 60%，药物粗粉在 24 小时仅释放 5%。在志愿者的皮肤剥离试验中，纳米结晶药物皮肤渗透量显著增加，纳米结晶皮肤累计透过量为 596 g/cm^2，而药物粗粉仅为 34 g/cm^2。

透明质酸是一种天然的碳水化合物聚合物，具有优异的生物黏附性能，透明质酸形成的水凝胶能很好地附着在皮肤表面，增强皮肤的水合作用，改善药物的渗透时间。Wei 等[80]以透明质酸为基质采用均质法和喷雾干燥法制备了不同透明质酸浓度的黄芩苷纳米结晶凝胶剂。体外释放试验显示，纳米结晶可以增加药物的释放速率，6 小时黄芩苷粗粉溶液的释放量仅为 25.6%，纳米结晶则基本完全释放，含 0.5% 和 1% 透明质酸的黄芩苷纳米结晶凝胶的释放达到 95%，而含 1.5% 和 2% 的透明质酸的释放量分别为 85.2% 和 72.3%。体外透皮研究表明，含 0.5% 和 1% 透明质酸的纳米结晶凝胶中黄芩苷的皮肤滞留量分别为粗粉黄芩苷凝胶的 22.12 倍和 20.65 倍，显著高于 1.5% 和 2% 的透明质酸的皮肤渗透量（$P < 0.01$），这可能与纳米结晶的尺寸减小和透明质酸的生物黏附性有关。研究表明添加低浓度的透明质酸作凝胶剂可

以有效地促进难溶性药物的透皮吸收，增加药物经皮递送能力。

三、总结与展望

纳米结晶技术用于难溶性药物经皮递送具有良好的临床应用前景，由于载药量大，其经皮递药能力比传统纳米载体更具优势。然而，目前还没有基于纳米结晶的经皮给药制剂应用于临床，对于纳米结晶促透机制和可控制备的突破，是促进其临床转化的关键。纳米结晶的粒度和结晶度对其体内性能和物理稳定性至关重要，特别是对可注射纳米结晶而言。因此，纳米结晶制备技术的进步是其临床应用的基础。

揭示纳米结晶的皮肤促渗机制对相应制剂的设计具有非常重要的参考价值。现有的研究认为，纳米结晶可增加难溶性药物的溶解度，提高制剂与皮肤之间的浓度梯度，促进药物的透皮扩散，而皮肤表面的纳米结晶可以作为药物储库，由于其黏附性好，可以长久地维持这一浓度梯度，不断促进药物透过皮肤。但是，如果促进扩散是纳米结晶最主要的促透机制，则很有必要重新评估纳米结晶技术在经皮给药中的应用价值和适用范围。这是因为，浓度梯度的提升并不能促进本身难于透过皮肤的药物分子的经皮转运，相反，采用增溶技术及透皮吸收促进剂可能会更有优势。为了揭示纳米结晶的促透机制，必须要能够准确追踪纳米结晶和药物分子的透皮转运过程，基于环境响应探针的杂化纳米结晶技术是实现这一目标的重要工具。

目前，上市的纳米结晶制剂基本上采用 Top-down 工艺制备，此方法能耗高、易磨损等问题也制约了纳米结晶技术的广泛应用。与 Top-down 技术相比，Bottom-up 技术能耗低、结晶度好、粒径分布窄，能制备出均匀、高质量的纳米晶体。Bottom-up 技术的突破依赖于促进快速均匀成核的方法，进而控制纳米结晶的粒度及其分布，超声沉淀法、射流撞击沉淀法和高重力控制沉淀法等是其中的典型代表，虽然这些方法在小批量生产中取得了成功，但在大规模生产中仍然面临一定的挑战。因此，加强纳米结晶制备工艺的优化及其配套设备的开发是推进纳米结晶技术发展的重要方向。

参考文献

[1] Chavhan SS, Petkar KC, Sawant KK. Nanosuspensions in drug delivery: Recent advances, patent scenarios, and commercialization aspects [J]. Crit Rev Ther Drug Carrier Syst, 2011, 28: 447-488.

[2] Müller RH, Gohla S, Keckcm. State of the art of nanocrystals--special features, production, nanotoxicology aspects and intracellular delivery [J]. Eur J Pharm Biopharm, 2011, 78: 1-9.

［3］Ye L, Miao M, Li S, et al. Nanosuspensions of a new compound, ER-beta 005, for enhanced oral bioavailability and improved analgesic efficacy［J］. Int J Pharm, 2017, 531: 246-256.

［4］Liversidge GG, Cundy KC, Bishop JF, et al. Surface modified drug nanoparticles: US005145684A ［P］. 1992.

［5］Liversidge GG, Cundy KC. Particle-size reduction for improvement of oral bioavailability of hydrophobic drugs .1. absolute oral bioavailability of nanocrystalline danazol in beagle dogs［J］. Int J Pharm, 1995, 125: 91-97.

［6］Mohammad IS, Hu H, Yin L, et al. Drug nanocrystals: Fabrication methods and promising therapeutic applications［J］. Int J Pharm, 2019, 562: 187-202.

［7］Hernandez N. Ryanodex®-So easy to use, even a caveman can do it［EB/OL］. (2017-11-10)［2020-07-28］. http://blog.clinicalmonster.com/2017/11/10/ryanodex-easy-use-even-caveman-can/.

［8］Cui Y, Mo Y, Zhang Q, et al. Microneedle-assisted percutaneous delivery of paeoniflorin-loaded ethosomes［J］. Molecules, 2018, 23: 3371.

［9］Talekar M, Ganta S, Amiji M, et al. Development of PIK-75 nanosuspension formulation with enhanced delivery efficiency and cytotoxicity for targeted anti-cancer therapy［J］. Int J Pharm, 2013, 450: 278-289.

［10］Quinn HL, Kearney MC, Courtenay AJ, et al. The role of microneedles for drug and vaccine delivery ［J］. Expert Opin Drug Deliv, 2014, 11: 1769-1780.

［11］Kim YC, Park JH, Prausnitz M R. Microneedles for drug and vaccine delivery［J］. Adv Drug Deliv Rev, 2012, 64: 1547-1568.

［12］Ling MH, Chen MC. Dissolving polymer microneedle patches for rapid and efficient transdermal delivery of insulin to diabetic rats［J］. Acta Biomater, 2013, 9: 8952-8961.

［13］Lee JW, Park JH, Prausnitz MR. Dissolving microneedles for transdermal drug delivery［J］. Biomaterials, 2008, 29: 2113-2124.

［14］Wu Y, Loper A, Landis E, et al. The role of biopharmaceutics in the development of a clinical nanoparticle formulation of MK-0869: a Beagle dog model predicts improved bioavailability and diminished food effect on absorption in human［J］. Int J Pharm, 2004, 285: 135-146.

［15］Lu Y, Lv Y, Li T. Hybrid drug nanocrystals［J］. Adv Drug Deliv Rev, 2019, 143: 115-133.

［16］Xie Y, Shi B, Xia F, et al. Epithelia transmembrane transport of orally administered ultrafine drug particles evidenced by environment sensitive fluorophores in cellular and animal studies［J］. J Control Release, 2018, 270: 65-75.

［17］Shen C, Yang Y, Shen B, et al. Self-discriminating fluorescent hybrid nanocrystals: Efficient and accurate tracking of translocation via oral delivery［J］. Nanoscale, 2017, 10: 436-450.

[18] Chen Z, Wu W, Lu Y. What is the future for nanocrystal-based drug-delivery systems [J]. Ther Deliv, 2020, 11 : 225-229.

[19] Lu Y, Li Y, Wu W. Injected nanocrystals for targeted drug delivery [J]. Acta Pharm Sin B, 2016, 6: 106-113.

[20] Lu Y, Chen Y, Gemeinhart RA, et al. Developing nanocrystals for cancer treatment [J]. Nanomed, 2015, 10 : 2537-2552.

[21] Wilhelm S, Tavares AJ, Dai Q, et al. Analysis of nanoparticle delivery to tumours [J]. Nat Rev Mater, 2016, 1 : 16014.

[22] Dai Q, Wilhelm S, Ding D, et al. Quantifying the ligand-coated nanoparticle delivery to cancer cells in solid tumors [J]. ACS Nano, 2018, 12 : 8423-8435.

[23] He H, Jiang S, Xie Y, et al. Reassessment of long circulation via monitoring of integral polymeric nanoparticles justifies a more accurate understanding [J]. Nanoscale Horiz, 2018, 3 : 397-407.

[24] Shegokar R, Singh KK. Surface modified nevirapine nanosuspensions for viral reservoir targeting: In vitro and in vivo evaluation [J]. Int J Pharm, 2011, 421 : 341-352.

[25] Fuhrmann K, Gauthier MA, Leroux J C. Targeting of injectable drug nanocrystals [J]. Mol Pharm, 2014, 11 : 1762-1771.

[26] Chen MC, Lai KY, Ling MH, et al. Enhancing immunogenicity of antigens through sustained intradermal delivery using chitosan microneedles with a patch-dissolvable design [J]. Acta Biomater, 2018, 65 : 66-75.

[27] Merisko-Liversidge E, Liversidge GG, Cooper ER. Nanosizing: A formulation approach for poorly-water-soluble compounds [J]. Eur J Pharm Sci, 2003, 18 : 113-120.

[28] Juhnke M, Berghausen J, Timpe C. Accelerated formulation development for nanomilled active pharmaceutical ingredients using a screening approach [J]. Chem Eng Technol, 2010, 33 : 1412-1418.

[29] Cooper ER. Nanoparticles: a personal experience for formulating poorly water soluble drugs [J]. J Control Release, 2010, 141 : 300-302.

[30] Merisko-Liversidge E, Liversidge GG. Nanosizing for oral and parenteral drug delivery: A perspective on formulating poorly-water soluble compounds using wet media milling technology [J]. Adv Drug Deliv Rev, 2011, 63 : 427-440.

[31] Peltonen L, Hirvonen J. Pharmaceutical nanocrystals by nanomilling: critical process parameters, particle fracturing and stabilization methods [J]. J Pharm Pharmacol, 2010, 62 : 1569-1579.

[32] Gao L, Zhang D, Chen M. Drug nanocrystals for the formulation of poorly soluble drugs and its application as a potential drug delivery system [J]. J Nanopart Res, 2008, 10 : 845-862.

［33］Junghanns JU, Müller RH. Nanocrystal technology, drug delivery and clinical applications ［J］. Int J Pharm, 2008，3：295-309.

［34］Müller RH, Jacobs C, Kayser O. Nanosuspensions as particulate drug formulations in therapy: Rationale for development and what we can expect for the future ［J］. Adv Drug Deliv Rev, 2001，47：3-19.

［35］Bushrab FN, Müller RH. Nanocrystals of poorly soluble drugs for oral administration ［J］. NewDrugs, 2003，5：20-22.

［36］Hollis CP, Li T. Nanocrystals production, characterization, and application for cancer therapy ［M］. Nanoparticulate drug delivery systems: strategies, technologies, and applications. New York, USA ; John Wiley & Sons, Inc. 2013：181-206.

［37］Chandrasekharan A, Hwang YJ, Seong KY, et al. Acid-treated water-soluble chitosan suitable for microneedle-assisted intracutaneous drug delivery ［J］. Pharmaceutics, 2019，11：11050209.

［38］Dalvi SV, Yadav MD. Effect of ultrasound and stabilizers on nucleation kinetics of curcumin during liquid antisolvent precipitation ［J］. Ultrason Sonochem, 2015，24：114-122.

［39］Zhang H, Hollis CP, Zhang Q, et al. Preparation and antitumor study of camptothecin nanocrystals ［J］. Int J Pharm, 2011，415：293-300.

［40］Xia D, Quan P, Piao H, et al. Preparation of stable nitrendipine nanosuspensions using the precipitation-ultrasonication method for enhancement of dissolution and oral bioavailability ［J］. Eur J Pharm Sci, 2010，40：325-334.

［41］Chiu YH, Chen MC, Wan SW. Sodium hyaluronate/chitosan composite microneedles as a single-dose intradermal immunization system ［J］. Biomacromolecules, 2018，19：2278-2285.

［42］Chen JF, Zhou MY, Shao L, et al. Feasibility of preparing nanodrugs by high-gravity reactive precipitation ［J］. Int J Pharm, 2004，269：267-274.

［43］Chen JF, Zhang JY, Shen ZG, et al. Preparation and characterization of amorphous cefuroxime axetil drug nanoparticles with novel technology：High-gravity antisolvent pecipitation ［J］. Ind Eng Chem Res, 2006，45：8723-8727.

［44］Zhao X, Zu Y, Li Q, et al. Preparation and characterization of camptothecin powder micronized by a supercritical antisolvent（SAS）process ［J］. J Supercrit Fluids, 2010，51：412-419.

［45］Tuerk M. Manufacture of submicron drug particles with enhanced dissolution behaviour by rapid expansion processes ［J］. J Supercrit Fluids, 2009，47：537-545.

［46］Thakur R, Gupta RB. Formation of phenytoin nanoparticles using rapid expansion of supercritical solution with solid cosolvent（RESS-SC）process ［J］. Int J Pharm, 2006，308：190-199.

［47］Thakur R, Gupta RB. Rapid expansion of supercritical solution with solid cosolvent（RESS-SC） process: formation of griseofulvin nanoparticles [J]. Ind Eng Chem Res, 2005, 44: 7380-7387.

[48] Yu H, Zhao X, Zu Y, et al. Preparation and characterization of micronized artemisinin via a rapid expansion of supercritical solutions (RESS) method [J]. Int J Mol Sci, 13 (12): 5060-5073.

[49] Jung J, Perrut M. Particle design using supercritical fluids: Literature and patent survey [J]. J Supercrit Fluids, 2001, 20: 179-219.

[50] Zan P, Than A, Duong PK, et al. Antimicrobial microneedle patch for treating deep cutaneous fungal infection [J]. Advanced Therapeutics, 2019, 2: 1900064.

[51] Williams RO, Johnston KP, Young TJ, et al. Process for production of nanoparticles and microparticles by spray freezing into liquid: US6862890 [P]. 2005.

[52] De Waard H, Hinrichs WL, Frijlink HW. A novel bottom-up process to produce drug nanocrystals: Controlled crystallization during freeze-drying [J]. J Control Release, 2008, 128: 179-183.

[53] Luo Z, Sun W, Fang J, et al. Biodegradable gelatin methacryloyl microneedles for transdermal drug delivery [J]. Adv Healthc Mater, 2019, 8: e1801054.

[54] 段靖, 周燕萍, 杨辉, 等. 不同粒径地塞米松纳米混悬剂的体外透皮行为比较研究 [J]. 东南国防医药, 2019, 21: 273-276.

[55] Chen BZ, Ashfaq M, Zhu DD, et al. Controlled delivery of insulin using rapidly separating microneedles fabricated from genipin-crosslinked gelatin [J]. Macromol Rapid Commun, 2018, 39: e1800075.

[56] Santos LF, Correia IJ, Silva A S, et al. Biomaterials for drug delivery patches [J]. Eur J Pharm Sci, 2018, 118: 49-66.

[57] Zhang X, Wang F, Yu Y, et al. Bio-inspired clamping microneedle arrays from flexible ferrofluid-configured moldings [J]. Sci Bull (Beijing), 2019, 64: 1110-1117.

[58] Kumar M, Shanthi N, Mahato A K, et al. Preparation of luliconazole nanocrystals loaded hydrogel for improvement of dissolution and antifungal activity [J]. Heliyon, 2019, 5.

[59] Corrias F, Schlich M, Sinico C, et al. Nile red nanosuspensions as investigative model to study the follicular targeting of drug nanocrystals [J]. Int J Pharm, 2017, 524: 1-8.

[60] Vidlarova L, Romero GB, Hanus J, et al. Nanocrystals for dermal penetration enhancement: Effect of concentration and underlying mechanisms using curcumin as model [J]. Eur J Pharm Biopharm, 2016, 104: 216-225.

[61] Lu Y, Qi J, Dong X, et al. The in vivo fate of nanocrystals [J]. Drug Discov Today, 2017, 22: 744-750.

[62] Li Y, Wang D, Lu S, et al. Pramipexole nanocrystals for transdermal permeation: Characterization and its enhancement micro-mechanism [J]. Eur J Pharm Sci, 2018, 124: 80-88.

［63］Henry S, Mcallister DV, Allen M G, et al. Microfabricated microneedles: A novel approach to transdermal drug delivery［J］. J Pharm Sci, 1999，88：948.

［64］Pireddu R, Sinico C, Ennas G, et al. Novel nanosized formulations of two diclofenac acid polymorphs to improve topical bioavailability［J］. Eur J Pharm Sci, 2015，77：208-215.

［65］Piao H, Kamiya N, Hirata A, et al. A novel solid-in-oil nanosuspension for transdermal delivery of diclofenac sodium［J］. Pharm Res, 2008，25：896-901.

［66］Assem M, Khowessah OM, Ghorab D. Nano-crystallization as a tool for the enhancement of beclomethasone dipropionate dermal deposition: Formulation, in vitro characterization and ex vivo study［J］. J Drug Deliv Sci Technol, 2019，54.

［67］Shen C, Shen B, Shen G, et al. Therapeutic effects of nanogel containing triterpenoids isolated from Ganoderma lucidum（GLT）using therapeutic ultrasound（TUS）for frostbite in rats［J］. Drug Delivery, 2015，23：2643-2650.

［68］Ali HSM, Hanafy AF. Glibenclamide nanocrystals in a biodegradable chitosan patch for transdermal delivery: engineering, formulation, and evaluation［J］. J Pharm Sci, 2017，106：402-410.

［69］陈芳，沈成英，申宝德，等. 葫芦素 B 纳米混悬凝胶剂的制备及其体外透皮研究［J］. 解放军药学学报，2015，31：49-52.

［70］Al Shaal L, Shegokar R, Müller RH. Production and characterization of antioxidant apigenin nanocrystals as a novel UV skin protective formulation［J］. Int J Pharm, 2011，420：133-140.

［71］Teeranachaideekul V, Junyaprasert VB, Souto EB, et al. Development of ascorbyl palmitate nanocrystals applying the nanosuspension technology［J］. Int J Pharm, 2008，354：227-234.

［72］Mitri K, Shegokar R, Gohla S, et al. Lutein nanocrystals as antioxidant formulation for oral and dermal delivery［J］. Int J Pharm, 2011，420：141-146.

［73］Sato T, Takeuchi H, Sakurai T, et al. Characterization of a riboflavin non-aqueous nanosuspension prepared by bead milling for cutaneous application［J］. Chem Pharm Bull（Tokyo）, 2015，63：88-94.

［74］Zhai X, Lademann J, Keckcm, et al. Dermal nanocrystals from medium soluble actives - physical stability and stability affecting parameters［J］. Eur J Pharm Biopharm, 2014，88：85-91.

［75］Kobierski S, Ofori-Kwakye K, Müller R H, et al. Resveratrol nanosuspensions for dermal application: Production, characterization, and physical stability［J］. Pharmazie, 2009，64：741-747.

［76］Romero GB, Chen R, Keckcm, et al. Industrial concentrates of dermal hesperidin smartcrystals(R)--production, characterization & long-term stability［J］. Int J Pharm, 2015，482：54-60.

［77］Mishra PR, Shaal LA, Müller RH, et al. Production and characterization of Hesperetin nanosuspensions for dermal delivery [J]. Int J Pharm, 371 : 182–189.

[78] Pireddu R, Caddeo C, Valenti D, et al. Diclofenac acid nanocrystals as an effective strategy to reduce in vivo skin inflammation by improving dermal drug bioavailability [J]. Colloids Surf B Biointerfaces, 2016, 143 : 64–70.

[79] Petersen R. Nanocrystals for use in topical cosmetic formulations and method of production thereof. Abbott GmbH and Co. [P], US Patent 60/866233. 2008.

[80] Wei S, Xie J, Luo Y, et al. Hyaluronic acid based nanocrystals hydrogels for enhanced topical delivery of drug: a case study [J]. Carbohydr Polym, 2018, 202 : 64–71.

第七章　聚合物纳米载体技术

第一节　聚合物纳米载体的分类及特点

聚合物纳米载体在药物递送领域展现出良好的发展前景。聚合物纳米载体根据结构特征可以进一步划分为聚合物纳米粒、聚合物胶束、纳米凝胶、树枝状聚合物等不同类型。聚合物纳米载体的主要特点为增加难溶性药物的溶解度、提高药物的渗透性、增加药物的稳定性、调控药物的释放速度等。目前，抗肿瘤药物聚合物纳米载体制剂已成功应用于临床，如 Abraxane®（紫杉醇蛋白结合型纳米粒）和 Genexol®（紫杉醇聚合物胶束）在肿瘤的临床治疗取得了很好效果。本节主要介绍应用于经皮给药的聚合物纳米载体的基本构成、形态特征和特点。

一、聚合物纳米粒

（一）概述

聚合物纳米粒是合成或天然聚合物材料形成的粒径在 10~1000 nm 范围内的固态胶体颗粒，可根据其结构分为纳米球和纳米囊。两者区别在于：纳米囊为核－壳型储库结构，具有油或水构成的核以载负药物，聚合物材料构成其固态外壳；纳米球是由聚合物材料形成的固态骨架系统，药物通常以嵌入或表面吸附的形式装载于纳米球中[1, 2]。

构成聚合物纳米粒的聚合物材料可分为不可生物降解和可生物降解两大类，最初研究的聚合物纳米粒多采用不可生物降解的生物相容性聚合物材料制备，但由于其引发的长期毒性和炎症反应，逐渐被生物可降解聚合物材料替代。目前已有众多合成或天然的生物可降解聚合物材料用于聚合物纳米粒的构建[3, 4]。常用的可生物降解聚合物如图 7-1 所示[4]。

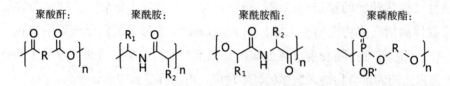

聚酯：

聚乙醇酸　　　聚乳酸　　　聚乳酸聚乙醇酸共聚物　　　聚已内脂

聚原酸酯（POE）：

POE Ⅰ　　　　　　POE Ⅱ　　　　　　POE Ⅲ

n=1-6

POE Ⅳ

聚酸酐：　　　聚酰胺：　　　　聚酰胺酯：　　　　聚磷酸酯：

聚氰基丙烯酸烷酯（PACA）：　　　　　　壳聚糖：

透明质酸（HA）：

图 7-1　构建聚合物纳米粒常用的可生物降解聚合物

　　天然聚合物材料存在一定的局限性，如批次间差异大、分子量分布宽以及原料纯度低等。而合成聚合物材料不仅纯度高、重现性好，还可以通过调整聚合物链段组成调控药物释放速率。以聚乳酸－羟基乙酸共聚物［Poly（lactic-co-glycolic acid），PLGA］为例，调整丙交酯／乙交酯（L/G）比例可以调整聚合物降解的速率，L/G 为 1、3 和 5.67 的 PLGA 降解所需时间分别为 1~2、4~5 和 5~6 个月。聚酰胺类聚合物也是构建聚合物纳米粒常用基质材料，其中研究最为广泛的是聚氨基酸。与聚酯不同，聚氨基酸在生理环境中不易水解，但会在酶的作用下裂解，其降解速率受到单体亲水性影响，侧链含有苄基、羟基或甲基的聚氨基酸具有更高的生物降解速率[4]。

（二）特点

聚合物纳米粒在药物递送方面具有和其他纳米载体类似的优势，通过 PEG 或特殊糖蛋白修饰和新型膜包被仿生策略，聚合物纳米粒能成功逃逸单核 – 巨噬细胞系统（mononuclear phagocyte system，MPS）的摄取，显著延长药物体内循环时间[5, 6]。另外，细胞膜上表达的多种蛋白可促进炎症区域的内皮细胞对膜包被颗粒的跨膜转运。纳米球的亲脂性基质和纳米囊油脂核心均能避免难溶性药物在水性环境中析出[7]，并且聚合物材料形成的外壳可以起保护作用，能有效提高易氧化和光敏性药物如全反式维甲酸等药物在环境介质中的稳定性，同时可保护基因、蛋白类药物免于过早降解并实现长期持续释放（可长达 4~5 周）[8, 9]。此外，聚合物纳米粒能在时间和空间上控制药物释放，既能改善靶点药物暴露不足导致的无效治疗，也能减少药物全身暴露带来的毒副作用，并能最小化给药次数，以提高患者的依从性。值得注意的是，纳米尺寸为颗粒系统提供了增强的细胞相互作用和对多种生物屏障的渗透能力，为药物的经皮递送提供了有利条件[10]。

二、聚合物胶束

（一）概述

聚合物胶束是由两亲性嵌段共聚物在一定条件下自组装形成的壳 – 核结构的纳米载体，其粒径一般在 20~200 nm 范围内。聚合物胶束的形成与其临界胶束浓度（critical micellar concentration，CMC）有关，当聚合物浓度高于 CMC 时，两亲性分子的疏水段自发团聚成核，被亲水外壳包围。此外，聚合物胶束的形成要求亲水嵌段的长度在一定程度上大于疏水嵌段，以利于亲水链段形成的电晕来稳定疏水核心，但也不能过长，否则聚合物以单体的形式溶解于水中，具有过长疏水性嵌段的分子也可能形成其他非胶束结构。聚合物分子的 CMC 远低于常规表面活性剂，可避免聚合物胶束在体内的快速解离，使之在生理环境下具有更高的热力学稳定性[11, 12]。

常用于聚合物胶束制备的两亲性聚合物材料包括聚（环氧乙烷）-聚（环氧丙烷）-聚（环氧乙烷）（PEO-PPO-PEO）、聚乙二醇 – 聚乳酸（PEG-PLA）、聚乙二醇 – 聚乳酸 – 聚乙醇酸（PEG-PLGA）和聚乙二醇 – 聚己内酯（PEG-PCL）等，这些材料均已被美国食品药品管理局批准用于生物医学领域。除此之外，部分聚酸酐和聚氨基酸链段经 PEG 共价修饰后也可用于制备聚合物胶束，如聚癸二酸酐和聚组氨酸、聚天冬氨酸等[13]。疏水链段和亲水链段可通过随机拼接、嵌段和接枝形式组成共聚物，具体组合形式如图 7-2 所示[11]。

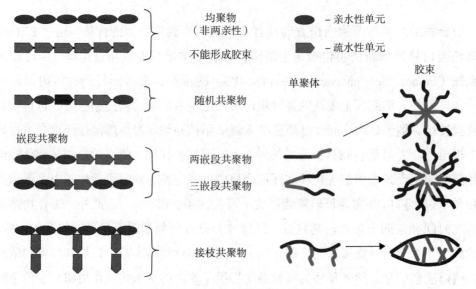

图 7-2　聚合物分子的单元组合形式

（二）重要理化参数

1.CMC　是评估不同胶束系统稳定性的重要参数。由于在 CMC 处，体系的诸多物理参数，如溶液的表面张力、胶束粒径大小、溶液的透光度等会急剧变化。因此可通过测定上述参数确定材料的 CMC[13]。有多种方法已用于 CMC 测定，如荧光探针法、紫外分光光度法、表面张力法、动态光散射法等。

2. 浊点　是非离子表面活性剂胶束溶液发生相分离的温度。这种浑浊现象的出现是由于较高温度减弱了表面活性剂的极性基团和水之间的氢键作用力，使表面活性剂的溶解度降低。浊点不仅取决于聚合物材料本身，也受体系中其他添加物的影响。浊点的测定一般采用直接观察法：将制剂置于玻璃小瓶中，油浴加热直至制剂的外观开始浑浊，记录开始浑浊的温度。

3. 粒径和形态　粒径是聚合物胶束最重要的理化参数之一。研究表明，小于 10 nm 的粒子可经由肾脏过滤或外渗被迅速清除；而 200 nm 以上的粒子易被 MPS 捕获，继而从体循环中迅速清除。粒径可以直接影响聚合物胶束的体内动力学，并在极大程度上决定了体系在靶部位的渗透和滞留能力[3]。

形状对纳米粒子的循环时间、与组织的结合和分布以及细胞摄取情况均存在一定影响，可变形的蠕虫状胶束在流体剪切力作用下可发生形变，长条形状能减少胶束和巨噬细胞的相互作用。由于棒状纳米粒子在组织或凝胶状介质中比球形颗粒有更强的穿透和扩散能力，因此直径相当而形状不同的颗粒可能呈现出截然不同的体内分布。形状对颗粒沉降情况、与细胞表面的作用方式和细胞内吞时膜变形所需的应变能都存在一定影响[14]。

DLS 是测定聚合物胶束的粒径和粒径分布的首选方法。此外，AFM、SEM 和 TEM 均可用于胶束粒径的评价，同时还能直观地呈现聚合物胶束的形貌。不过制样时的溶剂挥发等过程可能引起胶束的结构收缩，影响粒径和形态[13]。

三、纳米凝胶

纳米凝胶（nanogel）是由可溶胀的交联聚合物网络形成的、具有纳米尺度的三维水凝胶材料，其同时具有水凝胶与纳米粒子的特性。纳米凝胶自身具有生物相容性，对客体分子的包载能力强，不仅可以保护包载的药物，也可以根据其特性（如刺激响应性和溶胀性等）实现药物的控释或将药物递送至靶部位[15]。纳米凝胶可由一系列天然聚合物、合成聚合物或其组合物形成，如壳聚糖、聚（N-异丙基丙烯酰胺-丙烯酸）和 PLGA 等。由这些材料制备的聚合物纳米凝胶已经成功应用于经皮给药系统。

（一）分类

纳米凝胶可以根据其结构分为以下几类：①简单纳米凝胶（simple nanogel）；②中空纳米凝胶（hollow nanogel）；③交联核-壳纳米凝胶（core-shell nanogel）；④多毛交联纳米凝胶（hairy nanogel）；⑤多层纳米凝胶（multilayer nanogel）；⑥功能化纳米凝胶（functionalized nanogel）。各类纳米凝胶基本结构见图 7-3[16]。

纳米凝胶也可以分为传统的水凝胶和环境响应型水凝胶。传统的水凝胶对周围环境如 pH、离子浓度、温度等不敏感，而环境响应型水凝胶可以感知到外部环境细微的变化从而产生结构和性质方面的变化。环境响应型的纳米凝胶可以根据所受外部刺激种类的不同分为以下几种：温敏纳米凝胶、pH 敏感型纳米凝胶、光敏纳米凝胶、压敏纳米凝胶、氧化-还原响应型纳米凝胶和多重敏感纳米凝胶等[17, 18]。

1. 温敏纳米凝胶　在温度达到一定值时发生体积相转变（收缩或溶胀），将该特定温度称为体积相转变温度（volume phase transition temperature，VPTT）。温敏纳米凝胶可分为正温度刺激响应性纳米凝胶和负温度刺激响应性纳米凝胶。在温度达到 VPTT 时，前者发生溶胀而体积变大，主要原理是纳米凝胶内部两种不同聚合物之间的相互作用（如氢键等）在温度达到 VPTT 时发生破坏。由聚丙烯酰胺（PAM）和聚丙烯酸（PAA）形成的纳米凝胶属于正温度刺激响应性纳米凝胶[19]。而以聚N-异丙基丙烯酰胺（PNIPAM）形成的纳米凝胶为代表的负温度刺激响应性纳米凝胶在环境温度达到 VPTT 时发生收缩。这种聚合物材料的分子链中通常含有一定比例的疏水基因和亲水基团，并且在水性介质中具有最低临界溶解温度（lower critical solution temperature，LCST）。聚合物的分子链中亲水基团与水分子之间的氢键作用力会在温度超过 VPTT 时减弱，疏水基团之间的相互作用力增强，导致纳米凝胶内部的水分子排出而发生皱缩[20]。

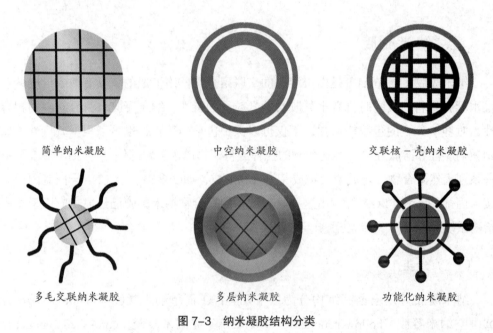

简单纳米凝胶　　　　　　中空纳米凝胶　　　　　交联核－壳纳米凝胶

多毛交联纳米凝胶　　　　多层纳米凝胶　　　　　功能化纳米凝胶

图 7-3　纳米凝胶结构分类

2. pH 敏感型纳米凝胶　在分散介质的 pH 越过某一临界值时发生溶胀或皱缩。pH 敏感型纳米凝胶的组成成分通常是具有交联结构的带弱酸性基团或弱碱性基团或同时带这两种基团的聚电解质。在弱酸性聚电解质的 pK_a 小于分散介质的 pH 时，弱酸性基团发生电离，造成纳米凝胶内部产生较大的渗透压，从而发生溶胀。同理，在弱碱性聚电解质的 pK_b 大于分散介质的 pH 时，增大的渗透压导致纳米凝胶发生溶胀[21]。pH 敏感型纳米凝胶的典型例子有交联聚甲基丙烯酸－聚乙二醇（PMA-PEG）形成的核－壳纳米凝胶以及交联的聚乙烯胺－聚乙二醇（PEI-PEG）形成的核－壳纳米凝胶。由两性聚电解质构成的 pH 敏感型纳米凝胶存在等电点（isoelectric point，IEP），IEP 可由两性聚电解质的化学组成来进行调节。一旦 pH 偏离 IEP 时，凝胶就会发生相转变，产生溶胀行为。

3. 光敏纳米凝胶　在光照后会发生体积相转变而响应环境的光刺激信号。光敏纳米凝胶可分为含有光活性基团的聚合物形成的纳米凝胶以及由温敏纳米凝胶和金、银纳米粒形成的复合体系。前者的光活性基团受到光照后形成带电基团而改变聚合物的亲水性，或光照后活性基团发生构型变化从而引起聚合物分子的构象变化，导致纳米凝胶发生体积相转变[22]。而后者这种复合体系受到光照时，其中的金或银纳米粒会吸收光并将其转化为热量，导致其中温敏纳米凝胶的温度超过它的 VPTT，发生体积相转变而溶胀或皱缩[23]。

4. 压敏纳米凝胶　在受到外界的压力刺激时释放包封的客体分子。以 β- 环糊精（β-cyclodextrin，β-CD）作为交联剂形成的海藻酸纳米凝胶（alginate hydrogel composed of β-cyclodextrin crosslinker, Al-CD）为例说明作用机制[24]。β-CD 通过疏水相互作用和范德华力包封客体分子，而这些作用力的势能与分子间距离的六次方成反比，施加外部压力会引起 Al-CD 中 β-CD 的构象变化，使其分子结构发生微小改变，从而导致 β-CD 的包封能力变弱，释放客体分子，实现压力响应的释药。

5. 氧化 - 还原响应型纳米凝胶　在受到氧化还原刺激时，可以定点迅速释放包封的药物，较多应用于肿瘤的靶向治疗方面。用以合成氧化 - 还原响应型纳米凝胶的交联剂中多含有二硫键，肿瘤组织当中高含量的谷胱甘肽引起二硫键降解，从而迅速释放药物[25]。

6. 多重敏感纳米凝胶　在受到多种外界刺激（如 pH、温度、氧化还原刺激等）时释放客体分子。与单刺激响应型纳米凝胶相比，多重敏感纳米凝胶对环境变化更加敏感，释药特异性增强。目前在研究的有 pH/ 温度双重响应型纳米凝胶，pH/ 氧化还原双重响应型纳米凝胶以及 pH/ 温度 / 氧化还原多重响应型纳米凝胶等[26]。

（二）特点

1. 溶胀和皱缩性　纳米凝胶溶胀和皱缩（swelling and de-swelling）的性质使其类似于微型海绵。随着纳米凝胶的溶胀，大量液体进入载药聚合物纳米凝胶中，而纳米凝胶的皱缩过程可促使药物释放。环境敏感型的载药纳米凝胶可以根据周围环境的改变而发生溶胀或皱缩。这些纳米凝胶的溶胀性受到合成此纳米凝胶的聚合物前体的化学结构以及外界环境（如 pH、离子强度、温度等）的影响[27]。

2. 载药能力　纳米凝胶可以包封各种性质不同的药物，既可作亲水性药物的载体，也可作疏水性药物的载体，载药量取决于组成纳米凝胶的聚合物的性质。聚合物的功能基团会影响与药物的结合，从而决定了载药能力。聚合物的官能团越多，结合药物的能力越强[18]。

3. 促渗透性质　纳米凝胶可以增强药物的经皮渗透。主要原因在于纳米凝胶可以改善皮肤的水合作用，皮肤水化后，会引起组织软化、膨胀、结构致密程度降低，使药物的渗透增强[28]。同时，纳米凝胶还会提高角质层的脂质双分子层的流动性，增加药物向皮肤的渗透。另外，纳米凝胶在皮肤上滞留时间长，可以延长药物与皮肤的接触时间而促进其渗透。

四、树枝状聚合物

树枝状聚合物（dendrimer）是一类高度分枝化的、单分散的三维纳米载体。20世纪80年代，美国化学家 Donald A. Tomalia 成功制备出聚酰胺–胺（PAMAM）树枝状聚合物，并成为实现产业化的第一个树枝状聚合物[29]。目前，PAMAM 树枝状聚合物可以合成至第十代。随着代数的增加，分子量呈指数增加，范围在517~934720，直径范围在 1.5~13.5 nm[30]。树枝状聚合物已经在很多领域当中得到应用：电化学、光化学、合成纳米粒子、污染治理、染料脱色、制备单分子膜、催化反应、药物递送、基因转染等[31]。

（一）分类

树枝状聚合物家族当中，应用较为广泛的有 PAMAM 树枝状聚合物、聚丙烯亚胺（PPI）树枝状聚合物、多聚赖氨酸（PLL）树枝状聚合物，其结构如图7-4所示[32]。

其他树枝状聚合物还有手性树枝状

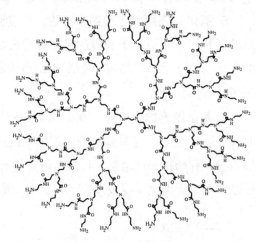

G3-PAMAM

G3-PPI

G3-PLL

图 7-4　常用树枝状聚合物

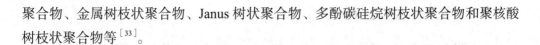

聚合物、金属树枝状聚合物、Janus 树状聚合物、多酚碳硅烷树枝状聚合物和聚核酸树枝状聚合物等[33]。

（二）结构与特征

1. 结构　树枝状聚合物的结构包括中心核、重复的分支单元和表面功能基团[34]。

（1）中心核　树枝状聚合物的中心核应至少具有两个可反应的功能基团，中心核的作用是使树枝状聚合物长大的"种子"。

（2）重复的分支单元　构成树枝状聚合物的内部空腔，并提供与药物结合的分支点。每一个分支层（branching layer）称之为代（generation, G）。

（3）表面功能基团　表面功能基团的数量与树状大分子的代数有关，随着树状大分子代数的增加，其表面功能基团呈指数性地增加[31]。树枝状聚合物的溶解性与其表面基团有关，表面基团为亲水基团时易溶于极性溶剂，表面基团为亲脂基团时易溶于非极性溶剂。

2. 特征　树枝状聚合物因其独特的高度分支结构而具有诸多特征，并且具有一些显著优于传统线性聚合物的性质，如分子量分布极窄、载药方式多等[30, 31]。

（1）树枝状聚合物分支规则且高度分支化，随着代数的增加，分支点以及分子量呈指数性上升，但其直径基本呈线性增加，每一代约增加 10Å。

（2）可以人为精确控制树枝状聚合物的分子量，分子量分布极窄。

（3）树枝状聚合物的粒径为纳米级，粒径范围在 1.5~13.5 nm。

（4）树枝状聚合物具有高密度的表面官能团，反应活性高。

（5）树枝状聚合物的黏度随代数的增加有一个极大值，且比线性聚合物的黏度低得多。

（6）载药方式多。树枝状聚合物可以通过内部的空腔包封药物，也可通过分支点以氢键与药物结合，或者表面基团以电荷相互作用或共价键等吸附或结合药物。

（7）树枝状聚合物的形状可变。低代数的 PAMAM 树枝状聚合物（G0–G3）是椭圆体形状的，然而高代数的 PAMAM 树枝状聚合物（G4–G10）的形状是球形的[31]。

需要注意的是，树枝状聚合物可能会引起细胞毒性。树枝状聚合物的细胞毒性主要取决于其浓度、电荷和代数。相较具有羟基、羧基和乙酰胺基的中性或阴离子树枝状聚合物，终端为胺基的树枝状聚合物的细胞毒性较高，并且细胞毒性随着代数和浓度的增加而增加[35]。这可能是由于带正电的树枝状聚合物与带负电的细胞膜发生反应从而破坏了细胞膜所致。阳离子树枝状聚合物可以通过在树枝大分子表面接聚乙二醇或脂肪酸显著降低其细胞毒性[36]。

（三）树枝状聚合物载药方式

树枝状聚合物可以通过单纯包封、静电相互作用和共价结合等三种方式包载药物[31]。

1. 单纯包封 树枝状聚合物的形状为椭球形或球形，内部具有空腔结构并具有开放构象，使得树枝状聚合物可以直接包封客体分子。树枝状聚合物的内部空腔通常具有疏水性，从而通过疏水相互作用将难溶性药物包封进树枝状大分子内部。另外，在树枝状聚合物内部具有氮原子和氧原子，可以与药物分子形成氢键。

2. 静电相互作用 树枝状聚合物表面的功能基团（如氨基和羧基）密度很大，因此可以利用静电相互作用增加疏水性药物的溶解度。以 G3-PAMAM 树状聚合物为例，与传统的线性聚合物相比，PAMAM 具有更高的胺基密度，每单位体积当中，G3-PAMAM 树枝状大分子与传统线性聚合物的胺基数量相差近 100 倍。具有羧基的非甾体抗炎药，如布洛芬、酮洛芬、二氟尼醛、萘普生和消炎痛等，以及一些抗癌药和抗菌药，可以通过静电相互作用与树枝状聚合物形成复合物[37]。

3. 共价结合 树枝状聚合物表面存在大量官能团，因而可以与许多药物分子共价结合。药物与树状聚合物共价结合后，通过水解或酶解不稳定键即可达到药物释放，这种方式可以精准地控制药物释放。将大量药物通过共价键结合到树枝状聚合物上会使溶解性变差，但这一问题通常可以通过表面连接短链 PEG 得以解决[37]。

例如，吲哚美辛是弱酸性药物，其溶解度很低，因此可以包封于不同的树枝状聚合物提高其溶解度。其中，使用 G4-NH₂ 树状大分子时，溶解度提高得最多。而在 G4-COOH 树枝状聚合物中，溶解度没有显著提升。其原因是吲哚美辛的羧基与 G4-NH₂ 树枝状聚合物表面的氨基通过静电相互作用实现增溶，而这种电荷–电荷相互作用不适用于 G4-COOH 树枝状聚合物，G4-COOH 树枝状聚合物将吲哚美辛包封于内部空腔中来实现增溶。

药物包封与树枝状聚合物的代数有关，树枝状聚合物的代数越大，包封的药物越多。药物包封与 pH 也有很大的关系，在最适 pH 时，可以实现药物与树枝状聚合物的离子化，包封率变高。

第二节 聚合物纳米粒

一、制备方法

（一）乳化扩散法

乳化扩散法（emulsification-diffusion）所需的关键三相是有机相、水相和稀释相。有机相包括有机溶剂、油、疏水稳定剂和聚合物分子，此处的有机溶剂需与水部分混溶，如乙酸乙酯。水相包含水和亲水稳定剂，此相的溶剂也可为其他不与有机相混溶的亲水溶剂。通常用纯水作为稀释相。需要注意的是使用的有机溶剂和亲水溶剂需要预先处理，得到亲水溶剂饱和的有机溶剂以及有机溶剂饱和的亲水溶剂，确保乳化初始时两相的热力学平衡[38]。乳化步骤使用的有机相和水相体积比通常为1∶2，两相经剧烈搅拌形成 O/W 乳剂。后续的溶剂扩散步骤是通过加水使得有机溶剂快速扩散进入外水相，使聚合物团聚形成纳米粒。这种方法需要提供大量稀释相，以保证有机溶剂充分溶解[2]。

研究表明，聚合物纳米粒的绝大多数性质是由乳化步骤决定的。聚合物浓度过低时会形成不规则的聚合物团块，而非球形颗粒。而较高浓度又会导致纳米粒尺寸增加和分布均一度下降，这是由于聚合物分子浓度直接影响有机相的黏度，高黏度体系会阻碍乳化步骤形成较小的乳液液滴并限制扩散步骤中聚合物在水相中的分散。不同类型的稳定剂提供的稳定作用不同，离子型稳定剂为纳米粒提供适宜的静电相互作用力，非离子型表面活性剂吸附在颗粒表面提供空间位阻。过低剂量的稳定剂不足以稳定纳米颗粒，会导致聚集体的形成；较高剂量的稳定剂会增加水相的黏度，阻碍乳化步骤中生成小粒径乳滴。此外，较高的搅拌速度和较长的作用时间会产生较强的剪切应力，有利于小粒径乳滴的形成。

（二）界面聚合法

界面聚合法（interfacial polymerization）是从聚合物单体开始反应形成纳米粒/纳米囊的制备方法。反应单体和引发剂分别溶解于两个互不相溶的相（连续相和分散相），在两相界面接触后逐步聚合，氰基丙酸酯类分子是最为常见的聚合物单体。该制备技术可以实现药物的高效封装，Reis 等[39]采用界面聚合法制得的聚（2-氰基丙烯酸乙酯）纳米囊对胰岛素的包封率超过 80%。

此外，以丙酮或乙腈等非质子溶剂作为单体载体有助于促进纳米囊的形成；而乙醇、正丁醇和异丙醇等质子溶剂可诱导纳米球的形成[1]。

（三）复凝聚法

复凝聚法（emulsion-coacervation/complex-coacervation）主要用于天然高分子纳米囊的制备，尽管合成高分子也可以通过该方法制备纳米颗粒，但常用材料仍然是海藻酸钠和明胶。复凝聚法通过机械搅拌或超声混合包含油、活性物质的有机相与包含聚合物，稳定剂的水相，并形成 O/W 型乳液。随后的凝聚过程可通过多种方式引发：加入电解质，加入与水混溶的聚合物分子反溶剂或是脱水剂，改变体系温度。在后续的交联步骤辅助下得到刚性壳结构的纳米囊。

通过乳液凝聚法制备纳米囊的关键是凝聚相的形成。溶解于水中的聚合物被水分子包围，水分子通过和聚合物材料的相互作用抵抗高分子材料分子间的相互作用。而凝聚剂可以降低水分子对聚合物的溶剂化作用并诱导聚合物成壳。聚合物浓度逐渐增加后便可以在凝聚相中缠结以固化结构。常使用电解质、脱水和温度调节来减少聚合物的溶剂化，也可以利用其他因素，例如改变 pH 或是添加和聚合物溶液不相溶的其他材料[40]。

（四）纳米沉淀法

纳米沉淀法（nanoprecipitation）又称为溶剂置换法（solvent displacement）或界面沉积法（interfacial deposition）。该制备方法需要溶剂和非溶剂，溶剂中可以含有聚合物分子（合成的、半合成或天然聚合物）、药物、油、亲脂性表面活性剂和有机溶剂（乙醇、丙酮、正己烷和二氯甲烷等），有机溶剂的扩散速率会影响自发乳化效率，其选择非常关键。非溶剂可包含亲水聚合物分子和表面活性剂，通常非溶剂选用水。在搅拌条件下，将极性适当且与水混溶的有机相引入水性介质。有机溶剂的快速扩散导致疏水性聚合物沉积在水和有机溶剂之间的界面上，可形成纳米球，此后可通过减压蒸发或进一步搅拌除去有机溶剂[39]。另外，若有机相中已添加少量油，可制得纳米囊。纳米囊的油基内腔可保证对亲脂性药物更高的包载能力[41]。

该方法常用的聚合物材料是 PCL、PLA 和 PLGA，这些合成聚合物相比天然材料具有更高的纯度和重现性，PEG 修饰的共聚物分子也可以通过纳米沉淀的方法制备纳米粒。油通常选用癸酸/辛酸甘油三酯类油脂以保证纳米囊内对药物的高溶剂化能力，表面活性剂一般采用山梨醇酯和磷脂类。

（五）逐层自组装法

Sukhorukov 等[42]于 1998 年开发了逐层自组装法（layer-by-layer self-assembly）制备聚合物纳米粒。该方法是基于不可逆的静电引力导致过饱和状态的聚电解质的吸附，通过在聚合物溶液中孵育胶体模板，或通过逐滴添加与聚合物溶液相混溶的溶剂降低聚合物的溶解度使得聚合物在胶体模板上吸附，然后重复该步骤以逐层沉积聚合物分子。具有相反电荷的高分子吸附在胶体颗粒上，通过溶解核心颗粒即可制得纳米囊。药物颗粒、无机粒子和生物细胞均可用作模板[43]。

逐层自组装方法中常用的聚阳离子材料有聚赖氨酸、壳聚糖、明胶 B、聚烯丙胺、聚乙烯亚胺、氨基葡聚糖和硫酸鱼精蛋白等。常用的聚阴离子材料有聚苯乙烯磺酸盐、海藻酸钠、聚丙烯酸、硫酸葡聚糖、羧甲基纤维素、透明质酸、明胶 A、软骨素和肝素等。

二、促渗机制

虽然聚合物纳米粒能够促进所载药物的经皮渗透，但有研究发现，完整的纳米颗粒很难渗透穿过角质层。Campbell 等[44]采用激光共聚焦显微镜对共价连接荧光基团的聚苯乙烯纳米粒在猪皮上的渗透情况进行考察，浸润 5 分钟后，在皮肤的 2~3 μm 位置，即角质层顶层，观察到荧光。然而在随后的 16 小时内，荧光的位置不发生任何变化，这表明聚合物纳米粒无法穿透角质屏障，即使在移除部分角质屏障的猪皮中，试验结果也相同。另外，粒径分别为 20 nm、100 nm 和 200 nm 的纳米粒透皮试验结果相似，说明小粒径的聚合物纳米粒在穿透角质屏障方面并无任何优势。也有研究表明，聚合物纳米粒可以通过腺体和毛囊等附属器途径进入皮肤深层，并在此释放药物，药物分子经扩散进入皮肤[45-47]。

Stokes-Einstein 方程指出了影响纳米结构扩散系数的几个参数，包括温度、体系黏度和颗粒粒径等。温度升高有利于纳米粒的扩散，而体系黏度和颗粒粒径的增加会阻碍透皮过程[48]。粒径对附属器透皮途径的影响已得到了广泛关注，研究表明小粒径纳米粒能深入毛囊底部，表现出更多的蓄积以及更强的渗透能力，而大粒径纳米粒仅能滞留在毛囊开口端。Alvarez-Roman 等[49]采用荧光分子 FITC 标记方法对透皮过程中的粒径效应进行了可视化研究，发现粒径 20 nm 的聚苯乙烯纳米粒比 200 nm 的纳米粒在毛囊处的蓄积量更多。同时，随着试验时间的延长，毛囊处荧光强度增加，提示纳米粒在毛囊的蓄积存在时间依赖性。Shim 等[50]在有毛豚鼠皮肤、无毛豚鼠皮肤两种模型上研究了 PEG-PCL 纳米粒的促渗能力及其粒径效应。

多毛豚鼠皮肤 Franz 扩散池试验中，40 nm 组的米诺地尔在皮肤中滞留量为给药量的 3%，另有 23% 的药物进入接受池；130 nm 组药物的皮肤滞留量为 2%，透过量为 13%。在无毛豚鼠皮肤 Franz 试验中，两种粒径组的接收池中均未检测到药物，药物在皮肤中的滞留量也无差异，且均小于纳米粒在有毛豚鼠皮肤中的滞留量（减少 50%~70%），证明附属器途径对于聚合物纳米粒促进药物透过皮肤是至关重要的。此外，在该实验中研究者设置了含 30% 乙醇的药物水溶液，发现 130 nm 的聚合物纳米粒促进药物透过皮肤的能力与之相当，而 40 nm 的纳米粒具有更好的促渗能力。试验结果表明，相较于化学促渗剂，聚合物纳米载体促进药物经皮渗透效果更加显著。其促渗机制可能是基于聚合物纳米粒的储库作用能提高局部药物浓度，促进脂溶性药物扩散穿透角质层进入表皮和真皮部位。同时，纳米粒具有很强的细胞黏附能力，可以在局部长时间滞留，延长药物作用时间。

除粒径因素外，聚合物纳米粒的表面性质也对药物的经皮递送有一定影响，聚合物材料以及表面修饰状况均可改变聚合物纳米粒的促渗能力。壳聚糖具有一定的抗氧化、抗炎和抗微生物特性，是经皮给药聚合物纳米载体中常用的天然聚合物材料。生理介质的 pH 条件能使壳聚糖侧链氨基质子化，表面的正电荷增强了纳米粒和药物、纳米粒和细胞的相互作用。Hasanovic 等[51]通过差示扫描量热法试验发现壳聚糖质子化的氨基和皮肤表面荷负电基团存在相互作用，纳米粒浸润猪皮的脂质吸热峰出现位移，而这种脂质结构的变化有利于药物在角质层内的渗透，并且壳聚糖含量高的纳米载体具有更好的促渗能力。阳离子脂质修饰也可提高纳米粒的促渗能力，经修饰的 PLGA 纳米粒可诱导角质层肿胀，降低其屏障能力，可有效递送药物直至皮肤 360 μm 深处[47]。

三、在经皮给药中的应用

（一）皮肤局部作用

聚合物纳米粒作为局部递送系统，在皮肤病治疗方面被广泛研究。Ramezanli 等[52]采用纳米沉淀法制备了粒径 60~80 nm 的载有阿达帕林的酪氨酸衍生聚合物纳米粒用于痤疮治疗，聚合物纳米粒在毛囊和皮脂腺的蓄积倾向性对痤疮的治疗非常有利。体外试验表明，纳米粒能有效集中于患部，并渗透进入毛囊 600 μm 处，但极少量药物能穿透皮肤，全身暴露风险低。给药 12 小时后，纳米粒组的阿达帕林在毛囊处的蓄积量比市售制剂 Diffrein® 组提高了近一倍。同时，酪氨酸纳米粒的控释作用能减少药物在皮肤上的暴露量，进而显著降低该类药物对皮肤的刺激性。

银屑病是一种常见的慢性炎症性皮肤疾病，角质形成细胞的异常分化和过度增殖极大地提高了治疗药物渗透进入病灶的难度。Mao 等[53]设计了一种粒径小于50 nm 的载姜黄素聚阳离子纳米粒，并通过静电相互作用将纳米粒掺入丝蛋白水凝胶中以进一步延长药物在皮肤表面的滞留时间。纳米粒以及凝胶薄层的形成促进姜黄素在银屑病皮肤的深层渗透。试验结果表明，纳米制剂可以实现表皮层增生的抑制和患处炎性因子表达水平的下调，表皮中 TNF-α 阳性细胞数量降低四倍，趋近正常皮肤状态，NF-κB 表达水平降低 62%。

（二）经皮给药全身作用

Miyazaki 等[54]采用界面聚合法制备了聚正丁基氰基丙烯酸正丁酯纳米囊。研究表明，纳米囊能显著促进吲哚美辛的透皮递送，与 25%（W/W）的普朗尼克水凝胶相比，给药 6 小时后纳米囊组大鼠血药浓度峰值由 0.88 μg/ml 提高至 2.24 μg/ml，AUC 从 2.04（μg·h）/ml 增加至 6.76（μg·h）/ml，证明该体系局部应用后实现了吲哚美辛的全身给药。聚合物纳米粒不仅能够促进小分子化合物的透皮递送，也可以有效促进生物大分子如胰岛素的透皮递送。Luo 等[55]通过共聚焦荧光显微镜观察到脂肪酸修饰的聚赖氨酸阳离子纳米粒能促进 FITC- 胰岛素在皮肤细胞间隙大量沉积，在真皮层部位也能观察到药物荧光。作为对照的游离 FITC- 胰岛素由于分子量大、亲水性强，试验进行 24 小时后仅有极少量滞留在皮肤表面。这是由于脂肪酸和纳米粒表面的质子化基团与角质层存在的相互作用可扰乱角质细胞间脂质排列，增加其流动性使大分子药物进入深层组织，但这种相互作用并不会刺激上皮细胞产生炎症。聚合物纳米粒为生物大分子的经皮递送提供了有效的载体。

（三）化妆品应用

王楠等[56]设计了一种粒径 500~600 nm 的芜根多糖 - 聚赖氨酸纳米粒，用于促进美白活性分子竹叶黄酮的经皮递送。结果显示，活性物浓度为 100 μg/ml 时，纳米粒组对 B16 小鼠黑色素瘤细胞中酪氨酸酶的抑制率为溶液组的两倍，细胞中相对黑素含量降低了 33%。李普旺等[57]通过复凝聚法制备了一种粒径为 20~60 nm 的载复合祛斑活性成分羧甲基壳聚糖纳米粒。小粒径和壳聚糖材料有利于该载体渗透进入表皮，帮助活性成分蓄积于黑色素沉积的表皮和真皮。由于祛斑成分包括易挥发丁香精油、薰衣草精油和问荆提取物，纳米粒还可以增加复合物的稳定性，延长其作用时间。志愿者试验结果证明，早晚使用约 15 天含该祛斑复合物纳米粒的产品可有效淡化面部色斑，持续使用可完全祛除色斑，且无明显不良反应。透明质酸广泛分布于人类皮下结缔组织，在维持皮肤弹性、润泽和损伤修复中扮演重要角色，因此常见于保湿和抗衰老类功效性化妆品。白秉烈等[58]设计了一种含交联透明质酸纳米粒的具有保湿和抗衰老效果的化妆品。细胞试验表明，相对于对照组，交联透明质酸纳米粒组中胶原含量提高了 4 倍，这有助于抵抗由细胞凝聚引起的细胞坏死；同时，当培养基中透明质酸含量大于 50 μg/ml 时，人永生化角质形成细胞和正常人成纤维细胞存活率明显提高，并且皮肤细胞中胶原蛋白的表达增加，皮肤老化相关的基质金属蛋白酶 –1 含量降低，表明产品具有一定抗氧化、抗衰老作用。此外，22 名志愿者在连续使用四周后发现皮肤含水量显著提高，皮肤弹性改善。

在防晒化妆品领域，有研究发现，含有纳米囊的防晒凝胶比普通防晒凝胶或乳剂具有更好的防晒效果[59]。防晒剂可以从纳米囊中迅速分散到角质层表面，纳米囊具有的极高比表面积使其可以更加有效地覆盖皮肤对抗紫外辐射。此外，试验表明纳米载体在 6 小时的试验时间中，未发现防晒成分穿透皮肤，提示纳米载体应用于防晒化妆品具有很好的安全性。

第三节　聚合物胶束

一、制备方法

（一）直接溶解法

直接溶解 / 自组装法（direct dissolution/self-assembly）是指将具有一定水溶性的两亲性共聚物直接添加至水或水性介质（如磷酸缓冲溶液）中，当两亲性共聚物浓度高于其 CMC 时，便会自组装形成聚合物胶束。自组装过程与温度有关，聚合物胶束的性质在很大程度上取决于两亲性共聚物的组成。1992 年，Malmsten 等[60]报道了 PEO–PPO–PEO 型嵌段共聚物在较高温度条件下形成了流体学半径约 10 nm 的聚合物胶束。Liu 等[61]用直接溶解法制备了多种聚合度的 PEG–PLA 嵌段共聚物胶束，粒径为 100~250 nm。直接溶解法的优点是工艺简单、快速，易于放大，避免使用有机溶剂。同时，药物包封率较高。但该方法适用范围较窄，只适于少数药物的包封[13]。

（二）薄膜水化法

薄膜水化法（film hydration）将不易溶于水的两亲性聚合物溶于有机溶剂中，蒸发有机相并产生聚合物薄膜，再用水相水化该膜即形成胶束[13]。Tan 等[62]用薄膜水化法制得粒径为 48 nm 的甲氧基聚乙二醇）– 聚 D，L– 丙交酯 – 聚 L– 赖氨酸（MPEG–PDLLA–PLL）三嵌段聚合物胶束，该胶束的多西他赛载药量可达 20%，同时包封率高达 95.53%。Teng 等[63] 采用薄膜水化法制备了载有阿奇霉素的聚合物胶束，其载药量和包封率分别为 11.58% 和 96.06%。该方法的主要缺点在于有机溶剂的使用，需注意有机溶剂残留的问题。另外，与直接溶解法相比，工艺较复杂，规模放大较困难。

（三）透析法

透析法（dialysis）一般用于水溶性差的共聚物材料，将其溶于有机溶剂中，通过透析除去有机溶剂而形成聚合物胶束[13]。早在 1995 年，Kwon 等[64] 就开始使用该法制备聚合物胶束，通过透析除去了 N,N– 二甲基甲酰胺，阿霉素被包封在组装形成的聚环氧乙烷 – 聚（β– 丁内酯 – 乳酸）（PEO–PBLA）胶束中。透析法制备聚合物胶束的主要缺点是过程非常耗时，通常需要长达 36 小时的透析处理才能将有机溶剂除去。

二、促渗机制

2003 年，首个聚合物胶束经皮给药制剂 Estrasorb® 上市，这种包载雌二醇的 Tween 80 聚合物胶束可用于治疗由更年期引起的中度至重度血管舒缩症状[65]。Estrasorb® 中的雌二醇可按照零级动力学经皮吸收进入体循环，避免了肝脏的首过效应。同时，Estrasorb® 相比口服制剂降低了给药剂量，提高了安全性。与贴剂比较，Estrasorb® 降低了局部皮肤刺激性，患者依从性好。聚合物胶束为药物的经皮递送提供了一种可靠且有效的手段。

聚合物胶束的疏水核作为难溶性药物的储库，可提高难溶性药物的溶解度，进而提高其在皮肤外侧的浓度梯度，促进了药物在角质层的扩散。常规富含油脂的载体虽然也能提高难溶性药物在皮肤外侧的浓度，但却会减少药物在皮肤中的分布，因为这些高黏度体系阻碍了药物在制剂中向皮肤内的扩散，导致药物在皮肤的渗透效率大大降低。W/O、O/W 乳膏中吲哚美辛在皮肤中的蓄积量分别为 5.4% 和 13.8%，而 PEG–PBLG 胶束包载的吲哚美辛在皮肤中蓄积量可高达 38.7%[66]。Lapteva 等[67] 和 Bachhav 等[68] 采用载药量相同的胶束体系和市售软膏进行试验时均观察到了相同的结果。

大量研究表明，皮肤局部施用聚合物胶束与聚合物纳米粒具有类似的效果，聚合物胶束主要通过毛囊等皮肤附属器途径进入皮肤，无法以整体形式穿透角质层。但是，

Lapteva 等[69]通过激光共聚焦扫描显微镜发现粒径约 27 nm 的聚合物胶束可以少量沉积在角质细胞间隙中，表明柔性载体可以提高体系与细胞间脂质的相互作用，这可能是聚合物胶束能有效促进药物经皮吸收的重要原因。尽管大部分聚合物胶束止步于浅表角质层，其包载的药物仍能有效渗透进入深层皮肤，且角质层、表皮和真皮层的药物蓄积量均远高于常规外用制剂。研究发现，即使对于烧伤、银屑病、痤疮等引起的屏障能力改变的皮肤，聚合物胶束仍能显示有效的药物经皮递送能力[45, 70]。

聚合物胶束的药物经皮递送能力受到药物与疏水核材料间的亲和性的影响，两者的强亲和性有利于实现高的载药量。但是，聚合物胶束对药物过强的增溶能力会阻碍药物从胶束疏水内核向皮肤的转移。因此，在设计经皮给药的聚合物胶束体系时需要在高载药量和高递送效率间寻找平衡点[71]。

三、在经皮给药中的应用

（一）皮肤局部作用

酮康唑是皮肤科常用药物，主要用于治疗浅表性真菌感染，皮肤局部用药能避免药物口服的不良反应。试验显示，粒径约 12 nm 的载酮康唑胶束在体外试验 12 小时内，相比市售乳膏剂能将药物的皮肤滞留量提高 14 倍，并减小药物透皮的时滞，有助于药物快速、大量渗透[72]。虽然胶束组表现出增强的渗透能力，但在 12 小时时未能在接受池中检测到药物，避免了全身副作用，表明聚合物胶束具有良好的安全性。Lapteva 等[67]观察到体外试验 24 小时后，市售 Protopic® 软膏组的他克莫司在猪皮中的蓄积量为（0.75 ± 0.23）$\mu g/cm^2$，透过量为（210 ± 164）ng/cm^2。而粒径 71.7~105.7 nm 的胶束组在皮肤中蓄积量高达（11.51 ± 3.05）$\mu g/cm^2$，并且药物蓄积的增加主要集中在皮肤最上层的 140 μm 范围内，证明胶束制剂能够提高局部浓度而不增加药物全身暴露风险。Bachhav 等[68]在体外透皮试验中观察到二己基取代 MPEG–PLA 胶束中的硝酸益康唑在施用 6 小时后猪皮中的药物蓄积量比 Pevaryl® 乳膏组高 12.5 倍，分别为（21.3 ± 3.8）$\mu g/cm^2$ 和（1.7 ± 0.6）$\mu g/cm^2$，在人体皮肤蓄积量也提高了 7.5 倍。水杨酸可用于多种皮肤病的治疗，如痤疮和牛皮癣，但其具有较强的皮肤刺激性。研究表明，胶束减少了水杨酸在给药初期的大量渗透而降低了对皮肤的刺激，同时胶束体系以剂量依赖的方式提高药物在表皮的蓄积[73]。

（二）经皮给药全身作用

Zheng 等[74]采用超声辅助的直接溶解法制得了粒径约 31 nm 的 PEO–PPO–PEO

胶束体系，用于具有抗炎、抗菌作用的疏水活性物厚朴酚的经皮递送，Franz 扩散池试验表明，胶束体系表现出长达 24 小时的持续释药，厚朴酚按照零级释放动力学渗透进入 Franz 扩散池的接受池。

聚合物胶束也被用于促进生物大分子的经皮递送。由于角质屏障的存在，DNA 经皮吸收的生物利用度仅有 0.18%。Tong 等[75]采用直接溶解法制备了粒径为 51.1 nm 的 PEO–PPO–PEO 胶束，用于包载质粒并促进其经皮吸收。体外渗透试验表明，胶束组中质粒的表观渗透系数相比聚合物材料浓度低于 CMC 的对照组和质粒水溶液组提高了 3.29 倍。体内试验表明，胶束能显著提高质粒的皮肤渗透能力，延长其体循环时间近一倍，胶束使药物的达峰时间从 4 小时提前到 2 小时，生物利用度提高了 10 倍。

（三）化妆品应用

白藜芦醇具有极强的抗氧化能力，被广泛用于功效性化妆品中。靳佳慧等[76]制备了一种粒径 16.2 nm 的透明质酸胶束用于经皮递送白藜芦醇。试验结果显示，含胶束的爽肤水中白藜芦醇溶解度为水中的 9.6 倍，同时胶束能促进白藜芦醇快速、大量透过角质层。Franz 扩散池试验 1 小时时，胶束组白藜芦醇的透过量高出水溶液组 20 余倍。橙皮素是有效的植物美白活性成分，由于其难溶于水，即使添加在油脂基质护肤品中也不易被皮肤吸收，甚至使用后可能沉淀在皮肤表面。研究表明，聚合物胶束体系有效促进橙皮素的经皮吸收，0.5% 透明质酸胶束组的稳态渗透速率常数为水溶液组的 1.5 倍[77]。

维生素 A 是一类重要的皮肤活力因子，因此也是功效性化妆品行业中的明星功效成分。曹玉华等[78]通过透析法制备载维生素 A 的甲基丙烯酸甲酯 – 甲基丙烯酸共聚物胶束体系，其载药量可以达到 0.5%；该体系具有缓释作用，10 小时累积释放量约为 52%，可大大提高维生素 A 的稳定性，将其半衰期由 15 天延长至 180 天左右；并且避免了高浓度维生素 A 对皮肤的刺激。该制剂可方便地应用于化妆水、精华液等水性化妆品，并不会影响产品外观。

精油气味芬芳更兼具抗炎、抗菌、抗氧化等多种功效，经常应用于日化产品。何峰等[79]用 PEG–PLA 胶束包载蕲艾、玫瑰和肉桂精油，提高了三种精油在水性介质中的溶解度，并延长留香时间。相对于其他纳米载体，胶束处方避免了乳化剂的使用，避免对皮肤的刺激性；精油胶束溶液稳定性好，可长期储存，也能避免冻干等操作造成的精油挥发。另外，试验表明三种精油的纳米胶束溶液具有增强的抑菌效果，这可能源于体系的缓释能力，延缓了具有抑菌能力的芳香组分挥发。

第四节 纳米凝胶

一、制备方法

（一）物理自组装法

物理自组装（physical self-assembly）是指将聚合物之间通过物理作用（范德华力和静电相互作用等），自发组装成纳米凝胶[80]。该法工艺过程简单，是制备纳米凝胶最常用的方法之一。

依赖范德华力通过自组装形成纳米凝胶的聚合物通常具有亲水性骨架并接有疏水基团。将这种聚合物材料放入水环境中溶胀、搅拌，再给予一定的外部刺激（如超声）即可得到纳米凝胶。胆固醇修饰的普鲁兰多糖（cholesterol-modified pullulan, CHP）是一种两亲性缔合聚合物，其中普鲁兰多糖是水溶性的多糖，将胆固醇接在多糖链上即可得到 CHP。将一定量 CHP 添加至水或缓冲液当中，使其浓度大于临界聚集浓度（critical aggregation concentration, CAC），剧烈搅拌，可得到乳状混悬液，超声后即可得到澄清的纳米凝胶水溶液。或者，将两亲性缔合聚合物用少量有机溶剂溶解后，分散至水性介质当中，剧烈搅拌得到纳米凝胶。其中，两亲性缔合聚合物的浓度也必须高于临界聚集浓度[81]。

阳离子聚合物与阴离子聚合物可以通过静电相互作用形成物理交联盐桥，从而形成聚离子复合物纳米凝胶[82]。将阳离子聚电解质与阴离子聚电解质溶于水或者缓冲液后，充分搅拌混合后，给予外部刺激（如水浴超声等），离心后将沉淀去除，取上清液即得聚电解质纳米凝胶溶液。

（二）化学交联法

化学交联法（chemical crosslinking）是指通过聚合物官能团之间共价交联，形成具有凝胶网络结构的纳米凝胶。Kabanov 等[27]研究表明，相较于物理交联形成的纳米凝胶，通过共价交联形成的纳米凝胶在体内的稳定性更好。化学交联法的反应条件也较物理自组装法剧烈，且需要在反应结束后进行分离提纯。化学交联法涉及的反应种类有很多，如自由基聚合、光交联、点击化学、席夫碱反应等[83]。

（三）单体聚合法

单体聚合法（monomer polymerization）是在油包水非均相乳液中进行单体的聚合反应以形成纳米凝胶，主要包括两个步骤：在油溶性表面活性剂的帮助下将水溶性天然聚合物（壳聚糖、透明质酸等）液滴在连续油相中乳化；天然聚合物与水溶性交联剂的交联。W/O 乳液中，矿物油和己烷组成连续油相，Span 80 和 Aerosol OT 作为油溶性表面活性剂，油溶性表面活性剂可以提高反相乳液的胶体稳定性。将含有天然聚合物液滴和连续油相的混合物经过高速机械搅拌可制备得到 W/O 乳液，然后在 W/O 乳液中加入合适的交联剂进行交联即可得到纳米凝胶[84]。用这种方法合成纳米凝胶后，需要进行分离纯化步骤以除去未反应的单体和一些杂质[85]。

（四）模板辅助法（压印光刻技术）

使用模板辅助法（particle replication in non-wetting templates，PRINT）制备纳米凝胶可以控制纳米凝胶的组成、形状、大小和表面性质[27]。首先，用液态含氟聚合物（Fluorocur™）润湿硅母盘，将其置于 UV 固化室，氮气吹干后将母盘暴露于紫外线辐射下，以固化 Fluorocur™ 树脂，随后将这层弹性体模轻轻地从硅表面移除。然后，将凝胶置于同样高氟化的基材，弹性体模置于凝胶上方并施加向下的力，即可得到大小性质均一致的纳米凝胶。模板辅助制备纳米凝胶的显著优势是可以制备非球形纳米凝胶[84]。

二、表征方法

制备纳米凝胶后，需要对纳米凝胶是否形成、纳米凝胶的结构以及形态、平均粒径 / 粒径分布、溶胀率等一系列性质进行表征。

（一）形成

纳米凝胶的形成可以用暗视野显微镜、NMR 和 FTIR 等方法进行表征。纳米凝胶的物化性质以及分子的反应状态、化学环境和电子结构都可以通过 NMR 测定。由聚环氧乙烷与聚乙烯亚胺交联形成的阳离子纳米凝胶可以通过 ^{1}H-NMR 进行数量和比例的测定[16]。

（二）结构及形态

纳米凝胶的结构及微观形态常用 SEM、TEM 和 AFM 等电子显微镜技术进行检测和表征。

（三）粒径／粒径分布

纳米凝胶的粒径／粒径分布常用动态光散射技术和中子小角散射技术进行检测和表征[16]。

（四）溶胀率

纳米凝胶的溶胀率（swelling ratio，SR）可由式 7-1 计算而得。

$$SR = \frac{W_t - W_0}{W_0} \times 100\% \qquad （7-1）$$

式中，W_t 为纳米凝胶完全溶胀时的质量；W_0 为纳米凝胶溶胀前干胶的质量。

三、促渗机制

研究表明，纳米凝胶具有一定的促进药物经皮吸收的能力，文献报道纳米凝胶的促渗机制主要集中于以下几个方面。

（一）增加皮肤的水合作用

Michael 等[86]分别用蒸馏水和纳米凝胶（未载药）处理皮肤 2 小时，用 TEM 观察两者对于皮肤水合作用的影响。结果发现两组都有角质细胞肿胀的现象，并且纳米凝胶处理的皮肤的角质细胞肿胀程度显著高于纯水处理组皮肤，且皮肤细胞之间的间隙更大。

（二）增加角质层脂质双分子层的流动性

杨盟等[87]在雷公藤甲素纳米凝胶经皮给药研究中，分别制备了雷公藤甲素凝胶、雷公藤甲素纳米乳以及雷公藤甲素纳米凝胶。用以上制剂以及生理盐水分别处理皮肤时，生理盐水组大鼠皮肤表面具有完整且紧致的角质层结构，而其他三组制剂均有不同程度的角质层流动性的增加。雷公藤甲素纳米凝胶组的皮肤角质层的脂质屏障被削弱、细胞间隙变大，角质层的流动性增加。用香豆素 -6 对雷公藤甲素纳米凝胶进行标记后，将其施用至皮肤上，观察到随着作用时间的延长，可以看到荧光从角质层延伸至活性表皮。

（三）通过毛囊途径进入皮肤

Sahle 等[88]制备了不同粒径的纳米凝胶，研究纳米凝胶的皮肤转运途径。将吲哚二碳花菁（Indodicarbocyanine，IDCC）与纳米凝胶共价结合，其发出的红色荧光代表纳米凝胶的皮肤转运；同时包封香豆素 –6，其发出的绿色荧光代表药物的皮肤转运。激光扫描共聚焦显微镜发现，红绿两种荧光信号均在毛囊，表明纳米凝胶具有较强的毛囊聚集作用。另外，与 400 nm 的纳米凝胶相比，500 nm 的纳米凝胶可以渗透至毛囊的更深处。

四、在经皮给药中的应用

（一）皮肤局部作用

丙酸氯倍他索（Clobetasol propionate，CP）是一种超强效类固醇，是银屑病局部治疗中常用药物。Sabitha 等[89]在体外试验中发现，纳米凝胶制剂中 CP 的渗透通量是 CP 溶液剂的 3.43 倍。在纳米凝胶制剂中的 CP 在 pH5.5 的酸性环境当中的释放量比在 pH7.4 环境时更高，表明纳米凝胶制剂可以在炎症酸性条件下增加药物释放，故有利于银屑病的治疗。纳米凝胶制剂组在角质层、表皮层以及真皮层的药物滞留量为 9.88 μg/cm²、47.07 μg/cm² 以及 63.23 μg/cm²；溶液剂在角质层、表皮层以及真皮层的药物滞留量为 26.57 μg/cm²、14.69 μg/cm² 以及 26.92 μg/cm²。由于银屑病损害了表皮与真皮层，所以药物在表皮和真皮层的滞留有利于银屑病的治疗。皮肤刺激性试验显示，14 天内纳米凝胶不会在小鼠背部脱毛皮肤引起任何明显变化，而施用市售乳剂后，4~5 天观察到小鼠皮肤变白，7~8 天出现皱纹，并且观察到了轻微的色素沉着，表明 CP 纳米凝胶的皮肤刺激性比市售乳剂弱。以上试验结果表明，与对照溶液剂和市售乳剂比较，纳米凝胶制剂的银屑病治疗疗效更好，安全性更高。

Phatak 等[28]研究发现，醋氯芬酸纳米凝胶制剂在大鼠去毛腹部皮肤中 24 小时累积药物渗透量达到 804.7 μg/cm²、渗透通量达到 20.45 μg/（cm²·h）；而对照凝胶剂的药物渗透量仅有 621.2 μg/cm²、渗透通量为 13.85 μg/（cm²·h）。将纳米凝胶组与凝胶剂组施用于 Wistar 大鼠角叉菜胶致足肿胀模型，3 小时纳米凝胶组水肿抑制率为 535.1%、凝胶剂组为 165.9%；6 小时纳米凝胶组水肿抑制率达到 194.4%、凝胶剂组为 65.5%。实验结果表明，纳米凝胶制剂显著改善了 Wistar 大鼠的足部肿胀。

（二）经皮给药全身作用

甲氨蝶呤（Methotrexate，MTX）是临床治疗类风湿性关节炎的药物，镁油

（magnesium oil，MO）可以缓解类风湿性关节炎相关的症状，两者可以组成复方制剂。但是，MTX 和 MO 的 PEG200 溶液在 24 小时内的离体经皮渗透量仅有 11.6%，制备 MTX-MO 纳米凝胶，可显著提高其药物渗透量，达到 93.5%[90]。体内试验也发现，MTX-MO 溶液渗透进入关节皮肤的能力较弱，这是因为 PEG 溶液无法有效地促使药物进入循环系统，其 $AUC_{0\sim24}$ 为（36.126 ± 3.27）（μg·h）/ml，C_{max} 为（26.8 ± 1.63）μg/ml；而 MTX-MO 纳米凝胶中的药物可以有效地经皮吸收进入循环系统，$AUC_{0\sim24}$ 和 C_{max} 分别提高到（213.19 ± 22.42）（μg·h）/ml 和（76.4 ± 11.60）μg/ml，表现出更好的类风湿性关节炎治疗效果。

硫酸特布他林（Terbutaline sulfate，TBN）广泛应用于哮喘的治疗，然而口服 TBN 生物利用度低，仅为 15%。Menshawe 等[91]制备了粒径为 245 nm 的硫酸特布他林纳米凝胶，药物包封率达到 65%。Franz 扩散池试验表明，给予纳米凝胶制剂 24 小时时，药物的累计渗透量达到（340.11 ± 22.34）μg/cm²。体内试验发现：口服 TBN 溶液的 C_{max} 为（77.41 ± 5.33）ng/ml，$AUC_{0\sim24}$ 为（167.99 ± 7.20）（ng·h）/ml；TBN 传统凝胶的 C_{max} 为（38.64 ± 4.04）ng/ml，$AUC_{0\sim24}$ 为（139.94 ± 6.56）（ng·h）/ml；TBN 纳米凝胶的 C_{max} 为（57.28 ± 5.37）ng/ml，$AUC_{0\sim24}$ 为（384.49 ± 21.30）（ng·h）/ml。相对于口服 TBN 溶液和 TBN 传统凝胶，纳米凝胶提高了 TBN 的生物利用度，因而具有更好的疗效，也降低了 TBN 的潜在毒副作用。

雷公藤甲素常应用于治疗类风湿性关节炎，然而口服雷公藤甲素有较大的毒副反应，患者的顺应性较差。杨盟[87]制备了雷公藤甲素凝胶、雷公藤甲素纳米乳以及雷公藤甲素纳米凝胶。大鼠经皮给予不同制剂后，纳米凝胶和普通凝胶的 C_{max} 分别为 747.41 ng/ml 和 312.75 ng/ml，$AUC_{0\sim\infty}$ 分别为 7569.36（ng·min）/ml 和 2428.88（ng·min）/ml，表明纳米凝胶组大大提高了雷公藤甲素的生物利用度。

（三）化妆品应用

岳鹏飞等[92]制备了粒径为 345 nm 的海藻糖/透明质酸钠纳米凝胶用于经皮递送天然美白抗氧化组合物（白藜芦醇、黄芩苷、光甘草定以及玫瑰精油）。以水溶液组为对照，通过黑色素含量以及皮肤亮度测试，对 120 名志愿者进行为期四周的纳米凝胶改善皮肤在体评价。四周内，对照组受试部位皮肤黑色素值与皮肤亮度值均无明显变化；纳米凝胶组受试部位皮肤黑色素值降低，且随着时间的延长而降低值更显著，同时，皮肤亮度明显提高。

与传统凝胶相比，纳米凝胶对化妆品中的活性物质以及水分的负载能力更强，可应用于保湿霜中，提高保湿性能。朱丽芳等[93]制备了 PMA-PEG 纳米凝胶，将加入纳米凝胶的保湿霜（纳米凝胶组）与未加纳米凝胶的保湿霜（对照组）置于

25℃、相对湿度 43% 条件下，放置 24 小时，测定其失水率。24 小时后，纳米凝胶组的失水率平均值为 23.21%，而对照组的失水率平均值为 35.79%。结果表明，加入纳米凝胶可以提高保湿霜的保湿性能，减缓化妆品中水分的蒸发。

Watanabe 等[94] 将 PMA–PEG 纳米凝胶加入至 O/W 型化妆品中以改善化妆品的稳定性，并提高耐水性和肤感。与不含纳米凝胶的化妆品相比，纳米凝胶组使用最为舒适。稳定性试验中，将制剂于 50℃ 条件下放置一个月，仅纳米凝胶组无物理外观的改变，不含纳米凝胶组产生油水分离的现象。耐水性试验中，在树脂板上涂抹 2 mg/cm² 的制剂，500 r/min 水流冲洗 30 分钟后，测定水流冲洗前后树脂板上样品的光谱积分值的比率，结果表明，仅有纳米凝胶组比率达到 80% 以上，表明其耐水性更为优越。

第五节 树枝状聚合物

一、制备方法

树枝状聚合物的合成主要有两种经典方法，即发散式合成法和收敛式合成法。

（一）发散式合成法

发散式合成法原理如图 7–5 所示，是从树枝状聚合物的中心点开始，向外周逐级合成不同代数的树枝状聚合物。第一步，将具有两个以上支链活性点、并用保护基团修饰的试剂与树枝状聚合物的中心核分子反应；第二步，移除保护基团得到 G1 聚合物。移除了保护基团后，整个分子又被活化，再重复以上步骤直到获得所需大小的树枝状聚合物。

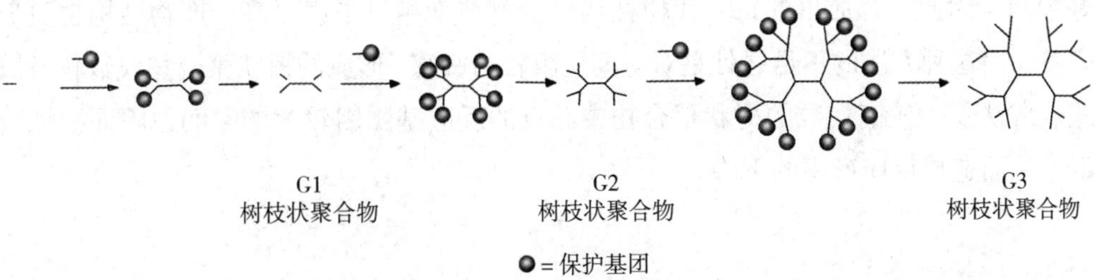

G1
树枝状聚合物

G2
树枝状聚合物

G3
树枝状聚合物

● = 保护基团

图 7–5 发散式合成法示意图

发散式合成法要求每一个基团上的反应的转化率都要达到99%以上，并且要能有效地避免杂质，因此每次进行下一步反应之前，需要先进行产物的分离纯化以及鉴定。随着树枝状聚合物的代数增加，反应点（表面基团）呈指数增加，反应变得越来越难以控制。若末端官能团反应不完全，下一级产物的质量将直接受到影响。为了使每一步反应都趋于完全并且避免杂质的生成，发散式合成法的反应条件将较为苛刻，对于反应物的投料量也有一定的要求，这就为分离纯化带来更大的难题。运用发散式合成法合成得到的树枝状聚合物产率较低，如即使严格控制每一步反应的产率以及分离纯化步骤，G5-PPI 树枝状聚合物的产率也仅为 25%[95]。

（二）收敛式合成法

收敛式合成法原理如图 7-6 所示，是从树枝状聚合物的外围部分开始合成，向内进行，最终在中心核处结束。首先，用带有保护基团的正交型中心核分子与带有保护基团的支链活性点试剂反应，去除正交型中心核分子的保护基团，得到 G2 树枝化基元。由于去除了保护基团，G2 树枝化基元被活化，可以再次与保护基团修饰的中心核分子反应。重复上述步骤即可获得不同代数的树状大分子对应的树枝化基元。合成反应的结束以两个活化的树枝化基元合成为所需的树枝状聚合物为标志[95]。

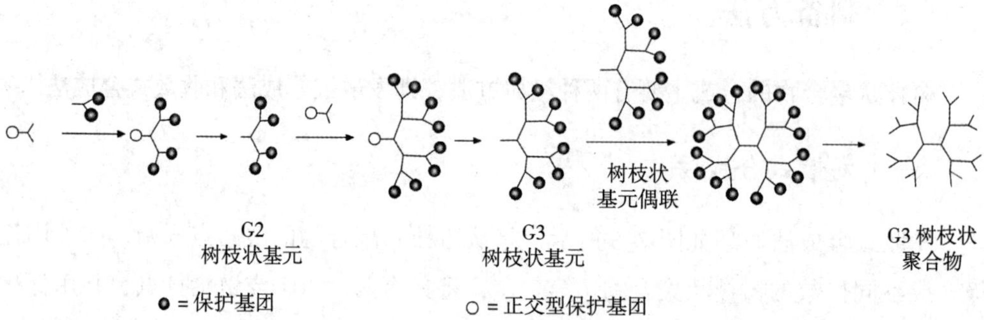

| G2 树枝状基元 | G3 树枝状基元 | 树枝状基元偶联 | G3 树枝状聚合物 |

● = 保护基团   ○ = 正交型保护基团

图 7-6　收敛式合成法示意图

与发散式合成法相比，收敛式合成法在每一步反应中需要控制的反应点有限，从而使副反应发生的概率减小，并且也避免了使用过量的试剂，使每一步反应相对好控制。因此，合成出的每一代树枝状聚合物纯度相对来说更高，产物结构也更加完整。而这种方法的不足之处是对空间位阻较为敏感，形成的树状聚合物代数较发散式合成法低。较高代数的树状聚合物中心点的反应基团因较大的空间位阻而活性较低，从而造成反应产率的下降。

二、结构分析及表征方法

制备树枝状聚合物时，每一步反应结束后都要进行中间产物的分析和表征，这对于下一步反应的进行以及获得高纯度的最终树枝状聚合物产物至关重要。树枝状聚合物的化学结构可以通过 HPLC、FTIR、NMR、SEM、TEM 等技术以及以基质辅助激光解析电离飞行时间质谱（matrix-assisted laser desorption/ionization time-of-flight mass spectrometry，MALDI-TOF-MS）为代表的质谱分析技术进行结构分析及表征。

树状聚合物的表面基团以及表面修饰可以通过 FTIR、NMR 以及化学滴定等方法进行表征。化学滴定法可以精确表征树枝状聚合物表面官能团的种类和含量等，如硫酸铜滴定或茚三酮反应可以用来定量树枝状聚合物的表面氨基。NMR 除了表征树状聚合物的表面基团，还可以用来评价树枝状聚合物的纯度。若树状大分子不纯，NMR 谱图上会因其不对称结构而显示出许多杂信号，故通过观察 NMR 图谱可直观地了解产物能否进入下一步反应[96]。树枝状聚合物的多分散性可以通过 HPLC、TEM 以及质谱分析等方法进行表征。从质谱结果当中可以得到，即使是高代树枝状聚合物的 PDI 也均小于 1.05，表示其具有非常好的单分散性。树枝状聚合物的形态学表征主要用到 SEM 和 TEM 等电子显微镜技术，其中 SEM 主要用来表征树状聚合物的表面形态，TEM 则可以用来表征其分子大小。MALDI-TOF-MS 等各种质谱都可以用来分离、提纯不同代数的树状聚合物并表征其分子量。树枝状聚合物的一些物理参数，如黏度、玻璃化转变温度等也可以用黏度计以及 DSC 进行表征[97]。

三、促渗机制及影响因素

（一）促渗机制

不同于其他类型纳米载体，树枝状聚合物具有更好的皮肤穿透性。研究表明，较小的 PAMAM 树枝状聚合物，如图 7-7 中 G2 树枝状聚合物，可以完整地穿过角质层进入表皮中，但其表面性质也会影响其角质层穿透途径及进入皮肤的深度。较大的 PAMAM 树枝状聚合物，如图 7-7 中 G4 树枝状聚合物，并不能穿透角质层，只能停留在角质层外[98]。即使如此，皮肤表面的树枝状聚合物仍可以作为药物储库，提高药物的经皮渗透浓度梯度，促进其透皮转运[99]。

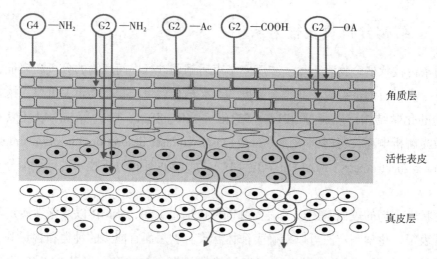

图7-7 不同代数和表面基团的树枝状聚合物在皮肤中的渗透行为

与其他纳米载体相同的是，树枝状聚合物也可经由毛囊途径进入皮肤。有研究通过 FITC 标记 PAMAM 聚合物，将其施用至皮肤后，用激光扫描共聚焦显微镜观察到猪皮的毛囊中 PAMAM 聚合物的积聚。树枝状聚合物可控的粒径、良好的单分散性以及可控的表面基团，使其更易于调整毛囊递送特性。

（二）影响因素

1. 分子大小 如前所述，树状聚合物的分子大小显著影响其对皮肤的渗透。Venuganti 等[100]以亲水性 5- 氟尿嘧啶为模型药物，制备了终端为氨基的 G2-PAMAM 与 G6-PAMAM，并进行皮肤渗透性试验。皮肤渗透性试验显示，G2-PAMAM 的渗透速率为（194.4±14.03）$\mu g/(cm^2 \cdot h)$，G6-PAMAM 的渗透速率为（96.34±15.88）$\mu g/(cm^2 \cdot h)$。G2-PAMAM 的 48 小时皮肤渗透量为（2596.9±105.4）μg，G6-PAMAM 为（1987.4±174.1）μg。试验结果表明，较低代数树枝状聚合物的皮肤渗透能力比较高代数的树枝状聚合物更强。

2. 表面性质

（1）基团修饰 通过乙酰化（G2-Ac）或羧基修饰（G2-COOH）的 PAMAM 树状聚合物可以通过细胞间途径跨越角质层，进入活性表皮以及真皮层中。激光共聚焦显微镜观察显示，$G2-NH_2$ 可以通过细胞途径进入皮肤，并且被内化到表皮层的单个细胞中，而乙酰基或羧基修饰的 PAMAM 均不与细胞相互作用[98]。研究还发现，用油酸与部分 $G2-NH_2$ 的氨基结合后可以获得 $\log P$ 不同的树状聚合物，并且当 $\log P$ 在 1~3 范围内时，可进一步增加药物的经皮吸收量和皮肤滞留量。

（2）表面电荷 研究发现，终端为氨基的阳离子树枝状聚合物可显著降低皮肤的抵抗力和表皮的电阻，而羧基或羟基为端基的树枝状大分子（即阴离子和中性树枝状聚合物）对皮肤的电阻没有显著影响[100, 101]。阳离子树状聚合物处理皮肤后，角质层脂质基质的变化会导致表皮水量的减少，皮肤的阻力随之下降，使得小分子药物更易进入皮肤。Venuganti 等[102]分别在猪耳皮肤模型上施用 G4–NH$_2$ 树枝状聚合物、G4–OH 树枝状聚合物以及 G3.5–COOH 树枝状聚合物。在生理 pH 中，G4–NH$_2$ 带正电荷，G4–OH 不带电荷，G3.5–COOH 带负电荷。分别用三种相同代数的树枝状聚合物处理猪耳皮肤模型后，观察到 G4–NH$_2$ 组的 5- 氟尿嘧啶的渗透量提高了 2.5 倍。而在相同条件下，G4–OH 只提高了 2 倍的渗透量，G3.5–COOH 仅提高了 1.5 倍的渗透量。

3. 浓度 Venuganti 等[100]以 5- 氟尿嘧啶为模型药物，探讨了不同浓度 G4–NH$_2$ 树枝状聚合物（0.1~10 mmol/L）对药物经皮吸收的影响。结果发现，5- 氟尿嘧啶的渗透量随着树枝状聚合物的浓度增加呈非线性地增加。

4. 与药物分子之间的反应 部分小分子药物或大分子药物可能与树枝状聚合物的表面基团进行化学结合，从而引起树枝聚合物的表面基团以及表面性质的改变。如前所述，树枝状聚合物的表面基团以及表面电荷的变化会影响皮肤渗透能力，皮肤内定位也会因此不同，故药物与树枝状聚合物形成结合物会影响其皮肤渗透。

5. 透皮促渗剂 将透皮促渗剂与树状聚合物联用，可以增加树状聚合物在角质层的积聚量，从而增加其包载药物向皮肤的渗透。将 IPM 等作为透皮促渗剂，可以增加角质层脂质的流动性或者以提取角质层脂质等方式来降低表皮的阻力，促进包载药物的树枝状聚合物渗透进入皮肤[99]。将低代阳离子树枝状聚合物与这种介质联用时，它们在角质层的渗透量会进一步增大。进入角质层以后，阳离子树枝状聚合物就可以进一步增加角质层脂质双分子层的流动性，促进游离药物渗透进入皮肤。

四、在经皮给药中的应用

（一）皮肤局部作用

8- 甲氧基补骨脂素（8–methoxypsoralen，8–MOP）临床上可以用来治疗白癜风、银屑病等，但其经皮渗透性较差。Borowska 等[103]将 8–MOP 包封于 PAMAM 树枝状聚合物中促进其经皮渗透。Franz 扩散池试验中观察到，2 小时后溶液组皮肤中药物浓度为（5745 ± 500）ng/g，G3 组皮肤中药物浓度为（16899 ± 945）ng/g，G4 组皮肤中药物浓度为（22532 ± 1234）ng/g。结果表明，与 8–MOP 溶液相比，G3/G4-8–MOP 可以增加药物在皮肤中的浓度，G4 树枝状聚合物增加的量最大。用荧光素标记 8–MOP，激光共聚焦显微镜结果显示，给药 2 小时后，溶液组、G3 组和 G4 组在真皮当中的平均荧光强度分别为 18 ± 6、41 ± 9 和 47 ± 9。在大鼠后背部脱毛皮肤施用不同树枝状聚合物制剂后，在血清中均未检测到 8-MOP，表明药物保留在皮肤未进入全身循环，可以降低药物的系统性毒副作用。

（二）经皮给药全身作用

Mutalik 等[104]以酮洛芬为模型药物，合成了终端为精氨酸、带有不同程度正电荷（8^+、16^+，下文中以 A8、A16 表示，A 为精氨酸的缩写）的肽类树状聚合物。Franz 扩散池试验结果表明，将 A8 与药物同时施用于皮肤时的药物渗透量可以达到药物混悬液组的 2.93 倍，用 A16 预处理皮肤后施用酮洛芬混悬液可以达到药物混悬液给药组的 3.25 倍的透皮渗透量，即无论是同时施用还是用肽类树状聚合物预处理皮肤，其促渗效果都显著优于药物混悬液组。将药物与 A16 肽类树状聚合物复合物施用于皮肤，同时超声促进渗透，15 分钟血药浓度为（2176.32 ± 166.81）ng/ml，30分钟血药浓度达到（3660.86 ± 199.79）ng/ml；口服 20mg/kg 的酮洛芬时，15 分钟血药浓度为（3626.56 ± 143.55）ng/ml，30 分钟血药浓度达到（8406.56 ± 265.37）ng/ml。体内试验结果表明，经皮给药血药浓度约为口服给药的 44%，通过调整皮肤施用面积，有可能达到与口服给药相同的血药浓度。

（三）经皮免疫

树状聚合物可以用于递送 DNA 疫苗，在经皮免疫方面有很好的临床应用前景。Bahadoran 等[105]构建了 pIRES-H5/GFP 质粒，并将其包封于反式转录激活因子（transactivator of transcription，TAT）与 PAMAM 的结合物（TAT-PAMAM）中，以经皮递送编码禽流感病毒 H5 蛋白的 DNA 疫苗。Vero 细胞的体外转染分析显示，pDNA-TAT/PAMAM 复合物处理组的绿色荧光蛋白表达量超过裸露质粒 DNA 处理组，前者观察到 H5 蛋白的表达，而后者没有检测出 H5 蛋白的表达。人工膜（skin PAMPA）渗透性试验显示，裸露质粒 DNA 处理组无 H5 蛋白与绿色荧光蛋白的表达，而 pDNA-TAT/PAMAM 复合物处理组可以表达 H5 蛋白与绿色荧光蛋白。研究结果表明，TAT-PAMAM 结合物可以增加 DNA 质粒的细胞摄取并且具有更强的 DNA 疫苗的经皮递送能力。

（四）化妆品应用

白藜芦醇具有较好的抗氧化以及抗衰老性能，但市售的白藜芦醇面霜中，其含量较低、经皮递送性能较差。将白藜芦醇与 G4-PAMAM 形成复合物可以提高白藜芦醇的含量并促进其经皮渗透[106]。Franz 扩散池试验表明，20 分钟时，G4-PAMAM

组的透皮渗透量即达到水溶液组的两倍。另外，市售面霜中白藜芦醇的浓度仅有
10 μg/ml，将白藜芦醇与 G4-PAMAM 形成复合物后，可提高白藜芦醇的浓度至
50 μg/ml。

含有碳硅氧烷树枝状聚合物的化妆品组合物具有优良的持续褪光效果，易于施用并且妆感清爽、无紧绷感[107]。将 21 名女性随机等分为三组，使其在（22±2）℃的环境中卸妆后，其中一组施用含有碳硅氧烷树枝状聚合物的化妆品组合物 A，其他两组施用不含碳硅氧烷树枝状聚合物的化妆品组合物 B 和 C。用黑白偏振成像系统测量施用 A/B/C 组化妆品 0 小时以及 3 小时后的皮肤图像。结果表明，3 小时后 B组和 C 组女性面部呈现不同程度的高光效果，而 A 组在 3 小时后褪光水平与刚施用时相当，表明含有碳硅氧烷树枝状聚合物的化妆品组合物褪光效果更持久。

第六节　总结与展望

聚合物纳米载体在药物经皮递送方面具有良好的应用前景，且已首先应用于化妆品领域。但是，值得注意的是，相对于传统的经皮给药制剂，纳米载体的制备工艺更复杂，聚合物材料更昂贵，增加了制剂成本，加之纳米制剂本身的质量控制较复杂，因此，影响了聚合物纳米载体的广泛应用。虽然聚合物纳米载体能够显著提高药物的经皮转运效率，但较低的载药量限制了其适用的药物类型。另外，与其他纳米载体一样，聚合物纳米载体并非药物最终剂型，还需要进一步加工成临床适宜的药物制剂，如贴剂、软膏剂以及凝胶剂等。这些剂型所需的辅料的加入，增加了质量控制的难度，也可能带来粒径改变、药物泄漏等方面的问题，进而影响其临床疗效。

聚合物纳米载体的促透机制也是值得关注的重要问题。虽然聚合物纳米载体发展的初衷是通过载体使原本难以透过角质层的药物更好地透过皮肤，但是研究发现部分纳米载体本身难以以整体的形式渗透进入皮肤。研究表明，即使树枝状聚合物这样高度分散且均一的纳米载体，也仅有 G2 树枝状聚合物能够完整地穿过角质层进入皮肤。其他类型的聚合物纳米载体主要在毛囊等皮肤附属器聚集，释放出药物分子后，经自由扩散进入皮肤。另外，纳米载体的载药量相对较低，即使聚集于毛囊中的药物均能有效透过皮肤，整体的转运效率仍然有限。相对而言，纳米结晶是在纳米尺度的纯药物纳米晶体，其理论载药量高达 100%，可以极大地提高药物的透皮效率。总之，对于聚合物纳米载体皮肤内行为以及促透机制的深入研究，是其经皮

给药制剂发展的重要基础。

聚合物纳米载体的安全性问题也需要加以重视，虽然聚合物纳米载体具有可生物降解方面的优势，但是聚合物材料分子量较大，是否具有免疫原性值得关注。而富含氨基的树枝状聚合物带有大量表面正电荷，也具有潜在的细胞毒性。因此，对于聚合物纳米载体以及聚合物材料的生物安全性，及其在皮肤内的代谢途径及产物、代谢动力学等问题，仍然需要开展系统、深入的研究。

聚合物纳米载体在经皮给药制剂方面的成功应用，无疑将带来全新的经皮递药平台技术，极大地促进经皮给药的发展。随着制备工艺、质量控制、促渗机制、安全性评价等方面的突破，可以预期不久的将来将有全新的基于聚合物纳米载体的经皮给药制剂应用于临床，造福患者。

参考文献

［1］Rao JP, Geckeler KE. Polymer nanoparticles: Preparation techniques and size-control parameters ［J］. Prog Polym Sci, 2011，36：887-913.

［2］Piñón-Segundo E, Llera-Rojas VG, Leyva-Gómez G, et al. The emulsification-diffusion method to obtain polymeric nanoparticles ［M］. Nanoscale Fabrication, Optimization, Scale-Up and Biological Aspects of Pharmaceutical Nanotechnology. Amsterdam, The Netherlands；Elsevier. 2018：51-83.

［3］Banik BL, Fattahi P, Brown JL. Polymeric nanoparticles: The future of nanomedicine ［J］. Wiley Interdiscip Rev Nanomed Nanobiotechnol, 2016，8：271-299.

［4］Kamaly N, Yameen B, Wu J, et al. Degradable controlled-release polymers and polymeric nanoparticles: Mechanisms of controlling drug release ［J］. Chem Rev, 2016，116：2602-2663.

［5］HucmJ, Zhang L, Aryal S, et al. Erythrocyte membrane-camouflaged polymeric nanoparticles as a biomimetic delivery platform ［J］. Proc Natl Acad Sci U S A, 2011，108：10980-10985.

［6］Parodi A, Quattrocchi N, Van De Ven AL, et al. Synthetic nanoparticles functionalized with biomimetic leukocyte membranes possess cell-like functions ［J］. Nature Nanotechnology, 2013，8：61-68.

［7］El-Say KM, El-Sawy HS. Polymeric nanoparticles: Promising platform for drug delivery ［J］. Int J Pharm, 2017，528：675-691.

［8］Wichit A, Tangsumranjit A, Pitaksuteepong T, et al. Polymeric micelles of PEG-PE as carriers of all-trans retinoic acid for stability improvement ［J］. AAPS PharmSciTech, 2012，13：336-343.

［9］Panyam J, Labhasetwar V. Biodegradable nanoparticles for drug and gene delivery to cells and tissue

［J］. Adv Drug Del Rev, 2012，64：61-71.

［10］Blanco E, Shen H, Ferrari M. Principles of nanoparticle design for overcoming biological barriers to drug delivery［J］. Nature Biotechnol, 2015，33：941-951.

［11］Güngör S, Kahraman E, Ozsoy Y. Polymeric micelles for cutaneous drug delivery［M］. Nano based drug delivery. Zagerb, Croatia；IAPC Publishing. 2015：369-387.

［12］Movassaghian S, Merkel OM, Torchilin VP. Applications of polymer micelles for imaging and drug delivery［J］. WIRES Nanomed Nanobi, 2015，7：691-707.

［13］Cagel M, Tesan FC, Bernabeu E, et al. Polymeric mixed micelles as nanomedicines: Achievements and perspectives［J］. Eur J Pharm Biopharm, 2017，113：211-228.

［14］Williford JM, Santos JL, Shyam R, et al. Shape control in engineering of polymeric nanoparticles for therapeutic delivery［J］. Biomater Sci, 2015，3：894-907.

［15］Soni KS, Desale SS, Bronich TK. Nanogels: An overview of properties, biomedical applications and obstacles to clinical translation［J］. J Control Release, 2016，240：109-126.

［16］Sharma A, Garg T, Aman A, et al. Nanogel--an advanced drug delivery tool: Current and future ［J］. Artif Cell Nanomed B, 2016，44：165-177.

［17］Molina M, Asadian-Birjand M, Balach J, et al. Stimuli-responsive nanogel composites and their application in nanomedicine［J］. Chem Soc Rev, 2015，44：6161-6186.

［18］Mavuso S, Marimuthu T, Choonara Y, et al. A review of polymeric colloidal nanogels in transdermal drug delivery［J］. Curr Pharm Des, 2015，21：2801-2813.

［19］Bouillot P, Vincent B. A comparison of the swelling behaviour of copolymer and interpenetrating network microgel particles［J］. Colloid Polym Sci, 2000，278：74-79.

［20］Pelton R. Temperature-sensitive aqueous microgels［J］. Adv Colloid Interfac, 2000，85：1-33.

［21］Deen RG, Loh JX. Stimuli-responsive cationic hydrogels in drug delivery applications［J］. Gels, 2018，4：13-26.

［22］Alvarez-Lorenzo C, Bromberg L, Concheiro A. Light-sensitive intelligent drug delivery systems ［J］. Photochem Photobiol, 2009，85：848-860.

［23］Ma YK, Ge YX, Li LB. Advancement of multifunctional hybrid nanogel systems: construction and application in drug co-delivery and imaging technique［J］. Mat Sci Eng C-Mater, 2017，71：1281-1292.

［24］Hosseinifar T, Sheybani S, Abdouss M, et al. Pressure responsive nanogel base on alginate-cyclodextrin with enhanced apoptosis mechanism for colon cancer delivery［J］. J Biomed Mater Res A, 2017，106：349-359.

［25］Kumar P, Liu B, Behl G. A comprehensive outlook of synthetic strategies and applications of redoxresponsive nanogels in drug delivery [J]. Macromol Biosci, 2019, 19: 1–28.

[26] Hajebi S, Rabiee N, Bagherzadeh M, et al. Stimulus–responsive polymeric nanogels as smart drug delivery systems [J]. Acta Biomater, 2019, 92: 1–18.

[27] Kabanov AV, Vinogradov SV. Nanogels as pharmaceutical carriers: Finite networks of infinite capabilities [J]. Angew Chem Int Ed Engl, 2009, 48: 5418–5429.

[28] Phatak A, Praveen C. Development and evaluation of nanogel as a carrier for transdermal delivery of aceclofenac [J]. Asian J Pharm Technol, 2012, 2: 125–132.

[29] Tomalia DaH, Baker H, Dewald JR, et al. A new class of polymers: Starburst–dendritic macromolecules [J]. Polym J, 1985, 17: 117–132.

[30] Dave K, Krishna Venuganti VV. Dendritic polymers for dermal drug delivery [J]. Ther Deliv, 2017, 8: 1077–1096.

[31] Cheng YY, Xu ZH, Maml, et al. Dendrimers as drug carriers: Applications in different routes of drug administration [J]. J Pharm Sci, 2008, 97: 123–143.

[32] Palmerston Mendes L, Pan JY, Torchilin PV. Dendrimers as nanocarriers for nucleic acid and drug delivery in cancer therapy [J]. Molecules, 2017, 22: 1401–1422.

[33] 程慧芳，程晓红. 功能树枝状大分子的研究进展 [J]. 云南化工. 2017, 44: 6–12.

[34] Araujo RV, Santos SDS, Igne Ferreira E, et al. New advances in general biomedical applications of PAMAM dendrimers [J]. Molecules, 2018, 23: 2849–2876.

[35] Kim Y, Park EJ, Na DH. Recent progress in dendrimer–based nanomedicine development [J]. Arch Pharm Res, 2018, 41: 571–582.

[36] Wang W, Xiong W, Zhu YH, et al. Protective effect of PEGylation against poly（amidoamine）dendrimer–induced hemolysis of human red blood cells [J]. J Biomed Mater Res B, 2010, 93B: 59–64.

[37] D'emanuele A, Attwood D. Dendrimer–drug interactions [J]. Adv Drug Deliv Rev, 2005, 57: 2147–2162.

[38] Quintanar–Guerrero D, Allemann E, Doelker E, et al. Preparation and characterization of nanocapsules from preformed polymers by a new process based on emulsification–diffusion technique [J]. Pharm Res, 1998, 15: 1056–1062.

[39] Reis CP, Neufeld RJ, Ribeiro AJ, et al. Nanoencapsulation I. methods for preparation of drug–loaded polymeric nanoparticles [J]. Nanomedicine, NBM. 2006, 2: 8–21.

[40] Mora–Huertas CE, Fessi H, Elaissari A. Polymer–based nanocapsules for drug delivery [J]. Int J Pharm, 2010, 385: 113–142.

[41] Quintanar–Guerrero D, Allemann E, Fessi H, et al. Preparation techniques and mechanisms of

formation of biodegradable nanoparticles from preformed polymers [J]. Drug Dev Ind Pharm, 1998, 24 : 1113-1128.

[42] Sukhorukov GB, Donath E, Lichtenfeld H, et al. Layer-by-layer self assembly of polyelectrolytes on colloidal particles [J]. Colloid Surface A, 1998, 137 : 253-266.

[43] Agarwal A, Lvov Y, Sawant R, et al. Stable nanocolloids of poorly soluble drugs with high drug content prepared using the combination of sonication and layer-by-layer technology [J]. J Control Release, 2008, 128 : 255-260.

[44] Campbell CSJ, Contreras-Rojas LR, Delgado-Charro MB, et al. Objective assessment of nanoparticle disposition in mammalian skin after topical exposure [J]. J Control Release, 2012, 162 : 201-207.

[45] Kahraman E, Gungor S, Ozsoy Y. Potential enhancement and targeting strategies of polymeric and lipid-based nanocarriers in dermal drug delivery [J]. Ther Del, 2017, 8 : 967-985.

[46] Zhang Z, Tsai PC, Ramezanli T, et al. Polymeric nanoparticles-based topical delivery systems for the treatment of dermatological diseases [J]. WIRES Nanomed Nanobi, 2013, 5 : 205-218.

[47] Cheng CJ, Tietjen GT, Saucier-Sawyer JK, et al. A holistic approach to targeting disease with polymeric nanoparticles [J]. Nat Rev Drug Discov, 2015, 14 : 239-247.

[48] Carter P, Narasimhan B, Wang Q. Biocompatible nanoparticles and vesicular systems in transdermal drug delivery for various skin diseases [J]. Int J Pharm, 2019, 555 : 49-62.

[49] Alvarez-Román R, Naik A, Kalia YN, et al. Skin penetration and distribution of polymeric nanoparticles [J]. J Control Release, 2004, 99 : 53-62.

[50] Shim J, Kang HS, Park WS, et al. Transdermal delivery of mixnoxidil with block copolymer nanoparticles [J]. J Control Release, 2004, 97 : 477-484.

[51] Hasanovic A, Zehl M, Reznicek G, et al. Chitosan-tripolyphosphate nanoparticles as a possible skin drug delivery system for aciclovir with enhanced stability [J]. J Pharm Pharmacol, 2009, 61 : 1609-1616.

[52] Ramezanli T, Zhang Z, Michniak-Kohn BB. Development and characterization of polymeric nanoparticle-based formulation of adapalene for topical acne therapy [J]. Nanomedicine, 2017, 13 : 143-152.

[53] Mao KL, Fan ZL, Yuan JD, et al. Skin-penetrating polymeric nanoparticles incorporated in silk fibroin hydrogel for topical delivery of curcumin to improve its therapeutic effect on psoriasis mouse model [J]. Colloids Surf B Biointerfaces, 2017, 160 : 704-714.

[54] Miyazaki S, Takahashi A, Kubo W, et al. Poly n-butylcyanoacrylate (PNBCA) nanocapsules as a carrier for NSAIDs: In vitro release and in vivo skin penetration [J]. J Pharm Pharm Sci, 2003, 6:

238–245.

［55］Luo H, Li H, Yang X, et al. A nanoscale polymeric penetration enhancer based on polylysine for topical delivery of proteins and peptides［J］. J Pharm Sci, 2016, 105：3585–3593.

［56］王楠. 具有美白和抑菌双重功效的竹叶黄酮纳米粒子［D］. 杭州；浙江大学, 2017.

［57］李普旺, 杨子明, 赵国祯, 等. 祛斑复合物纳米微脂囊、其制备方法及其应用：CN104784086A［P］. 2015–05–14.

［58］白秉烈, 金恩美, 黄俊永. 含有不同分子量透明质酸的化妆品组合物：CN107550750A［P］. 2017–06–30.

［59］Guterres SS, Alves MP, Pohlmann AR. Polymeric nanoparticles, nanospheres and nanocapsules, for cutaneous applications［J］. Drug Target Insights, 2007, 2：147–157.

［60］Malmsten M, Lindman B. Self–assembly in aqueous block copolymer solutions［J］. Macromolecules, 1992, 25：5440–5445.

［61］Yang L, Wu X, Liu F, et al. Novel biodegradable polylactide/poly（ethylene glycol）micelles prepared by direct dissolution method for controlled delivery of anticancer drugs［J］. Pharm Res, 2009, 26：2332–2342.

［62］Tan LW, Peng JR, Zhao Q, et al. A novel MPEG–PDLLA–PLL copolymer for docetaxel delivery in breast cancer therapy［J］. Theranostics, 2017, 7：2652–2672.

［63］Teng FF, Deng PZ, Song ZM, et al. In vitro characterization of pH–sensitive azithromycin–loaded methoxy poly（ethylene glycol）–block–poly（aspartic acid–graft–imidazole）micelles［J］. J Colloid Interf Sci, 2017, 496：16–25.

［64］Kwon GS, Naito M, Yokoyama M, et al. Physical entrapment of adriamycin in ab block–copolymer micelles［J］. Pharma Res, 1995, 12：192–195.

［65］Mu L, Sprando RL. Application of nanotechnology in cosmetics［J］. Pharm Res, 27：1746–1749.

［66］Yotsumoto K, Ishii K, Kokubo M, et al. Improvement of the skin penetration of hydrophobic drugs by polymeric micelles［J］. Int J Pharm, 2018, 553：132–140.

［67］Lapteva M, Mondon K, Moller M, et al. Polymeric micelle nanocarriers for the cutaneous delivery of tacrolimus: A targeted approach for the treatment of psoriasis［J］. Mol Pharm, 2014, 11：2989–3001.

［68］Bachhav YG, Mondon K, Kalia YN, et al. Novel micelle formulations to increase cutaneous bioavailability of azole antifungals［J］. J Control Release, 2011, 153：126–132.

［69］Lapteva M, Santer V, Mondon K, et al. Targeted cutaneous delivery of ciclosporin a using micellar nanocarriers and the possible role of inter–cluster regions as molecular transport pathways［J］. J Control Release, 2014, 196：9–18.

［70］Makhmalzade BS, Chavoshy F. Polymeric micelles as cutaneous drug delivery system in normal skin and dermatological disorders［J］. J Adv Pharm Technol Res, 2018，9：2-8.

［71］Laredj-Bourezg F, Bolzinger MA, Pelletier J, et al. Skin delivery by block copolymer nanoparticles（block copolymer micelles）［J］. Int J Pharm, 2015，496：1034-1046.

［72］Deng P, Teng F, Zhou F, et al. Methoxy poly（ethylene glycol）-b-poly（delta-valerolactone）copolymeric micelles for improved skin delivery of ketoconazole［J］. J Biomater Sci Polym Ed, 2017，28：63-78.

［73］Rhein L, Chaudhuri B, Jivani N, et al. Targeted delivery of salicylic acid from acne treatment products into and through skin: Role of solution and ingredient properties and relationships to irritation［J］. J Cosmet Sci, 2004, 55：65-80.

［74］Zheng X, Wang X, Gou M, et al. A novel transdermal honokiol formulation based on Pluronic F127 copolymer［J］. Drug Deliv, 2010，17：138-144.

［75］Tong YC, Yu TY, Chang SF, et al. Nanopolymeric micelle effect on the transdermal permeability, the bioavailability and gene expression of plasmid［J］. Mol Pharm, 2012，9：111-120.

［76］靳佳慧，马静，刘征辉，等. 氧化白藜芦醇溶解性、油水分配系数和胶束制备及其透皮性能的研究［J］. 时珍国医国药, 2019，30：1615-1618.

［77］张晓宇，侯彩平，赵丽萍，等. 橙皮素胶束溶液的制备及透明质酸对其稳定性和经皮渗透作用的影响［J］. 日用化学工业, 2016，46：92-96.

［78］曹玉华，卓小露，倪鑫炯，等. 一种两亲性聚合物包覆的类维生素A包覆胶束及化妆品组合物：CN103565676A［P］. 2013-11-08.

［79］何峰，陈淑贤，金莎莎，等. 一种水溶性纳米精油胶束溶液及其制备方法：CN109260029A［P］. 2018-11-30.

［80］Sultana F, Manirujjaman, Imran-Ul-Haque M, et al. An overview of nanogel drug delivery system［J］. J Appl Pharm Sci, 2013, 3：95-105.

［81］Zhang H, Zhai YJ, Wang J, et al. New progress and prospects: The application of nanogel in drug delivery［J］. Mat Sci Eng C, 2016，60：560-568.

［82］Takeo M, Mori T, Niidome T, et al. A polyion complex nanogel［J］. J Colloid Interfac, 2013，390：78-84.

［83］Zhang XJ, Malhotra S, Molina M, et al. Micro- and nanogels with labile crosslinks - from synthesis to biomedical applications［J］. Chem Soc Rev, 2015，44：1948-1973.

［84］Oh JK, Drumright R, Siegwart DJ, et al. The development of microgels/nanogels for drug delivery applications［J］. Prog Polym Sci, 2008，33：448-477.

［85］Mcallister K, Sazani P, Adam M, et al. Polymeric nanogels produced via inverse microemulsion polymerization as potential gene and antisense delivery agents [J]. J Am Chem Soc, 2002, 124: 15198-15207.

[86] Giulbudagian M, Rancan F, Klossek A, et al. Correlation between the chemical composition of thermoresponsive nanogels and their interaction with the skin barrier [J]. J Control Release, 2016, 243: 323-332.

[87] 杨盟. 雷公藤甲素纳米凝胶的构建及其透皮转运机制研究 [D]. 上海: 中国人民解放军海军军医大学, 2018.

[88] Sahle FF, Giulbudagian M, Bergueiro J, et al. Dendritic polyglycerol and N-isopropylacrylamide based thermoresponsive nanogels as smart carriers for controlled delivery of drugs through the hair follicle [J]. Nanoscale, 2016, 9: 172-182.

[89] Panonnummal R, Jayakumar R, Sabitha M. Comparative anti-psoriatic efficacy studies of clobetasol loaded chitin nanogel and marketed cream [J]. Eur J Pharm Sci, 2017, 96: 193-206.

[90] Chen Y, Zhu DP, Xiong XP, et al. Magnesium oil enriched transdermal nanogel of methotrexate for improved arthritic joint mobility, repair, and reduced inflammation [J]. J Microencapsul, 2020, 37: 77-90.

[91] Menshawe SFE, Aboud HM, Elkomy MH, et al. A novel nanogel loaded with chitosan decorated bilosomes for transdermal delivery of terbutaline sulfate: Artificial neural network optimization, in vitro characterization and in vivo evaluation [J]. Drug Deliv Transl Res, 2020, 10: 471-485.

[92] 岳鹏飞, 杨明, 谢锦, 等. 天然美白抗氧化组合物及由其制备的纳米凝胶化妆品: CN108904316A [P]. 2018-11-30.

[93] 朱丽芳, 周莲, 刘铸, 等. 微凝胶的合成及其在保湿霜中的应用 [J]. 日用化学工业, 2007, 37: 313-316.

[94] 渡边百合香, 长井宏一. 水包油型化妆品: CN110461301A [P]. 2019-11-15.

[95] Boas U, Heegaard PM. Dendrimers in drug research [J]. Chem Soc Rev, 2004, 33: 43-63.

[96] 郑世昭, 徐伟箭. 树枝状大分子的合成与研究进展 [J]. 化工新型材料, 2003, 31: 16-19.

[97] Kesharwani P, Jain K, Jain NK. Dendrimer as nanocarrier for drug delivery [J]. Prog Polym Sci, 2014, 39: 268-307.

[98] Yang Y, Sunoqrot S, Stowell C, et al. Effect of size, surface charge, and hydrophobicity of poly (amidoamine) dendrimers on their skin penetration [J]. Biomacromolecules, 2012, 13: 2154-2162.

[99] Sun MJ, Fan AP, Wang Z, et al. Dendrimer-mediated drug delivery to the skin [J]. Soft Matter, 2012, 8: 4301-4306.

[100] Venuganti VV, Perumal OP. Poly (amidoamine) dendrimers as skin penetration enhancers:

influence of charge, generation, and concentration [J]. J Pharm Sci, 2009, 98：2345-2356.

[101] Venuganti VV, Sahdev P, Hildreth M, et al. Structure-skin permeability relationship of dendrimers [J]. Pharm Res, 2011, 28：2246-2260.

[102] Venuganti VV, Perumal OP. Effect of poly (amidoamine)(PAMAM) dendrimer on skin permeation of 5-fluorouracil [J]. Int J Pharm, 2008, 361：230-238.

[103] Borowska K, Wołowiec S, Rubaj A, et al. Effect of polyamidoamine dendrimer G3 and G4 on skin permeation of 8-methoxypsoralene - in vivo study [J]. Int J Pharm, 2012, 426：280-283.

[104] Manikkath J, Hegde AR, Kalthur G, et al. Influence of peptide dendrimers and sonophoresis on the transdermal delivery of ketoprofen [J]. Int J Pharm, 2017, 521：110-119.

[105] Bahadoran A, Moeini H, Bejo MH, et al. Development of Tat-conjugated dendrimer for transdermal DNA vaccine delivery [J]. J Pharm Pharm Sci, 2016, 19：325-338.

[106] Pentek T, Newenhouse E, O'brien B, et al. Development of a topical resveratrol formulation for commercial applications using dendrimer nanotechnology [J]. Molecules, 2017, 22：137-152.

[107] 埃莱娜·哈奇基恩, 奥德丽·理查德. 包括带有碳硅氧烷树枝状大分子单元的聚合物和膨胀聚合物颗粒的化妆品组合物: CN106170280A [P]. 2016-11-30.

第八章　无机纳米载体技术

第一节　概述

除了有机材料和聚合物材料制备的纳米载体外，无机材料制备的纳米载体也可作为药物的经皮给药载体。无机纳米载体粒径一般小于 100 nm，其尺寸、形貌可控性好，比表面积大，易于进行功能化修饰。除了具备常规纳米载体特性之外，无机纳米载体还具备独特的电、磁、光、力学性质，使其在医学成像、医学诊断试剂、组织修复、药物靶向递送以及诊断治疗一体化等生物医学领域得到了广泛的研究和应用[1]。

无机纳米载体主要包括磁性纳米粒（magnetic nanoparticles）、介孔二氧化硅纳米材料（mesoporous silica nanomaterials）、碳纳米材料（carbon nanomaterials）、金纳米材料（gold nanomaterials）和量子点（quantum dots）等，其典型形貌和结构如图 8-1 所示[1]。

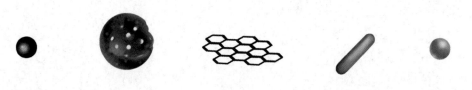

| 磁性纳米粒 | 介孔二氧化硅 | 碳纳米材料 | 金纳米材料 | 量子点 |

图 8-1　无机纳米载体的典型形貌和结构

除上述无机纳米载体之外，一些无机纳米材料本身皮肤渗透能力较差，但因其特性可在皮肤表面局部使用，具有抗菌、光保护等功能。如纳米银具有较高的抗菌活性，被广泛用于治疗烧伤、开放性伤口和慢性溃疡中的细菌感染。二氧化钛（TiO_2）和氧化锌（ZnO）纳米颗粒常在化妆品防晒配方中作为物理防晒剂，用于抵抗紫外线引起的皮肤损伤。

无机纳米载体的制备方法多样，可通过"自上而下"（top-down）或"自下而上"（bottom-up）的物理或化学方法进行制备。不同无机纳米载体的具体制备方法和功能化修饰将在下述各节内容详细介绍。

　　无机纳米载体具有载药性能好、可实现药物靶向递送和药物的可控释放等特性，近年来，在抗肿瘤药物靶向纳米制剂、多肽蛋白质药物制剂、基因药物纳米制剂、难溶药物纳米制剂以及经皮给药纳米制剂等方面展现出良好的应用前景，开发基于无机纳米粒子的新型透皮纳米器件是纳米医学发展最快的领域之一。

第二节　磁性纳米粒

一、分类和特点

　　磁性纳米粒指具有磁性、顺磁性和超顺磁性的金属与其衍生物所形成的纳米尺度的磁性粒子，包括金属纳米粒（如 Fe、Ni、Co 等）、金属氧化物纳米粒（如 Fe_3O_4、$\gamma-Fe_2O_3$、MnO、Mn_3O_4 等）、铁氧体纳米粒（如 $MnFe_2O_4$、$CoFe_2O_4$ 等）以及合金纳米粒（如 Fe_3S_4、Sm_2Fe、FePt、SmCo、NdFeB 等）。磁性纳米粒作为一种磁性介质，通过表面功能化修饰后，还可与其他有机或无机载体相结合，进而制备出不同类型和功能的药物纳米载体系统，如磁性纳米球 / 纳米囊（magnetic nanospheres/nanocapsules）、磁性微乳（magnetic microemulsions）和磁性脂质体（magnetic liposomes）等。

二、制备方法

　　磁性纳米粒的制备方法比较多，除了常用的物理方法、化学方法，还包括微生物方法[2]。物理方法包括气相沉积和电子束光刻等，其优势在于可大规模生产并获得高纯度的磁性纳米粒，但难以在纳米尺度上对粒子形貌进行控制。化学制备方法包括共沉淀法、高温热解法、水热合成法、溶胶凝胶法、纳米反应器合成以及超临界流体法等。与物理制备方法相比，化学方法，特别是共沉淀法、高温热解法和水热合成法等方法优势明显，不仅合成过程简单，而且能够有效控制纳米粒的尺寸、结晶度、均匀性和表面性质。此外，微生物方法也用于制备磁性纳米粒，具有绿色环保，可有效消除或减少制备过程中的毒性原料和副产物等优势。

（一）共沉淀法

共沉淀法是最早采用制备磁性纳米粒的化学合成方法，按照以下方程式为原理进行化学合成[2]：

$$2Fe^{3+} + Fe^{2+} + 8OH^- \rightleftharpoons Fe_3O_4 + 4H_2O$$

在碱性溶液环境下，将二价亚铁盐和三价铁盐按 2 : 1 摩尔比投料，铁盐在强碱性溶液中瞬间水解，结晶形成磁性铁氧体纳米粒。通过调节铁离子强度、溶液酸碱度和反应温度等条件，可控制合成磁性纳米粒的类型，其优势在于制备过程简单、可大规模生产，具有潜在的工业价值。然而，该方法制备的磁性纳米粒粒径分布较宽，结晶度也不佳，在一定程度上降低了它们的磁化率。

（二）高温热解法

高温热解法可以获得结晶度高、单分散性好的磁性纳米粒，其基本工艺是在300℃左右的高温下，有机金属配合物前体在含有表面活性剂的有机溶剂中分解，进而形成纳米粒。如 Dokyoon 等[3]以油酸作为表面活性剂，将乙酰丙酮铁添加到苄基醚有机溶剂中，在290℃热分解制得粒径范围为 20~160 nm 的磁性纳米粒。该方法可通过调节前体和表面活性剂的浓度以及加热速率、加热温度、加热时间等工艺参数来控制纳米粒的大小和形貌。高温热解法的主要优点是合成的磁性纳米材料结晶度高、形貌可控、粒度分布窄。

（三）水热合成法

水热合成法可认为是一种"高温"共沉淀法，将含有前体化合物的水相体系置于密闭反应釜加热，在高温高压的反应条件下一步生成磁性纳米粒，可有效解决高温热解法制备的纳米粒在水溶液中分散性差的问题。反应过程的高温高压条件有利于晶体生长，获得高结晶度的磁性纳米粒。类似地，可通过调节前体化合物的种类和浓度、溶剂、稳定剂以及工艺参数（如反应温度、时间等）来调控产物的生成。Chen 等[4]在氮气保护下将甲氧基亚铁在甲氧乙醇中回流 4 小时，然后在磁力搅拌下加入一定量水与甲氧乙醇的混合溶液，在水热釜中进行反应，得到了不同粒径的 Fe_3O_4 纳米粒。与共沉淀法相比，水热法产率相对较低，且对反应设备要求较高。

（四）微生物合成法

微生物合成法是指利用自然界中的细菌、真菌和放线菌等微生物的生长在常温和常压下矿化合成磁性纳米粒，是一种将纳米技术与微生物技术相结合的"绿色化学"途径，具有产量高、重现性好、成本低和大规模生产等优势，可制备 5~90 nm 的磁性纳米粒。据报道，铁（Ⅲ）- 还原菌如热厌氧菌（*Thermoanaerobacter ethanolicus* strain TOR 39）和希瓦氏菌（*Shewanella loihica* strain PV-4）在厌氧条件下可用于合成 Fe_3O_4 磁性纳米粒[2]。

三、表面修饰

表面修饰是指通过物理方法或化学方法对纳米粒的表面进行处理，从而使其表面的物理和化学性质发生改变。在没有任何表面涂层的情况下，磁性纳米粒具有疏水表面，由于粒子之间的疏水作用，这些粒子易于聚集并形成大的团簇，粒径增大导致不稳定。此外，磁性纳米粒本身具有较大的比表面积以及磁性能，易于发生聚集、沉降。因此，对磁性纳米粒子的表面进行功能化修饰，不仅能改善其水分散性和稳定性，而且还能提高其反应特异性和生物相容性。磁性纳米粒的稳定性改善一般可以通过静电作用或空间位阻作用实现，其表面修饰主要包括有机小分子修饰、有机高分子修饰以及无机纳米材料修饰（表 8-1）[5]。此外，一些生物分子，如抗体、蛋白配体等可以通过酰胺键或酯键化学耦合于磁性纳米粒的表面聚合物上，从而显示出良好的生物靶向性[5]。

表 8-1　磁性纳米粒常用表面修饰剂及其优点

类型	修饰剂	优点
有机小分子	硅烷偶联剂（KH570、KH550 等）	表面引入反应基团，可使其进一步功能化
	表面活性剂（如油酸、月桂酸等）	提高胶体稳定性，控制粒径大小，改善表面性能，引入功能基团，如羧基等
有机高分子	聚乙二醇（PEG）	非共价键结合在表面，提高生物相容性，延长血液循环时间
	聚乙烯吡咯烷酮（PVP）	延长血液循环时间，提高胶体稳定性
	聚乙烯醇（PVA）	阻止纳米粒团聚，改善水分散性
	右旋糖酐	延长血液循环时间，提高胶体稳定性
	聚丙烯酸	提高稳定性和生物相容性，增强生物黏附性
	多肽	有利于药物靶向递送
	壳聚糖	提高生物相容性，改善水分散性
	明胶	作为凝胶剂，提高生物相容性和水分散性
无机材料	SiO_2，Au 等	提高胶体稳定性，有利于在纳米粒表面结合各种生物配体

四、在经皮给药中的应用

磁性纳米粒粒径小，具有优异的磁特性，在经皮给药领域具有独特的应用前景，如用于药物皮肤靶向递送、皮肤疾病的早期诊断以及作为光动力治疗光敏剂的载体等。研究表明，尺寸小于 10 nm 的磁性纳米粒可通过角质层脂质基质和毛囊孔，被动穿透皮肤角质层到达活性表皮和毛囊[6]。磁性纳米粒经皮给药促渗作用机制还包括磁导入，即通过外加磁场促进药物透过皮肤屏障。

Rao 等[7]首次将超顺磁性氧化铁纳米粒（superparamagnetic iron oxide nanoparticles，SPIONs）应用于经皮给药治疗皮肤癌。在 SPIONs 表面通过共价键偶联抗肿瘤药物表阿霉素（Epirubicin，EPI），制备了粒径为 10 nm 的载药磁性纳米粒 EPI-SPIONs。研究了外加磁场对 EPI-SPIONs 穿透人皮肤的影响，并采用 TEM 观察人体皮肤切片。结果表明，在磁场作用下，EPI-SPIONs 可通过毛囊等皮肤附属器途径渗透进入皮肤深层到达肿瘤病灶，被肿瘤细胞摄取，在肿瘤细胞内高酸性的环境中释放 pH 敏感药物从而发挥疗效（图 8-2）[7]。因此，SPIONs 作为药物载体可通过磁靶向经皮递送抗肿瘤药物治疗皮肤癌。

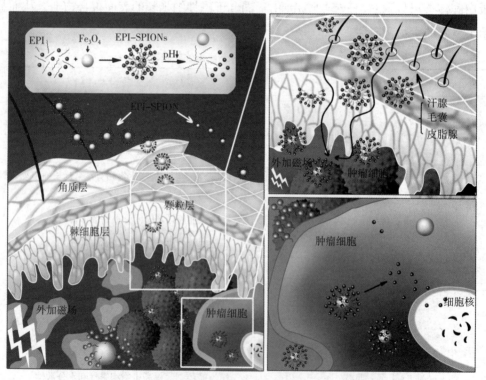

图 8-2 EPI-SPIONs 通过外加磁场经皮给药治疗皮肤癌原理

Chen 等[8]采用超临界 CO_2 增强溶液分散度的方法制备了负载抗肿瘤药物甲氨

蝶呤（methotrexate，MTX）的丝素蛋白（silk fibroin，SF）磁性纳米粒（MTX–Fe_3O_4–SF），平均粒径为 75 nm。采用豚鼠背部皮肤进行体外试验，对不同磁场下药物经皮渗透与被动扩散的关系进行了研究。结果表明，采用恒定磁场、交变磁场和恒定/交变磁场时，MTX 的渗透通量增强因子（有磁场时的渗透通量/无磁场时的渗透通量）逐渐增大。与被动给药组相比，不同磁场下 MTX 的累积渗透量均具有显著性差异（$P < 0.05$）。相同磁场强度下，交变磁场对 MTX 的渗透促进作用大于恒定磁场（$P < 0.05$），表明载药磁性纳米粒在水平方向上的驱动力比在垂直方向上的驱动力更有利于 MTX 在皮肤渗透。恒定磁场和交变磁场的结合，可以在水平和垂直方向产生类似按摩的驱动力，使得 MTX 的皮肤渗透效果达到最佳（$P < 0.01$）。FTIR 研究表明，交变磁场可以改变角质层脂质双层膜的有序结构，使其由凝胶状态转变为脂质结晶状态，从而提高角质层脂质的流动性，增强皮肤的渗透性。

Primo 等[9]将光敏性药物替莫泊芬（Foscan®）作为光敏剂，添加到磁性纳米乳中，通过光动力疗法治疗皮肤癌。利用 Franz 扩散池和猪耳皮肤进行体外试验，结果表明，非磁性纳米乳光敏剂的渗透率为 12.0 μg/（$cm^2 \cdot h$），滞留率为（0.3 ± 0.05）μg/cm^2；而磁性纳米乳光敏剂的渗透率可达 21.2 μg/（$cm^2 \cdot h$），滞留率达（1.1 ± 0.05）μg/cm^2。由此可见，纳米磁性粒不仅提高了光敏剂在皮肤中的渗透，而且显著增加了其在皮肤中的蓄积量。Primo 等[10]以酞菁锌作为光敏剂添加到磁性纳米乳中，通过胶带剥离法进行体外皮肤渗透和滞留研究，得到了类似的结果，即磁性纳米乳液中酞菁锌在角质层、活性表皮以及真皮的蓄积量均显著高于非磁性纳米乳。

Zhang 等[11]研制了同时载负抗肿瘤药物和光敏剂的超顺磁性纳米粒经皮给药系统，在恒定磁场作用下可实现药物和光敏剂的肿瘤靶向递送。该经皮给药系统以 Fe_3O_4 纳米粒为核，首先包被阿霉素和血卟啉单甲醚双负载水凝胶，然后将叶酸接枝到复合材料表面，构建了激光敏化磁性纳米粒（LMNs），再将其负载到细菌纤维素膜中。通过经皮给药方式在恒定磁场（100 mT，12 小时）和 He–Ne 激光照射（633 nm，10 分钟）下作用于 Balb/c 小鼠 MCF-7 乳腺癌模型。给药后第 14 天，与对照组相比，靶向给药组肿瘤体积缩小至（40.8 ± 5.4）mm^3，肿瘤生长抑制率为 80.38%。研究表明，激光激活和磁靶向的 LMNs 对乳腺癌的抑制作用具有良好的协同效应，是一种有效的浅表癌治疗方法。

第三节 介孔二氧化硅纳米材料

一、分类、特点及制备方法

国际纯粹与应用化学协会定义，孔径尺寸小于 2 nm 的多孔材料为微孔材料，大于 50 nm 的多孔材料为大孔材料，介于 2~50 nm 的多孔材料为介孔材料。介孔二氧化硅纳米材料（mesoporous silica nanomaterials，MSNs）是一类粒径在 50~200 nm，孔径介于 2~50 nm，有规则孔道结构的无机多孔高分子纳米材料。MSNs 具有热稳定性和化学稳定性好、比表面积（700~1000 m^2/g）和孔体积（0.6~1 cm^3/g）高、表面易被功能化修饰、生物相容性优异等特点。目前，在生物成像、生物传感、骨修复与支架工程、生物催化以及药物递送等领域得到广泛研究和应用[12]。MSNs 的制备主要包括五个要素，即：无机物种（骨架元素的物质源）、结构导向剂（表面活性剂）、溶剂相（常为水）、酸碱相和催化剂。介孔材料的组成、结构和性能，主要取决于合成体系中无机物种、表面活性剂以及溶剂相的结构和性能，其中尤为重要的是表面活性剂的选择和用法。制备方法主要包括水热法、模板法和溶胶 - 凝胶法等。水热法，高温高压下在水溶液或蒸气等流体中进行化学反应，经分离和热处理可得到介孔材料。模板法，采用的是模板生长机制，表面活性剂在溶剂中组装成胶束作为模板，随后加入无机物，酸或碱进行搅拌，使之完全反应，再通过水热、陈化以及洗涤、过滤、干燥等步骤，得到有机/无机复合前驱体，然后通过溶剂萃取或灼烧除去表面活性剂，即得到介孔材料。溶胶 - 凝胶法，将无机盐或金属醇盐等前驱体溶于有机溶剂或水中，低温下通过水解、聚合等反应形成溶胶，然后转化为具有一定空间结构的凝胶，凝胶经过干燥得到介孔结构的材料。

MSNs 按照介孔结构不同可分为三类：M41S 系列、SBA 系列和 HMSNs 系列，其具体分类及主要特征见表 8-2[13]。

表 8-2　常见 MSNs 分类及主要特征

分类	代表材料	孔径（nm）	孔道结构
M41S	MCM-41	2~10	蠕虫状，二维孔道
SBA	SBA-15	5~30	棒状，二维孔道
HMSNs	HMSNs	2~10	内部中空结构

以下对不同类型 MSNs 的制备方法进行简要介绍。

（一）M41S 系列

Kresge 等[14]以十六烷基三甲基溴化铵（CTAB）表面活性剂为结构导向剂，通过液晶模板机制制备出高度有序孔道结构的介孔二氧化硅 MCM-41。Yanagisawa 等[15]同样以 CTAB 为结构导向剂，采用水热法制得了相同结构的介孔二氧化硅。在上述合成方法基础上，一系列孔径为 2~10 nm 且可调节的 M41S 系列介孔材料被合成，包括稳定的六方相（hexagonal）的 MCM-41，立方相（cubic）的 MCM-48，不稳定层状相（lamellar）的 MCM-50 和分子有机八聚体（octomer）等。M41S 系列介孔材料突破了原有沸石分子筛孔径小的限制，是有序介孔分子筛材料发展的一个里程碑。

（二）SBA 系列

SBA 系列 MSNs 主要包括 SBA-1、SBA-3、SBA-15 等介孔二氧化硅材料[16, 17]。其中，SBA-15 是以两亲性聚环氧烷嵌段共聚物作为结构导向剂，通过嵌段共聚物自组装和无机材料络合共同作用合成的高度有序二维六方结构的 MSNs。与 MCM-41 相比，SBA-15 具有更厚的孔壁和更大的可调孔径，且孔道之间通过微孔连接，使得物质在孔道之间可以来回交换。SBA-15 生物相容性好、可生物降解，其合成方法被认为是 MSNs 合成技术的一个突破。

（三）HMSNs 系列

前两类 MSNs 系列材料由于载药能力有限，难以满足临床应用要求，因此，研究者通过优化 MSNs 的结构来增加其载药能力。中空介孔二氧化硅纳米粒（hollow mesoporous silica nanoparticles，HMSNs）是一类新型的具有中空结构的 MSNs 材料。HMSNs 兼具中空和介孔的双重优点，规则的孔道结构和球状的中空部分大大提高了其比表面积，不仅能将药物容纳到介孔通道中，还能容纳到中空的内部，因此，HMSNs 具有更高的载药量和更好的载药稳定性。同时，双重结构能实现亲水性和疏水性两种不同性质药物的共包载，为药物的联合治疗提供了新的给药策略。

制备 HMSNs 常用的方法是消除模板法，主要包括"形成核 - 壳结构"和"去除核层"两个步骤[18]。传统的消除模板法存在制备工艺复杂、产品均一性差等缺陷。近年来，逐渐发展了新的合成策略，可制备得到具有独特大空腔、壳体完整、尺寸和孔径均可控的 HMSNs，且工艺重现性好。Fang 等[19]提出一种"阳离子表面活性剂辅助选择性蚀刻法"方法，通过静电作用，阳离子表面活性剂 CTAB 吸附到带负电荷的实心二氧化硅（$sSiO_2$）纳米粒表面，在碱性条件下 $sSiO_2$ 纳米粒被缓慢蚀刻形成可溶性硅酸盐，CTAB 吸附可溶性硅酸盐进行再沉积，不断蚀刻和再沉积最终形成了介孔结构。Li 等[20]采用双模板法，以尺寸可控的 GNPs 为核层硬模板，CTAB 包裹在 GNPs 表面并在 TEOS 的作用下形成壳层厚度可控的介孔模板，经煅烧除去 CTAB 形成介孔二氧化硅壳层，再经酸蚀刻除去 GNPs 内核后，形成一种能控制中空核大小和外壳厚度的 HMSNs。

二、载药及表面修饰

药物载体如果仅通过与药物分子间的氢键、范德华力、静电吸附等物理作用实现对药物的负载，会由于作用力较弱导致药物在体内循环过程中出现泄漏和不可控释放，造成给药剂量不准，达不到有效的治疗效果，甚至产生毒副作用。MSNs 表面有丰富的 Si—OH 键且易被修饰，通过表面修饰的方法可以直接增强药物分子与 MSNs 之间的作用力，同时，修饰的基团可堵住 MSNs 的介孔，防止药物在递送过程的泄漏，并控制药物的释放。随着对治疗水平要求的不断提高，研究者提出了药物递送过程中的"零释放"，即药物在不被机体代谢的情况下靶向递送到病灶部位，并在病灶部位定点释放。利用 MSNs 表面功能化修饰不仅能使药物靶向递送到病灶部位，还能利用病灶部位的特殊环境，如特殊 pH、氧化还原作用、酶解等，实现药物的定点释放。近年来，人们在 MSNs 载药系统的可控性释放和多功能化方面开展了大量研究工作，通过表面修饰，有效解决了 MSNs 生物降解速度快、可控释放能力弱等问题。

MSNs 载药系统可以通过膜包被技术、"门控"方式、刺激性响应等延长药物循环时间、实现药物的可控性释放。Chen 等[21]采用红细胞膜包被 MSNs，利用红细胞膜表面的自我标记分子 CD47 避免被巨噬系统内吞，有效延长了 MSNs 纳米粒在体内的循环时间。Moreno–Villaécija 等[22]利用聚多巴胺类似物作为涂层封堵 MSNs 的介孔，有效控制了药物的释放。Thomas 等[23]将表面修饰热敏感纳米阀、核心包裹磁性粒子的 MSNs 置于振荡磁场中进行物理刺激，诱发高温打开热敏感纳米阀释放药物。

MSNs 易于功能化的表面可以通过修饰靶分子、磁性粒子、荧光分子等实现诊断和治疗的多功能性。Qu 等[24]采用三苯基膦修饰负载疏水性抗癌药物 α- 生育酚琥珀酸酯（α–TOS）的 MSNs 的表面，制得载药系统具有靶向肿瘤细胞线粒体的功能。Chen 等[25]将磁性纳米粒 Fe_2O_3 表面包覆 MSNs 并负载药物，通过自组装将带正电荷的聚电解质和带负电荷的荧光量子点层层包覆在表面，获得了具有生物成像和磁靶向药物递送的多功能纳米载药系统。Zhou 等[26]将掺杂 Mn 的 ZnSe 量子点加载到大孔的 MSNs 中，得到了一种高荧光/MRI 双模式生物成像的纳米材料（MSNs@QDs）。

三、在经皮给药中的应用

MSNs 拥有极高的比表面积、有序的孔隙率和大的孔容使其具有高载药量和扩散驱动渐进释放特性，因此被认为是一种具有缓控释和促渗作用的理想药物载体。MSNs 还具有很好的生物相容性，在经皮给药领域展现出良好的应用前景，如应用于皮肤癌等皮肤疾病的诊断与治疗，以及功效性化妆品中等。

（一）经皮给药应用

甲氨蝶呤（MTX）是银屑病治疗药物，Sapino 等[27]采用浸渍法制备了载 MTX 介孔硅纳米载体（MTX-MSNs）。利用 Franz 扩散池进行猪皮肤离体透皮试验，结果显示，MTX-MSNs 组较游离药物组皮肤中 MTX 滞留量更高，MTX-MSNs 在甘油酯介质中和在水包油乳液介质中药物皮肤滞留量分别增加了 2.4 倍和 2.8 倍。MSNs 可以作为药物分子向周围基质扩散的局部储存库，同时，MSNs 高比表面可使药物与皮肤接触面增加促进药物渗透。另外，研究发现采用乳木果油作为化学促渗剂与 MSNs 协同作用，可进一步增加药物的经皮吸收。因此，MSNs 与化学促渗剂协同作用是一种有效的药物皮肤递送策略，解决了 MTX 在皮肤滞留量低的问题，同时可防止药物进入血液循环所导致的全身性毒副作用。

姜黄素是从天南星科、姜科等植物根茎中提取的二酮类化合物，具有抗炎、抗氧化、抗病毒、抗感染以及抗肿瘤等广泛的药理活性。但是，姜黄素水溶性和脂溶性都较差，经皮渗透效果有限。Hamam 等[28]合成了 MSNs，以油酸作为姜黄素增溶剂和促渗剂，制备了载姜黄素的 MSNs 经皮给药制剂，MSNs 载药量达 98.72%。兔皮肤模型透皮试验显示，姜黄素在 2.73 小时的延迟期后在接收室介质中被检测到。在 27 小时透皮试验中观察到线性扩散模式（$y=0.9357x-2.5545$，$R^2=0.9983$）。同时，姜黄素在不含 MSNs 的水介质或油酸介质中均不能透过家兔皮肤。研究还发现，姜黄素/油酸溶液对皮肤有较强的刺激性，包载后由于 MSNs 的吸附作用，减少了油酸与皮肤的直接接触，可显著降低皮肤刺激性。

（二）化妆品应用

皮肤渗透和功效成分定位是功效化妆品发挥护肤功效重要条件。然而，角质层由具有高度疏水性的脂质构成，活性表皮又具有亲水性，因此，亲水性和疏水性的功效成分均难以经皮渗透。槲皮素（Quercetin，Qu）和芦丁（Rutin，Ru）是黄酮醇类化合物，在化妆品中发挥抗氧化和清除自由基的功效，但溶解性差，光、热不稳定，限制了其在化妆品中的应用。Berlier 等[29]制备了一系列不同质量比的载 Qu 的 MCM-41 型介孔硅纳米载体 QuM-1/X（1/X 代表不同配比），以及与正辛基功能化 MCM-41（octM）的介孔硅纳米载体 QuoctM-1/X。半渗透纤维素膜体外药物释放试验显示，Qu、QuM-1/4 和 QuoctM-1/4 的 Qu 释放率分别为 7.28、5.68、0 mg/cm^2。QuoctM 1/X 较 QuM 1/X 具有更高的药物包封率，包封率范围分别为 74.2%~100.0% 和 70.0%~84.0%。FTIR 表征结果表明，辛基功能化的 MSNs 表面 Si—OH 的氢键作用、范德华力作用较未修饰 MSNs 更强。稳定性试验结果显示，在生理 pH7.4 和酸性 pH5.0 下，180 分钟后，游离组未降解 Qu 的百分比分别为 59.2% 和 83.1%，QuoctM 1/4 分别为 82.4% 和 95.4%，QuM 1/4 分别为 72.1% 和 91.5%。因此，MSNs 可有效防止 Qu 降解。

Sapino 等[30]将 Qu 载负于氨基化介孔硅 MCM-41（NH$_2$-MCM-41），制备了不同质量比的 Qu 和 NH$_2$-MCM-41 复合物（Qu/NH$_2$-MSNs-1/X，1/X 代表不同配比）。分别采用乙醇 / 醋酸缓冲液（20/80 V/V，pH 5.0）和 W/O 乳液为 MSNs 分散体系。猪皮肤模型透皮试验结果显示，游离 Qu 水醇溶液 24 小时皮肤累计渗透量为 3.36 mg/cm^2，游离 QuW/O 乳液为 4.77 mg/cm^2；Qu/NH$_2$-MSNs-1/1 组 24 小时皮肤累计渗透量分别为 9.79 mg/cm^2（水醇溶液为分散体系）和 10.89 mg/cm^2（W/O 乳液为分散体系）。同时，MSNs 显著提高了 Qu 的光稳定性，UVB 照射 24 小时后游离组未降解 Qu 的百分比分别为 52.6% ± 3.6%（水醇溶液）和 88.3% ± 1.6%（W/O 乳液）；而 Qu/NH$_2$-MSNs-1/1 组分别为 76.5% ± 2.1%（水醇溶液）和 98.9% ± 1.8%（W/O 乳液）。

Berlier 等[31]将 Ru 载负于 MCM-41 中（Ru-MCM-41），以及氨丙基功能化 MCM-41 中（Ru-NH$_2$-MCM-41）。猪皮肤体外渗透试验显示，游离组、Ru-MCM-41 和 Ru-NH$_2$-MCM-41 组 Ru 皮肤蓄积量分别为（4.61 ± 0.87）mg/cm^2、（5.23 ± 1.10）mg/cm^2 和（7.52 ± 1.40）mg/cm^2。因此，氨丙基功能化 MSNs 是 Ru 皮肤局部给药的最佳载体。UVB 辐射 90 分钟光稳定性试验结果显示，两种 MSNs 均能够显著提高 Ru 光稳定性。

研究推断，MSNs 增加活性物经皮渗透和皮肤蓄积量，可归因于 MSNs 表面正电荷有利于其吸附在皮肤表面并增大与角质细胞接触面。同时，MSNs 延长活性物释放时间，促进了活性物的皮肤渗透。

甲氧基肉桂酸辛酯（methoxycinnamate，OMC）是一种广泛应用的高效紫外线吸收剂，但其具有光不稳定性和潜在的皮肤渗透性，进入皮肤会导致毒副作用。

Ambrogi 等[32]将 OMC 载负于 MCM-41 并采用不同涂层剂对 MSNs 进行表面修饰,制备了 4 种 MSNs 防晒霜,以辛酸 / 癸酸甘油三酯为接收介质进行了防晒霜的体外释放研究,以含有游离 OMC 和 OMC-MCM-41 物理混合物的乳液作为对照。体外释放试验结果表明,不同 MSNs 防晒霜均具有显著的缓释效果。分光光度法测定显示,与游离 OMC(凡士林为分散介质)比较,MSNs 防晒霜具有更宽的光保护范围。

奎诺二甲基丙烯酸酯(Trolox)是维生素 E 的水溶性衍生物,具有显著的抗氧化作用,能够有效减少紫外线辐射引起的细胞毒性,可作为功效成分应用于防晒化妆品中。但是,紫外线照射下 Trolox 会发生快速光降解。Gastaldi 等[33]将 Trolox 固定到 MCM-41 孔隙中制备了 Trolox/MCM-41 复合物载体,并制备成 O/W 防晒乳液。光降解试验显示,UVB 照射 180 分钟后,O/W 乳液中 Trolox 的降解为初始浓度的39.5%,而在水体系中,Trolox 几乎完全降解。此外,载负于 MSNs 的 Trolox 其自由基清除活性未发生明显改变。

第四节 碳纳米材料

一、分类及特点

碳是生命基本元素之一,有不同的同素异形体,如无定型碳、石墨和金刚石等,它们虽然元素组成相同,但物理和化学性质截然不同。1985 年,富勒烯(fullerenes)的发现打开了碳同素异形体纳米材料的大门。此后,碳纳米管(carbon nanotubes,CNTs)和石墨烯(graphene)相继问世,将碳纳米材料的研究和应用推向了高潮。碳纳米材料,是指至少有一维尺寸小于 100 nm 的石墨材料,包括富勒烯、碳纳米管、石墨烯、石墨烯纳米带、石墨烯量子点、纳米金刚石等。其中 sp^2 杂化的碳,如富勒烯、碳纳米管以及石墨烯,因其优异的特性而成为近年来研究的热点,在高性能复合材料、电子和储能设备以及生物医学等领域显示出巨大的应用潜力。富勒烯、碳纳米管和石墨烯的结构及宏观尺度上的自组装行为如图 8-3 所示[34]。

二、制备方法

富勒烯、碳纳米管和石墨烯的碳原子通过共价键或范德华力可形成三维结构,由于同时存在不同的维数和活性反应位点，因此具有特殊的性质。这些复合材料可以通过多种方法制备，从同素异形体开始，通过原位合成，例如化学气相沉积、高温分解法，或其他液相制备方法，通常包括氧化还原反应[35]。

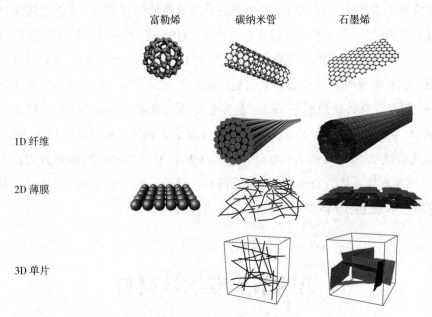

富勒烯　　　　　　碳纳米管　　　　　　石墨烯

1D 纤维

2D 薄膜

3D 单片

图 8-3　富勒烯、碳纳米管和石墨烯的结构及自组装行为

（一）富勒烯

富勒烯 C_{60} 是一类由 12 个五元环和 20 个六元环组成的封闭笼状分子，直径为 0.71 nm，其三维尺寸均小于 1 nm，因而被视为零维（0 D）纳米碳，是继石墨、金刚石之后人们发现的第三种碳元素存在的晶体形态[36]。除 C_{60} 外，C_{24}、C_{28}、C_{32}、C_{36}、C_{50}、C_{60} 和 C_{70} 也具有封闭笼状结构，统称为富勒烯。富勒烯结构独特，性能稳定，还具有很强的光动力活性，清除自由基活性，并可作为基因载体及药物载体，因此在医药领域具有广泛的应用前景。在富勒烯家族中，C_{60} 因结构最稳定且占主导地位而被特别关注。

富勒烯的制备方法主要包括两大类，即蒸发石墨法和苯火焰燃烧法。根据加热方式的不同，蒸发石墨法又可分为激光蒸发石墨法、电弧法、等离子体蒸发石墨法等。制备富勒烯按顺序可分为以下三步：①通过高温加热碳源产生游离碳；②游离碳相互碰撞、结合，生成五元碳环及六元碳环（碳簇）作为前驱体；③五元环及六元环互相连接形成富勒烯[37]。

1. 激光蒸发石墨法　氦气作为保护气体通入特殊装置，当激光束照射在旋转的石墨圆盘时，圆盘受热产生游离碳，游离碳与氦气一起进入整合容器，相互碰撞

形成 C_{60} 和 C_{70}，喷嘴处可收集碳灰。电弧法，在惰性气体保护下，以石墨圆盘和削尖的石墨棒作为电极，通过电能蒸发石墨获得富勒烯。电弧放电区域的温度达到4000 K 以上时，受热的石墨电极蒸发产生游离碳，飞离高温区后迅速冷却，形成富勒烯碳灰。该法制备得到的富勒烯几乎不含有害产物，然而碳灰中含有难以分离的石墨、无定形碳等杂质。等离子体蒸发石墨法，常压下采用直流电弧喷射和等离子体方法蒸发石墨制备富勒烯。

2. 苯火焰燃烧法 首次发现苯氧火焰中存在 C_{60} 和 C_{70} 后，以该法制备富勒烯的研究大量展开，获得的富勒烯占所产煤灰的质量比可高达 20%。苯火焰燃烧法连续进料方便，不消耗电力，且在较大范围内能够控制产物分布，因此成为目前工业化制备富勒烯的主要方法。

（二）碳纳米管

碳纳米管，又称为巴基管，由单层或多层石墨烯围绕中心轴按照一定的方式卷曲所形成的无缝、中空的纳米管状物[38]。CNTs 的基本结构为六边形碳环，除此之外，在管身弯曲部位还有少量的五边形碳环与七边形碳环，用于两端封闭。CNTs 根据组成层数的不同，可以分为单壁碳纳米管（single-walled carbon nanotubes，SWCNTs）和多壁碳纳米管（multi-walled carbon nanotubes，MWCNTs），其主要性能随壁数的不同而变化。SWCNTs 由一层石墨烯组成，直径为 0.8~2 nm，具有高度均一性，根据碳六边形沿轴取向不同又可分为锯齿型（armchair）、扶手型（zigzag）以及螺旋型（chiral）。MWCNTs 一般由数层同心管叠加形成，长度为 0.1~50 μm，直径为 2~30 nm，片层间距约为 0.34 nm，会发生滑动和旋转，稳定性不如 SWCNTs。

CNTs 的制备方法主要包括电弧放电法、激光烧蚀法和化学气相沉积法（CVD）[39]。化学气相沉积法，高温反应器中，气态碳源（如甲烷、乙烯、丙烯等）流经铁、镍、钴等金属催化剂，碳原子分解，随后进一步在催化剂表面沉积形成碳纳米管。该方法设备简便易行、反应过程易于控制、产量大、可规模化生产，是目前应用较成熟的方法。然而，该法制备的碳纳米管纯度不高，必须进行纯化。目前主要采用氧化法纯化 CNTs，包括氧化法和强酸法两类，由于 CNTs 结构稳定，耐氧化能力强，因此可利用氧化作用除去 CNTs 中的石墨粒子与金属粒子。

（三）石墨烯

石墨烯是指由单层碳原子以 sp^2 杂化轨道形成的六角型、呈蜂巢晶格的二维碳纳米材料，衍生物包括氧化石墨烯、还原型石墨烯氧化物、多层石墨烯、功能化石墨烯以及复合物体系等。单层石墨烯虽然只有原子尺度的厚度但却是最坚硬的材料，其基本结构单元为有机材料中最稳定的苯六元环，每个碳原子都有一个未成键的 p 电子，从而形成了超级共轭体系，使其具有极高的机械强度、导电导热性和阻隔性。石墨烯的制备方法主要包括机械剥离法、氧化石墨还原法、SiC 分解法、化学气相沉积法等[40]。

1. 机械剥离法　最早用于制备石墨烯，主要通过机械力从石墨晶体表面剥离获取石墨烯片层。早期使用该法制备的石墨薄片通常含有几十至上百个片层，随着技术方法的发展与改进，逐渐可以制备出几个片层的石墨薄片至单层石墨烯。该方法虽然操作简单，但获得的石墨烯薄片产率低，尺寸难以控制，不适合于规模化制备。

2. 氧化石墨还原法　主要采用强酸（如浓硫酸和发烟硝酸等）对本体石墨进行氧化处理，通过强力超声或热力学膨胀进行剥离，然后再利用化学还原法或其他方法将氧化石墨烯还原为石墨烯。近年来，还可采用电化学方法制备石墨烯，通过恒电位电化学还原法，在玻碳电极上对氧化石墨烯进行还原制备石墨烯。该法成本较低，然而由于氧化处理了本体石墨，因此导致产物晶格缺陷，一些物理和化学性能发生变化。

3. SiC 分解法　利用单晶 6H–SiC 为原料，在超低真空下高温分解其中的 Si，最终得到二维石墨烯片层膜。SiC 分解法不仅能制备石墨烯，也是制备碳纳米管的一种常用方法。

4. 化学气相沉积法　先在基底表面形成一层过渡金属薄膜作为催化剂，以 CH_4 为碳源，经气相解离后，在金属膜表面形成石墨烯片层，最后通过酸液腐蚀金属膜获得石墨烯。由于该法用到金属作为催化剂和生长附着物，因此产物中一般会残存金属元素。

三、表面修饰

富勒烯的水溶性差且易于聚集，可通过引入亲水性功能基团（羟基、羧基、氨基等），制备富勒烯水溶性包结物、水溶胶等方式改善其水溶性[41]。富勒烯衍生物不仅保持了富勒烯的良好性能，还具有较好水溶性和低毒性等优点，使其在生物医药领域有很好的应用价值，如抗病毒、抗菌、抗氧化以及作为药物载体等。

CNTs 的高分子量以及自身的团聚性，也使得其较难溶于水及常见有机溶剂，为此需要对其进行表面修饰功能化修饰。CNTs 的侧壁可以看作一个大的共轭 π 健，能够发生加成反应，如自由基加成、环加成、芳基重氮盐加成、氮宾反应、氟化等。研究表明，经功能化修饰的 CNTs 具有良好的吸附性、生理溶解性和生物相容性，可作为化学药物以及蛋白质、DNA 等生物大分子体内输送的纳米载药系统[42]。

石墨烯衍生物，如氧化石墨烯和功能化石墨烯等，在生物医药领域的应用较广泛。氧化石墨烯比石墨烯的比表面积更大，且结构中存在大量的含氧活性官能团，如羰基、羧基、羟基以及环氧基团等。羰基和羧基主要分布在氧化石墨烯的边缘处，羟基和环氧基则大多分布于氧化石墨烯的面上，这不仅有利于进行各种表面修饰与功能化，还提高了水溶性和稳定性[43]。通过化学修饰等方法引入新的功能基团，从而可以制备出更多功能的氧化石墨烯。

四、在经皮给药中的应用

碳纳米材料具有生物相容性好、稳定性高、药物载负能力强以及易于规模化生产等优势。近年来，人们研究了 CNTs 皮肤渗透作用机制，认为 CNTs 可通过以下方式促进药物经皮渗透[44]。① CNTs 是电流的良导体，当通过经皮给药系统施加一定的电压或电流时，它会导致特定方向的电子流动，使 CNTs 经皮给药系统中的阴离子药物在电场作用下迁移，通过电斥作用促进药物分子穿透角质层进入皮肤。将 CNTs 制成电可调谐的薄膜（又称巴基纸，是由随机缠绕的 CNTs 组成的一种多孔网络薄片，具有较高的表面积和载药量），置于皮肤给药部位，外部施加约 1.1 V 电压，可有效促进药物渗透进角质层（图 8-4A）。②将 CNTs 载负于水凝胶基质，水凝胶是由亲水性的聚合物材料组成的三维网状结构，具有高容水能力，是经皮给药制剂的良好基质材料。水凝胶本身不具有导电性，但当载负 CNTs 时，导电性增加，从而产生基于电刺激的经皮药物递送系统（图 8-4B）。③ CNTs 自身皮肤渗透较弱，可将 CNTs 与聚合物材料复合，制备为高机械强度的微针，使其穿透皮肤屏障将药物递送进入皮肤深层组织（图 8-4C）。

与 CNTs 皮肤渗透作用机制相似，富勒烯和石墨烯也可通过制备为薄膜、载负于水凝胶基质以及制备为微针等方式实现经皮药物递送。

（一）经皮给药应用

RNAi（RNA interference）可以特异性地调控基因表达用于皮肤癌的治疗，但 siRNA（small interfering RNA）难以透过皮肤进入肿瘤细胞。Siu 等[45]采用丁二酸聚乙烯亚胺（PEI-SA）对 SWCNT 进行功能化修饰制备了水溶性碳纳米管 PEI-SA/CNTs，并载负 siRNA（siRNA-PEI-SA/CNTs）。建立了 C57BL/6 小鼠皮肤黑色素瘤模型，siRNA-PEI-SA/CNTs 通过皮肤给药作用于荷瘤小鼠。qRT-PCR 检测结果显示，siBraf（siRNA specific to Braf，Braf 是 MAPK 通路中的一个重要基因，调控细胞生长和增殖，在人皮肤黑色素瘤中过度表达）对 Braf 的下调率在 70% 以上，

Westernblot 检测也得到类似结果，表明 siRNA 在 CNTs 作用下透过皮肤进入黑色素瘤细胞，在 RNA 和蛋白质水平下调肿瘤的 Braf。皮肤给药 25 天药效学试验结果显示，siRNA–PEI–SA/CNTs 组平均肿瘤重量较对照组显著降低（$P < 0.05$）。

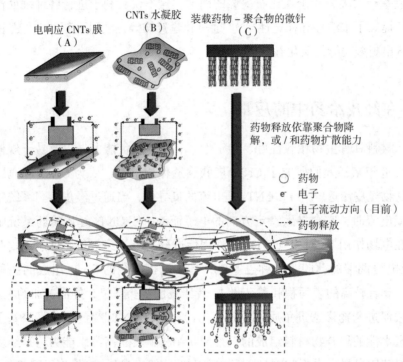

图 8-4　CNTs 通过碳纳米管薄膜、水凝胶和聚合物复合微针经皮递送药物机制[44]

注：（A）CNTs 膜，CNTs 膜载负药物，药物在电场作用下透过角质层；（B）CNTs 水凝胶，由于 CNTs 掺入导电能力增强，促进药物渗透进入皮肤；（C）CNTs– 聚合物微针，穿透角质层递送药物。

　　Schwengber 等[46]制备了多种功能化的 CNTs 薄膜（巴基纸）作为经皮给药系统。以盐酸可乐定（clonidine hydrochloride, CHC）为模型药物，将其负载到电调制 CNTs 衍生巴基纸上，考察了载药巴基纸的组成及工艺参数对体外释放的影响。SEM 图像显示，CHC 在 CNTs 中分散良好性，呈非结晶态。CNTs 的类型（单壁或多壁碳）、表面修饰（羟基或羧基修饰）以及 CNTs 与药物质量比影响其体外释放行为。阿片类戒断症的治疗需要可变的药物剂量和给药流量，因此传统的贴剂不适合复杂的 CHC 治疗剂量方案。Strasinger 等[47]开发了一种通过电压门控 CNTs 膜经皮递送 CHC 的系统，通过施加不同的电偏压，调控 CHC 经皮给药剂量和流量。以人皮肤为模型，采用 PermeGear 扩散池进行体外透皮试验，结果表明，在 CNTs 膜上施加 600 mV 电偏压，与不施加电偏压相比，药物皮肤渗透量增加了 4.7 倍。且可以根据阿片类戒断症治疗需要调控 CHC 的流量，使时滞（达到稳态给药所需的时间）和过渡时间（新剂量应用后达到新稳态所需的时间）达到治疗要求。

Giri 等[48]采用羧甲基瓜尔胶（carboxymethyl guar，CMG）表面修饰 MWCNTs，并制备为复合水凝胶，作为双氯芬酸钠经皮给药装置。MWCNTs 添加量为 1% 时药物包封率最高，且 CMC 含量越高，药物释放越慢。

通过热激活控制贴片释药为长期经皮给药治疗提供了独特的解决方案。昂丹司琼（Ondansetron，ODS）为治疗化疗引起恶心呕吐的常用药物，游离 ODS 的被动经皮吸收率很低，通常需要采用促渗剂增加药物的皮肤渗透量。Teodorescu 等[49]研制了一种用于光热触发释放 ODS 的柔性透皮贴片。负载 ODS 的聚酰亚胺/还原氧化石墨烯（Kapton/rGO）贴片能够感应光热效应，980 nm 激光连续照射 10 分钟时具有良好的释药性能。以猪耳皮肤为模型，采用静态 Franz 扩散池研究了 Kapton/rGO 贴片的促渗效果，发现激光功率对 ODS 透皮通量有显著影响。在 5 W/cm^{-2} 的激光照射下，ODS 透皮通量为 1.6 mg/（cm^2·h），如同时采用 Tween-20 为促渗剂，可增加 ODS 通量至 13.2 mg/（cm^2·h）。

Kurniawan 等[50]采用溶剂浇铸法将氧化石墨烯（GO）添加到大孔聚乙烯醇（PVA）中制备石墨烯复合纳米膜（PVA-GO），并将其用作调节非甾体抗炎药酮洛芬（Ketoprofen）经皮给药的扩散层。PVA/PVA-GO 膜与上层酮洛芬羧甲基纤维素和下层醋酸纤维素组装成三层结构的扩散膜，模拟皮肤屏障，采用 Franz 扩散池研究了酮洛芬在扩散膜中的体外释药特性和皮肤渗透特性。试验表明，PVA-GO 复合纳米膜可在 12 小时内保持酮洛芬的缓慢释放，药物释放速率随 GO 含量的增加而降低；石墨烯复合纳米膜可有效促进酮洛芬渗透进入模拟皮肤。

（二）化妆品应用

皮肤老化与氧化应激密切相关，富勒烯及其衍生物具有较强的抗氧化功能，可将其添加到护肤品配方中，开发具有抗氧化功能的功效化妆品。由于富勒烯溶解性较差，需要通过富勒烯脂质体以及环糊精、PVP 等亲水性聚合物改善其水分散性。

Xiao 等[51]将富勒烯包埋在 PVP 中，制备了平均粒径约 688 nm 的水溶性 PVP-富勒烯络合物，称之为自由基海绵（Radical Sponge®），并添加于功效化妆品中。细胞毒性试验表明，在 400~2000 nm 可见光照射下，自由基海绵在 25~75 mM 剂量范围内对 HaCaT 细胞无细胞光毒性。同时，10~40 mM 自由基海绵可保护 HaCaT 细胞免受 UVA 损伤。试验显示，UVA 照射（30 J/cm^2）后，HaCaT 细胞受到严重的形态学损伤，细胞活性明显降低；UVA 照射前 3 小时给予 20 mM 自由基海绵，与对照组比较，HaCaT 细胞的细胞活性增加了 2.18 倍。研究还发现，自由基海绵（25 mM）可有效抑制 UVA 诱导的人黑色素瘤细胞（HMV-Ⅱ）和正常人表皮黑素细胞（NHEM）的黑色素生成，与对照组比较，黑色素含量显著降低，且无明显的细胞毒性[52]。

与化妆品常用的熊果苷和 L– 抗坏血酸两种美白功效成分比较，自由基海绵显示出显著的抗黑色素生成的作用[53]。UVA（0.1 J/cm²）照射 24 小时，与对照组比较，采用自由基海绵组（50 mM）预处理的 NHEM 细胞中黑色素含量降低至基础值的 54.6%；500~100 mM 浓度范围熊果苷组和 L– 抗坏血酸组黑色素分别下降至基础值的 69.5%~73.8% 和 75.2%~77.3%。自由基海绵对 UVA 诱导的酪氨酸酶蛋白表达也有明显的抑制作用，与阳性对照组比较，500 mM 熊果苷为 53.5%，100 mM L– 抗坏血酸组酪氨酸酶活性抑制率为 62.6%，50 mM 自由基海绵为 50%，表明自由基海绵较熊果苷和 L– 抗坏血酸具有更强的抑制效果（$P < 0.05$）。

Lens 等[54]将富勒烯 C_{60} 和两种富勒烯吡咯烷衍生物（$Q–C_{60}$ 和 $I–C_{60}$）包载于多层磷脂脂质体中，检测其抗氧化功能。电子顺磁共振谱（EPR）测试结果显示，C_{60} 和 $Q–C_{60}$ 脂质体能显著清除羟基自由基（OH^-），$I–C_{60}$ 和 $Q–C_{60}$ 脂质体能显著清除超氧化物自由基（O_2^-），三种富勒烯脂质体均具有显著的抗氧化活性。Ito 等[55]研究了富勒烯在 UVB 诱导的小鼠皮肤疾病中的抗氧化功效。与阳性对照组相比，2% 抗坏血酸（AA）和 1% 富勒烯联合使用可有效抑制 UVB 照射引起的皮肤氧化损伤，显著降低小鼠皮肤红斑指数、自由基指数和细胞凋亡指数（$P < 0.05$）。Kato 等[56]将富勒烯 C_{60} 以接近饱和浓度的量添加到角鲨烷中制备富勒烯 – 角鲨烷复合物（LF–SQ），研究了其皮肤保湿和抗皱功效。在为期 8 周的 LF–SQ 乳霜随机配对双盲试验中，LF–SQ 乳霜每日两次涂抹于面部一侧，角鲨烷混合乳霜（不含富勒烯 C_{60}）作为安慰剂涂抹于面部另一侧。采用硅树脂复制鱼尾纹区域，皮肤皱纹复制品通过光学轮廓术技术进行分析，计算并统计皱纹和皮肤表面粗糙度特征，并分析测定两颊经表皮水分损失、角质层水分以及皮肤弹性。评价结果显示，LF–SQ 乳膏皮肤保湿和抗皱功效显著优于安慰剂（$P < 0.05$），且无明显副作用。

第五节　金纳米材料

一、特性

金元素是一种自然界中天然存在且化学性质稳定的元素，零价金元素在溶液中形成的纳米尺度的聚集体称为金纳米粒（gold nanoparticles，GNPs），又称为胶体金或金溶胶。GNPs 易于制备，一般粒径为 1~150 nm，其生物相容性好，易修饰，且具有独特可调的光学性能和电磁学性能[57]。GNPs 由一个基础金核和包围在外的双离子层构成，金核表面是 $AuCl_2^-$ 负离子，外层 H^+ 离子层则分散在胶体间溶液中，以维持稳定性。GNPs 的粒径大小不同，其水溶液呈现出的颜色也不同，随着粒径的逐渐增大，GNPs 溶液的颜色从橙色逐渐变成紫色，溶液的颜色实际上反映了胶体粒子表面等离子带的位置。

二、制备方法

GNPs 可以采用"自上而下（top-down）"和"自下而上（bottom-up）"方法来制备。对于"自上而下"方法，GNPs 的尺寸可通过不同制备方法和基质来控制，该类方法在粒子的大小、形状以及进一步功能修饰方面均有局限性。"自下而上"的方法涉及化学或生物还原反应。化学还原法包括成核和聚集两个步骤，GNPs 形成来源于单个分子，称为种子生长法（seed-growth method）；当成核和聚集生长在同一过程中完成时，称为原位合成法（in situ synthesis method）[58]。

原位合成法制备 GNPs 较常用，通常是在含有氯金酸（$HAuCl_4$）的水溶液中加入适量还原剂，将金离子还原并聚集形成为 GNPs。GNPs 的粒径大小可以通过选择不同种类、不同浓度的还原剂来控制。较为常用的还原剂包括柠檬酸钠、抗坏血酸、鞣酸和硼氢化钠等。GNPs 粒径大小取决于反应溶液中最初还原剂浓度和还原核的数量，其浓度和数量越高，氯金酸还原产生的胶体金数量越多，粒径也越小。表 8-3 列出了 GNPs 的常用合成方法[58]。

表 8-3　GNPs 的常用合成方法

	名称	核径（nm）	合成方法	特点
原位合成法	柠檬酸盐还原法	10~150	亲水环境，加热沸腾，柠檬酸盐还原氯金酸	修饰剂为柠檬酸盐
	两相法	< 10	冰浴，硼氢化钠双向还原氯金酸	修饰剂为硫醇烷
	烃类还原法	< 5	乙硼烷或硼氢化钠还原三苯基膦氯化金[$AuCl(PPh_3)$]	修饰剂为磷化氢
种子生长法		< 5	常温，水相，还原剂还原氯金酸	可进一步生长，形状可控

此外，GNPs 还可以通过生物合成的方式原位合成，生物材料既是还原剂又是稳定剂。例如，可采用天然产物提取物、壳聚糖和微生物（细菌、放线菌和真菌）等制备 GNPs。

三、表面修饰

为了避免 GNPs 在溶液中发生团聚，提高其生物相容性和稳定性，对 GNPs 表面进行修饰和功能化，以满足不同的生物医学应用。

（一）亲水性聚合物修饰

GNPs 是一种良好的光热转换材料，在红外光的照射下能有效将光能转化为热能。采用具有良好生物相容性和生物可降解性的聚合物对 GNPs 进行表面修饰，可应用于肿瘤的光热治疗（photo-thermal therapy，PTT）。有文献报道[59]，以聚吡咯（Polypyrrole）对海胆状 GNPs 进行表面修饰，得到 GNPs 光热材料，其光热转换效率较修饰前提高了 13%。聚合物修饰 GNPs 后，可将其作为纳米载体进行体内递送光敏剂，应用于肿瘤的光动力学治疗（photodynamic therapy，PDT），提高光敏剂的稳定性和光动力学效率。Deng 等[60]采用两亲聚合物 PCL-SH 和 PMEO$_2$MA-SH 对 GNPs 进行表面修饰，调节聚合物中 PCL/PMEO$_2$MA 比例，可使 GNPs 的等离子共振吸收从 520 nm 红移至 830 nm，经近红外光照射后，可有效杀死 MCF-7 乳腺癌细胞。

（二）靶向修饰

以 GNPs 为基础可以构建药物的主动靶向递送系统，GNPs 的靶向修饰因子包括受体介导类（如叶酸、黄素单核苷酸、转铁蛋白等）、多肽类（如 RGD 肽、K237 肽等）、糖类（如肝磷脂、透明质酸等）以及抗体类（单链抗体片段、单克隆抗体）。Antosh 等[61]在 GNPs 表面修饰一种 pH 低插入多肽（pH low-insertion peptide，pHLIP），这种 pHLIP 能够感受 A549 非小细胞肺癌细胞表面酸度，在低 pH 下将抗肿瘤药物靶向递送至肿瘤细胞内。为了进一步提高光敏剂的肿瘤细胞靶向性，Yu 等[62]采用转铁蛋白（Tf）修饰 GNPs 为基础的纳米载体，构建了 Au@polymer/MB-Tf-NPs 纳米粒，通过 Tf 对人宫颈癌细胞（HeLa）的特异性识别，将载光敏剂亚甲基蓝（methylene blue，MB）的纳米载体递送进 HeLa 细胞，单次激光处理后，Au@polymer/MB-Tf-NPs 对 HeLa 细胞的 PDT 效率较使用 4 倍剂量的游离 MB 提高了 2 倍。

（三）阳离子聚合物修饰

用于基因治疗的外源性遗传物质（DNA、RNA 或寡核苷酸）由于高电负性难以穿透细胞膜进入细胞，需要适宜的纳米载体进行递送。GNPs 具有生物相容性好、免疫反应低、易于表面修饰的特点，以 GNPs 为核心通过阳离子聚合物（如 PEI、CS

或树枝状聚合物）修饰，可以构建高性能的基因递送系统。Yang 等[63]采用聚对苯乙烯磺酸（PSS）和 CS 通过层层自组装对 GNPs 进行表面修饰，构建了载 siRNA 的 GNPs 基因载体。试验结果显示，GNPs 基因载体可保护 siRNA 在体循环不被降解，递送 siRNA 进入人乳腺癌细胞（MDA-MB-231），显示出高效的基因转染效率，有效抑制了肿瘤细胞的增殖和转移。

（四）免疫胶体金标记

特定粒径的 GNPs 由于静电作用成为一种稳定的胶体状态，称为胶体金。免疫胶体金标记，是指以胶体金作为示踪标记物，应用于抗原抗体反应的标记。胶体金在弱碱环境下带负电荷，可与带正电荷蛋白分子，如葡萄球菌 A 蛋白、菜豆凝集素或刀豆蛋白 A 等，通过静电、疏水和共价作用等，在不影响其生物特性前提下，将蛋白分子物理吸附到胶体金表面。适于免疫检测的胶体金粒径一般在 20~40 nm。

四、在经皮给药中的应用

GNPs 由于其粒径小，化学惰性、低毒，表面可修饰等特性，在经皮给药领域引起了广泛的关注。Sonavane 等[64]采用大鼠腹部皮肤及 Franz 扩散池评估粒径分别为 15 nm、102 nm 和 198 nm 的 GNPs 对大鼠皮肤的穿透能力，结果表明，GNPs 在大鼠皮肤中的渗透呈尺寸依赖性，越小的 GNPs 穿透皮肤的数量越多，渗透率越快。GNPs 的渗透量随时间增加而增加，102 nm GNPs 和 198 nm GNPs 分别在 3 小时和 6 小时的滞后时间后出现渗透现象；24 小时后，15 nm GNPs 在皮肤中的最大数密度为 1.12×10^{18}，102 nm GNPs 为 8.99×10^{15}，198 nm GNP_s 为 2.98×10^{14}。透射电镜研究表明，大鼠皮肤深层（真皮）聚集有小粒径的 GNPs，而大粒径 GNPs 主要存在于表皮。Hsiao 等[65]利用活体大鼠模型研究了聚乙二醇油酰胺修饰的 GNPs 的粒径和形状对经皮吸收能力的影响，CLSM 观察表明，小粒径的 GNPs 的皮肤渗透性能与尺寸无关，但与形状有关，金纳米棒在表皮层和皮下脂肪组织中的沉积量分别是金纳米球 1.9 倍和 1.7 倍。Labouta 等[66]用多光子显微镜研究了 4 种不同表面极性，直径分别为 6 nm 和 15 nm 的 GNPs 在人体皮肤中的渗透行为，结果表明，该粒径范围内的 GNPs 以类似于药物分子的方式渗透角质层，主要通过细胞间途径，穿透行为主要取决于 GNPs 物理化学性质，粒径是穿透的最重要决定因素，其中 6 nm 的 GNPs 的皮肤渗透能力大于 15 nm 的 GNPs。与药物渗透相类似，其表面疏水性也是影响 GNPs 皮肤渗透的重要因素。

（一）经皮给药应用

1. 经皮免疫 颗粒介导的表皮传递（particle-mediated epidermal delivery）是指经皮递送 DNA 疫苗时，GNPs 等纳米载体可促进 DNA 疫苗穿透皮肤角质层，并进一步携带 DNA 进入角质形成细胞和活性表皮中的免疫细胞朗格汉斯细胞（langerhan cell）产生免疫应答。GNPs 介导的 DNA 疫苗经皮递送过程和 DNA 疫苗在朗格汉斯细胞和角质形成细胞的抗原呈递反应见图 8-5 和图 8-6[67]。经皮免疫是 DNA 疫苗的免疫应答通过在活性表皮中转染常驻抗原提呈细胞和非抗原提呈细胞而启动的，朗格汉斯细胞可以处理外来抗原并将其提呈到引流淋巴结（draining lymph node），由于颗粒介导的 DNA 疫苗经皮递送可显著提高 DNA 进入表皮抗原提呈细胞（朗格汉斯细胞）及在细胞内表达转染效率。研究表明，GNPs 介导的 DNA 疫苗经皮递送与静脉注射相比，产生免疫所需的 DNA 减少了 100~1000 倍[67]。

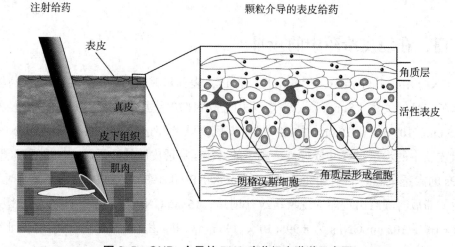

图 8-5 GNPs 介导的 DNA 疫苗经皮递送示意图

Huang 等[68]合成了平均粒径约 5 nm 的 GNPs，采用小鼠背部皮肤检测 GNPs 的皮肤渗透性。通过银增强染色法和伊红复染法，观察 GNPs 的透皮行为，发现 GNPs 可穿过角质层分布于活性表皮，仅有少量 GNPs 进入真皮；而在毛囊中没有观察到 GNPs 的明显聚积。这一结果表明毛囊不是 GNPs 的主要渗透途径，角质层细胞外脂质区域是其重要的渗透途径。将 GNPs 分别与辣根过氧化物酶和 β- 半乳糖苷酶简单混合为 GNPs- 蛋白组合物，研究其皮肤渗透行为。检测结果显示，GNPs- 蛋白组合物在小鼠皮肤给药 2 小时后，辣根过氧化物酶和 β- 半乳糖苷酶均能穿透角质层，主要蓄积在活性表皮，极少量进入真皮。与之对照，两种酶分别单独皮肤给药时皮肤渗透性很低，难以透过角质层。GNPs 介导的蛋白抗原皮肤渗透机制如图 8-7 所示[68]，即 GNPs 与皮肤角质层脂质相互作用，在角质层上诱导了短暂和可逆的开口，使蛋白抗原渗透进入皮肤并聚积在活性表皮，使蛋白抗原被活性表皮中的朗格汉斯细胞捕获并诱导免疫反应。GNPs 介导的经皮免疫为实现无针接种和自我经皮接种提供了一种简单而有效的新策略。

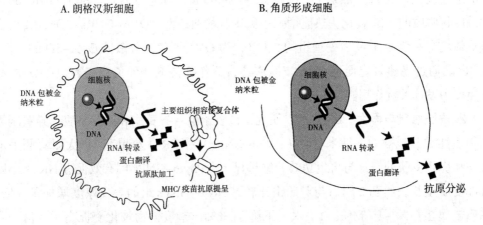

图 8-6　DNA 疫苗在朗格汉斯细胞和角质形成细胞的抗原呈递反应

注：（A）包被 DNA 的金纳米粒转染表皮抗原提呈细胞（朗格汉斯细胞），随后表达转染 DNA，内源性合成的蛋白抗原被加工成多肽，运输到内质网并加载到 MHC Ⅰ 分子，产生可运输的复合物，传输到抗原呈递细胞的表面。(B) 非抗原提呈细胞（角质形成细胞）的转染导致质粒编码基因的表达和蛋白抗原的分泌。这种外源性抗原随后被朗格汉斯细胞内吞，并通过 MHC Ⅱ 途径进行处理

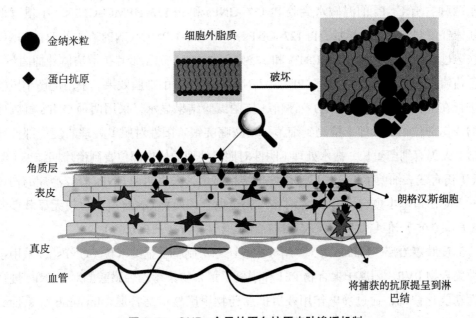

图 8-7　GNPs 介导的蛋白抗原皮肤渗透机制

Pissuwan 等[69]采用甲氧基（聚乙二醇）硫醇包被金纳米棒［GNRs，长（52.5 ± 11.8）nm，宽（12.5 ± 4.1）nm，平均长宽比 4.2］，并以非离子表面活性剂

L-195 为乳化剂制备了载卵清蛋白（ovalbumin，OVA）油包固纳米分散体（solid-in-oil dispersion，SO）OVA-GNRs-SO。小鼠离体皮肤用近红外（NIR）氙灯（功率密度（6.0）W/cm^{-2}）照射 20 分钟后，荧光显微镜观察到荧光素标记的 OVA-GNRs-SO 能够透过皮肤；无 NIR 照射下，OVA-GNRs-SO 皮肤渗透性较低。提示 GNRs 的光热效应将吸收的 NIR 转化为热能增强小鼠皮肤的通透性。OVA-GNRs-SO+NIR 组小鼠抗体诱导率为未用 NIR 处理组的 2.4 倍，为 OVA 油包固分散体 OVA-SO 的 5 倍。GNRs 既通过光热效应促进 OVA 皮肤渗透，又作为佐剂诱导免疫应答，在 OVA 经皮免疫中发挥关键作用。

2. 皮肤修复与再生　Lee 等[70]研究了没食子酸-异黄酮和原儿茶酸-异黄酮等植物活性成分包被的金纳米材料（Phyto-GNPs）对 HR-1 小鼠和 SD 大鼠背侧手术损伤和烧伤皮肤的修复与再生功效。结果显示，Phyto-GNPs 可有效促进 HR-1 小鼠背部皮肤生长，给药 2 周后与对照组比较，Phyto-GNPs 组的表皮厚度增加了 5 倍，基质金属蛋白酶-1（MMP-1）水平下降了 50%，超氧化物歧化酶提高了 3 倍。研究还发现，Phyto-GNPs 可诱导手术和烧伤损伤 SD 大鼠血管内皮生长因子（VEGF）和促血管生成素-2（ANG-2）的高表达。因此，Phyto-GNPs 具有抗氧化及显著促进受损皮肤再生和伤口愈合的功效。

Arafa 等[71]采用不同比例的 Pluronic® F-127 和羟丙基甲基纤维素（HPMC）制备了两种含有 GNPs 的温敏水凝胶 PF127-GNPs 和 PF127-HPMC-GNPs。小鼠背部皮肤体外皮肤渗透试验显示，PF127-GNPs 和 PF127-HPMC-GNPs 在 5 小时内 GNPs 皮肤透过率分别为 49.405% ± 1.84% 和 27.37% ± 2.13%。琼脂纸片扩散法体外抑菌（金黄色葡萄球菌）试验结果显示，PF127-GNPs 具有更好的抑菌效果。采用烧伤小鼠模型进行在体抗菌及伤口愈合功效评价，抗菌试验结果显示，采用两种 GNPs 凝胶处理的烧伤部位第 5 天即未检测到细菌，磺胺嘧啶银（阳性对照）处理的烧伤部位直到第 7 天仍有细菌生长，盐水处理（阴性对照）处理的烧伤部位直到治疗期结束（第 9 天）仍有浅表细菌生长。伤口愈合评价结果显示，采用两种 GNPs 凝胶治疗的伤口第 9 天时伤口基本愈合，第 10 天时伤口完全愈合，两种 GNPs 凝胶比较无显著性差异（$P > 0.05$），但与对照组比较，均存在显著性差异（$P < 0.05$）。

3. 皮肤癌治疗　Labala 等[72]用柠檬酸还原法制备了金纳米粒（GNPs），采用亲水性聚合物 PVP、阳离子聚合物 PEI 和阴离子聚合物聚苯乙烯磺酸酯对 AuNPs 进行表面功能化修饰，通过静电作用载负抗癌药物甲磺酸伊马替尼（Imatinib mesylate，IM），纳米载体（IM-AuNPs）平均粒径为（98.5 ± 4.3）nm，载药量为 28.3% ± 2.3%。猪耳皮肤离体透皮试验显示，在离子导入（0.47 mA/cm^2）协同作用下，IM-AuNPs 组较游离药物组皮肤累计渗透量提高 6.2 倍，在角质层和活性表皮中的药物滞留量提高 7.8 倍和 4.9 倍。小鼠黑色素瘤细胞（B16F10）试验结果表明，IM-AuNPs 可被黑色素瘤细胞在 15 分钟内快速摄取，药物和 AuNPs 浓度分别为 77.5 mM 和 250 mM 时，肿瘤细胞生长抑制率可达 81.5%±0.06%，游离药物仅为 58.6%±0.13%。

氟尿嘧啶（Fluorouracil，5-FU）是一种抗代谢类肿瘤治疗药物，皮肤局部给药治疗皮肤癌可以降低其全身性毒副作用。Safwat 等[73]将 5-FU 负载到阳离子表面活性剂 CTAB 修饰的 GNPs，CTAB 既可作为 GNPs 的稳定剂，又可通过静电相互作用负载 5-FU，制备了不同 5-FU/CTAB 摩尔比的纳米载体（5-FU/CTAB-GNPs），粒径范围为 16~150 nm，5-FU/CTAB 摩尔比为 1:1 时药物包封率最高。小鼠背部皮肤体外渗透性评价显示，5-FU/CTAB-GNPs 凝胶和乳膏与游离药物凝胶和乳膏比较，5-FU 小鼠皮肤累计渗透量均提高 2 倍以上，且药物在纳米载体凝胶和乳膏基质中释放具有持续性和 pH 依赖性。A431 荷瘤小鼠模型抑瘤试验结果显示，5-FU/CTAB-GNPs 凝胶和乳膏较空白组肿瘤体积分别降低了 6.8 倍和 18.4 倍。

4. 糖尿病治疗 Nose 等[74]采用金纳米棒（GNRs）载负胰岛素（Insulin，Ins），并以非离子表面活性剂 L-195 为乳化剂、IPM 为油相制备了油包固纳米分散体 Ins-GNRs-SO，平均粒径为（228.0±10.0）nm。以小鼠背部皮肤为模型，采用荧光显微镜观察纳米载体体外皮肤渗透行为。试验结果显示，在 NIR 照射下，Ins-GNRs-SO+NIR 组具有最佳皮肤渗透性。以糖尿病小鼠为模型进行药效学试验，将胰岛素油包固分散体（Ins-SO）和 Ins-GNRs-SO 的透皮贴片分别置于小鼠背部皮肤同一部位，持续 10 小时，每隔 2 小时测血糖，Ins-SO、Ins-SO+NIR 和 Ins-GNRs-SO 组 10 小时小鼠血糖分别降至基础值的 74.0%±5.5%、71.0%±13.45% 和 60.0%±1.9%。而 Ins-GNRs-SO+NIR 组 4 小时小鼠血糖水平降至基础值的 58.0%±11.5%，6 小时降至 37.0%±9.1%，8 小时降至 23.0%±4.4%，10 小时降至 15.0%±2.9%。上述结果表明，NIR 光照后，GNRs 的光热效应吸收了光能并将其转换成热能，热能提高了皮肤屏障的通透性，同时，表面活性剂和 IPM 具有促渗作用，延迟了角质层屏障的恢复，从而进一步增强胰岛素经皮渗透能力。将 GNRs 与 NIR 辐照联用，为胰岛素经皮给药进行糖尿病治疗提供了新的策略。

（二）化妆品应用

1983 年，WHO 食品添加剂法规委员会（Codex Committee on Food Additive，CCFA）在荷兰海牙会议正式将金箔列为食品添加剂范围。研究表明，纳米金在安全浓度范围对人皮肤成纤维（HSF）细胞和人正常角质形成（HaCaT）细胞无毒副作用，纳米金溶胶的抗菌性和安全性已通过了美国 FDA 认证。日本推出的"VC377 美白淡斑精华液"产品采用"NANO W377"专利技术，将美白功效成分苯乙基间苯二酚和维生素 C 载负于纳米金胶体，有效促进了功效成分的经皮吸收和美白、抗氧化功效发挥，取得了很好的市场效应。

李在范等[75]公开了一种用于防止皮肤老化的化妆品组合物，采用没食子酸或原儿茶酸与异黄酮的混合物作为植物化学素，载负于 GNPs 胶体制得抗衰、抗氧化组合物。研究表明，GNPs 组合物无细胞毒性，超氧化物歧化酶活性强，抗皮肤细胞氧化效果优异，且能显著抑制皮肤细胞的胶原蛋白分解酶（MMP-1、MMP-8），增强皮肤的再生能力。抗坏血酸和维甲酸具有清除自由基和抗氧化性能，在化妆品和皮肤治疗中得到广泛应用，然其化学性质不稳定，易氧化。Fathi-Azarbayjani 等[76]制备了一种含有抗坏血酸、维甲酸、GNPs 和胶原蛋白的抗皱纳米纤维面膜。该面膜使用时进行湿润，成分会逐渐溶解并释放活性成分，增强了功效成分的稳定性。采用人皮肤，流动扩散池进行体外渗透研究，与棉基材面膜比较，纳米纤维对抗坏血酸和维甲酸的皮肤渗透性显著增强。

第六节　量子点

一、分类和特点

量子点（quantum dots，QDs）是一种能够接受激发光并产生光致发光现象的半导体纳米晶体，具有发射窄、波长可调、光致发光率高、光谱纯度高、光化学稳定性好等优点[77]。根据其发射波长，量子点可以分为红光量子点［发射波长范围在（550~600）nm］、蓝光量子点［发射波长范围在（350~400）nm］和绿光量子点［发射波长范围在（450~550）nm］。根据其元素组成，量子点一般可分为四大类：Ⅱ-Ⅵ族（CdSe，CdS，CdTe 和 ZnSe）、Ⅲ-Ⅴ族（InP 和 InAs）、Ⅰ-Ⅲ-Ⅵ族（CuInS）和钙钛矿（$CsPbX_3$，X=Cl，Br，I）。除此之外，还有元素半导体量子点，如碳量子点（carbon quantum dots，CQDs），也被称之为碳点（carbondots，CDs），为粒径小于 10 nm 的荧光碳纳米颗粒；以及石墨烯量子点（graphene quantum dots，GQDs）等。GQDs 属于 CQDs，为横向尺寸小于 10 nm 的石墨烯片，其石墨烯层小于 10 层，具有与石墨烯类似的物理和化学性质。不同尺寸的量子点呈现不同的颜色，其对应的激发波长也不同。目前，量子点由于其优异的荧光特性在医学成像、体外诊断、生物传感以及药物递送机制研究等生物医学领域得到应用[78]。

二、制备方法

量子点的制备方法主要分为有机相制备和水相制备两类[77, 79]。

（一）有机相制备

有机相制备的主要方法为有机金属法，是在高沸点的有机溶剂中通过前驱体的热解制备量子点。具体过程为：在250~300℃的配体溶液中注入有机金属前驱体溶液，无氧、无水、高温的条件下前驱体迅速热解并成核，随后降温，晶核缓慢生长形成量子点。配体通过吸附作用延缓晶核成长，并将其稳定于溶剂中。有机金属法使用的前驱体主要为烷基金属（如二甲基镉）或烷基非金属（2- 三甲基硅烷基硒等），主配体可以选择三辛基氧化膦、十二胺等，溶剂兼次配体可选择三辛基膦。该法制备的量子点在多种非极性溶剂溶解性较好，制备的量子点种类多、光学性能优异、稳定性和单分散性较好，但缺点是生物相容性较差、操作安全性低、制备成本高。

（二）水相制备

在水相中制备量子点的常用方法包括水热法和微波法。

水热法主要过程是在高压反应釜中，将水加热到超临界温度或接近超临界温度来制备量子点。该法通过提高反应温度，缩短了量子点的制备周期。微波法，微波加热可为反应体系提供均匀、快速的加热方式，使反应速度加快。在较高的温度下反应可以保证反应过程中多个量子点晶核同时成型，是一种简单、绿色、高效的合成方法，水相制备量子点操作简单、试剂无毒、成本低、生物相容性较好，但是水相制备的量子点发光效率偏低，制备耗时较长。

三、表面修饰

为了提高 QDs 的水溶性以及光、化学稳定性，需要对其表面进行修饰，改善其水溶性与稳定性，并实现 QDs 的表面功能化，使其易于生物交联与功能组装[79]。QDs 表面修饰的方法主要有双官能团配体交换、表面硅烷化以及聚合物包埋等。

（一）双官能团配体交换

双官能团配体交换，指使用双官能团分子取代 QDs 表面的有机分子，使其从疏水转变为亲水，具有粒径变化小、操作简单、原料易得、重现性好等优点，但修饰后的量子点荧光效率降低、聚集和沉淀趋向增大。

（二）表面硅烷化

表面硅烷化，指在 QDs 表面包裹一层硅氧烷，不但能够稳定其荧光性能，而且改善了其生物相容性。另外，硅氧烷的基团可结合不同性能的分子，为 QDs 提供了功能化的表面。但是，修饰后的 QDs 粒径有所增大，在细胞内的应用受到了限制。

（三）聚合物包埋

聚合物包埋，指将 QDs 直接嵌入到两亲嵌段共聚物胶束、聚合物纳米球/纳米囊或其他有机纳米载体中。该法不需要特殊处理 QDs，其表面结构未被破坏，荧光性能受到的影响较小。

Guo 等[80]采用纳米沉淀法制备了包载的 CdSe-QDs 的聚 D，L- 丙交酯（PLA）纳米球，纳米球形态均一，水分散性好，体内外荧光强度高、稳定性好，荧光在水溶液中可保持 30 天以上。分别采用不同性能的表面活性剂 Fluronic® 68（F-68）、CTAB 和十二烷基硫酸钠（SDS）对 CdSe-QDs 进行表面修饰，并对不同修饰的 QDs 进行 HepG2 细胞毒性评价[81]。试验结果表明，CTAB 表面修饰的 QDs 表现出明显的细胞毒性，而用 F-68 表面修饰的 QDs 则可降低细胞毒性，提示 CdSe-QDs 的表面修饰与其细胞毒性密切相关。

Liu 等[82]采用薄膜 - 超声法制备了载 CdSe/ZnS 核壳型 QDs 的固体脂质纳米粒（QDs-SLN）和纳米结构脂质载体（QDs-NLC）。制得的 QDs-SLN 和 QDs-NLC 的粒径分别为 92.3 nm 和 134.6 nm，Zeta 电位为 -28.74 mV 和 -31.44 mV，形态呈球形或近似球形，在水溶液中分散均匀。荧光测试结果显示，QDs-SLN 和 QDs-NLC 的荧光光谱仍然保持了 CdSe/ZnS 核壳型 CdSe/ZnS 对称分布的窄谱特征，具有荧光稳定性好、抗光漂白能力强等特性。大鼠在体荧光性能研究表明，QDs-SLN 和 QDs-NLC 在大鼠体内中具有良好的荧光稳定性和生物相容性。

四、在经皮给药中的应用

QDs 的荧光特性使其作为优异的荧光探针应用用于生物芯片、活体示踪、细胞成像以及超灵敏生物分子检测等。近年来，QDs 在皮肤荧光示踪、经皮免疫、经皮给药作用机制研究以及功效化妆品等领域显示出良好的应用前景。

（一）经皮给药应用

1. 皮肤荧光示踪 量子点可作为荧光探针用于经皮给药促渗机制的可视化研究。

频率为 20~100 kHz 低频超声导入（low-frequency sonophoresis）通过诱导局部转运区可提高皮肤对大分子药物的通透性。然而，由于常规光学显微镜分辨率有限，在超声导入时，无法在亚显微尺度上观察到表皮组织（特别是角质层）的结构变化。Paliwal 等[83]以量子点为示踪剂，猪背部和腹部皮肤为试验材料，固定角质层后采用 CLSM 和 TEM 进行观察，借助 QDs 荧光特性研究低频超声导入诱导经皮渗透通路。结果表明，角质层空隙面积密度（lacunar area density）增加的百分比，对照组为 0.44% ± 0.11%，超声处理组为 2.43% ± 1.11%，超声和十二烷基苯磺酸钠处理组为 6.25% ± 1.61%。此外，与对照组相比，超声和十二烷基苯磺酸钠处理组，空隙面积密度增加（$P < 0.001$），但空隙数目密度没有变化（$P < 0.365$），表明超声和十二烷基苯磺酸钠处理组空隙的长度和连通性增加了。因此，低频超声导入和十二烷基苯磺酸钠可诱导角质层空隙的膨胀并提高其连通性，形成三维多孔网络，从而促进 QDs 或药物分子穿透角质层。

2. 经皮免疫 皮肤含有丰富的抗原提呈细胞（如朗格汉斯细胞），具有高度免疫反应，因此是 DNA 免疫的有利部位。Lee 等[84]制备了一种多功能核壳纳米载体（core-shell sanoparticles，CSNPs），由负载 QDs 的疏水性 PLGA 核和带正电荷的乙二醇壳聚糖壳组成，带负电荷的 DNA（pEGFP-N2）被静电吸附于纳米载体的壳（CSNPs/QDs），平均粒径为（266.5 ± 10.8）nm。利用基因枪将 CSNPs/QDs 轰击进入小鼠表皮的朗格汉斯细胞中，使朗格汉斯细胞被激活。激活后的朗格汉斯细胞通过淋巴管离开表皮进入皮肤引流淋巴结的 T 细胞区。CSNPs/QDs 通过 pH 介导机制在朗格汉斯细胞内释放 DNA，并表达编码的抗原基因产物，将加工后的肽段递送到 T 细胞中，刺激 T 细胞产生免疫应答，12 小时后，表皮和淋巴结都检测到了 EGFP 的表达，18 小时后表达更加明显。上述结果表明，载 QDs 的荧光纳米载体可用于皮肤免疫系统的监测及免疫功能调控，在皮肤免疫治疗和经皮疫苗的递送等方面展示出良好的临床应用前景。

3. 经皮渗透机制研究 脱毛剂的有效成分是巯基乙酸，可能改变健康皮肤屏障功能，从而增加纳米粒渗透的敏感性。Ravichandran 等[85]利用活体人体皮肤和一个可行的离体人体皮肤模型研究商业脱毛剂对皮肤屏障功能的影响，同时采用荧光显微镜和流式细胞仪研究羧化量子点 [（13.6 ± 0.4）nm] 穿透离体皮肤的敏感性。组织学研究发现，脱毛处理后和胶带剥带后的离体皮肤样本中出现的点状荧光都可以被识别，表明 QDs 能够穿透 SC。流式细胞检测结果显示，脱毛处理和剥离胶带的样本 QDs 荧光强度显著增加，较对照组分别增强了 1.23 倍和 1.85 倍。从胶带剥离皮肤样本提取表皮细胞，50 pmol QD/cm^2 处理 24 小时，测量到荧光强度较对照组增加约 1.8 倍，与 0.1 pmol QD/cm^2 处理后检测到的荧光强度相近，表明 QDs 穿透水平仅为给药量的一小部分。脱毛处理能够改变皮肤屏障，使 QDs 可以穿透角质层，但穿透量小于胶带剥离皮肤。

Abdel-Mottaleb 等[86]采用小鼠耳部二氢萘醇诱导的刺激性皮炎模型，研究接触性皮炎对 CdSe/ZnS-QDs 和葡聚糖等亲水大分子对皮肤屏障通透性的影响。CLSM 结果表明，5~10 nm 的 CdSe/ZnS-QDs 选择性地聚集在发炎皮肤的毛皮脂腺单位中（包括毛囊和皮脂腺），而健康皮肤的深层没有聚集。另一方面，葡聚糖在健康和发炎皮肤上的渗透性显示出类似的行为，在这两种情况下，荧光标记的葡聚糖仅在皮肤表层被检测到。

物理和化学促渗技术均能有效促进 QDs 的经皮渗透。Lee 等[87]以裸鼠为模型，发现点阵激光辅助可促进粒径为 18 nm 的羧酸共轭 QDs（Qdot® 800 ITK）经皮渗透。在体外 Franz 扩散池试验中，24 小时后受体中未检测到 QDs。荧光显微镜检查皮肤，通过完整皮肤的 QDs 仅限于角质层，活性表皮和真皮均未检测到。采用激光照射皮肤的 QDs 荧光明显增强，有一个连续且均匀的荧光信号带延伸到角质层。此外，由于 QDs 在毛囊中的沉积，激光照射组在真皮中也检测到了 QDs。QDs 表面的羧基为极性基团，能与角质层中的水合角蛋白强烈结合以阻止 QDs 继续渗透。激光对角质层的烧蚀显著减少了这种相互作用，促进了 QDs 进入皮肤的更深层和毛囊。

烧蚀激光已被 FDA 批准用于增强皮肤局部药物渗透，但目前对非烧蚀性激光辅助药物经皮渗透的研究非常有限。Lee 等[88]研究了非烧蚀点阵激光对粒径为 20 nm 羧酸修饰的 QDs 皮肤穿透行为的影响。荧光显微图像显示，对照组皮肤的毛囊检测到 QDs，表皮有微弱信号，激光照射后，活性表皮荧光增强，表明 QDs 经皮渗透能力增强。激光辅助下，QDs 在毛囊的积累，对照组与试验组结果相近。通过 CLSM 可观察到 QDs 在激光产生微观热区内有垂直和横向扩散的行为，激光照射促进 QDs 经皮渗透的深度至少可达 75 mm。

低频超声和十二烷基硫酸钠联合应用（US/SLS）被认为是一种促进纳米粒被动经皮给药的皮肤预处理方法。Lopez 等[89]利用电感耦合等离子体质谱和 CLSM，比较了 4 种粒径为 10 nm 或 20 nm 的阳离子、中性和阴离子 CdSe/ZnS-QDs 进入经 US/SLS 处理和正常猪皮肤的情况。结果表明，对于正常皮肤，仅有 0.01% 的 QDs 可渗透到真皮；但对于 US/SLS 处理后皮肤，QDs 表皮渗透量提高了 500%~1300%。四种不同电荷的 QDs，其穿透表皮并滞留在真皮中的比例很高，从 80%~99% 不等。两种阳离子 QDs 显示出不同程度的皮肤渗透性，Zeta 电位绝对值低的 QDs 更容易穿透皮肤进入真皮层。由于与带负电皮肤的强静电相互作用，过于阳离子化的 QDs 会遇到扩散受阻，影响其皮肤渗透性。另外，研究发现，虽然阴离子 QDs 粒径仅为（9.9±0.8）nm，Zeta 电位为（-27.0±1.7）mV，但其皮肤渗透量最小，提示阴离子电荷不利于 QDs 的皮肤渗透。

Gopee 等[90]研究了 PEG 包覆的 CdSe-QDs 对无毛 SKH-1 小鼠皮肤的渗透性，试验组包括完整皮肤、胶带剥离处理、丙酮处理、磨皮处理等。采用电感耦合等离子体质谱法分析肝脏和局部引流淋巴结中镉的含量。研究发现，QDs 给药后 24 小时和 48 小时，完整皮肤、丙酮处理或胶带剥离组小鼠肝脏和淋巴结中镉含量没有显著性变化，但磨皮组小鼠肝脏和淋巴结中镉的含量明显升高。淋巴结镉含量在 24 小时从对照组 20 ng/g 增加到 120 ng/g，肝脏中镉含量从对照组 20 ng/g 增加到 100 ng/g，在 48 小时时仍然保持该水平；QDs 在肝脏中镉的累积量约为应用剂量的 2.0%。CLSM 检测发现，当 QDs 应用于完整皮肤或胶带剥离皮肤时，未发现 QDs 通过皮肤转移到淋巴结或肝脏，但 QDs 可穿透磨皮皮肤到达真皮层。因此，QDs 的经皮吸收取决于皮肤屏障，受损皮肤可使 QDs 进入活性表皮和真皮。

（二）化妆品应用

鞣花酸（ellagic acid，EA）和芦荟苦素（aloesin，AL）是高效低毒的酪氨酸酶抑制剂，能有效抑制黑素细胞中酪氨酸酶活性，减少黑色素的生成。然而，它们的透皮率非常低，限制了其在化妆品中美白功效的发挥。Huang 等[91]采用凝胶 - 溶胶法合成了氨基化氧化锌量子点（ZnO-QDs），将黑素细胞膜上的内皮素受体拮抗剂 BQ-788 与 EA 共价连接在 ZnO-QDs，制备得到一种新型酪氨酸酶抑制剂经皮递送系统（BQ-788/EA@ZnO-QDs），QDs 粒径由 4 nm 增加至 9 nm。采用 Franz 扩散池和豚鼠皮肤进行了被动渗透试验，结果表明由于表面改性，BQ-788/EA@ZnO-QDs 的穿透率比 ZnO-QDs 稍低，但显著高于游离 EA。BQ-788/EA@ZnO-QDs 可在 1 小时内通过内吞作用进入黑素细胞，在细胞内涵体酸性环境下，快速溶解并释放酪氨酸酶抑制剂 EA。当 BQ-788/EA@ZnO-QDs 浓度为 12.5 μg/ml 时，酪氨酸酶活性抑制率和黑色素生成抑制率分别达到 44.23% ± 4.97% 和 37.50% ± 5.23%。

黄啸等[92]将 N, N- 羰基二咪唑活化 AL 共价连接在氨基化 ZnO-QDs 表面，制备了 AL 经皮给药载体 AL-NPs，粒径为 8 nm。以豚鼠腹部皮肤测试 AL-NPs 透皮性能，24 小时后 AL-NPs 累积渗透量为（30.36 ± 1.09）mg/cm²，游离 AL 仅为（3.97 ± 0.76）mg/cm²，表明 AL-NPs 能显著提高 AL 的透皮效率。体外释药结果表明，AL-NPs 在 pH=5.0 条件下，2 小时内 AL 累计释放率达 87.63% ± 0.46%，而在 pH=7.4 条件下，2 小时内 AL 的累积释放率只有 1.45% ± 0.21%。AL-NPs 对酪氨酸酶活性抑制率呈浓度依赖型，当所负载 ZnO-QDs 浓度为 12.5 μg/ml 时，抑制率可达 40.32% ± 1.57%。

第七节 总结与展望

近年来，无机纳米载体在皮肤荧光示踪、经皮免疫、皮肤再生与修复、肿瘤和糖尿病等重大疾病经皮给药治疗以及功效化妆品等领域展现出广泛的应用前景。经皮给药的效率主要取决于药物穿透皮肤的能力，有效的皮肤渗透是设计和评价无机纳米载体经皮给药的首要标准。无机纳米载体的理化性质，如表面电荷、亲水性/疏水性、大小和形状等，已被证明能够显著影响其皮肤渗透性。研究认为，表面亲脂性、粒径小于 10 nm 的无机纳米载体可以被动穿透角质层，到达皮肤深层，而较大的无机纳米载体则主要通过毛囊、皮脂腺等皮肤附属器进入皮肤[93]。

除考虑无机纳米载体自身结构和特性外，将其与各类物理或化学促渗手段联用来提高透皮能力，是有应用前途的促渗方法。例如，低频超声诱导角质层孔隙膨胀形成三维多孔网络结构可促进无机纳米载体的皮肤渗透；非烧蚀激光在表皮形成屏障缺陷的液泡，液泡可在短时间内修复以恢复屏障功能，通过表层皮肤短暂松动来增加无机纳米载体的透皮效果；通过在皮肤角质层形成可恢复的微针孔透皮通路促进无机纳米载体的皮肤渗透等。

无机纳米载体应用于经皮给药和经皮免疫等具有其优势，如：载药量大、载药性能稳定；可通过多种作用机制如磁效应、光热转换效应等有效促进药物经皮渗透；可保护载负药物、基因和疫苗等不受降解破坏；一些无机纳米载体本身具有良好的抗氧化、抗炎症、抗 UV 损伤以及诱导免疫应答等生物活性。然而，无机纳米载体应用于经皮给药领域，其潜在的安全性问题还有待于全面、系统的评估。例如，小粒径的无机纳米材料可能较大粒径的无机纳米材料对皮肤表现出更高的毒性，制备无机纳米材料过程中使用的有机溶剂和重金属残留等导致的毒性等。Wu 等[94]对不同粒径（4 nm~90 nm）不同晶型（锐钛矿型、金红石型、混合晶型）纳米 TiO_2 的透皮行为及 UV 诱导下致皮肤损伤的机制进行了研究。结果发现，经长时间的皮肤暴露，小粒径（< 60 nm）的纳米 TiO_2 可穿越活体乳猪猪耳皮肤和活体 BALB/c 裸鼠皮肤的角质层，体内蓄积并对皮肤及内脏器官造成损伤。UV 诱导下，纳米 TiO_2 诱发细胞内活性氧自由基过量产生，引起线粒体损伤，从而诱导细胞凋亡，还可通过活性氧自由基介导改变 HaCaT 细胞的唾液酸酰化水平[95, 96]。研究还发现，抗氧化剂 N-乙酰半胱氨酸可以通过拮抗胞内氧化应激损伤而降低纳米 TiO_2 的细胞毒性[97]。因此，

有必要对无机纳米材料的皮肤毒理学问题进行系统、深入的研究，弄清其影响因素和作用机制，为无机纳米材料在经皮给药领域的全面应用提供理论和实验依据。

参考文献

［1］Zhao NN, Yan LM, Zhao XY, et al. Versatile types of organic/inorganic nanohybrids: From strategic design to biomedical applications［J］. Chem Rev, 2019，119：1666-1762.

［2］Reddy LH, Arias JL, Nicolas J, et al. Magnetic nanoparticles: Design and characterization, toxicity and biocompatibility, pharmaceutical and biomedical applications［J］. Chem Rev, 2012，112：5818-5878.

［3］Dokyoon K, Nohyun L, Mihyun P, et al. Synthesis of uniform ferrimagnetic magnetite nanocubes［J］. J Am Chem Soc, 2009，131：454-455.

［4］Chen D, Xu R. Hydrothermal synthesis and characterization of nanocrystalline Fe_3O_4 powders［J］. Mater Res Bull, 1998，33：1015-1021.

［5］Gupta AK, Gupta M. Synthesis and surface engineering of iron oxide nanoparticles for biomedical applications［J］. Biomaterials, 2005，26：3995-4021.

［6］Baroli B, Ennasmg, Loffredo F, et al. Penetration of metallic nanoparticles in human full-thickness skin［J］. J Invest Dermatol, 2007，127：1701-1712.

［7］Rao YF, Chen W, Liang XG, et al. Epirubicin-loaded superparamagnetic iron-oxide nanoparticles for transdermal delivery: Cancer therapy by circumventing the skin barrier［J］. Small, 2015，11：239-247.

［8］Chen AZ, Chen LQ, Wang SB, et al. Study of magnetic silk fibroin nanoparticles for massage-like transdermal drug delivery［J］. Int J Nanomed, 2015，10：4639-4651.

［9］Primo FL, Michieleto L, Rodrigues MaM, et al. Magnetic nanoemulsions as drug delivery system for Foscan®: Skin permeation and retention in vitro assays for topical application in photodynamic therapy(PDT)of skin cancer［J］. J Magn Magn Mater, 2007，311：354-357.

［10］Primo FL, Rodrigues MMA, Simioni AR, et al. In vitro studies of cutaneous retention of magnetic nanoemulsion loaded with zinc phthalocyanine for synergic use in skin cancer treatment［J］. J Magn Magn Mater, 2008，320：e211-e214.

［11］Zhang LK, Du SW, Wang XZ, et al. Bacterial cellulose based composites enhanced transdermal drug targeting for breast cancer treatment［J］. Chem Eng J, 2019，370：749-759.

［12］Vallet-Regí M, Colilla M, Izquierdo-Barba I, et al. Mesoporous silica nanoparticles for drug delivery: Current insights［J］. Molecules, 2017，23：47.

［13］余越，陶春，杨海跃，等．介孔二氧化硅纳米粒的制备及其作为不同功能的药物载体研究进展［J］．中国新药杂志，2017：54-60．

［14］Kresge CT, Leonowicz ME, Roth WJ, et al. Ordered mesoporous molecular sieves synthesised by a liquid-crystal template mechanism［J］. Nature, 1992, 359 : 710-712.

［15］Yanagisawa T, Shimizu T, Kuroda K, et al. The preparation of alkyltrimethylammonium-kanemite complexes and their conversion to mesoporous materials［J］. Bull Chem Soc Jpn, 1990, 63 : 988-992.

［16］Che S, Sakamoto Y, Terasaki O, et al. Control of crystal morphology of SBA1 mesoporous silica［J］. Chem Mater, 2001, 13 : 2237-2239.

［17］Yang PD, Zhao DY, Margolese DI, et al. Generalized syntheses of large-pore mesoporous metal oxides with semicrystalline frameworks［J］. Nature, 1998, 396 : 152-155.

［18］Archer LA, Yang ZC. Hollow micro-/nanostructures: Synthesis and applications［J］. Adv Mater, 2008, 20 : 3987-4019.

［19］Fang XL, Chen C, Liu ZH, et al. A cationic surfactant assisted selective etching strategy to hollow mesoporous silica spheres［J］. Nanoscale, 2011, 3 : 1632-1639.

［20］Li YH, Li N, Pan W, et al. Hollow mesoporous silica nanoparticles with tunable structures for controlled drug delivery［J］. ACS Appl Mater Inter, 2017, 9 : 2123-2129.

［21］Chen ZH, Wu SH, Chen PL, et al. Critical features for mesoporous silica nanoparticles encapsulated into erythrocytes［J］. ACS Appl Mater Inter, 2019, 11 : 4790-4798.

［22］Moreno-Villaécija M, Sedó-Vegara J, Guisasola E, et al. Polydopamine-like coatings as payload gatekeepers for mesoporous silica nanoparticles［J］. ACS Appl Mater Inter, 2017, 10 : 7661-7669.

［23］Thomas CR, Ferris DP, Jae-Hyun L, et al. Noninvasive remote-controlled release of drug molecules in vitro using magnetic actuation of mechanized nanoparticles［J］. J Am Chem Soc, 2010, 132 : 10623-10625.

［24］Qu QY, Ma X, Zhao YL. Anticancer effect of α-tocopheryl succinate delivered by mitochondria-targeted mesoporous slica nanoparticles［J］. ACS Appl Mater Inter, 2016, 8 : 34261-34269.

［25］Chen Y, Chen HR, Zhang SJ, et al. Multifunctional mesoporous nanoellipsoids for biological bimodal Imaging and magnetically targeted delivery of anticancer drugs［J］. Adv Funct Mater, 2011, 21 : 270-278.

［26］Zhou RH, Sun SK, Li CH, et al. Enriching Mn-doped ZnSe quantum dots onto mesoporous silica nanoparticles for enhanced fluorescence/magnetic resonance imaging dual-modal bio-Imaging［J］. ACS Appl Mater Inter, 2018, 10 : 34060-34067.

［27］Sapino S, Oliaro-Bosso S, Zonari D, et al. Mesoporous silica nanoparticles as a promising skin delivery system for methotrexate［J］. Int J Pharm, 2017, 530 : 239-248.

［28］Hamam F, Al-Remawi M. Novel delivery system of curcumin through transdermal route using sub-micronized particles composed of mesoporous silica and oleic acid［J］. J Funct foods, 2014, 8 : 87-99.

［29］Berlier G, Gastaldi L, Ugazio E, et al. Stabilization of quercetin flavonoid in MCM-41 mesoporous silica: Positive effect of surface functionalization［J］. J Colloid Interf Sci, 2013, 393 : 109-118.

［30］Sapino S, Ugazio E, Gastaldi L, et al. Mesoporous silica as topical nanocarriers for quercetin: Characterization and in vitro studies［J］. Eur J Pharm Sci, 2015, 89 : 116-125.

［31］Berlier G, Gastaldi L, Sapino S, et al. MCM-41 as a useful vector for rutin topical formulations: Synthesis, characterization and testing［J］. Int J Pharm, 2013, 457 : 177-186.

［32］Ambrogi V, Latterini L, Marmottini F, et al. Mesoporous silicate MCM-41 as a particulate carrier for octyl methoxycinnamate: Sunscreen release and photostability［J］. J Pharm Sci, 2013, 102 : 1468-1475.

［33］Gastaldi L, Ugazio E, Sapino S, et al. Mesoporous silica as a carrier for topical application: the Trolox case study［J］. Phys Chem Chem Phys, 2012, 14 : 11318-11326.

［34］Zheng L, Zheng L, Sun HY, et al. Superstructured assembly of nanocarbons: Fullerenes, aanotubes, and graphene［J］. Chem Rev, 2015, 115 : 7046-7117.

［35］Kharissova OV, Kharisov BI, Oliva Gonzalezcm. Carbon-carbon allotropic hybrids and composites: Synthesis, properties, and applications［J］. Ind Eng Chem Res, 2019, 58 : 3921-3948.

［36］Taylor R, Walton DRM. The chemistry of fullerenes［J］. Nature, 1993, 363 : 685-693.

［37］Geckeler K, Samal S. Syntheses and properties of macromolecular fullerenes, a review［J］. Polym Int, 1999, 48 : 743-757.

［38］Ajayan PM. Nanotubes from carbon［J］. Chem Rev. 1999, 99 : 1787-1800.

［39］Joselevich E, Dai H, Jie L, et al. Carbon nanotube synthesis and organization［J］. Top Appl Phys, 2008, 111 : 101-164.

［40］Zhu YW, Murali S, Cai WW, et al. Graphene and graphene oxide: synthesis, properties, and applications［J］. Cheminform, 2010, 22 : 3906-3924.

［41］Brettreich M, Hirsch A. A highly water-soluble dendro［60］fullerene［J］. Tetrahedron Lett, 1998, 39 : 2731-2734.

［42］Ando Y, Zhao XL, Sugai T, et al. Growing carbon nanotubes［J］. Cheminform, 2004, 7 : 22-29.

［43］Jaemyung K, Cote LJ, Franklin K, et al. Graphene oxide sheets at interfaces［J］. J Am Chem Soc, 2010, 132 : 8180-8186.

［44］ Kuche K, Maheshwari R, Tambe V, et al. Carbon nanotubes（CNTs）based advanced dermal therapeutics: Current trends and future potential［J］. Nanoscale, 2018，10：8911-8937.

［45］ Siu KS, Chen D, Zheng XF, et al. Non-covalently functionalized single-walled carbon nanotube for topical siRNA delivery into melanoma［J］. Biomaterials, 2014，35：3435-3442.

［46］ Schwengber A, Prado HJ, Zilli DA, et al. Carbon nanotubes buckypapers for potential transdermal drug delivery［J］. Mat Sci Eng C, 2015，57：7-13.

［47］ Strasinger C, Paudel KS, Wu J, et al. Programmable transdermal clonidine delivery through voltage-gated carbon nanotube membranes［J］. J Pharm Sci, 2014，103：1829-1838.

［48］ Giri A, Bhowmick M, Pal S, et al. Polymer hydrogel from carboxymethyl guar gum and carbon nanotube for sustained trans-dermal release of diclofenac sodium［J］. Int J Biol Macromol, 2011，49：885-893.

［49］ Teodorescu F, Quéniat G, Foulon C, et al. Transdermal skin patch based on reduced graphene oxide: A new approach for photothermal triggered permeation of ondansetron across porcine skin［J］. J Controlled Release, 2017，245：137-146.

［50］ Kurniawan A, Muneekaew S, Hung CW, et al. Modulated transdermal delivery of nonsteroidal anti-inflammatory drug by macroporous poly（vinyl alcohol）-graphene oxide nanocomposite films［J］. Int J Pharm, 2019，566：708-716.

［51］ Xiao L, Takada H, Gan XH, et al. The water-soluble fullerene derivative 'Radical Sponge' exerts cytoprotective action against UVA irradiation but not visible-light-catalyzed cytotoxicity in human skin keratinocytes［J］. Bioorg Med Chem Lett, 2006，16：1590-1595.

［52］ Takada H, Mimura H, Xiao L, et al. Innovative anti-oxidant: Fullerene（INCI#：7587）is as "radical sponge" on the skin. Its high level of safety, stability and potential as premier anti-aging and whitening cosmetic ingredient［J］. Fullerene Sci Techn, 2006，14：335-341.

［53］ Li X, Matsubayashi K, Miwa N. Inhibitory effect of the water-soluble polymer-wrapped derivative of fullerene on UVA-induced melanogenesis via downregulation of tyrosinase expression in human melanocytes and skin tissues［J］. Arch Dermatol Res, 2007，299：245-257.

［54］ Lens M, Medenica L, Citernesi U. Antioxidative capacity of C60（buckminsterfullerene）and newly synthesized fulleropyrrolidine derivatives encapsulated in liposomes［J］. Biotechnol Appl Bioc, 2008，51：135-140.

［55］ Ito S, Itoga K, Yamato M, et al. The co-application effects of fullerene and ascorbic acid on UV-B irradiated mouse skin［J］. Toxicology, 2010，267：27-38.

［56］ Kato S, Taira H, Aoshima H, et al. Clinical evaluation of fullerene-C60 dissolved in squalane for anti-wrinkle cosmetics［J］. J Nanosci Nanotechno, 2010，10：6769-6774.

［57］Partha G, Gang H, Mrinmoy D, et al. Gold nanoparticles in delivery applications ［J］. Adv Drug Deliver Rev, 2008，60：1307-1315.

［58］Xiang ZP, Na L, Didier A. State of the art in gold nanoparticle synthesis ［J］. Coord Chem Rev, 2013，257：638-665.

［59］Jing L, Shu HJ, Shu XT, et al. Coating urchinlike gold nanoparticles with polypyrrole thin shells to produce photothermal agents with high stability and photothermal transduction efficiency ［J］. Langmuir, 2013，29：7102-7110.

［60］Deng H, Zhong YQ, Du MH, et al. Theranostic self-assembly structure of gold nanoparticles for NIR photothermal therapy and X-ray computed tomography imaging ［J］. Theranostics, 2014，4：904-918.

［61］Antosh MP, Wijesinghe DD, Samana S, et al. Enhancement of radiation effect on cancer cells by gold-pHLIP ［J］. Proc Natl Acda Sci USA, 2015，112：5372-5376.

［62］Yu J, H HC, C HC, et al. Development of therapeutic Au-methylene blue nanoparticles for targeted photodynamic therapy of cervical cancer cells ［J］. ACS Appl Mater Inter, 2015，7：432-441.

［63］Yang ZZ, Liu TF, Xie Y, et al. Chitosan layered gold nanorods as synergistic therapeutics for photothermal ablation and gene silencing in triple-negative breast cancer ［J］. Acta Biomater. 2015，25：194-204.

［64］Sonavane G, Tomoda K, Sano A, et al. In vitro permeation of gold nanoparticles through rat skin and rat intestine: effect of particle size ［J］. Colloids Surface B, 2008，65：1-10.

［65］Hsiao PF, Tsai HC, Peng S, et al. Transdermal delivery of poly（ethylene glycol）-co-oleylamine modified gold nanoparticles: Effect of size and shape ［J］. Mater Chem Phys, 2019，224：22-28.

［66］Labouta HI, El-Khordagui LK, Kraus T, et al. Mechanism and determinants of nanoparticle penetration through human skin ［J］. Nanoscale, 2011，3 4989-4999.

［67］Dean HJ, Haynes J, Schmaljohn C. The role of particle-mediated DNA vaccines in biodefense preparedness ［J］. Adv Drug Deliver Rev, 2005，57：1315-1342.

［68］Huang YZ, Yu FQ, Park YS, et al. Co-administration of protein drugs with gold nanoparticles to enable percutaneous delivery ［J］. Biomaterials, 2010，31：9086-9091.

［69］Pissuwan D, Nose K, Kurihara R, et al. A solid-in-oil dispersion of gold nanorods can enhance transdermal protein delivery and skin vaccination ［J］. Small, 2011，7：215-220.

［70］Lee J, Kim JE, Go J, et al. Transdermal treatment of the surgical and burned wound skin via phytochemical-capped gold nanoparticles ［J］. Colloids Surface B, 2015，135：166-174.

［71］Arafamg, El-Kased RF, Elmazar MM. Thermoresponsive gels containing gold nanoparticles as smart antibacterial and wound healing agents ［J］. Sci Rep, 2018，8：13674.

［72］Labala S, Mandapalli PK, Kurumaddali A, et al. Layer-by-layer polymer coated gold nanoparticles for topical delivery of imatinib mesylate to treat melanoma［J］. Mol Pharm, 2015，12：878.

［73］Safwat MA, Soliman GM, Sayed D, et al. Fluorouracil-loaded gold nanoparticles for the treatment of skin cancer: Development, in vitro characterization and in vivo evaluation in a mouse skin cancer xenograft model［J］. Mol Pharm, 2018，15：2194-2205.

［74］Nose K, Pissuwan D, Goto M, et al. Gold nanorods in an oil-base formulation for transdermal treatment of type 1 diabetes in mice［J］. Nanoscale, 2012，4：3776-3780.

［75］李在范，韩东旭，黄大渊. 用于防止皮肤老化的化妆品组合物：201110351737.4［P］. 2011-11-09

［76］Fathi-Azarbayjani A, Qun L, Chan YW, et al. Novel vitamin and gold-loaded nanofiber facial mask for topical delivery［J］. AAPS PharmSciTech, 2010，11：1164-1170.

［77］Bera D, Qian L, Tseng T, et al. Quantum dots and their multimodal applications: a review［J］. Materials, 2010，3：2260-2345.

［78］Rosenthal SJ, Chang JC, Oleg K, et al. Biocompatible quantum dots for biological applications［J］. Chem Biol, 2011，18：10-24.

［79］Geszke-Moritz M, Moritz M. Quantum dots as versatile probes in medical sciences: Synthesis, modification and properties［J］. Mat Sci Eng C, 2013，33：1008-1021.

［80］Guo GN, Liu W, Liang JG, et al. Preparation and characterization of novel CdSe quantum dots modified with poly(D, L-lactide)nanoparticles［J］. Materials Letters, 2006，60：2565-2568.

［81］Guo GN, Liu W, Liang JG, et al. Probing the cytotoxicity of CdSe quantum dots with surface modification［J］. Materials Letters, 2007，61：1641-1644.

［82］Liu W, He ZK, Liang JG, et al. Preparation and characterization of novel fluorescent nanocomposite particles: CdSe/ZnS core-shell quantum dots loaded solid lipid nanoparticles［J］. J Biomed Mater Res A, 2008，84A: 1018-1025.

［83］Paliwal S, Menon GK, Mitragotri S. Low-frequency sonophoresis: ultrastructural basis for stratum corneum permeability assessed using quantum dots［J］. J Inves Dermatol, 2006，126：1095-1101.

［84］Lee PW, Hsu SH, Tsai JS, et al. Multifunctional core-shell polymeric nanoparticles for transdermal DNA delivery and epidermal Langerhans cells tracking［J］. Biomaterials, 2010，31：2425-2434.

［85］Ravichandran S, Mortensen LJ, Deluise LA. Quantification of human skin barrier function and susceptibility to quantum dot skin penetration［J］. Nanotoxicology, 2011，5：675-686.

［86］Abdel-Mottaleb, A. MM, Lamprecht A. In vivo skin penetration of macromolecules in irritant contact dermatitis［J］. Int J Pharm, 2016，515：384-389.

［87］Lee WR, Shen SC, Al-Suwayeh SA, et al. Skin permeation of small-molecule drugs, macromolecules, and nanoparticles mediated by a fractional carbon dioxide laser: the role of hair follicles［J］. Pharm Res, 2013, 30：792-802.

［88］Lee WR, Shen SC, Aljuffali IA, et al. Non-ablative fractional laser assists cutaneous delivery of small- and macro-molecules with minimal bacterial infection risk［J］. Eur J Pharm Sci, 2016, 92：1-10.

［89］Lopez RFV, Seto JE, Blankschtein D, et al. Enhancing the transdermal delivery of rigid nanoparticles using the simultaneous application of ultrasound and sodium lauryl sulfate［J］. Biomaterials, 2011, 32：933-941.

［90］Gopee NV, Roberts DW, Webb P. Quantitative determination of skin penetration of PEG-coated CdSe quantum dots in dermabraded but not intact SKH-1hairless mouse skin［J］. Toxicol Sci, 2009, 111：37-48.

［91］Huang X, Chen C, Zhu XT, et al. Transdermal BQ-788/EA@ZnO quantum dots as targeting and smart tyrosinase inhibitors in melanocytes［J］. Mat Sci Eng C, 2019, 102：45-52.

［92］黄啸, 陈春, 龚星全, 等. 透皮芦荟苦素纳米粒的制备及其对酪氨酸酶活性的抑制作用［J］. 生物医学工程学杂志, 2019, 36：254-259.

［93］Wang M, Marepally SK, Vemula PK, et al. Inorganic nanoparticles for transdermal drug delivery and topical application［M］. Hamblin M R, Prow T W, Avci P. Nanoscience in Dermatology. Amsterdam, The Netherlands；Academic Press, 2016：57-72.

［94］Wu J, Liu W, Xue CB, et al. Toxicity and penetration of TiO_2 nanoparticles in hairless mice and porcine skin after subchronic dermal exposure［J］. Toxicol Lett, 2009, 191：1-8.

［95］Ren YY, Xin L, Qing GR, et al. Increased level of α2,6-sialylated glycans on HaCaT cells induced by titanium dioxide nanoparticles under UV radiation［J］. Nanomaterials, 2018, 8：253.

［96］Xue CB, Wu JH, Lan FL, et al. Nano titanium dioxide induces the generation of ROS and potential damage in HaCaT cells under UVA irradiation［J］. J Nanosci Nanotechnol, 2010, 10：8500-8507.

［97］Xue CB, Liu W, Wu JW, et al. Chemoprotective effect of N-acetylcysteine（NAC）on cellular oxidative damages and apoptosis induced by nano titanium dioxide under UVA irradiation［J］. Toxicol In Vitro, 2011, 25：110-116.

第九章　其他经皮给药纳米技术

近年来，各种新型纳米载体被用于经皮给药的研究。其中，纳米纤维作为经皮给药载体已有较多报道，不仅可用于递送亲水性和疏水性药物、控制药物释放，而且其制备技术易于工业化，因此具有良好的商业化前景。

虽然纳米载体能够发挥较强的促渗作用，在一定程度上解决了某些药物的经皮递送问题，然而，大部分纳米载体难以直接携载药物穿越角质层，对于生物大分子药物及有效剂量大的药物，单纯采用纳米载体往往难以达到预期效果。近年发展的物理促透技术，如微针、电致孔、无针注射等，可突破角质层障碍；离子导入与超声导入等，则可借助电渗作用和声振效应促进药物的经皮吸收。将纳米载体与物理促渗技术联用，可同时发挥两类技术的优势，显著提高药物经皮给药的生物利用度，同时，有效控制药物释放，提高药物稳定性，减少药物的毒副作用和皮肤刺激性。图9-1为纳米载体与物理促渗技术联用促进药物经皮渗透示意图。

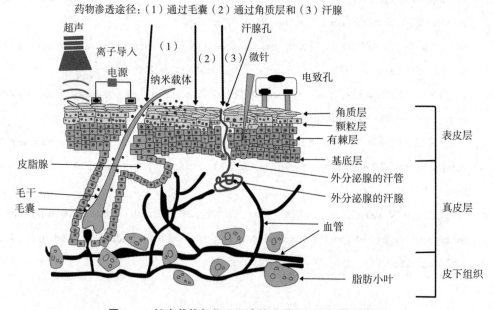

图9-1　纳米载体与物理促渗技术联用经皮给药示意图

本章将主要介绍以纳米纤维为代表的新型经皮给药纳米载体技术，以及微针、离子导入与电致孔、超声等物理促渗技术与纳米载体联用技术及其应用。

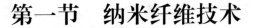

第一节　纳米纤维技术

一、概述

纳米纤维（nanofiber），通常是指直径为纳米尺度而长度较大的线状材料。广义的纳米纤维指纤维直径为纳米量级的超细纤维，还包括将纳米颗粒填充到普通纤维中对其进行改性的纤维。纳米纤维还可延伸为纤维中含有纳米结构并又赋予新特性的纤维。

由于纳米纤维具有出色的机械柔韧性，因而广泛应用于包括组织功能、人造血管、组织修复、伤口包扎制品、药物载体、人造皮肤等生物医用材料领域。纳米纤维的制造方法有拉伸法、自组装、模板合成、微相分离、静电纺丝（electrospinning）等。其中静电纺丝法是应用较广的制备方法。

静电纺丝法又称电纺丝法（电纺）。所谓电纺，指纺织过程中向聚合物流体施加高压静电，使流体通过毛细管，当电压达到某一临界值，静电力可克服悬垂的聚合物流体的表面张力，在毛细管出口端喷射出极细的聚合物流体，同时纺丝溶剂迅速挥发，在金属接收屏上形成类似于非织造布的纳米纤维聚集体。以静电纺丝法制备聚合物纳米纤维，具有设备简单、成本低廉、易操作以及高效等优点，因此被认为是可以大量制备聚合物连续纳米纤维的有效方法。利用静电纺丝法制备的纳米纤维具有比表面积高、孔隙率高的优点，可用作药物的缓释载体，如共载庆大霉素和重组人类表皮生长因子的纳米纤维垫，对于糖尿病大鼠创口的抗感染和加速愈合具有显著作用[1]。

二、分类与制备方法

（一）分类

根据所使用的材料及纤维的结构，可将纳米纤维分为如下类型。

1. 天然高分子纳米纤维　天然高分子材料一般生物相容性较好且具有可降解性。用于制备纳米纤维的天然高分子材料有海藻酸钠、天然纤维素、透明质酸、明胶、胶原蛋白、甲壳素及其衍生物等。

2. 聚合物纳米纤维　具有良好的生物相容性，可与天然高分子材料合用，制成复合纳米纤维，以调节机械强度。复合纳米纤维主要有三类随机共混结构（有机 – 有机或有机 – 无机、无机 – 无机共混物）、核 – 壳结构、多级结构。

（1）随机共混结构　是指将多种组分共同集成于同一根纤维中，制成聚合物 / 聚合物、聚合物 / 无机物的复合纳米纤维，既保持了电纺纳米纤维直径细、比表面积大、孔隙率高的优点，又可同时发挥各组分的性能。如蚕丝蛋白可使糖尿病引起的慢性皮肤溃疡伤口加速愈合，聚乙烯醇 – 蚕丝蛋白混合纳米纤维垫显著促进肉芽组织生长和蛋白结构修复[2]。

（2）核 – 壳结构　核壳材料具有双层或多层结构，其内部和外部分别使用不同成分，使得核与壳的功能实现复合与互补，从而可以调制出有别于核与壳本身性能的新型功能材料。核壳型纳米纤维主要是通过同轴电纺丝制备而成，该类型的纳米纤维结构可用于药物递送，在制备过程中药物不参与电纺，可以保护生物类药物（例如酶和生长因子）免于失活，另可通过调整纤维的微观结构来调节药物释放。

（3）多级结构　静电纺丝法制备的聚合物复合纳米纤维在特殊的条件控制下可进一步自组装成束、多层叠加形成复合膜，或者作为填充剂加入到聚合物基体中，形成比简单共混型及核 – 壳结构聚合物纳米纤维复合材料更为高级的结构，所制备的复合纤维膜一般用作支架材料，也可作为药物载体使用[3]。

3. 无机纳米纤维　分为氧化物纳米纤维、金属纳米纤维、多组分无机纳米纤维和碳化硅纳米纤维等。无机材料不具有黏弹性，不能直接通过静电纺丝溶液制备纳米纤维，需先将无机材料对应的氧化物、无机盐、金属纳米粒子等与高聚物溶液混合，再进行静电纺丝，制备有机 / 无机复合纳米纤维，再通过高温煅烧或溶剂萃取等后处理手段，除去纤维中的聚合物成分，得到无机纳米纤维。如利用静电纺丝技术制备纳米氧化铝纤维陶瓷前驱体纤维，经煅烧后获得陶瓷纳米纤维。

4. 碳纳米纤维　呈多孔结构，具有极大的长径比和比表面积、优异的耐高温性能和良好的导电导热性。静电纺丝能够制备直径在几十纳米到几微米之间的纳米纤维，是低成本制备连续碳纳米纤维的有效方法。以聚丙烯腈为前驱体的静电纺丝技术制备碳纳米纤维，成为当前研究热点。这种材料制得的碳纳米纤维呈定向排列，均匀连续，直径约 100 nm，具有典型的石墨结构特征，在导电、导热等领域有潜在应用价值。

5. 有机 / 无机复合纳米纤维　是将无机纳米粒子分散于连续聚合物中的纳米纤维，制备方法是将金属纳米粒子、无机纳米粒子等添加到高聚物溶液中，通过静电纺丝制成复合纳米纤维。如银纳米粒子（AgNPs）具有良好的抗菌性能，将 PVA 纺丝原液共混硅钨酸和 AgNPs，静电纺丝制成直径为（260 ± 5）nm 的复合纳米纤维[4]。

以 PVA 作为基体，掺杂纳米二氧化硅，利用静电纺丝技术，得到具有介孔结构的复合纳米纤维，除可用作重金属离子的吸附材料，也有用作药物载体的潜在价值[5]。

（二）制备方法

1. 基质组成　能够实施静电纺丝的原材料至少需要满足两个条件：①相对分子质量能够使分子链发生缠结；②可溶于一定溶剂或受热熔融后形成黏弹性流体。同时，用于经皮给药载体的纳米纤维需具有良好的生物相容性和可降解性。一些天然聚合物如壳聚糖、纤连蛋白、明胶、胶原蛋白、蚕丝、乙基纤维素，合成聚合物如 PLA、PGA、PLGA、酪氨酸衍生的聚碳酸酯、聚己内酯、聚氨酯、PVP、PVA 等，均可用于制作载药纳米纤维。

2. 制备工艺　静电纺丝装置主要由三个部分组成：高压电源、喷头、收集装置（图 9-2）。用静电纺丝法制得的纤维比传统的纺丝方法细得多，直径一般在数十到上千纳米。

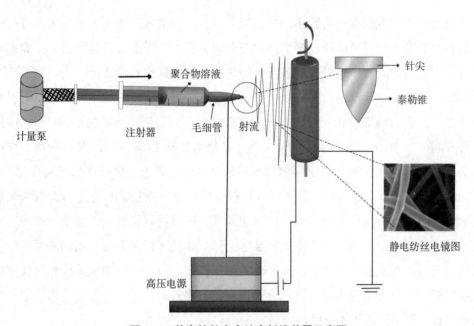

聚合物溶液

针尖

泰勒锥

计量泵　　　注射器　　毛细管　射流

静电纺丝电镜图

高压电源

图 9-2　静电纺丝生产纳米纤维装置示意图

用静电纺丝法制备的电纺纤维的形态和直径受许多参数的影响，主要影响参数如下。①聚合物的种类：聚合物的浓度、黏度、弹性、电导率和溶剂的表面张力；②操作条件：例如聚合物溶液的进料速度，吸头到收集器的距离以及施加的电场强度；③集电器的结构和特定的静电纺丝装置的设计；④环境的湿度和温度等。

3. 载药方式　通过静电纺丝技术可以形成多种不同的载药方式：涂层、包封药物和包胶（同轴和乳液静电纺丝）等。

电纺纳米纤维不但能将固体药物以颗粒形式负载在纤维上，还可以双层纤维或链珠状纤维形式负载液体药物。药物颗粒的溶解速度随药物颗粒减小以及相应载体表面积的增加而提高。静电纺丝过程中，将药物溶解并与聚合物混合成纺丝液，由于溶剂的快速挥发，药物将以极小的颗粒存在于聚合物纳米纤维中，使药物的溶出或者释放效率更高。另外，还可结合其他纳米载体进行载药，即先将药物包载于其他类型纳米粒中，然后再将其载入纳米纤维中，同时发挥两种纳米载体的作用。

作为纤维形状的载体，纳米纤维具有较好的物理强度和可加工性能，用静电纺丝技术可以直接将药物加工成膜状、管状、层状以及包覆于其他材料表层的覆膜形状。可通过调整加工参数，调节纤维的直径与长度，使得到的纺丝物易于进一步加工制成所需形态的制剂。

三、纳米纤维作为经皮给药载体的特点

纳米纤维作为经皮给药载体，具有以下特点：①纳米纤维比表面积大，可有效递送各种类型药物；可以通过调节药物与载体的比例、纤维直径与形态、孔隙率等参数来调整药物释放；还可通过表面修饰等进行纳米纤维的功能化，用以调节药物的释放。②载药纳米纤维的缓释和长效作用可减少局部应用的频率，可提高患者的依从性；其孔隙率高且相互连接，具有高渗透性，并易于以所需的结构/形式递送多种药物[6]。如载夫西地酸的 PLGA 纳米纤维可在 9~15 天内持续释放药物，维持对金黄色假单胞菌、铜绿假单胞菌和耐甲氧西林的金黄色葡萄球菌的抗菌作用[7]。③纳米纤维网具有可延展性，便于经皮给药应用。如一种上层由负载 TiO_2 的壳聚糖纳米纤维组成、下层由人脂肪衍生的细胞外基质组成的双层纳米纤维垫，可同时发挥杀菌、抑制细菌渗透、加速伤口愈合作用[8]。④纳米纤维促渗作用的主要机制是其高载药量可在皮肤表面形成较高的药物浓度梯度，另外当以纳米纤维膜形式施用于皮肤时，还可能通过提高皮肤水合作用发挥促渗效果，但因其促渗能力有限，目前主要作为局部给药载体使用。

四、在经皮给药中的应用

（一）皮肤局部给药

纳米纤维作为局部给药载体，在外伤护理、皮肤抑菌、局部麻醉等研究领域应用广泛。静电纺丝制得的纳米纤维透气性好，在抑制细菌感染伤口的同时不阻碍细

胞生长，可为伤口提供良好的愈合环境；选择具有组织亲和能力的高分子材料，有利于细胞附着生长。另外，为提高伤口护理效果，还可在其母液中加入抗生素、生长因子、肽类和蛋白质，制成纳米纤维。

莫匹罗星是一种常用于治疗皮肤感染的抗生素，通常配制成 2% 的药膏，每天需要用药 3 次，用药周期长达 10 天。Thakur 等[9]分别用单喷丝板和双喷丝板电纺丝设备制备了共载具有不同亲脂性的药物莫匹罗星和盐酸利多卡因的聚 L– 乳酸（PLLA）纤维毡，在静电纺丝和气体灭菌过程中，载体中的抗生素稳定性良好。该给药体系中的两种药物可相互改善其释药行为：盐酸利多卡因表现出突释效应（1 小时内释放 80%），数小时后释药趋于平稳；莫匹罗星在第 1 小时内仅释放 5%，其缓释效应明显，持续给药 72 小时后仍有抗菌作用。与单喷丝板技术相比，基于双喷丝板制备的纳米纤维毡用于伤口护理可发挥更优的药物释放效果。

Shan 等[10]以丝素蛋白和明胶为基质，通过静电纺丝法制备了载有黄芪甲苷 IV 的纳米纤维敷料。丝素蛋白与明胶的重量比为 25：75，制备的纳米纤维载药前后的直径分别为（521 ± 97）nm、（476 ± 89）nm，孔隙率分别为 87.9%、89.1%。在 37℃胶原酶溶液中孵育 2 小时，纳米纤维可降解 50%，48 小时后降解至 18.1%。所载药物经 2 小时、12 小时和 24 小时的体外累积释放百分率分别为 58%、82%、96%。该载药纳米纤维敷料具有良好的生物相容性，与空白对照组相比，可促进细胞黏附和增殖（$P < 0.01$），刺激伤口闭合（$P < 0.05$），增加血管生成，改善胶原蛋白组织，加速伤口愈合并抑制疤痕形成。

（二）经皮给药全身作用

纳米纤维主要通过增加药物溶解度，在皮肤表面释药后形成较高的药物浓度梯度，提高经皮渗透性。如采用静电纺丝方法，以明胶和白蛋白作为增溶剂，将姜黄素分散于明胶 / 白蛋白溶液中，再与聚乙烯醇混合制得的纳米纤维，直径分布为 200~250 nm。该纳米纤维中药物体外释放表现出突释效应，药物经 20 小时体外累积经皮渗透量超过 50%。经皮给药治疗后，通过全身磁共振成像技术分析，肥胖模型大鼠的脂肪组织总量减少了 4% 至 7%[11]。

为了改善载药纳米纤维的药物经皮渗透效果，还可以将其他纳米粒与纳米纤维联用，借助其他纳米载体的促渗作用，促进药物经皮渗透。如 Kang 等[12]将水难溶性药物姜黄素载入纳米结构脂质载体（NLC，粒径约 500 nm），然后通过真空过滤方式将载药纳米粒分散入纤维素纳米纤维中，获得表面光滑的脂质杂化纳米纤维。NLC 载药纳米纤维中的药物以无定型态分布，体外累积皮肤滞留量为（233.2 ± 96.6）μg/（cm^2·mg），抗拉强度为（4.86 ± 0.14）MPa。其经皮给药后的药物在咪喹莫特诱导的小鼠银屑病样炎性皮肤中的累积滞留量为单纯纳米纤维组的 2 倍。NLC 载药纳米纤维可改善咪喹莫特诱导的小鼠的银屑病皮肤症状，降低皮肤中的炎症性细胞因子水平，其效果几乎与市售的局部皮质类固醇乳膏相当。另外，研究还发现经 NLC 载药纳米纤维膜处理后的皮肤水合作用较之未载 NLC 纳米纤维膜组增加了 2.6 倍。因此，NLC 载药纳米纤维通过增强与皮肤的水合作用、改善药物溶解度发挥促渗作用，从而提高了药效。

（三）化妆品应用

纳米纤维独特的三维纳米网状结构，有很好的分散性和柔韧性，机械强度高，成为继无纺布、蚕丝、生物纤维之后的新型面膜基材。用聚合物纳米纤维制成的护肤用品，膜与皮肤的接触间隙小，有利于营养成分在局部的吸收。

Taepaiboon 等[13]采用静电纺丝法，制备醋酸纤维素纳米纤维，评价了其作为维甲酸和维生素 E 的局部给药载体的可行性。所制备的纳米纤维的平均直径为（253 ± 41）nm、（247 ± 31）nm，所形成的纳米纤维垫厚度为 20~30 μm，抗拉强度为 15.4~15.6 MPa，最大应变为 0.2%~18.5%；而与之作为比较的采用浇铸法制备的铸膜的抗拉强度为 20.2~21.2 MPa，最大应变为 1.6%~2.2%，且最大载药量均低于纳米纤维垫。载药纳米纤维垫中维生素 E 经 24 小时体外累积释放率为 52%，而浇铸膜组仅为 20%。另外，纳米纤维组各药释放均未出现突释现象，但浇铸膜组药物突释效应明显。以上研究表明，纳米纤维垫可作为维生素类成分的载体，具有良好的长效缓释作用，适宜用于皮肤护理。

Li 等[14]以 PLGA 为基质，制作了共载绿茶多酚和地塞米松的纳米纤维，用于治疗皮肤瘢痕。该纳米纤维平均直径为 780 nm，孔隙率达 90% ± 5%，抗拉强度为 1.9 MPa。亲水性药物绿茶多酚的载入增加了纳米纤维表面的亲水性。绿茶多酚的释放能够在纳米纤维中产生较多孔道，因此提高载药量增加了其自身和共载疏水性药物地塞米松的体外累积释放率。共载药纳米纤维对体外培养大肠杆菌显示出较好的抗菌作用，对体外培养瘢痕成纤维细胞增生的抑制作用也较好，且其抑制率与绿茶多酚用量呈正相关，提示与绿茶多酚促进了地塞米松的释放相关。未载药纳米纤维膜对裸鼠瘢痕模型未显示出抑制瘢痕增生作用，载地塞米松组瘢痕收缩体积为（5.12 ± 0.48）mm³，共载药纳米纤维膜组为（5.75 ± 0.39）mm³，而浇铸工艺制备的普通共载药薄膜组仅为（4.01 ± 1.08）mm³。以上结果表明纳米纤维改善了药物的经皮吸收，从而提高了药效，而共载绿茶多酚对地塞米松发挥了协同增效作用。

第二节　纳米载体与微针联用技术

一、微针概述

微针（microneedles）经皮给药系统是指利用微针穿刺皮肤角质层，形成短暂可逆的微小孔道，进而使得药物通过微孔透过皮肤，提高药物的经皮渗透量。微针给药综合了皮下注射与透皮贴片的双重特点，可无痛或微痛地促进药物的经皮递送，能够在皮肤内或更深的组织中传递大分子和亲水性药物。

微针阵列是由微电子机械工艺技术制作的微米级、针状的复杂结构。微针材料可以为硅、金属、聚合物等，可根据治疗的需要调节针型长度，并可根据治疗区域的变化，裁剪其有效面积大小和形状。

近年来，微针的产业化应用得到了越来越多的关注，代表公司有 BD、3M、Valeritas、Corium、Microdermics、中科微针等。其中，Valeritas 公司的 Micro-Trans® 主要用作预处理皮肤的辅助给药；BD 公司的微针贴片可精确控制给药剂量，给药期间无需手持；3M 公司的 3M hMTS 可皮内定向接种疫苗，提高给药效率，减少剂量。我国微针给药系统行业发展尚处于起步阶段，且主要集中于美容领域。已批准使用和正在进行商业开发的微针类型以金属、涂层微针和空心微针为主，主要用作皮肤预处理和微侵入注射。表 9-1 中列出了截至 2019 年经美国 FDA 批准或正处于临床研究阶段的微针给药系统[15]。

表 9-1　FDA 批准或进入临床试验的微针系统

产品	公司	微针类型	形式	针长	微针数量
Macroflux®	Zosano Pharma Inc.	涂层微针	涂药器	340 μm	1740~1987
3M Coated Microstructured Transdermal System	3M Corp		涂药器	250、500、700 μm	316
Microinjection®	Becton Dickinson	空心微针	注射器	1.5 mm	1
MicronJet®	NanoPass Inc.		注射器	450 μm	4
MicronJet600®			注射器	600 μm	3
3M ™ Hollow Microstructured Transdermal System	3M Corp		注射器	1.5 mm	12

续表

产品	公司	微针类型	形式	针长	微针数量
SkinPen Precision System	Bellus Medical（Addison, Texas）		笔式	1.5 mm（11 种：0.5~2.5 mm）	14
Dermapen device	Dermapenworld™		笔式	33- 针	16
Exceed Microneedling Device	MT. DERM GmbH	空心微针	笔式	1.5 mm	6
CLS	Clearside Biomedical		预装注射器	1.5 mm 33- 针	1
AdminPen	AdminMed, Sunnyvale, CA		注射器	1.0~1.4 mm	43、31（1 cm²）
VaxMAT	Theraject Inc.	可溶性微针	贴片	1500 μm，直径 670 μm	–
MicroCor	Corium International Inc.		贴片	190 μm	1300

近年来，将纳米技术与微针技术联用已成为研究热点，每年均有大量相关研究文献报道，尤其是纳米载体与可溶性微针相结合的一体化应用，展现出良好的应用前景。在化妆品领域，已有将微针与纳米制剂联用的行为，如较为普遍应用的是金属滚轮微针与脂质体或微乳液护肤品的联合使用。

二、微针分类

根据递送药物的方式，微针可分为固体微针、中空微针、涂层微针、可溶性微针和水凝胶微针（相转化微针）。为有效增加药物的经皮递送效率，达到药物的有效治疗浓度，微针通常采用多针组合的阵列形式。

常用微针类型及其与纳米药物联用方式与释药特点如表 9-2 及图 9-3 所示。

表 9-2 常用微针类型及与纳米药物的联用方式

微针类型	常用材质	使用方法	优缺点	与纳米药物结合方式
固体微针	金属、无机材料、有机塑料	两步给药：先针刺后移除针体，再给药	针体强度高；给药不便，针体断裂安全性问题	针刺后给以纳米制剂
涂层微针	金属、无机材料、有机塑料	一次性给药：针刺给药后移除针体	针体强度高；载药量小，涂层脱落问题，针体断裂安全性问题	纳米制剂作为涂层

续表

微针类型	常用材质	使用方法	优缺点	与纳米药物结合方式
空心/中空微针	金属等	一次性给药或作为微注射工具：针刺给药后移除针体	针体强度高，给药量大；制备工艺要求高，针体断裂安全性问题	将纳米药物载入针体空腔一次性给药；通过微针空腔微注射给药
可溶性微针	可溶性高分子材料、糖类等	一次性给药：针体留存体内被吸收	使用方便，安全性好；针体强度较小，易受环境干扰	纳米药物载入针体；载体成分在皮内吸水自组装形成纳米粒
水凝胶微针（相转化微针）	聚乙烯醇等可吸水膨胀高分子材料	一次性给药：针体吸水膨胀成凝胶态后释药，给药后移除针体	缓控释给药，使用方便，安全性好；针体强度较小	纳米药物载入针体；载体成分在皮内吸水自组装形成纳米粒。注：纳米药物在凝胶网络内释药

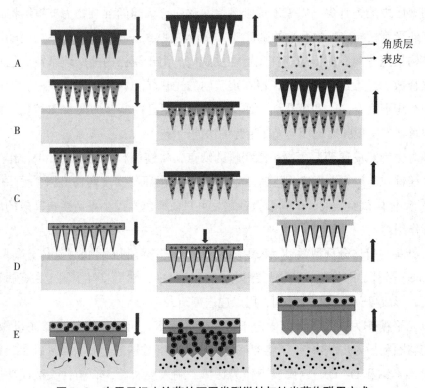

图 9-3　应用于经皮给药的不同类型微针与纳米药物联用方式

注：A. 固体微针形成皮肤微孔，增加纳米药物的渗透；B. 纳米药物包衣微针快速溶解，将纳米药物释放至皮肤中；C. 可溶性微针在皮肤中溶解，释放纳米药物；D. 中空微针刺穿皮肤，纳米药物通过针孔递送；E. 水凝胶微针刺入皮肤后吸水膨胀，纳米粒溶蚀后释放药物。

除以上常见形式微针外，近年来，为了解决传统形式微针的某些不足，实现预期的递药效果，出现了如下多种新形式的微针，扩展了与纳米载体结合的应用范围。

1.泡腾微针　通过在基座中加入泡腾剂，施用于皮肤后产生气体，分离针体，从而达到快速给药的目的[16]。该类微针通常以模板法制备，通过两步高分子溶液的涂覆，制成具有均一尺寸的泡腾微针。如将左炔诺孕酮装载于以 PLGA 为基质的微针中，在基座中加入碳酸氢钠和柠檬酸，接触皮肤中的组织液后，基座产生二氧化碳气泡，削弱了微针与基座的附着力，针体在插入皮肤后 1 分钟内与基座分离，实现快速经皮给药和长效避孕[17]。

2. 生物陶瓷微针　在高温高湿环境下，生物陶瓷通常比大多数聚合物具有更高的机械强度和更好的稳定性。通过微模具工艺，采用戊二醛交联明胶形成柔性自膨胀基板，制备生物陶瓷微针[18]。当接触组织液时，明胶膨胀，渗透进多孔陶瓷中的明胶溶解，基板与针头分离，针头留在皮肤中持续释放药物。

3. 刺激响应型微针　近红外光具有良好皮肤穿透性，可到达皮下深层组织，结合光热治疗剂或光敏剂，可以获得高效的治疗效果。以载有阿霉素和六硼化镧纳米材料的聚己内酯为针尖，以聚乙烯吡咯烷酮和聚乙烯醇的混合物为支撑结构，制备成近红外光刺激响应释放药物的微针[19]。插入皮肤 5 分钟，载药的聚己内酯针尖与支撑结构快速分离，使得载药针尖留在皮肤内。由于聚己内酯的疏水性，包封的药物无法释放，经近红外光照射，留在皮肤内的光热转化材料六硼化镧使微针作用处的靶向组织温度升高，产生热消除作用。同时，聚己内酯针尖在 50℃熔化，释放包封的阿霉素，实现肿瘤化疗与光热治疗的协同治疗。

针对微针经皮递药后药物扩散缓慢的缺点，将镁微粒装载于微针中，作为内置引擎，镁颗粒与组织液反应，迅速产生 H_2 并生成内压，实现药物更深、更快的经皮递送[20]。体内试验表明，该新型微针贴片可对荷黑色素瘤小鼠产生更高效的局部免疫治疗作用。

4. 针头－针体分离型微针　采用多重浇铸工艺，可制成针头－针体分离型（tip-separable）微针，即将包载药物的针头浇铸到模具中，然后将针头固定在金属轴或硅阵列上，形成可分离型微针阵列，用以递送疫苗或药物[21]。

以壳聚糖作为针头，将其固定于聚乙烯醇顶部，可赋予微针足够的机械强度，使其能够顺利插入皮肤中[22]。将卵清蛋白和聚肌酐酸钠混合制备微针针头，再以羧甲基纤维素钠和 D-（+）-海藻糖作为针体，刺入皮肤后，载药针头被成功递送至皮肤内，对小鼠进行皮肤疫苗接种[23]。相比于肌内注射，可诱导产生更强效的抗原特异性细胞和体液的免疫反应。

5. 多层聚合物微针　为了共递送不同类型的药物，或控制不同药物的释放，可将药物溶于不同聚合物中，制备成多层微针。多层聚合物微针的制备可采用浇铸法与 3D 打印相结合的方式进行[24]。先以聚 L-乳酸为基质，制备支撑针体，再以 3D 打印模式层层涂膜，结合光致聚合反应，将不同膜材所载不同的疫苗附于微针上，从而制备成共载多种疫苗的多功能微针。

三、微针的制备与评价方法

（一）微针的制备方法

最早发展的微针制备方法是基于微机电系统（micro-electro-mechanical system，MEMS），在此基础上发展出了激光切割、光刻、湿法和干法刻蚀、微模板等方法。制备微针的材料不同，加工方法也不尽相同。微模板法是制备可溶性微针的常用方法，一般先由 MEMS 技术制得不锈钢微针阳模，然后用聚二甲基硅氧烷（PDMS）将微针阳模复制得到微针模板；也可利用激光刻蚀、离子刻蚀等方法，直接制备所需尺寸和形貌的微针模具。

除了模具法外，还可以由液滴生成吹气法、拉伸光刻法、光聚合法等方法制备微针。3D 打印技术近年来也被用于微针制备。通过熔融沉积建模（FDM）对聚乳酸进行 3D 打印，为控制针体，首先印制柱状阵列，然后在 KOH 溶液中蚀刻[25]。立体光刻具有比 FDM 更高的分辨率，可被用于打印聚合物微针，如制备载胰岛素微针[26]。但是，3D 打印所得微针的高度和直径约为 1000 μm，且打印分辨率仍低于常规制造技术。可收缩的水凝胶可用作微针模具材料，提高打印分辨率，先用立体光刻法制备微针，将其作为底板，将可收缩水凝胶制成微针模具，脱水后最大可减少40% 体积，如将 PVP 浇铸于收缩的模具中，可得尖端直径为 9.6 μm 的微针。另有基于立体光刻与微流控技术的一步法 3D 打印微针制备技术，降低了制作成本，提高了打印分辨率，以其制作的空心微针较为理想[27]。

近期报道了一种 4D 打印微针技术，打印出的微针可在设定的时间改变形状[28]。该新型微针有许多倒钩，在刺入组织时可与组织互锁，从而增强黏附力。这些倒钩的密度和弯曲曲率可通过打印参数和材料成分进行控制。研究人员以鸡肉组织为模型对微针的组织黏附力进行了测试，新型微针的组织黏附力是无倒钩微针的 18 倍，可以保证在组织中持续释放药物。

（二）载纳米粒微针的制备

1. 空心微针　可作为药物的贮库，将纳米药物封装于空心微针的空壳内，也可作为微注射的工具。由于空心微针给药时如微注射，因此其所载的纳米制剂需有较好的流动性。如 3M 公司生产的空心微针（3M hMTS）由微针阵列、贮药腔、输药管和黏附环组成，可推注药液体积为 0.5~2 ml，根据液体制剂的黏度，推注时间为15 秒至 5 分钟。空心微针的针体脆性是其主要缺点，可通过选择合适的针体材料、提高制备工艺水平、改进针头开口的形状进行改善。

2. 涂层微针　药物涂层微针制备工艺简单，给药剂量可控，但载药量相对较小，其载药受药物和针体之间表面张力的影响，存在载药均匀度不一的问题。针体应有足够的硬度，以确保使用时不折断。以纳米药物的混悬液制备涂层溶液，可添加可溶性高分子材料如透明质酸、聚乙烯吡咯烷酮、纤维素类等增加其黏度，使微针在干燥过程中减少脱落，但应注意确保纳米粒不被破坏。目前已发展出多种药物涂覆方式：浸涂法、气体喷射干燥法、喷涂法、电流体动力学雾化法、喷墨打印法等。

3. 可溶性微针　是目前最具研发和应用前景的一类微针，载纳米粒的可溶性微针给药系统是目前经皮给药领域的研究热点。载纳米粒可溶性微针一般由水溶性较好的材料制作而成，主要是可溶性高分子材料、糖类等添加剂以及负载的药物。常用的可溶性高分子材料有：PVP、PVA、PEG、羧甲基纤维素及钠盐、丝素蛋白、透明质酸、明胶、聚对二氧环己酮等。糖类有海藻糖、蔗糖、葡萄糖、麦芽糖、淀粉等，但是糖类材料的机械强度不高、在高湿条件下不稳定、易变黏潮解，一般与其他材料配伍使用。以下介绍几种使用较多的可溶性微针材料。

（1）PVP 和 PVA　具有较好的生物膨胀性和生物黏附性，生物相容性良好。PVP 水溶性强，以其制作的微针，机械强度高，刺入皮肤可快速溶解；低分子量的 PVP 可以被肾脏清除，多次使用不会在体内积聚。PVA 黏性较强，可作为微针基座，但因机械强度不足，若以其作为针体需配以其他基质材料；另外，由于吸水膨胀，溶解缓慢，PVA 可用以制备水凝胶微针，发挥缓释给药的目的。

（2）透明质酸　透明质酸生物相容性好，可直接被皮肤吸收，以其制备的微针机械性能强，体内溶解快，可满足快速释药需求[29]。如将 pH 响应型纳米粒装载于透明质酸可溶解微针中，用以经皮给药治疗黑色素瘤，可显著增强药物在肿瘤部位的滞留时间，提高抗肿瘤效果[30]。

（3）丝素蛋白　丝素蛋白生物相容性好，可生物降解，并可在温水溶液中进行加工，针体在皮肤中溶解快、释药快，但以其制备的微针贴片的基座容易断裂，可以聚乙烯醇制成柔性基座[31]。

制备载纳米药物可溶性微针时，需考虑纳米载体与微针基质的相容性问题。制备时需评估纳米载体的掺入对微针基质材料物理性质的影响；另外，纳米粒在微针制备过程中的稳定性、在微针中的分布均匀度，以及如何提高微针的载药量等均是需要考虑的问题。

4. 水凝胶微针　载纳米药物水凝胶微针的制备方法可参考水溶性微针。水凝胶微针是常见的缓慢释放药物型聚合物微针，水凝胶微针可以通过调节自身交联密度，进而实现对药物释放速率的调控[32]。水溶性微针的针体强度与其溶胀率和溶胀速率常呈反向关系，即提高针体的强度，其溶胀率和溶胀速率可能降低，从而影响药物释放。

（二）评价方法

1. 形貌表征　微针的形貌可通过显微镜进行表征。微针的尺寸，包括高度、基底宽度以及针间距等可通过 Image J 软件进行分析处理。采用荧光显微镜或者场发射扫描式电子显微镜，可得到微针贴片的全貌图以及微针局部的形貌。通过荧光显微镜，还可对微针的尺寸进行校准。此外，通过在不同倍率下拍摄图片和添加比例尺，可以标定微针的具体尺寸。载纳米粒的涂层微针、可溶性微针等还需考察其溶解后纳米粒是否保持完整形态；某些基于纳米粒的刺激响应型微针则应在体外进行模拟试验，评估其释药行为。

2. 机械性能　使用质构仪（texture analyser）或测力计，可以评估微针可耐受的压力。微针的尖部接触到钢板时，开始记录施加的作用力的大小和受力时位移的变化，作出力随位移的变化图。可以在荧光显微镜下观察、拍摄受到压力之后的微针变化情况。有研究表明，微针长宽比等效直径小于 12∶1，杨氏模量高于 3 Gpa，聚合物微针的屈曲小，可更好地刺入皮肤[33]。在使用微针时，针体撞击皮肤的速度对于能否成功刺入皮肤具有重要意义[34]。如在使用时能以高速撞击皮肤，则机械强度不佳的微针也可能被成功刺入皮肤，因此设计专用的弹射式微针给药设备有助于提高微针的使用效能。

3. 穿刺性能　为了评估微针针尖刺入皮肤的能力，可将针尖负载罗丹明 B 或者台盼蓝等染料，按压于离体的猪皮等动物皮肤上，然后以显微镜对皮肤进行成像处理，统计染料形成圆点的个数与微针阵列数之比，计算成功刺穿的百分比。同时，可对皮肤组织进行冷冻切片，以显微镜观察微针插入皮肤的深度。已有报道的评估微针刺入深度的手段有扫描电镜、共聚焦显微镜、光学相干断层扫描、荧光显微镜、X 射线计算机断层扫描、高速 X 射线成像等。

4. 可溶性微针的溶解行为　将可溶性微针插入明胶形成的水凝胶中，或鼠皮、猪皮等实验动物皮肤中，观察微针在不同时间点的溶解情况及形貌变化，利用 Image J 软件分析微针尺寸的变化。

5. 经皮渗透行为　可采用 Franz 扩散池法考察微针辅助体外透皮行为。由于微针可直接破坏角质层，药物的经皮渗透主要通过微针形成的孔道，或可溶性微针的针体实现，而大鼠或小鼠的皮肤易被微针扎透，因此首选与人体皮肤厚度相接近的乳猪皮肤进行体外透皮考察。以金属微针等非载药微针预处理皮肤时，形成的孔道易堵塞，应考察按压时间对药物经皮渗透的影响。另外，还需考虑因皮肤的弹性形变，使微针存在有效刺入深度，即微针难以完全刺入皮肤。体内透皮行为的评价可通过监测局部和体内药动学进行；局部药物的分布情况可采用直接检测相关组织中药物含量，或以荧光探针标记微针，通过荧光显微镜、共聚焦显微镜、荧光拉曼光谱扫描等手段进行表征。与纳米药物联用的微针，还可分析给药后纳米粒的经皮渗透情况，如是否以完整形态穿越皮肤等，纳米颗粒示踪技术（NTA）可用于分辨和追踪穿越皮肤的纳米粒，或以高分辨电镜观察纳米粒的形貌，具体方法可参看本书第一章中相关内容。

将微针刺入皮肤，经过规定时间后，移除微针，将皮肤以组织固定液固定，石蜡包埋，切片，苏木精-尹红染色，观察微针刺入组织的情况，同时通过考察微针周围有无炎症病变，评估微针的生物相容性。

四、微针与纳米载体联用的经皮给药特点

（一）微针与纳米载体联用的促渗机制

微针与纳米载体结合，可以同时发挥微针的物理促透和纳米载体的缓控释及靶向递药等功能，拓宽了微针的应用范围。微针用于经皮给药可打破皮肤角质层屏障，纳米粒可沿着微针形成的微通道穿越皮肤，粒径较小的纳米粒具有更高的渗透系数，有助于脂质载体向皮肤深层分布[35, 36]。载体的保护作用还可以减少药物被生物酶所破坏。

（二）各型微针与纳米载体联用经皮给药的特点

1. **固体微针**　由于采用固体微针与纳米载体联用给药时，针刺与给药分开进行，而针刺形成的孔道易于闭合恢复，因此在针刺后需立即给药；另可适当增加针体在皮肤内的留存时间有助于延长皮肤孔道闭合时间，从而增加经由孔道进入皮肤中的纳米药物量。粒径小、黏度小、流动性好的纳米制剂更易于借助针孔渗入皮肤。针刺的深度、针体的体积均可对纳米粒的经皮渗透有影响，需要综合考察。如 Guo 等[37]以纳米结构脂质载体作为高乌头碱的经皮给药载体，以固体微针处理皮肤后给药，发现微针的长度与药物累积经皮渗透量呈正相关，微针处理 3 分钟时的累积经皮渗透量显著高于处理 1 分钟组，但处理 5 分钟组与 3 分钟组无显著差异，提示采用固体微针促透时需筛选适宜的针刺时长。

固体微针给药方式需两步给药，给药量较低，针体可能断裂而残留于皮肤中，有造成感染的潜在危害，因而其应用受到限制。

2.空心微针　采用空心微针给药时，纳米药物通过微针的中空通道进入皮肤，通过进一步施加压力等手段提高纳米药物渗透速率。使用空心微针经皮给药一般分为两种方式：一种是使用单一中空微针，它类似于传统的皮下注射针头，其优势是无痛，患者依从性较好。另一种是使用一组空心微针阵列，该类型的中空微针可使液体纳米制剂一次性分布到面积较大的组织区域，在某些情况下，比皮下注射起效更迅速，具有较高的生物利用度。如以空心微针传输装载卵清蛋白的 PLGA 纳米粒，可以增强 T 细胞介导的免疫反应[38]。以空心微针经皮递送共载卵清蛋白、咪喹莫特和单磷酰脂质 A 的 PLGA 纳米粒，较之传统皮内注射载药 PLGA 纳米粒和以相同微针装置注射抗原溶液剂，其 IgG2a 抗体反应更强、干扰素 –γ 分泌淋巴细胞数量更多[39]。

3.涂层微针　机械强度高，易刺入皮肤。但涂层微针在刺穿皮肤的过程中，针体表面与组织的摩擦可能会使部分涂层提前脱落，滞留于皮肤表面。另须注意药物涂层可能减少针尖的锐度，增加微针刺穿皮肤过程中的阻力。为了减小涂层厚度，提高涂层与针体之间的吸附力，Tu 等[40] 先将实心硅微针表面以吡啶修饰，使在 pH 5.8 环境下荷正电，然后以浸涂法，通过电荷吸附作用将荷负电的脂质体包覆的载有卵清蛋白的介孔硅涂布于微针表面；体外经皮给药 30 分钟后取出微针，纳米粒被成功递送至皮肤中。该方法未使用增黏剂，在增加载药量的同时减少了对针体锐度的影响。

4.可溶性微针　以可溶性微针经皮给药后，针体溶解释出纳米粒，继而发挥纳米粒的缓控释或靶向性作用。为了控制纳米粒的释出速率，可通过调节针体组成来设计适宜的溶解时间；或对针体进行包衣，如以水难溶性可降解聚合物 PLGA 或 PLA 作为包衣材料，延缓针体的溶解，同时增加针尖强度。

5.水凝胶微针　在干燥状态下呈玻璃态，可刺穿表皮角质层，在皮肤中吸收体液后溶胀，相转化为稳定的水凝胶状态，凝胶态的微针上有经交联形成的网状结构，在网孔打开后释放药物扩散进入皮肤[41]。水凝胶微针中药物释放一般较慢，主要发挥缓释作用，如果装载纳米载体，纳米载体本身难以穿越凝胶网络，因此将纳米载体与水凝胶微针联用的研究报道较少。

五、在经皮给药中的应用

（一）皮肤局部作用

纳米载体与微针联用，可将具有靶向作用的纳米粒递送至皮肤深层，发挥局部靶向治疗作用。

1. 固体微针与纳米载体联用 Ahmed 等[42]以脂质体共载盐酸阿霉素和塞来昔布，用于局部给药治疗皮肤黑色素瘤。载药脂质体粒径为 120~150 nm，Zeta 电位为 –5 mV，药物包封率＞98%。将其分布于卡波姆水凝胶中，药物体外释放呈现一定缓释性，且无突释效应。为了提高药物经皮渗透量，采用金属滚轮微针（540 枚，500 μm 长，针底部直径 50 μm）预处理皮肤（压力：500~700 g）。微针处理脂质体凝胶组药物经皮渗透量为被动扩散组的 2 倍，且塞来昔布对阿霉素的经皮渗透有明显促进作用。共载药脂质体凝胶组的体内抑瘤作用显著优于普通凝胶组，而经微针预处理后，其抑瘤作用大幅增强（$P \leqslant 0.001$），表明微针与脂质体联用增强了药物的经皮渗透性，同时提高了肿瘤靶向作用。

2. 可溶性微针与纳米载体联用 Mir 等[43]将用于慢性伤口感染治疗的抗菌活性成分香芹酚载入聚己内酯纳米粒中，该载药纳米粒平均粒径为 198 nm，Zeta 电位为（-17.7 ± 7.21）mV，包封率为 $83.28\% \pm 3.62\%$。将载药纳米粒分散入以 PVA/PVP 为基质的可溶性微针（19×19，长度 600 μm，基底宽 300 μm，距离 50 μm）中，微针可在 5 分钟内溶解，其中纳米粒粒径为（218 ± 9）nm。皮肤局部药动学显示，经皮给药后，含游离药微针组与载药纳米粒微针组在表皮层的 AUC_{0-t} 分别为（861.44 ± 32.64）（h·μg）/cm³、（1252.95 ± 187.16）（h·μg）/cm³，真皮层分别为（1384.23 ± 167.37）（h·μg）/cm³、（2457.61 ± 243.08）（h·μg）/cm³；经皮给药 24 小时后，游离药微针组与载药纳米粒微针组药物的皮肤滞留量分别为 $7.3\% \pm 2.04\%$ 和 $83.8\% \pm 5.15\%$，即纳米载体显著促进了药物在皮肤中的滞留（$P < 0.05$）。以体外猪皮肤伤口感染模型进行药效学考察，载药纳米粒组的抑菌效果明显优于游离药微针组，与纳米粒及游离药组体外抑菌试验结果一致，即微针与纳米粒联用于局部给药对伤口感染发挥了协同增效作用。

（二）经皮给药全身作用

微针与纳米载体联用作为生物大分子的经皮全身递送成为研究热点，尤其在疫苗和胰岛素的经皮递送的研究中取得重要进展。微针疫苗是研究进展较快的领域，已上市和处于临床研究阶段的微针疫苗多为针长为 600~1500 μm 的空心微针，可以通过控制针长、针内径和外加储药装置达到一定的给药流速和给药剂量。表 9-3 中总结了目前已批准或可商业化的用于疫苗接种的微针，随着研究的不断深入，以纳米载体与微针结合的疫苗递送系统将成为未来商用疫苗领域的重要补充[44]。在胰岛素经皮递送研究领域，则借助微针与纳米载体联用的优势，不再是单纯的增加经皮递送量，而是通过纳米载体实现智能化释药，即"按需释药"，使患者血糖水平维持平稳，并减小胰岛素用量。

表 9-3　商用微针疫苗输送系统

产品	公司	形式	微针数	长度	疫苗	备注
BD Soluvia/ Intanza®	Becton Dickinson	预装注射器	1	1.5 mm	流感疫苗	FDA 批准
Fluzone®	Sanofi Pasteur Inc.	预装注射器	1	1.5 mm	四价灭活"分裂病毒"、流感疫苗	FDA 批准
Dissolvable MN patch	Georgia Tech	可溶性微针贴	100	650 μm	灭活流感疫苗	I 期临床结束
MicronJet®	NanoPass Inc.	注射器	4	400 μm	皮内注射	2010 年批准
MicronJet600®	Sanofi Pasture Inc.		3	600 μm		

除了在生物大分子领域展现优势外，以微针与纳米载体联用的经皮给药系统在小分子化学药物的经皮全身给药应用中也展现潜力，如针对一些活性强、副作用较大的药物的经皮全身递送，通过控释与靶向等功能化设计，实现精准给药，减少毒副作用。以下列举了不同类型微针与纳米载体联用作为经皮全身给药系统的研究案例。

1. 固体微针与纳米载体联用　乌头碱是从乌头中分离的活性成分，具有很强的镇痛作用。然而，由于其毒性较强，治疗窗窄，常规剂型与给药方式难以控制人体摄入剂量，使用不当时还可能引发严重的中毒反应，因此难以应用于临床。Zhang 等[45]将金属滚轮微针与微乳联合用于乌头碱的经皮递送，实现精准给药，提高用药安全性。体内微透析试验显示：皮下局部药物浓度在 30 分钟内达到较高水平，且至 10 小时仍保持平稳水平。微乳组 AUC_{0-t} 显著高于水溶液组，结合微针辅助促透作用后，药物的局部 AUC_{0-t} 达到最高。与乌头碱 DMSO 溶液组相比，乌头碱微乳组细胞毒性小（$P < 0.05$），表明微乳包封可有效降低乌头碱对皮肤细胞的体外毒性。该研究为乌头类中药的安全使用提供了新的策略。

2. 空心微针与纳米载体联用　Fuller 等[46]采用噬菌体免疫大鼠，评估了一种靶向肿瘤标志物人类天冬氨酰（天冬酰胺基）β-羟化酶（HAAH）纳米疫苗的免疫原性和功效。采用 3M hMTS 空心微针系统，将纳米疫苗皮内接种于噬菌体免疫大鼠体内，并以传统肌内注射接种方式作为对照。在接种第 14 天时，各组抗体滴度均相似，在第 35 天时微针皮内注射组的抗体滴度（5777）远高于传统肌内注射组（1392），表明微针接种比传统注射接种效果更好。

3. 涂层微针与纳米载体联用　Kim 等[47]将维生素 D_3 包载于 PLGA 纳米粒中，粒径为（240 ± 23.47）nm，Zeta 电位为（-27 ± 0.08）mV，包封率为 78% ± 4.78%。以 2%（W/V）PVP 作为增黏剂，0.5%（W/V）泊洛沙姆 F68 作为润湿剂，将载药纳米粒涂敷于金属微针（长度 700 μm，宽度 160 μm，5 枚）上。将该涂层微针刺入离体猪皮中，涂层可在 5 分钟内溶解于皮肤中，针体仅残留占总量 0.18% 的药物。体外经皮给药 24 小时后，微针组有 81.08% 的药物透过皮肤，而乳膏组的药物透过量仅为 16.28%，表明微针辅助维生素 D_3 经皮给药可达到较好的经皮递送效果。

4. 可溶性微针与纳米载体联用　DNA 疫苗接种已成为乳腺癌、卵巢癌、前列腺癌及宫颈癌等癌症的有效治疗策略。Ali 等[48] 采用一种含有 30 个氨基酸的阳离子肽递送序列（RALA）将癌蛋白 E6 和 E7 缩聚成粒径小于 100 nm 的纳米粒，然后将其载入 PVP 为基质的水凝胶中。微针采用常规模具浇铸法制备，微针阵列为 361（19×19），高 600 μm，针底直径与针尖距均为 300 μm。对载纳米粒微针施以 45 N 的力，载游离 DNA 微针和载 DNA 纳米粒微针针长分别缩短 10.2% 和 9.2%，表明纳米粒提高了微针的机械强度。经皮给药后，微针可在 15 分钟内溶解，所制备的 DNA 纳米粒可保护 DNA 免受 PVP 降解的影响。与肌内注射 RALA–E6 /E7 NPs 相比，微针给药组产生了更丰富的 E6/E7 特异性 IgG，具有更强的 T 细胞介导的 TC–1 细胞毒性，并且小鼠血清中含有更多的 IFN–γ。

（三）化妆品应用

微针在美容中的应用主要分为两类：一类是通过微针的局部刺激，促进受伤皮肤的自然愈合；另一类是借助微针辅助经皮递送，增强美容活性成分的皮肤渗透性。目前，在美容整形市场上出现了多种微针，如滚轮微针（如 Beauty Mouse®、Dermaroller®）、印章微针、电动微针、DermaFrac™、射频微针系统等[49]，并可与点阵射频技术、光疗等技术联用。已上市的射频微针治疗装置有以色列 Endymed 公司的 Intensif，是首款经 FDA 批准的射频微针设备；Cartessa 公司的 Vivace，同时提供 LED 蓝光用于抗菌、红光刺激胶原蛋白生成；另有 Lutronic 公司的 INFINI，韩国 Jeisys 公司的 INTRAcel，以及以色列 InMode 公司的 Fractora[50]。SkinPen（Bellus Medical）是美国 FDA 批准的首款用于治疗面部痤疮疤痕的微针设备。

采用纳米载体与微针促透技术，可将一些对皮肤有较好护理作用的生物大分子包载入纳米载体中，提高其稳定性，然后经微针导入皮肤。目前，以固体微针和纳米载体联用的皮肤护理产品使用较为普遍，如滚轮微针与营养乳液的结合使用等。以下主要介绍几种其他类型微针与纳米载体联用的研究实例。

1. 固体微针与纳米载体联用　Serrano 等[51] 以阳离子脂质体共载黑色素 – 荧光素复合物，粒径为 80~120 nm，Zeta 电位为 47.79 mV。以电动微针（针头模块 5 mm 宽，6 枚微针，间隔 1.5 mm，针长范围 0.25~1.5 mm，针尖半径 2 μm；微针模块每秒脉冲 50~150）。分别通过给药后按摩（A）、给药后微针处理 2 分钟（B）、仅以微针处理不给药（C）。处理后 60 分钟和 90 分钟，通过光学和荧光显微镜评价组织学变化和产物吸收。与部位 A 相比，部位 B 在毛囊的浅层和深处均有大量的黑色素-荧光素，另有部分沉积于表皮层；部位 B、C 均显示出毛囊漏斗显著增宽（47%）。微针处理还去除了漏斗附近的水垢和皮脂残留物。用黑色素靶向毛囊可能有助于染浅色素的头发，该研究表明微针与脂质体联用，可增加黑色素向毛囊中的递送，从而提高疗效。

2. 可溶性微针与纳米载体联用　Cheng 等[52]设计了一种槲皮素-二硫代二丙酸-低聚透明质酸（Que-DA-oHA）的两亲聚合物，作为具有抗氧化和抗炎作用化妆品活性物姜黄素的纳米载体，该载药胶束的粒径为（172.6±11.4）nm，Zeta 电位为（-33.71±0.45）mV。为了增加药物经皮渗透性，将载药纳米粒分散入以透明质酸和羧甲基淀粉钠为基质的可溶性微针中。当透明质酸与羧甲基淀粉钠的质量比为 2:1 时，所制备的复合微针（针长 600 μm，间距 400 μm）具有良好的机械强度。该微针可在 125 秒内在皮肤中全部溶解，6 小时的体外累积经皮渗透量为给药量的 74.7%，表明该局部给药系统用于皮肤护理具有一定优势。

从平菇中提取的 POXA1b 漆酶具有增白作用。Battisti 等[53]以 PVP 作为微针基质，将载有 POXA1b 的 PLGA 微球分散入微针中。PLGA 微球对该漆酶具有保护作用，另可发挥缓释作用，药物经 24 小时的累积释放率为 43.1%±6.2%。制备的微针高度为 600 μm，基底直径为 300 μm，密度为 600 枚 /cm²。载微粒微针可有效刺入离体猪皮，刺入深度约为 250 μm；刺入皮肤 1 分钟后微针即溶解释放微球，漆酶经 PLGA 微球的缓释作用，可在皮肤中存在 48 小时。微针与微球的联用实现了大分子蛋白成分漆酶的皮内递送，保持了漆酶的活性，发挥了缓释长效作用。

第三节　纳米载体与离子导入、电致孔联用技术

一、离子导入技术

（一）概述

离子导入技术（iontophoresis）也称离子电渗，或离子电渗疗法，属于微侵入性（minimally-invasive）物理促渗技术。药物经皮离子导入是使用较小的电压（通常 < 10 V）和较小的电流密度（< 0.5 mA/cm²），利用带电荷的电极驱动带电的药物分子穿过皮肤，进入组织或体液循环的一种方式。最常用的方法是直流电离子电渗疗

法。离子导入技术可用于无机、有机离子及某些中性分子的促渗，且可使多肽和蛋白质类药物透过皮肤的角质层，有效扩大了经皮给药的范围。通过调节电流，可对需要进行特定给药模式的患者进行经皮给药。如图9-4所示，离子导入系统由四部分组成：电池、控制线路、电极和贮库，包括一个正极、一个负极、两个胶性贮库（其一含药物离子，另一含生理相容的盐类如 NaCl）；一般选择 Ag/AgCl 作为电极材料。

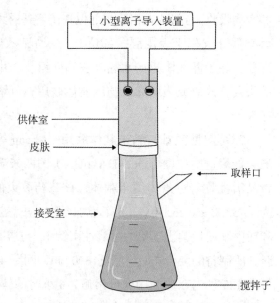

图9-4　经皮吸收装置施加离子导入示意图

小型离子导入装置

供体室

皮肤

取样口

接受室

搅拌子

目前已有多种基于离子导入的皮肤贴剂上市。美国 FDA 已批准了两种含有活性药物成分的离子导入产品：LidoSite® 和 Zecuity®。LidoSite® 使用温和的电流，输送利多卡因和肾上腺素，该系统可用在完整皮肤上，发挥镇痛作用。而 Zecuity® 能以设定的速率，在4小时内持续提供治疗偏头痛的药物。近年来，离子导入技术在促进生物大分子如蛋白质、多肽类药物（如胰岛素、降钙素、促黄体生成素释放激素、加压素等）的经皮吸收研究中也取得进展，如将荷电的脂质体与离子导入法联用，与使用单一技术相比，两种技术联用可大幅增加糖尿病大鼠皮肤中胰岛素的透过量[54]。

（二）离子导入促渗特点

在经皮离子导入过程中，药物的离子导入效率与皮肤的储库作用、药物的浓度、溶液的 pH、极性、价位、离子迁移率、渗透组分、电流强度等众多因素均有关。可通过调节电流大小，控制药物经皮渗透速率，在维持药效的同时避免造成药物浓度出现较大波动。

1. 电学因素　主要包括电流方式、电流强度、电流脉冲频率和通电时间。

（1）电流方式　根据皮肤的电学特性，应用连续直流电流能引起皮肤极化，降低离子导入效率。改用脉冲电流，选择适当的波形、频率和占/空比，可消除皮肤极化现象。另有研究表明，使用直流电进行离子导入可能引起灼伤和疼痛，采用交流电促进抗胆碱能药物递送，可提高皮肤相容性，改善排汗效果[55]。

（2）电流强度　一般而言，电流强度越大，离子导入效率越高，这可从法拉第定律（公式9-1）来理解：

$$\frac{Q}{t}=\frac{\lambda I}{|Z|F}$$

（9-1）

式中，Q 为离子导入的量；t 为时间；I 为电流强度（安培）；Z 是荷电离子或颗粒；转运常数 λ 是由特定离子（或颗粒）传输的总电流，可衡量其作为电荷载体的效率；F 为法拉第常数（库仑/摩尔）。在一定范围内，电流强度与离子导入效率可能呈线性关系，如在电流强度为 0.2~0.6 mA/cm²，载入固体脂质纳米粒的醋酸曲安奈德的经皮渗透速率与电流强度呈现线性关系[56]。另外，较高的电流强度（> 0.6 mA/cm²）可能会损伤皮肤，因此，应采用适宜的电流强度，以避免对皮肤造成伤害，同时获得较高的离子导入效率。

（3）脉冲频率　电流恒定时，皮肤阻抗随着脉冲频率的增加而减小，电流强度和离子导入效率则相应增加。然而，电流强度较高易造成皮肤的电灼伤和红斑。此外，直流电离子导入的工作时间受皮肤极化作用的限制。皮肤在电路中充当电容器，有效电流随着连续施加直流电的时间延长而降低。如醋酸曲安奈德的经皮渗透速率随电流脉冲频率的增加而提高，但当电频达到 2000 Hz 时，药物渗透速率增加减慢，在 2000 Hz 和 4000 Hz 时的促渗效果与在 9000 Hz 时相似[56]。为了减少这种极化作用，通常使用方波脉冲离子导入模式，还可结合调节电流的开通/关闭时间间隔，减少高频直流电对皮肤的伤害，同时保持较高的离子导入效率。

（4）通电时间　一般而言，电流应用时间越长，离子导入效果越好。由于皮肤角质层主要为脂质组成，含水量少，当在皮肤上连续施加直流电时，皮肤可能会产生阻抗，从而导致磁极化电流，皮肤极化情况越严重。这种极化作用与施加的电场相反，降低了通过皮肤的有效电流，导致对药物的离子导入效率降低，因此选择合适的通电时长非常重要。为避免这种极化作用，电流应定期应用，即定期开通和关闭（脉冲电流）。对于脉冲电流，在开通状态下，药物经离子导入渗入皮肤中，在皮肤中大量蓄积，形成药物贮库；在关闭状态下，电场被去除，皮肤去极化，药物缓慢扩散出皮肤。开关周期的设定一般以皮肤有效去极化为考量，有研究显示[56]，当开/关间隔比为 1∶1 时，对载入固体脂质纳米粒的醋酸曲安奈德的离子导入效率很高。当开/关间隔比过低，例如 1∶5 或 1∶3，皮肤去极化时间长，有效离子导入时间短。开/关间隔比例很高，例如 3∶1 或 5∶1，皮肤难以去极化。因此，在使用离子导入法时，需要考察合适的开/关间隔，以提高离子导入效率。

2. 药物因素　由于药物离子导入依据的是电荷间同性相吸、异性相斥的原理，因此导入的药物的极性是影响离子导入的关键，在制剂过程中，保证有效成分易电离或具有较强极性，可增加药物导入病灶的浓度，提高治疗效果。药物浓度与离子导入量呈线性关系，即药物浓度越高，导入量越大。对于极性较弱的成分，可以表面荷电的纳米粒作为药物载体，实现离子导入。

3. 皮肤因素 有研究认为离子导入药物的主要入口为汗腺管开口[57]。皮脂腺管口也可能有药物离子渗入，但因其亲脂性所致电导性差，因此应非离子导入主要途径[58]。汗腺口和皮脂腺口的种族差异较大，同种族不同人之间差异也较大；同一个体的不同皮肤部位也有差异，如手部一般较多，而胸部一般较少，因此应选择适宜部位进行离子导入给药[59]。

4. 促渗剂 将离子电渗与化学促渗剂或纳米粒合并使用，尤其是对于一些大分子药物更能显著促进其经皮渗透。

二、电致孔技术

（一）概述

电致孔（electroporation），或称电穿孔，系通过瞬时（微秒至毫秒）施加的高压脉冲（> 100 V，每层膜上电压约大于 1 V），在细胞膜上形成可逆的输送通道。该方法已用于转染细胞，也可用于经皮递药[60]。电致孔在皮肤角质层形成的暂时性通道可供药物分子通过，可用于大分子、DNA、寡核苷酸等药物的经皮递送。电致孔存在电场，因此可将电穿孔技术与离子导入技术相结合，借由电穿孔形成的孔道，将药物导入皮肤中，从而提高经皮递药效率。图 9-5 为电致孔与电渗透联用经皮递药作用示意图。

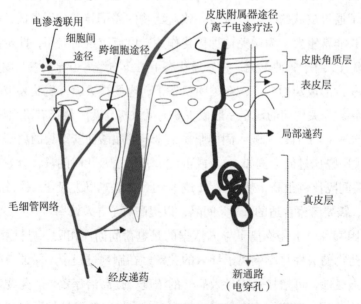

图 9-5　电致孔与电渗透联用经皮递药示意图

（二）电致孔促渗特点

1. 电学因素 在电压大于 50 V 时，可在角质层形成亲水孔道，其直径与脉冲电压的持续时间相关。而当电压小于 5 V 时，则主要以离子导入形式促渗。

2. 促渗机制 电泳和电致孔扩散作用是电致孔促渗的主要机制。非荷电分子和弱电性分子以扩散为主，强电性分子以电泳为主；另外，电致孔法还伴有一定的离子导入作用。

3. 影响因素 脉冲电压、数目及强度均可直接影响电致孔作用。药物的荷电性越大，则有助于发挥电致孔的综合促渗作用。由于电致孔形成的亲水性孔道为药物的主要渗入渠道，因此药物的亲脂性和分子量均对其促渗作用影响较少，这是与离子导入不同之处。制剂处方体系的黏度一般不影响电致孔促渗效果，但其 pH 则会影响促渗。

4. 安全性 离子导入与电致孔技术短期使用对皮肤的副作用较小，用药后皮肤恢复快，但若长时间、高频次使用，应评估其安全性。由于电致孔法所用电压较高，使用时可能导致肌肉收缩增强。另外电场作用于皮肤时会刺激皮下组织神经，可能引发刺痛感。

三、经皮给药特点

根据离子导入和电致孔促渗的特点，可有以下方式与纳米载体联用。

（一）离子导入与纳米载体联用

1. 增强促渗作用 离子导入法使用的前提是被导入物质易电离或具有较强极性，对于极性小或非离子化的药物的经皮促渗作用有限，可以通过纳米载体联用技术，借助纳米载体的荷电性以及提高药物溶解度，从而提高药物的经皮渗透量。如将中药冰片以磺丁基化 $-\beta-$ 环糊精包载，从而使其适于离子导入，与川芎嗪混合后用于离子导入给药，显著增强了两种药物的经皮吸收。与微针联用后，药物的经皮递送量大幅增加，其体内 AUC_{0-t} 分别增加了 12.43 倍和 7.47 倍[61]。以 PLGA 纳米粒负载荷负电的雌二醇，增强药物的经皮渗透性，与离子导入法联用后，药物的经皮渗透量显著增加[62]。

2. 增强皮肤附属器靶向作用 皮肤附属器是离子导入促渗的重要途径，因此可将药物包载于纳米粒中，通过离子导入增加其在毛囊、皮脂腺等部位的蓄积，增强附属器靶向递药效果。载盐酸多奈哌齐的荷正电的 PLGA 纳米颗粒，联用离子导入法，可以有效提高药物通过毛囊经皮渗透[63]。

（二）电致孔与纳米载体联用

离子导入与电致孔技术相比具有不同特点，前者主要作用于药物，利用皮肤已存在的通道促进渗透，而后者主要作用于皮肤，在角质层诱导新的孔道促渗，两者联合使用时，具有协同促渗的效果。采用电致孔法虽可使纳米粒经由孔道进入皮肤，但可能在皮肤中蓄积而难以进一步渗透或向深层渗透缓慢，导致药物难以持续快速经皮扩散；若同时使用离子导入，可有效提高药物的经皮转运效率。

四、在经皮给药中的应用

（一）皮肤局部作用

由于离子导入增加了皮肤渗透性，减少了药物在皮肤中的蓄积，因此皮肤局部用药制剂采用该技术时需系统评估其可行性。将纳米载体与离子导入联用，可能减少该影响，获得较好的局部递药效果。

刘卫等[56]以固体脂质纳米粒作为糖皮质激素类药物醋酸曲安奈德的经皮给药载体，制备了粒径分别为（114.7 ± 2.1）nm、（263.1 ± 4.4）nm、（842.0 ± 10.6）nm 的载药纳米粒，其 Zeta 电位绝对值均大于 40 mV，对药物的包封率均高于 90%。凝胶基质的电导率为 25.7×10^{-4} S/cm，低于载纳米粒凝胶组（$29.6 \times 10^{-4} \sim 32.0 \times 10^{-4}$, S/cm）；载纳米粒凝胶组的电导率随纳米粒的粒径增大而呈减小趋势，与其 Zeta 电位值的分布趋势一致。辅以离子导入促渗，各载纳米粒凝胶组药物体外透皮速率随粒径增大而减小，但均显著高于游离药凝胶制剂组（$P < 0.01$），为后者的 3.5~6.8 倍。载纳米粒凝胶组的药物体外透皮速率随电流密度增大而提高，当电流密度为 0.2~0.6 mA/cm² 时，药物体外透皮速率为未施用离子导入组的 1.6~4.5 倍。当电流脉冲值为 50~9000 Hz 时，药物体外透皮速率为未施用离子导入组的 2.2~4.2 倍。以上结果表明，离子导入和纳米载体联用使药物的经皮渗透量显著提高，药物经皮吸收效果与纳米粒粒径、电流密度、电流脉冲频率以及脉冲电流开 / 关比等因素有关。

（二）经皮给药全身作用

将荷电纳米载体与离子导入法联用，可有效改善胰岛素等生物大分子类药物的经皮渗透[64]。分别以十六烷基三甲基溴化铵和十二烷基硫酸钠制备荷正电与荷负电的磷脂囊泡，作为胰岛素的经皮给药载体，在未使用其他促渗手段时，使用该两种载药纳米粒均难以达到有效的药物经皮渗透量。辅以离子导入后，药物经皮渗透速率提高了 3.3~5.3 倍，粒径较小的纳米粒与荷正电的纳米粒获得了更强的经皮渗透性能。采用微针与离子导入法联用，与单纯被动扩散经皮渗透相比，以荷正电纳米囊泡为载体，胰岛素经皮渗透速率提高了713.3倍。研究还发现经纳米载体包载后，借助微针形成的孔道，在离子导入过程中，可有效减少皮肤极化对离子导入的影响。

韩腾飞等[65]采用乙醇注入法制备了盐酸青藤碱醇质体，粒径为（98.6±7.5）nm，Zeta电位为（−54.1±2.3）mV，药物包封率为67.11%±1.77%。该醇质体具有一定的缓释作用，其48小时的体外累积释药率为73.1%。醇质体组经24小时的体外药物累积经皮渗透量为275.44 μg/cm^2，分别为药物水溶液组、空白醇质体与药物水溶液混合组、传统脂质体组的3.90倍、2.57倍、2.18倍。辅以电致孔促渗，当脉冲电压值为50 V时，药物体外累积经皮渗透量无显著提高。电压值升至100~200 V时，累积经皮渗透量显著增大。再升高电压时，可能引起角质层极化而阻止可逆亲水通道形成，因此累积经皮渗透量随之下降。脉冲宽度、次数、频率、波形均可影响药物的经皮渗透。优选的电学参数为脉冲电压150 V、宽度0.8 ms、次数300个、频率140 pulse/min、正弦波。在此条件下，醇质体组经6小时的药物体外累积经皮渗透量为1178.64 μg/cm^2，是被动扩散（未使用电致孔促渗）醇质体组的10.22倍。该研究结果表明，瞬间高压电脉冲与醇质体联合应用，对于促进药物经皮渗透具有显著的协同作用。

Hegde等[66]以固相肽合成法，将酮洛芬以共价键连接于由氨基酸、甘氨酸、精氨酸和赖氨酸形成的轻度（mildly）阳离子（2$^+$或4$^+$）肽树枝状聚合物的赖氨酸侧臂（$N\varepsilon$）或树枝状分支的外围中，用以经皮给药。该树枝状共轭物使酮洛酚的水中溶解度提高了5倍以上，同时具有亲脂性。酮洛酚原料药经24小时的体外累积经皮渗透量为（68.06±3.62）μg/cm^2，高于各树枝状聚合物纳米粒组［（2.21±0.19）~（49.62±2.92）μg/cm^2］。辅以超声促渗，各纳米粒组药物经皮渗透量明显增加，其经30分钟的累积经皮渗透量即达（41.66±3.22）~（122.19±7.14）μg/cm^2，但仍低于酮洛芬原料药组［（167.99±9.11）μg/cm^2］。改用离子导入法促渗，各树枝状聚合物纳米粒组经6小时的药物累积经皮渗透量最高为（711.49±39.14）μg/cm^2，是原料药组的7.4倍。经皮给药后，体内血中药物浓度的变化趋势与体外经皮渗透结果一致。该研究表明表面附有正电荷的树枝状聚合物载酮洛酚纳米粒更适于以离子导入法促渗。

（三）化妆品应用

离子导入已被用于促进美容活性物质的经皮吸收，以祛除黑色素和阻止黑色素产生，消除黄褐斑，治疗痤疮等[67]。雌二醇是一种天然雌激素，对痤疮及皮肤衰老均有一定的治疗作用。Essa等[68]以传递体作为雌二醇的经皮给药载体，并以传统脂质体和非刚性脂质体（仅以磷脂制备）作为对照，其粒径分别为（126±4.2）nm、

（131±4.9）nm、（136±4.2）nm，Zeta 电位分别为（-29±2.4）mV、（-6.8±0.7）mV、（-5.6±0.8）mV。传递体组体外透皮速率为（0.160±0.031）μg/（cm²·h），是水溶液组的 6.1 倍、其他脂质体组的 1.6~2.1 倍；皮肤滞留量为（3.2±0.61）μg/cm²，为水溶液组的 7.1 倍、其他脂质体组的 1.7~2.2 倍。经与离子导入（0.8 mA/cm²）联用后，传递体组体外透皮速率与皮肤滞留量分别升至（1.23±0.131）μg/（cm²·h）、（19±2.7）μg/cm²，分别为水溶液组、其他脂质体组的 13.6 倍、3.6~4.1 倍，和 22.1 倍、6.8~7.9 倍。以离子导入（0.8 mA/cm²）和电致孔（5 pulses，100 V，100 ms，1-min spacing）联合辅助促渗后，传递体组体外透皮速率和皮肤滞留量分别为（2.78±0.320）μg/（cm²·h）、（1.97±0.13）μg/cm²，水溶液组则为（1.08±0.173）μg/（cm²·h）、（4.25±0.65）μg/cm²。脂质体促进了药物的经皮渗透，传递体的促渗作用优于传统脂质体，离子导入与传递体的联用显著提高了药物的经皮吸收。然而，离子导入与电致孔的联用虽进一步提高了传递体组药物的透皮速率，但皮肤滞留量大幅下降，仅为水溶液组的 46%，提示大量载药传递体囊泡经由电致孔产生的亲水性通道穿越皮肤，减少了药物在皮肤中的释放和滞留。因此，将离子导入与电致孔联用于促进纳米载体的经皮渗透时，若为皮肤局部用药，则需充分评估其可行性。

第四节　纳米载体与超声导入联用技术

一、超声导入技术概述

超声导入（sonophoresis）是一种使用低频超声波能量破坏皮肤角质层，从而使药物通过皮肤被机体吸收的技术，其对皮肤渗透性的影响是可逆的，即经过一段时间后皮肤可恢复其屏障功能。

超声导入系从超声造影技术借鉴而来。为了增强超声成像中的对比度，开发了由包裹在生物可降解微泡中的气体组成的所谓超声造影剂，凭借其气体核结构，超声造影剂可在超声压力下随体积膨胀和收缩而振荡，这种现象被称为声空化。在较高的超声压力下进行气蚀会导致超声造影剂产生更剧烈的振荡，最终导致其破坏。当将药物加载到超声造影剂中时，声空化可以触发在所需部位释放药物（图 9-6）。

载有药物的超声造影剂系统也称为超声响应递药系统（ultrasound-responsive drug delivery systems，URDDS）。目前，已有报道的与超声导入联用经皮促渗的纳米载体有脂质体、脂质纳米粒、树枝状聚合物等。

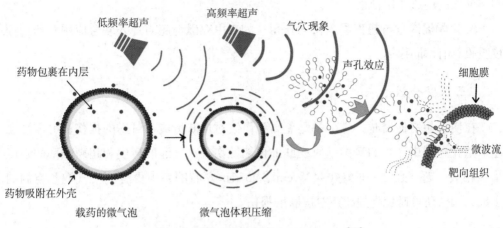

图9-6 超声响应递药系统工作原理图[69]

二、超声导入促渗特点

（一）促渗机制

超声导入促渗有以下几种可能的机制。

1.致热作用 超声波传递导致皮肤表面温度升高，细胞膜通透性改变，药物吸收增加。

2.机械作用 超声波高速振动过程中，改变角质层脂质层有序结构，增加渗透性。

3.声微流作用 在超声波作用下，使周围微粒和液体发生旋转流动，产生声微流促使药物向皮肤及附属器的通道流动转运。

4.空化作用 施加超声时，角质层中气泡中心不断振动，造成角质层脂质双分子层结构无序排列，药物进入无序脂质区域形成的暂时性水性通道。

（二）影响超声促渗的因素

1.超声波频率 超声频率越高，空化效应越大，促进药物经皮吸收越明显，但超声波衰减快。低频超声衰减慢，改变皮肤角质层类脂结构程度高，可促进亲水性药物吸收。

2.超声强度 超声强度越高，促进药物经皮渗透作用越强。

3.导入时间 超声导入时间与药物经皮吸收有一定比例关系。

4.药物理化性质 药物分子量和极性大小直接影响经皮吸收。如在 1 MHz 的超声频率下超声导入技术对被动扩散系数小的药物影响较大；脂溶性大的药物，低频超声导入的渗透作用较小。

5. 化学促渗剂与超声导入协同作用　如二甲亚砜与超声导入联合应用对药物经皮吸收具有协同作用。

（三）安全性

在使用超声促透时，应尽量避免高频声波对皮肤造成不可逆的损伤；另需注意超声空化过程中产生的自由基对皮肤的可能性伤害。气泡的产生和超声频率的强度呈负相关，超声强度一般为 0~4 W/cm²，20 kHz 左右的超声更有利于气泡和空洞的生成，同时还可避免高频超声对皮肤的损伤。

三、经皮给药特点

超声导入和纳米载体联用，可同时发挥超声促渗与纳米载体促渗作用。除可增强纳米粒与皮肤的融合外，还可促进纳米载体中的药物释放，提高药物成分的经皮渗透。但须注意超声与纳米载体联用也可能阻碍药物的经皮渗透，其原因可能有以下几种：①超声可能引起皮肤附属器如毛囊等的闭合，这可能影响纳米载体的经皮递药，尤其是以靶向皮肤附属器为目的的纳米载体经皮递药，需谨慎考察超声导入法的适应性[70]。②超声可能破坏纳米载体的结构，使其碎片附着于皮肤表面，对超声破坏的角质层有修复作用，从而阻碍药物进入角质层[71]。③对于一些自身有较强促渗作用的纳米载体如可变形脂质体类，尤须注意高频超声可能破坏其结构，影响其作为整体穿越角质层发挥促渗作用的性能。综合分析，在很多情况下，为了保护纳米载体不被破坏，低频超声导入可能更适宜与某些纳米载体联用，以实现协同促渗作用[72]。另外低频超声衰减较慢，有助于纳米粒透入皮肤深层。

四、在经皮给药中的应用

（一）皮肤局部作用

丙酸氯倍他索是一种有效的糖皮质激素，可用于治疗基于炎症的皮肤、头皮和头发疾病。为了实现向毛囊靶向递药，Tamara 等[73]将其包封于 NLC 中，其粒径为 180 nm，Zeta 电位呈负值。该纳米制剂施用于皮肤后，不影响皮肤失水率，并可持续释药 3 天以上。与市售乳膏相比，NLC 组药物的毛囊摄取量增加约 40 倍，激光共聚焦显微镜图像证实了纳米载体的毛囊靶向作用。采用红外激发金纳米粒加热促渗，未能增加药物向毛囊靶向递送；但以超声促渗方式则增加了药物的深层蓄积，NLC组毛囊部位药物蓄积量增加。但是，与以上各给药方式相比，采用手动按摩组的药物在毛囊部位蓄积量最多，是NLC被动给药（无红外加热、超声导入）组的2倍以上。本研究表明，NLC可作为丙酸氯倍他索的毛囊靶向局部给药载体，而简单的按摩即可有效增加其毛囊靶向作用。

Tran 等[74]将靶向皮肤黑色素瘤细胞 [V600E]B-Raf 和 Akt3 的 siRNA 装载于阳离子脂质体中，结合超声导入（20 kHz，脉冲持续 200 毫秒，脉冲重复周期 1 秒，放大器增益 50 dB），用以局部给药靶向治疗皮肤黑色素瘤。空白与载 siRNA 阳离子脂质体粒径分别为 32~64 nm、34~67 nm。与体外培养黑色素瘤细胞单次共孵育后，细胞中 [V600E]B-Raf 表达降低 25%~60%。经超声处理 20 分钟后再敷以脂质体，荧光标记的 siRNA 被成功递送至表皮与真皮连接处的黑色素瘤细胞中。同法给药治疗 21 天后，与空白脂质体超声组相比，siRNA 脂质体组 WM35-GFP 肿瘤发生面积减少了 50%~65%，同时 UACC 903-GFP 肿瘤结节也显著减少（$P < 0.05$）。治疗组体内肿瘤细胞增殖及 [V600E]B-Raf 蛋白表达均显著减少。因此，载有靶向 [V600E]B-Raf 和 Akt3 的 siRNA 的阳离子纳米脂质体为靶向抑制早期或侵袭性皮肤黑色素瘤提供了有效的方法，而超声促渗则成功实现了通过皮肤局部给药向皮内黑色素瘤的药物递送。

（二）经皮给药全身作用

Manikkath 等[75]研究了不同的 PAMAM 树枝状聚合物（第 1~4 代：G1~G4）载酮洛芬，与低频超声联用的药物经皮渗透行为。被动扩散组中，原料药组经 24 小时药物体外经皮渗透量为（60.24 ± 4.43）mg/cm²，载药树枝状聚合物组中以 G2-酮洛酚复合物组药物累积经皮渗透量最高，为（210.43 ± 17.20）mg/cm²；经树枝状聚合物预处理皮肤后再经皮给药，G4 树枝状聚合物预处理组药物累积经皮渗透量最高，为（420.95 ± 47.13）mg/cm²，原料药组为（120.93 ± 15.21）mg/cm²，表明树枝状聚合物预处理可显著提高药物的经皮渗透。将树枝状聚合物与超声联用，其对药物的促渗强度为：G4 > G3 > G2 > G1，而 G4 树枝状聚合物组在 30 分钟内的药物累积经皮渗透量达（798.86 ± 100.14）mg/cm²，高于其被动扩散（无超声）经 24 小时的经皮渗透量。以树枝状聚合物预处理结合超声促渗，G4 树枝状聚合物组经 30 分钟的药物累积经皮渗透量提高至（881.75 ± 76.43）mg/cm²，表明树枝状聚合物预处理与超声联用具有更强的促渗作用。辅以超声促透，G4-酮洛芬复合物组药物经 30 分钟的累积经皮渗透量更高 [（1089.13 ± 112.90）mg/cm²]；同时以 G4 树枝状聚合物预处理与超声联用，G4-酮洛芬复合物组经 30 分钟药物累积经皮渗透量为所有组中最高

［（2443.74 ± 297.29）mg/cm²］。以上结果表明，超声促渗可增加酮洛芬的经皮渗透，而树枝状聚合物也可发挥较强的促渗作用。

（三）化妆品应用

超声导入技术已被广泛应用于化妆品领域。目前美容市场上有各种商品化的超声导入仪，配合护肤用品使用，可增加活性成分的皮肤吸收。

Wang 等[76]为了评估超声导入与纳米载体联用在化妆品与医药领域的应用潜力，通过激光共聚焦显微镜和紫外光谱法，考察了超声导入的超声频率、幅度和暴露时间对荧光标记纳米粒（粒径 50 nm，密度 1.05 g/cm³）和高分子量透明质酸（0.6~1.1 MDa）的经皮促渗作用。在相同超声强度下，低频超声组纳米粒透入皮肤深度更大，而在相同频率下，超声强度越大则纳米粒透入更深。在超声频率和强度分别为 20 kHz、100 kPa 时，纳米粒透入皮肤最深，为 200 μm。纳米粒的渗透性能随声压的增加而增强，但在声压超过 75 kPa 时，皮层中的纳米粒荧光强度趋于饱和。在较低的声压下，纳米粒经皮渗透性能随声震幅度的增加而增强，但超过一定值则纳米粒透皮深度不再增加，表明仅有少量纳米粒被递送至超过 100 μm 深度的皮层中。将离体猪皮以造影剂微泡预处理 5 分钟，然后经皮给以荧光纳米粒，其最大透入深度达 600 μm，皮肤中荧光强度较未预处理组高 2.5 倍，显示微泡预处理皮肤产生的空化作用可有效增加皮肤的通透性。此外，经微泡预处理后，纳米粒穿透深度和数量随超声频率提高（20 kHz 至 643.5 kHz）而增加，其趋势恰与未经处理的皮肤相反，这应归因于微米尺寸的微气泡更易被高频超声波激发，提示微泡预处理皮肤可在一定程度上抵消高频超声波的衰减效应。微泡预处理组纳米粒可在超声暴露 10 分钟内快速渗透，未经预处理组皮肤中纳米粒荧光强度缓慢上升，预处理与未经预处理组均在超声暴露 20 分钟后荧光强度不再明显增加。

无微泡预处理操作的超声导入对高分子量的透明质酸的经皮促渗作用与对纳米粒的促渗行为相似，即在低频超声下，透明质酸经皮渗透性更强，且经皮渗透量随超声频率的增加而减少。经微泡预处理皮肤后，透明质酸经皮渗透量随声压幅度的升高而增加，高频超声（> 200 kHz）组透明质酸经皮渗透量大幅增加，643.5 kHz 组增加最多，为 20 kHz 组的 4~5 倍，但 1 MHz 组反而少于 643.5 kHz 组。在 643.5 kHz 和 100 kPa 下，经微泡处理组在超声暴露 10 分钟，透明质酸经皮渗透量迅速增加，且随着暴露时间的延长呈现继续缓慢增加趋势；未经微泡处理组在 20 分钟内呈现缓慢增加，随后趋于平稳。透射电镜下检视发现，未经微泡预处理的超声导入（643.5 kHz、100 kPa、60 分钟）组猪皮表面较之正常皮肤粗糙且疏松，分布有似为纳米粒和透明质酸透过所形成的直径 5~20 μm 的孔洞；微泡预处理（5 分钟）后超声导入组皮肤有明显的孔洞分布，直径达 100 μm，甚至有组织撕裂现象，表明微泡空化作用显著改变了皮肤形态。以上研究表明，在适宜的超声条件下，可显著促进纳米载体及生物大分子的经皮渗透，为超声与纳米载体联用促渗技术在化妆品中的应用提供了科学依据。

第五节　纳米载体与无针注射联用技术

一、无针注射技术概述

无针给药（needle-free injection）系统是利用机械装置，产生瞬间压力，通过离子转换器及自动给药系统，推动药液经过无针喷注头，形成高压射流，以高速、直线的方式穿过皮肤，直接弥散到皮下组织中。以该方法将药液注入机体的深度有限，不会损伤深层组织，且注射过程极短（约 0.01 秒），而神经传导信号的时间约为 0.2 秒，因此自体感觉无痛，刺激小。与传统的有针注射器相比，喷射注射给药速度更快，无明显的刺痛感，不产生尖锐的医疗废弃物，且具有减少注射恐惧感、定量且自动化、避免针头刺伤或折断在机体内、降低发生交叉感染的概率、减少用药剂量等优势。同时，无针喷射注入的制剂能在一定范围内呈弥散分布，更有利于药物的吸收。

（一）无针注射器

医用无针注射器（needle-free injector for medical use）又称射流注射器，是一种采用不同于传统注射针头穿刺皮肤实施给药的新型注射装置。无针注射器由动力源、适配器和注射室 3 个基本结构组成。动力源是无针注射器的核心部件，将机械势能、气体膨胀、电磁能等转为动能，从而推动药物形成一定喷射速度。无针注射器的动力源主要是弹簧式及气动式，由于机械动力源的自身局限，有研究尝试以激光、音圈电机等作为无针注射器的动力源，其主要优点有：稳定可控、操作方便。典型的无针注射器如图 9-7 所示。1853 年，法国人 Charles G. Pravaz 和美国人 Alexander Wood 设计出第一支无针注射器。

无针注射器的种类主要有弹簧动力式无针注射器、高压气体动力式无针注射器、弹药动力式无针注射器、激光动力式无针注射器、电磁动力式无针注射器等。目前市场上流通的无针注射器产品，主要有弹簧动力式无针注射器和高压气体动力式无针注射器。

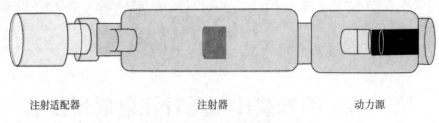

注射适配器　　　　　　　　　注射器　　　　　　　　动力源

图9-7　无针注射器的典型结构

（二）无针粉末注射

无针粉末注射（powder needleless injection，PNI）给药是一种固态药物递送技术，与其他行业的粉末加速技术具有相似特点，如微粒介导的基因（质粒）导入技术、超声速气流粉碎技术、冷喷涂（金属粉）技术等。英国 Powderject 制药公司开发的经皮粉末喷射剂（transdermal powderject）和口腔薄膜粉末喷射剂（oral powderject）是此类无针注射剂的代表。实现固体粉末加速的方法主要有气流加速和非气流加速。气流加速的优点是注射粉末剂量较准确，装置给药性能的稳定性相对较高；给药设备应耐压安全、轻便小巧、操作简单、成本低廉等。而非气流加速被广泛应用于动植物体外培养细胞的基因转导。无针粉末注射所需的药物微粒需具备一定的硬度、弹性和密度，粉末的粒径一般为 20~120 μm，以保证粒子的有效喷射。当动力源、药物种类相同时，采用不同直径的喷嘴，可影响药物的渗透分布和递药效率，因此可通过调节喷嘴直径，使药物达到理想的渗透深度和分布形态。注射室材料应具有一定的机械强度和化学惰性，在高压下不会发生形变，不与药物发生化学反应。

二、无针注射技术促渗特点

（一）流体性质对促渗作用的影响

无针注射的射流速度和冲击力随着流体黏度的增加呈非线性方式降低，但剪切稀化效果显著，即使在低剪切黏度（μ 为 0~100）的情况下，也可以呈现高射流速度（> 100 m/s）[77]。

以无针注射疫苗为例，皮肤硬度对于能否注入皮肤有极显著影响（$P < 0.001$），其次为喷嘴与皮肤间距（$P < 0.1$），而流体黏度对能否成功注射无显著影响；但是，流体黏度、喷嘴与皮肤间距均可显著影响皮内递送药物效率（$P < 0.01$）[78]。

无针注射液体体积与其在皮肤横截面所形成的扩散面几何大小有相关性，且与流体黏度有关[79]。当平均进样量为 60 μl 时，在皮肤中形成的扩散面大部分为扁圆形，直径约为 8 mm，平均纵横比为 0.38。但是，扩散面形状随流体黏度而变化，未能获得如低黏度流体相等的横向扩散程度。

（二）喷射压力对促渗作用的影响

喷射压力对药物皮内输送有较大影响。有研究发现，使用气动无针注射器，在喷嘴直径为 200 μm 时，分别采用单次低（30%/3.1 bar）、中（50%/3.9 bar）、高（65%/4.6 bar）压和多次堆叠［30%+50%/（3.1+3.9）bar］给药方式，向猪皮中喷射 80 μl 黑墨水[80]。各组皮肤内均发现黑色液泡，在单次给药组中，低压和中压下的皮肤扩散深度相似（分别为 924 μm、994 μm，$P=0.873$），但在高压下（1564 μm，$P=0.010$）明显增加；多次堆叠喷射时［（3.1+3.9）bar］，墨水扩散深度与单次进样（931 μm，$P=1.000$）相似。各单次给药组中墨水在皮肤中的横向扩散宽度均无显著差异（30%，2394 μm；50%，2226 μm；65%，2757 μm；$P=0.090$），但多次堆叠给药组宽度较大（2979 μm，$P=0.037$）。低压和中压组皮肤中墨水扩散最大宽度处位于乳头状真皮层上部，其深度无显著差异（分别为 321 μm、305 μm，$P=0.748$）；但高压和堆叠组均位于较深的网状真皮层（深度分别为 950 μm、734 μm，$P=0.004$）。该研究表明，无针注射经皮给药后药液在皮肤中的扩散深度和横向扩散宽度可能分别受压力和堆积的影响。

（三）喷嘴直径对促渗作用的影响

Mohizin 等[81]发现随着无针注射器喷嘴直径的变化，到达皮肤表面的微射流的密度和速度之间存在一个权衡，最佳喷嘴直径为 200~250 μm。在贮药室填充率较低时，峰值停滞压力（peak stagnation pressure）值随腔径不同而存在差异，因此，建议该类系统的填充率至少为 50%。此外，在入射角为 10° 时，峰值停滞压力增加了 150%。

三、经皮给药的特点

纳米粒的粒径分布对经皮渗透有较大影响。有研究显示[82]，当纳米粒的粒径由 45 nm 增加到 452 nm 时，无针注射在皮肤表面产生的穿刺口、穿孔直径和纳米粒透皮深度减小，但纳米粒在皮肤中的横向扩散宽度增加。相反，随着注射器喷嘴直径增加，所形成的穿刺口、穿孔直径和纳米粒透皮深度增加，但纳米粒横向扩散宽度减小。另外，增加注射压力可减小穿刺开口的尺寸、深度和宽度。另有研究发现[83]，经无针液体注射器给药后，聚苯乙烯纳米粒位于注射部位周围，在皮肤的横截面中的分散面积与其粒径大小成反比，并且与注射量成正比。

四、在经皮给药中的应用

（一）经皮给药全身作用

无针注射技术与纳米载体联用被较多地应用于胰岛素和疫苗的经皮递送。Schiffter 等[84]采用喷雾冷冻干燥技术，制备了直径约 50 μm、粒径均匀且胰岛素含量高的致密、坚固的颗粒，用于无针注射药物递送。用于超声雾化的溶液由海藻糖、甘露醇、右旋糖酐（10 kDa）和右旋糖酐（150 kDa）组成，浓度为 300 mg/ml。随着胰岛素含量的增加，纳米混悬液的黏度增加，当胰岛素含量增至 250 mg/g 时，纳米混悬液仍可雾化，但以低于 150 mg/g 浓度雾化所得微粒粒径分布较为均匀。当产物温度超过超声雾化溶液的冷冻浓缩物的玻璃化转变温度（-29.4℃），则可在初级干燥过程中获得质地致密的颗粒。在该制备工艺中，胰岛素稳定性良好，所得微粒中胰岛素最大减少量仅为 0.123%，分子间 β 折叠仅增加了 0.4%。通过使用带有 5 ml 氦气筒的在线 Venturi 无针注射装置，在 60 bar 下将 500 μg 喷雾冷冻干燥的颗粒注入 3%（w/v）琼脂水凝胶中，测试其渗透性，几乎无微粒破裂，渗入琼脂水凝胶的平均深度为（251.3 ± 114.7）μm，该深度足以克服角质层并进入真皮层。

Cui 等[85]分别采用皮下注射或无针喷射注射装置（Biojector 2000）将 pDNA、pDNA 包覆的阳离子纳米粒、免疫球蛋白（以明矾为佐剂）接种于小鼠皮肤中。与仅用 pDNA 免疫相比，以 pDNA 纳米粒进行皮下注射免疫可使特异性血清 IgG 滴度呈现对数增加。以 pDNA 给药，无针注射组和皮下注射组的 IgG 效价无显著差异；但以 pDNA 纳米粒给药，无针注射组 IgG 滴度比皮下注射组高 20 倍。与以 pDNA 无针注射相比，无针注射 pDNA 纳米粒组的 IgG 和 IgA 滴度均显著提高，其中 IgG 提高 200 倍以上。另外，无针注射 pDNA 纳米粒组的细胞因子 IFN-γ 与 IL-4 的释放量分别为无针注射 pDNA 组的 6 倍和 5 倍；皮下注射 pDNA 纳米粒组的 IFN-γ 与 IL-4 的释放量也高于皮下注射 pDNA 组。以无针注射和皮下注射给以 pDNA 纳米粒进行免疫，其改善脾细胞增殖的作用均优于对应的 pDNA 给药组。该研究表明，将阳离子纳米粒与无针注射联用于 DNA 的皮内递送，可获得更强的免疫作用。

（二）化妆品应用

无针注射系统适用于注射诸如胶原蛋白、透明质酸、肉毒杆菌毒素和胎盘提取物等生物类美容材料。Hu 等[86] 比较了体外培养人真皮成纤维细胞（HDFs）三维球（3D HDF-XOs）和单层（2D HDF-XOs）分泌的细胞因子和外泌体，评估其抗皮肤衰老的作用。与 2D HDF-XOs 相比，3D HDF-XOs 表达的金属蛋白酶 -1（TIMP-1）组织抑制剂水平显著提高，且二者 miRNA 的表达也有所差异。采用体外和裸鼠光老化模型，使用无针注射器进行外泌体治疗，显示 3D HDF-XOs 主要通过下调肿瘤坏死因子 -α（TNF-α）和上调转化生长因子 -β（TGF-β）诱导 I 型原胶原表达增加和 MMP-1 表达显著下降。另外，3DHDF-XOs 组的真皮胶原沉积水平高于骨髓间充质干细胞衍生的外泌体治疗组。该研究证实了来自 3D 培养的 HDF 球的外泌体具有预防和治疗皮肤衰老的潜力。

第六节　总结与展望

纳米载体已成为促进药物经皮吸收的重要药剂学手段。纳米脂质体、纳米乳、脂质纳米粒等纳米载体具有促进药物经皮渗透、提高药物稳定性、控制药物释放以及靶向递送等优势。但值得注意的是，由于角质层较大的阻力，不利于纳米载体通过。另外，纳米载体的载药量有限，对需要大剂量经皮递送的药物或生物大分子药物的经皮递送，单独使用纳米载体具有一定局限性。将纳米载体与物理促透技术，如微针、离子导入、超声导入、电穿孔、磁光等技术联合应用，可以发挥各自的优势和协同作用，达到更好的经皮递送效果。

然而，物理促渗技术具有一定的侵入性，可能对皮肤的屏障功能造成一定程度的损害，并且可能产生刺痛、灼热感等。以皮肤致孔为主要形式的物理促渗方式与纳米载体联用时，增加了安全性风险，对此需要充分评估。此外，物理促渗仪器使用的便捷性及与纳米载体联用方式的成本、患者依从性也是实现临床应用需要解决的问题。以微针辅助递送胰岛素为例，实心微针难以满足其给药频率高（2~3 次 / 天）、剂量大（约 1 mg）和精准给药（快速释放控制饭后血糖、缓慢释放控制空腹血糖）的用药特点。涂层微针载药量不足且给药时易脱落，导致剂量难控。空心微针注射时间长、需特殊装置，且使用过程中易堵塞。可溶性微针需无菌制备，成本高，且针体留存于皮肤中，不适于频繁给药。水凝胶微针虽在产品灭菌工艺上有优势（细菌难以透过凝胶，只需对针体表面灭菌），但其生产工艺较为复杂。还有微针阵列的可重复利用性等问题，这些问题阻碍了微针技术在胰岛素经皮递送中的临床应用。

基于皮肤中存在丰富的免疫细胞，微针用于疫苗接种成为新的研究热点。微针与纳米载体联用的经皮递送策略，已在疫苗皮内递送中展现巨大潜力。

参考文献

［1］Hu X, Liu S, Zhou G, et al. Electrospinning of polymeric nanofibers for drug delivery applications ［J］. J Control Release, 2014, 185: 12-21.

［2］Chouhan D, Janani G, Chakraborty B, et al. Functionalized PVA-Silk blended nanofibrous mats promote diabetic wound healing via regulation of extracellular matrix and tissue remodeling ［J］. J Tissue Eng Regen Med, 2018, 12: 1559-1570.

［3］Vazcm, Tuijl SV, Bouten CVC, et al. Design of scaffolds for blood vessel tissue engineering using a multi-layering electrospinning technique ［J］. Acta Biomater, 2005, 1: 578-582.

［4］Sui C, Li C, Guo X, et al. Facile synthesis of silver nanoparticles-modified $PVA/H_4SiW_{12}O_{40}$ nanofibers-based electrospinning to enhance photocatalytic activity ［J］. Appl Surf Sci, 2012, 258: 7105-7111.

［5］Teng M, Li F, Zhang B, et al. Electrospun cyclodextrin-functionalized mesoporous polyvinyl alcohol/SiO_2 nanofiber membranes as a highly efficient adsorbent for indigo carmine dye ［J］. Colloid Surface A, 2011, 358: 229-234.

［6］Jiang H, Fang D, Hsiao B, et al. Preparation and characterization of ibuprofen-loaded poly (lactide-co-glycolide)/poly (ethylene glycol) -g-chitosan electrospun membranes ［J］. J Biomater Sci Polym Ed, 2004, 15: 279-296.

［7］Said SS, Aloufy AK, El-Halfawy OM, et al. Antimicrobial PLGA ultrafine fibers: Interaction with wound bacteria ［J］. Eur J Pharm Biopharm, 2011, 79: 108-118.

［8］Woo CH, Choi YC, Choi JS, et al. A bilayer composite composed of TiO_2-incorporated electrospun chitosan membrane and human extracellular matrix sheet as a wound dressing ［J］. J Biomater Sci Polym Ed, 2015, 26: 841-854.

［9］Thakur RA, Florek CA, Kohn J, et al. Electrospun nanofibrous polymeric scaffold with targeted drug release profiles for potential application as wound dressing ［J］. Int J Pharm, 2009, 364: 87-93.

［10］Shan YH, Peng LH, Liu X, et al. Silk fibroin/gelatin electrospun nanofibrous dressing functionalized with astragaloside IV induces healing and anti-scar effects on burn wound ［J］. Int J Pharm, 2015, 479: 291-301.

［11］Ariamoghaddam AR, Ebrahimi HB, Hatamian ZA, et al. In vivo anti-obesity efficacy of curcumin loaded nanofibers transdermal patches in high-fat diet induced obese rats ［J］. Mater Sci Eng C

Mater Biol Appl, 2018, 12: 161-171.

[12] Kang NW, Kim MH, Sohn SY, et al. Curcumin-loaded lipid-hybridized cellulose nanofiber film ameliorates imiquimod-induced psoriasis-like dermatitis in mice [J]. Biomaterials, 2018, 11: 245-258.

[13] Taepaiboon P, Rungsardthong U, Supaphol P, et al. Vitamin-loaded electrospun cellulose acetate nanofiber mats as transdermal and dermal therapeutic agents of vitamin A acid and vitamin E [J]. Eur J Pharm Biopharm, 2007, 67: 389-397.

[14] Li J, Fu R, Li L, et al. Co-delivery of dexamethasone and green tea polyphenols using electrospun ultrafine fibers for effective treatment of keloid [J]. Pharm Res, 2014, 31: 1632-1643.

[15] Lee KJ, Jeong SS, Roh DH, et al. A practical guide to the development of microneedle systems-in clinical trials or on the market [J]. Int J Pharm, 2020, 573: 768-778.

[16] Chu LY, Choi SO, P. MR. Fabrication of dissolving polymer microneedles for controlled drug encapsulation and delivery: Bubble and pedestal microneedle designs [J]. J Pharm Sci, 2010, 99: 4228-4238.

[17] Li W, Tang J, Terry RN, et al. Long-acting reversible contraception by effervescent microneedle patch [J]. Sci Adv, 2019, 5: 121-134.

[18] Cai B, Xia W, Bredenberg S, et al. Bioceramic microneedles with flexible and self-swelling substrate [J]. Eur J Pharm Biopharm, 2015, 94: 404-410.

[19] Chen MC, Ling MH, Wang KW, et al. Near-infrared light-responsive composite microneedles for on-demand transdermal drug delivery [J]. Biomacromolecules, 2015, 16: 1598-1607.

[20] Lopez-Ramirez MA, Soto F, Wang C, et al. Built-in active microneedle patch with enhanced autonomous drug delivery [J]. Adv Mater, 2020, 32: 559-574.

[21] Chuv LY, M. Prausnitz. Separable arrowhead microneedles [J]. J Control Release, 2011, 149: 242-249.

[22] Chen MC, Huang SF, Lai KY, et al. Fully embeddable chitosan microneedles as a sustained release depot for intradermal vaccination [J]. Biomaterials, 2013, 34: 3077-3086.

[23] Balmert SC, Carey CD, Falo GD, et al. Dissolving undercut microneedle arrays for multicomponent cutaneous vaccination [J]. J Control Release, 2019, 317: 336-346.

[24] Uppu D, Turvey ME, Sharif ARM, et al. Temporal release of a three-component protein subunit vaccine from polymer multilayers [J]. J Control Release, 2019, 317: 130-141.

[25] Luzuriaga MA, Berry DR, Reagan JC, et al. Biodegradable 3D printed polymer microneedles for transdermal drug delivery [J]. Lab Chip, 2018, 18: 1223-1230.

[26] Pere CPP, Economidou SN, Lall G, et al. 3D printed microneedles for insulin skin delivery [J]. Int

J Pharm, 2018，544：425-432．

［27］Yeung C, Chen S, King B, et al. A 3D-printed microfluidic-enabled hollow microneedle architecture for transdermal drug delivery［J］. Biomicrofluidics, 2019，13：116-125．

［28］Daehoon H, Riddish S, Stefano M, et al. 4D printing of a bioinspired microneedle array with backward-facing barbs for enhanced tissue adhesion［J］. Adv Funct Mater, 2019，13：91-97．

［29］钦富华，魏瑞龙，蔡雁. 重酒石酸卡巴拉汀可溶性微针的制备及透皮性能的考察［J］. 广东药科大学学报，2019，3：317-321．

［30］Wang C, Ye Y, Hochu GM, et al. Enhanced cancer immunotherapy by microneedle patch-assisted delivery of anti-PD1 antibody［J］. Nano Lett, 2016，16：2334-2340．

［31］Lau S, Fei J, Liu H, et al. Multilayered pyramidal dissolving microneedle patches with flexible pedestals for improving effective drug delivery［J］. J Control Release, 2017，265：113-119．

［32］Donnelly RF, Singh TR, Garland MJ, et al. Hydrogel-forming microneedle arrays for enhanced transdermal drug delivery［J］. Adv Funct Mater, 2012，22：4879-4890．

［33］Park JH, M. Prausnitz. Analysis of mechanical failure of polymer microneedles by axial force［J］. J Korean Phys Soc, 2010，56：1223-1227．

［34］Ranamukhaarachchi SA, B. Stoeber. Determining the factors affecting dynamic insertion of microneedles into skin［J］. Biomed Microdevices, 2019，21：200-213．

［35］Demir YK, O. Kerimoglu. Novel use of pectin as a microneedle base［J］. Chem Pharm Bull, 2015，63：300-304．

［36］Sabri AH, Ogilvie J, Abdulhamid K, et al. Expanding the applications of microneedles in dermatology［J］. Eur J Pharm Biopharm, 2019，140：121-140．

［37］Feng NP, Guo T, Zhang YT, et al. Microneedle-mediated transdermal delivery of nanostructured lipid carriers for alkaloids from Aconitum sinomontanum［J］. Artif Cells Nanomed Biotechnol, 2018，46：1541-1551．

［38］Groot AM, Du GS, Monkare J, et al. Hollow microneedle-mediated intradermal delivery of model vaccine antigen-loaded PLGA nanoparticles elicits protective T cell-mediated immunity to an intracellular bacterium［J］. J Control Release, 2017，266：27-35．

［39］Niu L, Chu LY, Burton SA, et al. Intradermal delivery of vaccine nanoparticles using hollow microneedle array generates enhanced and balanced immune response［J］. J Control Release, 2019，132：268-278．

［40］Tu J, Du G, Reza Nejadnik M, et al. Mesoporous silica nanoparticle-coated microneedle arrays for intradermal antigen delivery［J］. Pharm Res, 2017，34：1693-1706．

［41］Park JH, Allenmg, Prausnitz MR, et al. Polymer microneedles for controlled-release drug delivery

［J］. Pharm Res, 2006，23：1008-1019.

［42］Ahmed KS, Shan X, Mao J, et al. Microneedles-mediated transdermal delivery of doxorubicin and celecoxib co-loaded liposomes for enhancing the anticancer effect［J］. Mater Sci Eng C Mater Biol Appl, 2019，93：1448-1458.

［43］Maria M, Andi DP, Naveed A, et al. Enhancement in site-specific delivery of carvacrol for potential treatment of infected wounds using infection responsive nanoparticles loaded into dissolving microneedles: a proof of concept study［J］. Eur J Pharm Biopharm, 2019，147：57-68.

［44］Lee KJ, Jeong SS, Roh DH, et al. A practical guide to the development of microneedle systems – In clinical trials or on the market［J］. Int J Pharm, 2020，573：767-778.

［45］Zhang YT, Hu HM, Jing Q, et al. Improved biosafety and transdermal delivery of aconitine via diethylene glycol monoethyl ether-mediated microemulsion assisted with microneedles［J］. Pharmaceutics, 2020，12：163-178.

［46］Fuller S, Lebowitz M, Stewart S, et al. Enhanced immunogenicity of a nanoparticle therapeutic cancer vaccine targeting HAAH delivered intradermally using 3M's hollow microstructured transdermal system（hMTS）［J］. J Immunother Cancer, 2015，3：426-433.

［47］Kim HG, Gater DL, Kim YC, et al. Development of transdermal vitamin D3（VD3）delivery system using combinations of PLGA nanoparticles and microneedles［J］. Drug Deliv Transl Res, 2017, 8：281-290.

［48］Ali AA, McCruddencm, McCaffrey J, et al. DNA vaccination for cervical cancer；a novel technology platform of RALA mediated gene delivery via polymeric microneedles［J］. Nanomedicine, 2017，13：921-932.

［49］Singh A, S. Yadav. Microneedling: advances and widening horizons［J］. Indian Dermatol Online J, 2016，7：244-254.

［50］Alessa D, J. Bloom. Microneedling options for skin rejuvenation, including non-temperature-controlled fractional microneedle radiofrequency treatments［J］. Facial Plast Surg Clin North Am, 2020，28：1-7.

［51］Serrano G, Almudever P, Serrano JM, et al. Microneedling dilates the follicular infundibulum and increases transfollicular absorption of liposomal sepia melanin［J］. Clin Cosmet Investig Dermatol, 2015，8：313-318.

［52］Cheng ZT, Hua L, Zhen W, et al. Preparation and characterization of dissolving hyaluronic acid composite microneedles loaded micelles for delivery of curcumin［J］. Drug Deliv Transl Res, 2020，20：335-346.

［53］Battisti M, Vecchione R, Casale C, et al. Non-invasive production of multi-compartmental biodegradable polymer microneedles for controlled intradermal drug release of labile molecules[J]. Front Bioeng Biotechnol, 2019, 7: 296–307.

[54] Kajimoto K, Yamamoto M, Watanabe M, et al. Noninvasive and persistent transfollicular drug delivery system using a combination of liposomes and iontophoresis [J]. Int J Pharm, 2011, 403: 57–65.

[55] Shimizu H, Tamada Y, Shimizu J, et al. Effectiveness of iontophoresis with alternating current(AC) in the treatment of patients with palmoplantar hyperhidrosis [J]. J Dermatol, 2003, 30 (6): 444–449.

[56] Liu W, Huml, Liu WS, et al. Investigation of the carbopol gel of solid lipid nanoparticles for the transdermal iontophoretic delivery of triamcinolone acetonide acetate [J]. Int J Pharm, 2008, 364: 135–141.

[57] Makoto H, Mieko A, Jun K, et al. Transdermal iontophoretic delivery of insulin using a photoetched microdevice [J]. J Control Release, 1997, 43: 139–149.

[58] Jouni H, Richard H, Guy T, et al. Transdermal iontophoresis: modulation of electroosmosis by polypeptides [J]. J Control Release, 1998, 50: 283–289.

[59] Heit MC, Williams PL, Jayes FL, et al. Transdermal iontophoretic peptide delivery: In vitro and in vivo studies with luteinizing hormone releasing hormone [J]. J Pharm Sci, 1993, 82: 240–243.

[60] Pandey PC, Shukla S, Skoog SA, et al. Current advancements in transdermal biosensing and targeted drug delivery [J]. Sensors, 2019, 19: 1028–1037.

[61] Xiao S, Yan Y, Zhao J, et al. Increased microneedle–mediated transdermal delivery of tetramethylpyrazine to the brain, combined with borneol and iontophoresis, for MCAO prevention [J]. Int J Pharm, 2019, 575: 896–902.

[62] Tomoda K, Watanabe A, Suzuki K, et al. Enhanced transdermal permeability of estradiol using combination of PLGA nanoparticles system and iontophoresis [J]. Colloids Surf B Biointerfaces, 2012, 97: 84–89.

[63] Takeuchi I, Takeshita T, Suzuki T, et al. Iontophoretic transdermal delivery using chitosan–coated PLGA nanoparticles for positively charged drugs [J]. Colloids Surf B Biointerfaces, 2017, 160: 520–526.

[64] Chen HB, Zhu HD, Zheng JN, et al. Iontophoresis–driven penetration of nanovesicles through microneedle–induced skin microchannels for enhancing transdermal delivery of insulin [J]. J Control Release, 2009, 139: 63–72.

[65] 韩腾飞. 盐酸青藤碱醇质体制备及在电致孔条件下的经皮释药规律研究 [D]. 西北大学, 2013.

［66］Aswathi RH, Prarthana VR, Jyothsna M, et al. Peptide dendrimer-conjugates of ketoprofen: Synthesis and ex vivo and in vivo evaluations of passive diffusion, sonophoresis and iontophoresis for skin delivery［J］. Eur J Pharm Sci, 2017，102：237-249.

［67］郭振宾，姜丹. 离子导入在寻常痤疮中的美容效果研究［J］. 中外医疗，2017，36：164-168.

［68］Essa EA, Bonner MC, Barry BW, et al. Electrically assisted skin delivery of liposomal estradiol；phospholipid as damage retardant［J］. J Control Release, 2004，95：535-546.

［69］Zhao YZ, DuLN, LuCT, et al. Potential and problems in ultrasound-responsive drug delivery systems［J］. Int J Nanomedicine, 2013，8：1621-1633.

［70］Rangsimawong W, Opanasopit P, Rojanarata T, et al. Mechanistic study of decreased skin penetration using a combination of sonophoresis with sodium fluorescein-loaded PEGylated liposomes with d-limonene［J］. Int J Nanomedicine, 2015，10：7413-7423.

［71］Rangsimawong W, Opanasopit P, Rojanarata T, et al. Influence of sonophoresis on transdermal drug delivery of hydrophilic compound-loaded lipid nanocarriers［J］. Pharm Dev Technol, 2017，22：597-605.

［72］Kasetvatin C, Rujivipat S, Tiyaboonchai W, et al. Combination of elastic liposomes and low frequency ultrasound for skin permeation enhancement of hyaluronic acid［J］. Colloids Surf B Biointerfaces, 2015，135：458-464.

［73］Tamara A, Nesma E, Marijas J, et al. Effect of physical stimuli on hair follicle deposition of clobetasol-loaded Lipid Nanocarriers［J］. Sci Rep, 2020，10：1-13.

［74］Tran MA, Gowda R, Sharma A, et al. Targeting V600EB-Raf and Akt3 using nanoliposomal-small interfering RNA inhibits cutaneous melanocytic lesion development［J］. Cancer Res, 2008，68：7638-7649.

［75］Manikkath J, Manikkath A, Shavi GV, et al. Low frequency ultrasound and PAMAM dendrimer facilitated transdermal delivery of ketoprofen［J］. J Drug Deliv Sci Technol, 2017，41：334-343.

［76］Wang HL, Fan PF, Guo XS, et al. Ultrasound-mediated transdermal drug delivery of fluorescent nanoparticles and hyaluronic acid into porcine skin in vitro［J］. Chinese Phys B, 2016，25.

［77］Pankaj R, Yatish SR, Idera L, et al. Characterization of jets for impulsively-started needle-free jet injectors: Influence of fluid properties［J］. J Drug Deliv Sci Technol, 2019，53：116-127.

［78］Marston JO, C. Lacerda. Characterization of jet injection efficiency with mouse cadavers［J］. J Control Release, 2019，305：101-109.

［79］Simmons JA, Davis J, Thomas J, et al. Characterization of skin blebs from intradermal jet injection:

ex-vivo studies [J]. J Control Release, 2019, 307：200-210.

[80] Erlendsson AM, Haedersdal M, Rossi AM, et al. Needle-free injection assisted drug delivery-histological characterization of cutaneous deposition [J]. Lasers Surg Med, 2019, 10：231-239.

[81] Abdul M, K. Jung. Effect of geometrical parameters on the fluid dynamics of air-powered needle-free jet injectors [J]. Comput Biol Med, 2020, 118：64-72.

[82] Park CH, Tijing LD, Kim CS, et al. Needle-free transdermal delivery using PLGA nanoparticles: Effect of particle size, injection pressure and syringe orifice diameter [J]. Colloids Surf B Biointerfaces, 2014, 123：710-715.

[83] Michinaka Y, S. Mitragotri. Delivery of polymeric particles into skin using needle-free liquid jet injectors [J]. J Control Release, 2011, 153：249-254.

[84] Schiffter H, Condliffe J, Vonhoff S, et al. Spray-freeze-drying of nanosuspensions: the manufacture of insulin particles for needle-free ballistic powder delivery [J]. J R Soc Interface, 2010, 7：483-500.

[85] Cui ZR, Lawrence B, Russell JM, et al. Intradermal immunization with novel plasmid DNA-coated nanoparticles via a needle-free injection device [J]. J Biotechnol, 2003, 102：105-115.

[86] Hu S, Li Z, Cores J, et al. Needle-free injection of exosomes derived from human dermal fibroblast spheroids ameliorates skin photoaging [J]. ACS Nano, 2019, 13：11273-11282.